Siegfried Charlier (Hrsg.)

ABC der Pflegedienstleitung

Das Nachschlagewerk fürs Management

Unter Mitarbeit von:

Nicole Meyer
Herbert Müller
Bernhard Rappenhöner
Sabine Sappke-Heuser
Ursula Schmitt

schlütersche

Siegfried Charlier ist Diplom-Pädagoge und Diplom-Supervisor (DGSv). Er arbeitet u.a. als Dozent an der Krankenpflegeschule und Fachseminar für Altenpflege in Gummersbach.

»Management ist nichts anderes als die Kunst, andere Menschen zu motivieren.«

LEE IACOCCA

Bibliografische Information der Deutschen Nationalbibliothek
Die Deutsche Nationalbibliothek verzeichnet diese Publikation in der Deutschen Nationalbibliografie; detaillierte bibliografische Daten sind im Internet über https://dnb.de abrufbar.

ISBN 978-3-89993-306-2 (Print)
ISBN 978-3-8426-8427-0 (PDF)

© 2013 Schlütersche Verlagsgesellschaft mbH & Co. KG,
        Hans-Böckler-Allee 7, 30173 Hannover

Alle Rechte vorbehalten. Das Werk ist urheberrechtlich geschützt. Jede Verwertung außerhalb der gesetzlich geregelten Fälle muss vom Verlag schriftlich genehmigt werden. Alle Angaben erfolgen ohne jegliche Verpflichtung oder Garantie des Autoren und des Verlages. Für Änderungen und Fehler, die trotz der sorgfältigen Überprüfung aller Angaben nicht völlig auszuschließen sind, kann keinerlei Verantwortung oder Haftung übernommen werden. Die im Folgenden verwendeten Personen- und Berufsbezeichnungen stehen immer gleichwertig für beide Geschlechter, auch wenn sie nur in einer Form benannt sind. Ein Markenzeichen kann warenrechtlich geschützt sein, ohne dass dieses besonders gekennzeichnet wurde.

Reihengestaltung: Groothuis, Lohfert, Consorten | glcons.de
Titelbild: XtravaganT; Robert Kneschke – fotolia.com
Satz: PER Medien+Marketing GmbH, Braunschweig
Druck und Bindung: Hubert & Co. GmbH & Co. KG BuchPartner, Göttingen

GELEITWORT

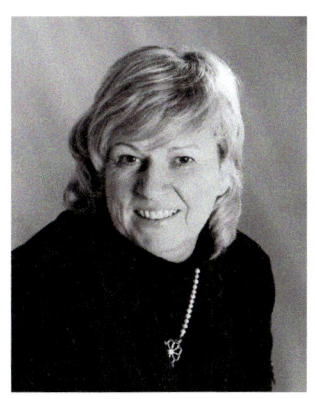

Eine Situation, die ich als junge Krankenschwester erlebt habe, ist mir noch in guter Erinnerung. Ich sprach in einer dringenden personellen Angelegenheit bei meiner Pflegedienstleitung vor. Sie entgegnete mir nur kurz: »Schwester Ulla, mir sind die Hände gebunden.« Ich konnte ihr kein näheres Interesse an meinem Problem abringen. Ich war enttäuscht, verletzt und hilflos. Kam ich doch zu ihr, als Anwältin meiner Mitarbeitenden und der mir anvertrauten zu pflegenden Menschen.

Pflegedienstleitung ist eine hochkomplexe und verantwortungsvolle Aufgabe. Neben vielfältigen Managementaufgaben fordert vor allem die Personalführung die Pflegedienstleitungen. Außerdem nimmt das Wissen in der Pflege ständig zu und der Wunsch nach Wissen, das dem aktuellen Stand und den neuesten wissenschaftlichen Erkenntnissen entspricht, wächst ebenso. Nicht nur die gesetzlichen Verpflichtungen nach Evidenz basierten Erkenntnissen, auch das Wissen um die erwiesene Wirksamkeit des pflegerischen Handelns, verpflichtet die Berufsgruppe Pflege und vor allem auch die Pflegedienstleitungen. Zudem ist Pflege und professionelle Sorge immer ein individueller Prozess. Heute und zukünftig gilt es nicht nur Verantwortung für die Durchführung, sondern auch für die Wirkung der durchgeführten Pflegeinterventionen zu übernehmen. Welch komplexe Aufgabe!

Möge das vorliegende Buch hierbei behilflich sein!

Aktuelles Wissen ist oft schon mit Druck der Zeilen überholt. Bedenken Sie – Sie als Leserin und Leser sollten sich an dieser Entwicklung beteiligen und somit Verantwortung für unsere Wissensdisziplin mit übernehmen. Die Verantwortungsethik der Pflege erlaubt uns nicht, dass »unsere Hände gebunden sind« und Pflegedienstleitungen wegschauen.

Sei es den Menschen gegönnt, die sich in unsere Pflege begeben!

Ich danke Siegfried Charlier, als Herausgeber dieses Buches, für seine jahrelange intensive Arbeit der zusammenführenden Erkenntnisse im aktiven Wissensmanagement an unserer Akademie. Dieses Buch ist ein Abbild dieser wertvollen Arbeit. Allen Autorinnen und Autoren unserer Akademie danke ich für ihr Engagement.

Ich wünsche allen Leserinnen und Lesern in Ausbildung, Weiterbildung, Studium und der Berufspraxis eine interessante und lehrreiche Lektüre. Dem Buch sowie seinen Autorinnen und Autoren wünsche ich einen guten Absatz, eine stetige wissenschaftlich fundierte Entwicklung, eine weite Verbreitung der inhaltlichen Ideen und Freude bei der weiteren Entwicklung einer wirkungs- und verantwortungsorientierten Lehre der Pflege und Sorge.

Ursula Kriesten, MBA
Leiterin der
Akademie Gesundheitswirtschaft und Senioren
AGewiS Oberbergischer Kreis

EINLEITUNG

Seit vielen Jahren bieten wir an der Akademie Gesundheitswirtschaft und Senioren (AgeWis) im Oberbergischen Kreis Fortbildungen für examinierte Pflegekräfte an. Die Fortbildung zur »Leitenden Pflegefachkraft/Pflegedienstleitung« war eines unserer ersten Angebote und erfreut sich nach wie vor einer ungebremsten Nachfrage.

Wir haben von Anfang an versucht, gesicherte Erkenntnisse und Erfahrungen aus der Wirtschaft auf den Dienstleistungsberuf der Pflege zu übertragen. Dabei wurde schnell klar, dass dieser Versuch wegen vieler Ähnlichkeiten, z. B. dem Streben nach »Wirtschaftlichkeit«, zwar grundsätzlich sinnvoll ist, aber auch schnell an seine Grenzen stößt.

In der Pflege geht es in erster Linie nicht um die Steigerung eines quantitativen Produktionsausstoßes, sondern um Pflegequalität, die viel schwerer zu messen ist. Die Pflegequalität muss sich dabei an der Ganzheitlichkeit des hilfebedürftigen Menschen und seiner zu erhaltenden Lebensqualität orientieren. So entstand mit den Jahren, auch auf Drängen der Teilnehmer, der Wunsch nach einem eigenen Lehrbuch für Führungskräfte aus der Pflege.

Wir ließen uns dabei vom zentralen Gedanken der Managementlehren leiten: Alle Prozesse müssen vom Kunden *(solche blau hervorgehobenen Wörter zeigen Ihnen, dass es zu dem entsprechenden Wort einen eigenen Artikel gibt)* her gedacht und gesteuert werden. Für die Leitungskräfte wird dabei zunehmend wichtig, dass sie die gewünschten zufriedenen Kunden nur mit zufriedenen Mitarbeitern erreichen werden.

Wir haben uns entschlossen, das »ABC der Pflegedienstleitung« im Sinne eines Lexikons zu konzipieren. In Stichwörtern, die aufeinander bezogen sind (Querverweise) wollen wir sowohl eine Inhaltsübersicht (Theorie) als auch Handlungsschritte (Praxis) anbieten. Wir erhoffen uns von dieser didaktischen Struktur einen hohen praktischen Nutzen für die Bewältigung des Führungsalltags. Die Literaturhinweise am Ende jedes Stichworts dienen sowohl der Vertiefung als auch der Absicherung des dargelegten Standpunktes für eine durchaus kontroverse Diskussion.

Jeder Autor steht für einen spezifischen fachlichen Blickwinkel:
- Siegfried Charlier, Diplom-Pädagoge und Diplom-Supervisor: Entwicklung aus psychologischer und beraterischer Sicht
- Nicole Meyer, MBA, Diplom-Pflegewirtin, examinierte Altenpflegerin: Qualitätsmanagement
- Herbert Müller, Diplom-Sozialpädagoge, Bankkaufmann, Qualitätsmanager und TQM-Auditor: Methoden von Management und Organisation
- Bernhard Rappenhöner, Diplom-Kaufmann und Geschäftsführer mehrerer Pflegeeinrichtungen: Betriebswirtschaftliche Aspekte
- Sabine Sappke-Heuser, Juristin, Dozentin in der Aus- und Weiterbildung Gesundheits- und Sozialwesen: Rechtliche Aspekte
- Ursula Schmitt, Diplom-Sozialpädagogin: Moderation und Präsentation

Damit Sie sich leichter zurechtfinden, haben wir die einzelnen Artikel mit Symbolen versehen, die Ihnen gleich einen Hinweis auf den Inhalt geben:

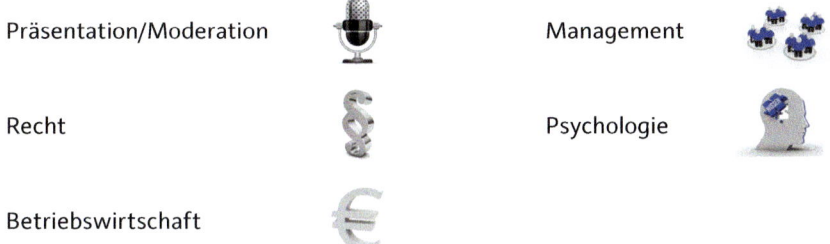

Präsentation/Moderation

Recht

Betriebswirtschaft

Management

Psychologie

Gute Pflege bedeutet für uns immer individuelle, situationsabhängige Pflege. Da Pflege in unserem Verständnis Beziehungspflege sein muss, geht es immer um das Verhandeln von Nachfrage (Hilfsbedürftigkeit) und pflegerischem Angebot durch die Pflegefachkräfte. Mit dem Examen wird zwar die Fähigkeit zu selbstständigem Verhalten und Einschätzen testiert. Praktisch muss die Fähigkeit zu selbstständigem, verantwortlichen Handeln allerdings durch einen eigenständigen Handlungsspielraum abgesichert werden. Diesem Anspruch können Pflegekräfte nur gerecht werden, wenn sie die nötigen Kompetenzen (Vertrauen) zugestanden bekommen und nutzen können. Leider hat sich im Kontrollalltag des Medizinischen Dienstes heute eher ein Klima des Misstrauens entwickelt. Dies ist u. E. aber ein Widerspruch zu guter Pflegequalität.

Indem aber die Leistungsbereitschaft der Pflegefachkräfte eingefordert wird, können Arbeitsbedingungen gefördert werden, die es ermöglichen, dass die momentan statistische Verweildauer von 5,8 Jahren im Beruf (nach dem Examen) deutlich verlängert wird. Um dem aktuellen Pflegenotstand zu begegnen, braucht es auch Führungskräfte, die die Arbeitsbedingungen so gestalten, dass gute Pflege möglich bleibt bzw. wird.

In den sozialen Berufen ist es oft Alltag, dass bei Missständen immer erst auf die Personen statt auf die Organisation geschaut wird. Dabei sollte gerade die Organisation bzw. das Führungspersonal die Rahmenbedingungen (Personalschlüssel, Zeitkontingente etc.) der Arbeit so sichern, dass sie bewältigt werden kann.

Die Orientierung an der Wirtschaftlichkeit der Pflege ist sicher sinnvoll. Wenn dies allerdings die einzige Orientierung ist, bleiben die Pflegequalität für die Hilfsbedürftigen und die Lebensqualität des Personals auf der Strecke.

Wir brauchen einen verstärkten gesellschaftlichen Diskurs, wie viel Lebensqualität wir uns in Situationen der Krankheit und des Alters leisten wollen. Wenn die Beschäftigten in der Pflege in naher Zukunft bis zum 67. Lebensjahr arbeiten sollen, müssen auch die Arbeitsbedingungen angepasst werden.

Für Anregungen und Verbesserungsvorschläge sind Herausgeber und Autorinnen und Autoren jederzeit offen. Ich möchte mich an dieser Stelle noch bei Joachim Scholz bedanken, der maßgeblich an der Entwicklung des Fortbildungs-Curriculums beteiligt war. Aus beruflichen Gründen war es ihm leider nicht möglich, sich weiter in das Buchprojekt einzubringen.

Lindlar, im Januar 2013   Siegfried Charlier

A

Abhängigkeit
Siegfried Charlier

Der moderne Mensch ist nach Ruth Cohn (Themenzentrierte Interaktion) »frei und abhängig zugleich«. Noch nie verfügten Menschen (in der industrialisierten Welt) über so viel Freiheit. Wir können davon jedoch nur dann verantwortlich Gebrauch machen, wenn wir uns unserer Abhängigkeiten bewusst sind.

Unter Abhängigkeit ist hier die Abhängigkeit von der menschlichen und ökologischen Umwelt gemeint. Der »Mensch als soziales Wesen« hat ein grundlegendes soziales Bedürfnis nach Anerkennung (Maslow). Anerkennung suchen und bekommen wir aber nur von unseren Mitmenschen. Das »Du« von Martin Buber, das Gemeinschaftsgefühl von Alfred Adler und alle philosophischen und religiösen Lehrsysteme verstehen und beschreiben den Menschen als »Teil eines größeren Ganzen«. In diesem holistischen Verständnis ist der Mensch als biologisch-soziale Einheit nur überlebensfähig, wenn er sich in das kosmische Ganze einordnet.

Der Mensch muss sich sozial verhalten, d.h. Rücksicht nehmen auf seine ökologische und mitmenschliche Umwelt. Der Mensch ist letztlich Teil des »Netzes der Natur«. Wir dürfen uns die Erde nicht untertan machen bzw. sie ausbeuten, weil wir sonst unser eigenes Ende mit bewirken.

Nach Ruth Cohn sind wir sogar »umso entscheidungsfreier, je mehr wir uns unserer Abhängigkeiten (von der Natur und den Mitmenschen)« bewusst sind«. Damit haben wir nicht nur Verantwortung für die Erhaltung von Natur und Umwelt als Lebensmöglichkeit für die nächsten Generationen (Nachhaltigkeit), sondern auch für die soziale Gerechtigkeit unter den Menschen, weil alle Menschen gleich sind und damit, ethisch gesehen, niemand sich auf Kosten anderer durchsetzen darf.

Als ethisches Axiom bedeutet dies: Ehrfurcht vor allem Leben und seinem Wachstum. Gewalt als psychologisches Durchsetzungsvermögen auf Kosten anderer und Macht als soziologisches Durchsetzungsvermögen von Gruppen und Gesellschaften auf Kosten anderer sind ethisch nicht vertretbar, aber Teil unserer Lebenspraxis im Nord-Süd Kontext der Durchsetzung der »industrialisierten Welt auf Kosten der Entwicklungsländer«. Sozial gerechte Zuteilung der Ressourcen der Lebensverwirklichung heißt das Zukunftsthema der Menschheit, wenn wir denn eine gemeinsame Zukunft haben wollen.

Abhängigkeitsstrukturen

Der Mensch, der Hilfe braucht, weil er existenzielle Bedürfnisse nicht mehr allein bzw. selbstständig für sich befriedigen kann, begibt sich in Abhängigkeit von anderen, privater (Verwandtschaft) oder professioneller (ambulante oder stationäre Pflege) Art.

Abhängigkeitsstrukturen beinhalten immer auch Machtaspekte von stark/mächtig und schwach/ohnmächtig. In der Regel ist der, der Hilfe anbieten kann, (handlungs-)mächtiger als der, der auf Hilfe angewiesen und damit tendenziell ohnmächtig ist.

Neben den individuellen bzw. persönlichen Hilfeverständnissen (s. Hilfe) kommen in der professionellen Hilfe auch strukturelle Aspekte dazu, die die jeweilige Hilfebeziehung von Helfer (Anbieter) und Hilfebedürftigem (Nachfrager) beeinflussen.

Der Hilfebedürftige ist immer in seiner Selbstständigkeit eingeschränkt und damit in einer schwächeren Position. Er erlebt sich als abhängig, wenn ihm keine Wahlmöglichkeit bleibt bzw. er keine sieht. Der Helfer erlebt sich oft unbewusst in einer stärkeren Position. Einmal weil er Hilfe anbieten kann, er sich also als handlungsmächtig erlebt. Zum anderen aber auch, weil er jederzeit die Situation verlassen kann.

In der Pflege arbeiten viele Menschen, die durch das »Helfer-Syndrom« beeinflusst sind. Sie versuchen, ihr schwaches Selbstbewusstsein durch Aufopferung für andere zu kompensieren. Das beeinträchtigt sie einerseits in der Durchsetzung eigener Interessen gegenüber Autoritäten wie Ärzten, aber auch gegenüber Vorgesetzten. Andererseits bietet ihnen die Abhängigkeitsbeziehung der Pflege genügend Kompensationsmöglichkeiten, in dem sie ihre Macht gegenüber den Hilfebedürftigen erfahren.

Das führt dazu, dass trotz offensichtlicher Missstände in der Pflege und berechtigter Kritik an den Arbeitsbedingungen der Pflege zwar viel geschimpft, aber kaum gehandelt wird. Im schlimmsten Fall führt das entweder zu »schlechter Pflege«, wo der eigene Frust am Hilfebedürftigen ausgelassen bzw. abgeleitet wird oder zu einem schlechten internen Betriebsklima, wo mehr gegeneinander als miteinander gesprochen und gearbeitet wird.

Die strukturellen Verhältnisse, Ungleichgewichte und Missstände bleiben so erhalten.

Die Lösung der strukturellen Abhängigkeitsbeziehung in der Pflege muss auf mehreren Ebenen gesucht werden:
1. Vorgesetzte in der Pflege müssen realisieren, dass sie zufriedene Kunden nur über zufriedene Mitarbeiter erreichen. Mitarbeiter in der Pflege brauchen neben geeigneten strukturellen Arbeitsbedingungen vor allem die Wertschätzung und das Vertrauen ihrer Vorgesetzten (Entwicklungsansatz)
2. Pflegekräfte müssen gegenüber den Hilfebedürftigen in der Lage sein, über den individuellen und situativen Hilfebedarf zu verhandeln. Gegenüber den eigenen Vorgesetzten und Kollegen müssen Pflegekräfte selbstbewusster für ihre Interessen eintreten und konfliktfähiger werden;
3. Hilfebedürftige müssen in ihren Rechten gestärkt werden.

Literatur
Adler, A. (2008). Sinn des Lebens. Anaconda Verlag, Köln
Adorno, T. W. (1973). Studien zum autoritären Charakter. Verlag Suhrkamp, Frankfurt/Main
Buber, M. (1995). Ich und Du. Reclam Verlag, Leipzig
Cohn, R. & Farau, A. (1984). Gelebte Geschichte der Psychotherapie. Verlag Klett-Cotta, Stuttgart
Schmidbauer, W. (1977). Die hilflosen Helfer. Rowohlt Verlag, Reinbek bei Hamburg

Abmahnung
Sabine Sappke-Heuser

Die Abmahnung ist die Rüge eines Vertragsverstoßes im Arbeitsverhältnis. In ihr wird darauf hingewiesen, dass ein (konkret bezeichnetes) Verhalten nicht toleriert wird und bei fortgesetztem vertrags- oder gesetzeswidrigen Verhalten Konsequenzen drohen.

Die Abmahnung ist gesetzlich nicht geregelt, generell formlos möglich, sollte aber für Dokumentations- und Beweiszwecke schriftlich erfolgen und in die Personalakte aufgenommen werden.

Sie resultiert aus dem im Kündigungsschutzrecht geltenden »Ultima-Ratio-Prinzip«, d.h. dass die Kündigung das letzte Mittel der Rechtsdurchsetzung sein sollte und es kein milderes Mittel geben darf, das den gleichen Erfolg verspricht. Deshalb verlangen die Arbeitsgerichte vor einer verhaltensbedingten Kündigung nach dem KSchG den Nachweis, dass der Arbeitnehmer unmissverständlich und ausdrücklich auf sein konkretes Fehlverhalten hingewiesen und ihm für den Fall der Wiederholung die Kündigung angedroht wurde. Entspricht die Abmahnung nicht diesen Anforderungen, sind Abmahnung und eventuell folgende arbeitsrechtliche Konsequenzen unwirksam.

Außerdem hat der Arbeitnehmer einen Anspruch auf Löschung der Abmahnung aus der Personalakte. Eine Abmahnung unterliegt nicht der Mitbestimmung des Betriebsrates.

Literatur
Duden Recht A – Z. Fachlexikon für Studium, Ausbildung und Beruf. Bibliografisches Institut, Mannheim 2007
Bundesministerium für Arbeit und Soziales (2012). Übersicht über das Arbeitsrecht 212/2013. Bw Verlag, Filderstadt

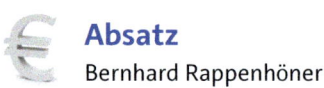

Absatz
Bernhard Rappenhöner

Der Begriff Absatz wird in der Betriebswirtschaftslehre unterschiedlich verwendet. Zum ersten wird unter Absatz die betriebliche Grundfunktion, die die Abgabe und Verwertung der Leistungen des Betriebes gegenüber der Außenwelt (Kunden, Klienten) verstanden. Diese Begriffsbestimmung schließt die Aktivitäten zur Förderung des Absatzes (Werbung) bzw. des Marketing mit ein. Zum zweiten wird unter Absatz die Menge und/oder Wert der abgesetzten Leistung verstanden. Bei dieser Begriffsbestimmung ist der Absatz synonym zum Umsatz. Zum dritten werden unter Absatz die entsprechenden Einheiten eines Betriebes (Beschaffung, Produktion etc.) verstanden. Bei Dienstleistungen, entsprechend auch überwiegend in Pflegeeinrichtungen, fallen die Phasen »Produktion« und »Absatz« zumeist zusammen.

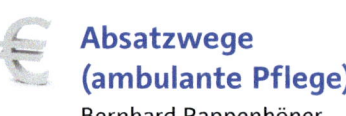

Absatzwege (ambulante Pflege)
Bernhard Rappenhöner

Unter Absatzwegen im klassischen Sinne werden die Vertriebswege der produzierten Güter verstanden. Hierbei wird zwischen Direktvertrieb und indirektem Vertrieb unterschieden. Mögliche Vertriebswege für den Direktvertrieb sind der Verkauf über unternehmenseigene Niederlassungen, der persönliche Direktverkauf, Telefonverkauf und E-Commerce. Beispielhafte Vertriebswege für den indirekten Vertrieb sind der Handelsverkauf, der Kommissionsverkauf oder das Franchising.

Pflege als Dienstleistung unterliegt dem Uno-Actu-Prinzip. Demnach müssen Dienstleistungsgeber und Dienstleistungsnehmer zur gleichen Zeit am gleichen Ort sein. Damit sind die Möglichkeiten der Absatzwege für Pflegeleistungen begrenzt. Es bleiben nur zwei Absatzwege möglich. Bei der ersten Möglichkeit begibt sich der Dienstleistungsnehmer zum Dienstleistungsgeber, so wie es beispielsweise bei einem Friseurbesuch der Fall ist. Für Pflegeleistungen sind die entsprechenden Angebote der Besuch einer Tagespflegeeinrichtung oder die Unterbringung in einer vollstationären Einrichtung. Bei der zweiten Möglichkeit begibt sich der Dienstleistungsgeber zum Dienstleistungsnehmer. Dies ist bei den Leistungen eines Pflegedienstes der Fall. Weitere Absatzwege der Dienstleistung sind nicht möglich.

Die Wahl des Absatzweges darf nicht mit anderen Marketingmaßnahmen verwechselt werden.

Abschreibung
Bernhard Rappenhöner

Unter Abschreibung werden jene Beträge verstanden, die wegen einer planmäßigen Rechnung zur Erfassung und Bewertung des Werteverzehrs am Anlagevermögen als Aufwand in die Kostenrechnung einbezogen werden. Darüber hinaus wird der Begriff der Abschreibung auch verwendet, wenn ein außerplanmäßiger Wertverlust oder eine außerplanmäßiger Wertminderung eines Anlagegutes vorliegt.

Bei der Abschreibung wird beispielsweise zwischen linearer, degressiver und mengenmäßiger Abschreibung unterschieden. Die planmäßige Nutzungsdauer für die steuerliche Bewertung eines Anlagegutes wird vom Bundesministerium für Finanzen in der AfA-Tabelle (AfA = Absetzung für Abnutzung) vorgegeben. Darüber hinaus ist es möglich für die interne Kostenrechnung eine abweichende Nutzungsdauer zu verwenden.

Anderskosten
Bernhard Rappenhöner

Betriebsbedingter Güter- und Dienstleistungsverzehr, der in der internen Erfolgsrechnung anders bewertet wird als in der externen Erfolgsrechnung, sind Anderskosten (Kosten).

Aufwand, neutraler
Bernhard Rappenhöner

Aufwand im Allgemeinen ist der Wert aller verbrauchten Güter und Dienstleistungen einer Periode, der in der Finanzbuchhaltung verrechnet wird. Somit beinhaltet der Aufwand auch die Kosten. Neutraler Aufwand ist in Abgrenzung zu den Kosten betriebsfremd, periodenfremd oder außergewöhnlich. Eine Abgrenzung der neutralen Aufwendungen von den Kosten wird in Abb. 1 grafisch dargestellt.

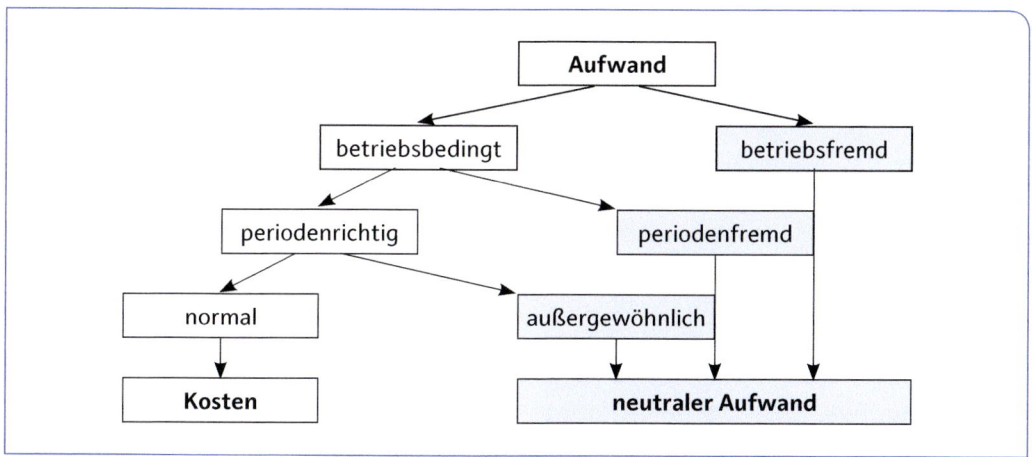

Abb. 1: Abgrenzung von Kosten und neutralem Aufwand.

Abwehrmechanismen

Siegfried Charlier

In der Freudschen Terminologie sind Abwehrmechanismen »Krücken des schwachen Ichs«. Sie gehören zwar zur sog. »Ich-Struktur«, werden aber unbewusst eingesetzt in Situationen der Überforderung. Wir haben im Laufe der Sozialisation gelernt, uns ihrer zu bedienen, um kurzfristig handlungsfähig zu bleiben. Langfristig machen sie allerdings krank, und zwar psychosomatisch und psychiatrisch.

Überforderungssituationen sind: Angst und Unsicherheit; Stress; psychische Kränkungen und Verletzungen (Traumata); zu starke ES-Bedürfnisse, Wünsche und Fantasien. Je größer die Überforderung, umso stärker die Abwehr: Neurosen und Psychosen sind Steigerungen der Abwehr.

Abwehrmechanismen
- **Verdrängung:** Unangenehme Gefühle werden nicht wahrgenommen, sondern abgewehrt;
- **Vergessen:** Unangenehme Termine, Erledigungen, Ereignisse werden aus der Erinnerung ausgeschlossen;
- **Verleugnung:** Die Verantwortung für das eigene Tun wird abgelehnt, in dem Handlungen, die gegen Sitte und Moral verstoßen, abgestritten werden;
- **Verschiebung**: Gefühle, die in der Situation ihrer Entstehung nicht ausgedrückt werden können, werden an einen anderen Ort bzw. auf einen anderen Menschen übertragen; Sublimierung: Gesellschaftlich missbilligte Gefühle und Verhaltensweisen werden auf eine gesellschaftlich anerkannte Ebene umgewandelt;
- **Regression:** In Überforderungssituationen lässt sich der Mensch auf eine frühere Stufe der Reifeentwicklung zurück fallen, auf der er fixiert, stehen geblieben, ist;
- **Projektion:** Bei sich selbst abgelehnte Bewusstseinsanteile werden auf Mitmenschen übertragen;
- **Konversion:** Über lange Zeit abgewehrte Bewusstseinsthemen werden in körperliche Symptome/Krankheiten umgewandelt.

Neben den individuellen Abwehrmechanismen gibt es auch sog. »institutionelle Abwehrmechanismen«, die sich ergänzen bzw. gegenseitig stabilisieren: Für das System Krankenhaus hat Isabell Mentzies einige davon als »System der Verantwortungslosigkeit« beschrieben:

a. Aufspaltung der Pflege-Patient-Beziehung;
b. Objektivität und Gefühlsverleugnung;
c. Entscheidungsvermeidung durch Arbeitsteilung führt zur Verantwortungsvermeidung: jüngere Kollegen schieben die Verantwortung auf ältere Kollegen ab (wegen der Erfahrung); – ältere Krankenschwestern schieben die Verantwortung auf Jüngere ab (wegen der neueren Ausbildung); Krankenschwestern auf Ärzte; Ärzte verschieben auf das Konzil mit Kollegen; Generell dient das extrem arbeitsteilige Geschehen im Krankenhaus als Vorwand für das eigenen Nicht-tätig-Werden: Der Patient kann dies weder verstehen noch nach vollziehen.

Literatur
Freud, A. (1987). Das Ich und die Abwehrmechanismen, in: Schriften der Anna Freud, Bd.1, Fischer Verlag, Frankfurt/Main
Freud, S. (1974). Die Psychopathologie des Alltagslebens. Fischer Verlag, Frankfurt
Mentzos, S. (1988). Interpersonale und institutionalisierte Abwehr. Suhrkamp Verlag, Frankfurt/Main

AEDL – Das Management-Modell nach Krohwinkel

Nicole Meyer

Das Managementmodell nach Krohwinkel (Abb. 2) greift die Teilqualitäten innerhalb eines Kreismodells auf. Innerhalb der einzelnen Kreise lassen sich Strukturqualität (z. B.: Strukturelle Ressourcen, Pflegeorganisation), Prozessqualität (z. B.: Planen + Durchführen, Pflege) und Ergebnisqualität (z. B.: Evaluation, Pflegedokumentation) als nicht zu trennende Einheiten wiederfinden. Bereits vor Einführung der Pflegeversicherung beschäftigte man sich mit dem Thema der Qualität (vgl. Fiechter & Meier 1981).

Stufenmodell zur Erfassung der Pflegequalität
Stufe 0 = Gefährliche Pflege
Stufe 1 = Sichere Pflege (Routinepflege)
Stufe 2 = Angemessene Pflege
Stufe 3 = Optimale Pflege

Dieses Stufenmodell wurde 2004 mit den Merkmalen der direkten und indirekten Pflege erweitert, um die Beurteilung der Pflegequalität der Altenpflege in einzelnen Bereichen genau spezifizieren zu können. Betrachtet man als Pflegedienstleitung die Einrichtung in ihrer Gesamtheit, so hat man mit der Differenzierung in indirekte und direkte Pflege die Möglichkeit, seine Einrichtung nach angemessenen und unangemessenen bzw. gefährlichen Bedingungen zu bewerten.

Bestandteile der **indirekten Pflege**: Leitbild, Pflegekonzept, Management, Qualitätsentwicklung, Pflegeorganisation, Praxisanleitung/Begleitung, Kooperation mit anderen Berufsgruppen, Schaffung fördernder Rah-

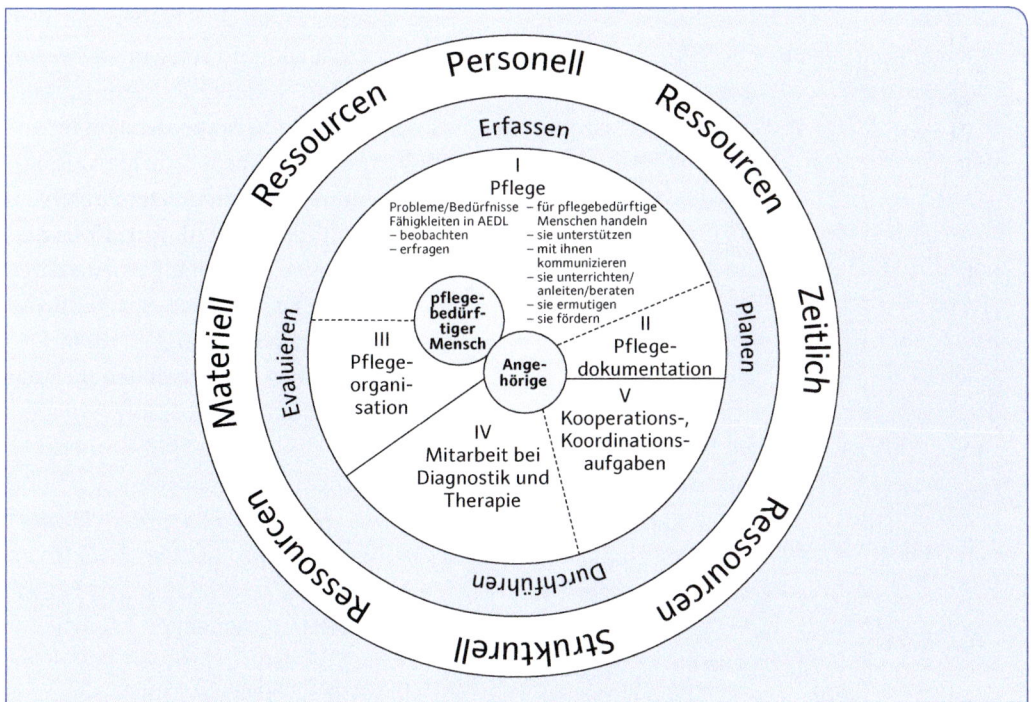

Abb. 2: Das Management-Modell nach Krohwinkel (vgl. KDA, Forum 24).

menbedingungen für die Pflege. Das erklärte Ziel beim Führen und Leiten einer stationären oder ambulanten Pflegeeinrichtung ist es, in der Regel angemessene Bedingungen für die Pflege und Betreuung der Pflegebedürftigen in der Alltagspraxis umzusetzen. Betrachtet man nun die angemessenen Bedingungen der einzelnen Unterpunkte der indirekten Pflege, so ergibt sich für die organisatorischen Belange als Strukturierungshilfe und Qualitätsmerkmal der Einrichtung folgende Notwendigkeit:

- **Leitbild:** Es existiert ein schriftliches Leitbild, das über einen definierten Zeitraum gültig ist. Alle Mitarbeiter kennen die Inhalte des Leitbildes und arbeiten nach diesen Kriterien. Der Arbeitsalltag orientiert sich in seiner Strukturierung an der Intention des Leitbildes.
- **Pflegekonzept:** Es existiert ein pflegetheoretisch fundiertes Leitbild, das mit dem Leitbild zu vereinbaren ist. Einzelne Bereiche der Einrichtung haben je nach Schwerpunkt spezifische Konzepte. Das Pflegekonzept wird nach den Erfordernissen der Pflege in Zusammenarbeit mit den Mitarbeitern aktualisiert. Alle Mitarbeiter in der Pflege kennen das Konzept, es ist jedem zugänglich und das Pflegehandeln wird nach dem Konzept ausgerichtet. Je nach Qualifizierungsbedarf der Mitarbeiter werden Inhalte des Konzeptes geschult.
- **Management:** Die Mitarbeiter mit Leitungsfunktion verfügen über die entsprechende Managementqualifikation und Kompetenz zur Führung und Leiten eines Pflegebetriebs. Die Pflegedienstleitung übernimmt Aufgaben innerhalb der Qualitätssicherung und -entwicklung und nutzt das Qualitätsmanagement als Führungsinstrument. Das Management ist Repräsentant der Einrichtung und fördert nachgeordnete Mitarbeiter in ihrer Entwicklung im Sinne der Zukunftsperspektive des Unternehmens. Die Führungskräfte sind ebenso verpflichtet sich selbst an Fort- und Weiterbildung, sowie Coaching oder Supervision zu qualifizieren.
- **Qualitätsentwicklung:** Die Einrichtung hat ein beschriebenes Qualitätsmanagement, welches im Arbeitsalltag in alle Bereiche einbezogen und angewendet wird. Grundlage für die Inhalte des Qualitätskonzeptes bieten die Erfordernisse des Arbeitsalltages. Es existiert ein Beschwerde- und Vorschlagsmanagement für Kunden, Angehörige und Mitarbeiter, in dem Kritik und Anregungen wahrgenommen werden und zur Weiterentwicklung der Qualität genutzt werden.
- **Pflegeorganisation:** Die Pflegeorganisation richtet sich nach dem Pflegeleitbild und -konzept. Die Fachkompetenz der Mitarbeiter wird in die Arbeitsprozesse eingebunden. Die Arbeitsorganisation unterteilt sich in Aufbauorganisation mit Organigramm, Stellenbeschreibungen und einer Strukturierung der Aufgaben- und Kompetenzbereiche, sowie in Ablauforganisation mit einer pflegeorientierten Dienst- und Einsatzplanung und Tagesstrukturierungen. Priorität hat eine kontinuierliche Bezugspflege zur Strukturierung des Pflegealltages.
- **Praxisanleitung und Begleitung:** Auszubildende haben die Position von Lernenden. Es findet eine kontinuierliche Abstimmung zum Lernangebot statt und der Lernerfolg wird überprüft. Lernort ist die Praxis. Auszubildende werden von Mentoren oder Praxisanleitungen begleitet. Die Einarbeitung neuer Mitarbeiter erfolgt nach einem Einarbeitungskonzept mit Unterstützung von qualifizierten Mitarbeitern im Sinne der Praxisbegleitung

als Coaching. Die Qualifizierung aller Berufsgruppen erfolgt nach einem prospektiven Fort- und Weiterbildungsplan mit externen und internen Maßnahmen. Weitere Fachinformationen sind über aktuelle Fachzeitschriften und -literatur in der Einrichtung zugänglich.
- **Kooperation mit anderen Berufsgruppen:** Alle beteiligten Berufsgruppen arbeiten zielgerichtet zusammen. Die Kooperation ist kundenorientiert abgestimmt. Naht- und Schnittstellen der unterschiedlichen Berufsgruppen oder Arbeitsbereiche der Einrichtung werden im Sinne der Kundenorientierung geklärt. Die Mitwirkung bei ärztlicher Therapie und Diagnostik ist mittels eines Delegationsschemas festgelegt und beschreibt die notwendigen Erfordernisse zur fachgerechten Ausführung. Die Mitwirkung bei der ärztliche Therapie und Diagnostik wird in Zusammenarbeit mit Arzt und Therapeuten sach- und fachgerecht dokumentiert, evaluiert und reflektiert.
- **Schaffung fördernder Rahmenbedingungen für die Pflege:** Der Anbieter der Pflege- und Betreuungsleistung ist 24h erreichbar und erbringt bedarfsgerechte Hilfestellung. Die Pflege- und Betreuungsleistungen sind jederzeit sichergestellt. Es existiert zur Überleitung an angrenzende oder nachfolgende Versorgungsbereiche ein Überleitungskonzept in Anlehnung an den Expertenstandard, dieses stellt eine Kontinuität von Pflege und Betreuung sicher.

Hauptaufgabe einer Pflegedienstleitung in ihrer Führungsverantwortung ist die Steuerung, Begleitung des Pflegeprozesses innerhalb der direkten Pflege mit seiner einrichtungsspezifischen Strukturierung nach Lebensaktivitäten, ATL oder AEDL/ABEDL unter Zuhilfenahme einer Grundorientierung an Leitbild und Pflegekonzept. In der nachfolgenden Ausführung wird der Strukturierung entsprechend der 13 AEDL gefolgt.

Die Begleitung des Pflegeprozesses

Die Pflegedienstleitung steuert und begleitet den Pflegeprozess in seiner Gesamtheit und beschreibt somit die Rahmenbedingung der direkten Pflege. Der Pflegeprozess wird mit den Kunden und Angehörigen gemeinsam geplant. Mithilfe einer Anamnese oder Potenzialanalyse werden Fähigkeiten und Einschränkungen wahrgenommen und in einer pflegerischen Diagnose verarbeitet. Die Pflegeplanung wird umfassend schriftlich dargestellt. Jede Pflegeintervention oder Pflegemaßnahme wird auf der Basis des aktuellen wissenschaftlichen Erkenntnisstandes mit aktuellem pflegerischem Fachwissen durchgeführt, so dass beispielsweise die nationalen Expertenstandards ihre Anwendung in der Pflegepraxis finden. Alle Phasen des Pflegeprozesses werden detailgetreu und individualisiert dokumentiert.

- **Kommunizieren können:** Alle Mitarbeiter nehmen eine wertschätzende Grundhaltung zu Kunden oder Angehörigen ein. Einem Bedürfnis nach Kommunikation wird im Pflegealltag nachgegangen. Eine Teilhabe an der Gesellschaft und am Alltaggeschehen spielen hier eine große Rolle, Defizite im Bereich der Kommunikation oder Einschränkungen der Sinnesorgane wird kompensierend und unterstützende entgegengewirkt.
- **Sich bewegen können:** Die Umgebung der Einrichtung und das Wohn- und Lebensumfeld regen zur Mobilität an. Die Beweglichkeit wird durch entsprechende Konzepte wie beispielsweise der Kinästhetik oder des Bobath-Konzeptes positiv gefördert. Notwendige Hilfsmittel oder

eine Wohnraumanpassung erleichtern die eigene Mobilität und trainieren die Mobilität. Die nationalen Expertenstandards Dekubitusprophylaxe und Sturzprophylaxe finden in dieser AEDL ihre praktische Anwendung. Eine kräfte- und rückenschonende Arbeitsweise wird von allen Beteiligten praktiziert.

- **Sich pflegen können:** Persönliche Gewohnheiten, Zeitpunkt der Durchführung und das Wahren der Intimsphäre stehen bei der Körperpflege im Vordergrund der Intervention. Bei der Körperpflege werden entsprechende Konzepte wie beispielsweise die Basale Stimulation in ihren pflegetherapeutischen Grundsätzen angewendet. Andere Dienstleister wie beispielsweise der Friseur oder die Fußpflege werden zur Unterstützung hinzugezogen. Eine aktivierende Pflege zum Erhalt der Selbstpflegekompetenz wird individualisiert angewendet.

- **Vitale Funktionen aufrechterhalten können:** Die mit dieser AEDL verbundenen Prophylaxen finden Beachtung und werden durchgeführt. Die Mitarbeiter achten auf potenzielle Komplikationen bei Atemwegserkrankungen oder Herzkreislauferkrankungen. Es werden entsprechende Pflegeinterventionen wie beispielsweise atemerleichternde Lagerung oder Anleitungen zur Sekretentleerung angewendet.

- **Essen und Trinken können:** Essen und Trinken werden als sinnliches Vergnügen betrachtet und folgend den individuellen Ess- und Trinkgewohnheiten. Bei der Planung, Durchführung und Nachbereitung der Nahrung und Nahrungsaufnahme wird Hilfestellung angeboten, so dass ernährungsphysiologische Probleme wie Dehydratation oder Mangelernährung klientennah besprochen werden. Das Tabuthema der Nahrungsverweigerung wird sensibel und beratend behandelt.

- **Ausscheiden können:** Durch Beratung und Informationsweitergabe wird die AEDL Ausscheiden als selbstverständliche AEDL angesehen und behandelt. Der nationale Expertenstandard Förderung der Harnkontinenz findet seine praktische Anwendung. Bei Ausscheidungsproblemen erfolgt eine ärztliche Diagnosestellung. Notwendige pflegerische Interventionen wie beispielsweise eine Anpassung der Bekleidung, Obstipationsprophylaxe oder ein Kontinenztraining werden geschult und angewendet. Es erfolgt eine individuelle Anleitung zur Auswahl und zum Umgang mit Inkontinenzmaterialien.

- **Sich kleiden können:** In der Art und Wiese der Bekleidung spiegelt sich die Persönlichkeit des Menschen wieder, so dass sie individuell an das Empfinden des Menschen bezüglich Jahreszeit, Umgebung oder Gewohnheit angepasst werden kann. Eine Überprüfung des Selbstbildes im Spiegel ist unablässig. Bei einem Hilfebedarf in der AEDL Sich Kleiden wird dieser individuell abgestimmt. Die Einrichtung bietet eine Möglichkeit zur Reparatur, Einkauf oder Änderung von Kleidung zu unterschiedlichen Optionen an.

- **Ruhen, schlafen und sich entspannen können:** Individuelle Schlafbedürfnisse, -gewohnheiten oder Schlafstörungen sind den Mitarbeitern bekannt, so dass auf Ermüdungs- und Erschöpfungserscheinungen gezielt geachtet wird. Hier werden individualisierte Beratungen zur Schlafförderung oder Hilfestellung bei Ritualen angeboten. Nach Möglichkeit bleibt das eigene Bett und Schlafzimmer solange wie es die Betreuungs- und Pflegesituation allen Beteiligten erlaubt als Schlafplatz erhalten.

- **Sich beschäftigen, lernen und sich entwickeln können:** Als Grundlage für Gespräche, Freizeitangebote oder andere Interventionen werden alle Aspekte der Biographie oder Interessen und Hobbys genutzt. Kulturelle oder soziale Angebote werden mithilfe von externen Anbietern vermittelt und angeboten. Eine Sozialkulturelle Teilhabe am gesellschaftlichen Leben wird mit einer Auswahl verschiedener Medien wie beispielsweise Zeitung, Zeitschriften, Radio, TV, Bücher oder Internet ermöglicht.
- **Sich als Mann und Frau fühlen und verhalten können:** Die AEDL wird durch das Eintreten einer Pflegebedürftigkeit oder Krankheit oft beeinträchtigt, deshalb ist es erforderlich die Bedürfnisse der Menschen und ihre sexuelle Identität zu achten, zu erhalten und in der Pflege- und Betreuungssituation wertzuschätzen.

Nach Brust-Amputation oder Prostata-OP wird das Mann-Frau Sein sensibel im Pflege- und Betreuungsalltag behandelt und notwendige Hilfen angeboten oder vermittelt. Es findet ein professioneller Umgang der Nähe- und Distanzbeziehung innerhalb der jeweiligen Pflege- und Betreuungsbeziehung statt.

- **Für eine sichere und fördernde Umgebung sorgen können:** Zur Gestaltung dieser AEDL ist ein stabiles, sicheres und kontinuierliches Pflegearrangement die Grundlage der Organisation und des Pflegehandelns. Der Anbieter der Pflegeleistung achtet auf Einhalten aller erforderlichen Vorschriften zu Erste Hilfe, Brandschutz, Infektionsschutz, Gewalt, Einbruch und Diebstahl, um Gefahren vom Pflegebedürftigen abzuwehren. Es findet eine strukturierte und nachvollziehbare Medikamentenversorgung statt. Dem Pflegebedürftigen stehen innerhalb seiner Wohn- und Lebenssituation entsprechende Notrufsystem zur Verfügung.
- **Soziale Beziehungen und Bereiche sichern und gestalten können:** Familien-, Nachbarschafts- und Freundeskontakte werden ernst genommen und in die alltägliche Pflege und Betreuung integriert. Das Zusammengehörigkeitsgefühl wird unterstützt.
- **Mit existenziellen Erfahrungen des Lebens umgehen:** Der Umgang mit Angst, Einsamkeit oder Schmerz wird unterstützt. Bei Krisen werden gezielte Interventionen unter Umständen in Absprache mit Therapeuten oder Ärzten eingeleitet und gezielte Hilfestellungen wie beispielsweise eine Vermittlung von Schmerztherapie oder Gesprächstherapie.

Der nationale Expertenstandard zum Schmerzmanagement findet im Alltag seine Anwendung. Kontakte zu Selbsthilfegruppen oder Seelsorgern werden auf Wunsch hin angestoßen. Positive existentielle Erfahrungen wie Hoffnung, Freude oder Lebensmut werden wahrgenommen und in ihrer Ausdrucksmöglichkeit im Pflege – und Betreuungsalltag zielgerichtet genutzt. Sterbebegleitung ist ein zentraler Aspekt in dieser AEDL und gleichzeitig eine persönliche und fachliche Herausforderung für die Mitarbeiter und deren Kompetenz. Individuelle Pflegeprobleme werden erfasst und pflegefachliche Maßnahmen getroffen, so dass Leid gelindert und Wohlbefinden gefördert wird. Angehörige oder Bezugspersonen werden in die Pflege und Betreuung der Sterbenden und der Verstorbenen integriert, welches den Trauerprozess unterstützt.

Literatur
Bundesministerium für Gesundheit und Soziale Sicherung & Kuratorium Deutsche Altershilfe (2004). Stufen der Pflegequalität. Modellprogramm zur Verbesserung der Versorgung Pflegebedürftiger. Kda, Köln
Fiechter, V. & Maier, M. (1981). Pflegeplanung. Eine Anleitung für die Praxis. Recom Verlag. Bad Emstal
Krohwinkel, M. (2007). Rehabilitierende Prozesspflege am Beispiel von Apoplexiekranken. Fördernde Prozesspflege als System. Verlag Hans Huber, Bern.
Sowinski, C. et al. (Hrsg.) (1997).Theoriegeleitetes Arbeiten in Ausbildung und Praxis. Ein Baustein zur Qualitätssicherung in der Altenpflege. KDA-Schriftenreihe Forum 24. Köln

Änderungskündigung
Sabine Sappke-Heuser

Eine Änderungskündigung ist die vorsorgliche Kündigung eines Arbeitsverhältnisses, verbunden mit dem Angebot, einen neuen Arbeitsvertrag zu geänderten Bedingungen abzuschließen (§ 2 Kündigungsschutzgesetz, KSchG). Gem. § 623 BGB bedarf die Änderungskündigung zu ihrer Wirksamkeit der Schriftform.

Die Änderungskündigung unterliegt dem Schutz des KSchG, wenn sie vom Arbeitgeber ausgesprochen wird (§ 2 KSchG). Findet das KSchG Anwendung, braucht der Arbeitgeber einen sachlichen Grund für die ordentliche Kündigung, die der Arbeitnehmer dann im Wege einer Kündigungsschutzklage gerichtlich überprüfen lassen kann. Die Klageschrift muss innerhalb einer Frist von drei Wochen nach Zugang der Kündigung beim Arbeitsgericht eingehen.

Nimmt der Arbeitnehmer das Änderungsangebot unter Vorbehalt an, muss er dies gegenüber dem Arbeitgeber spätestens innerhalb einer Frist von drei Wochen nach Zugang der Änderungskündigung erklären.

Literatur
Bundesministerium für Arbeit und Soziales (2012). Übersicht über das Arbeitsrecht 212/2013. Bw Verlag, Filderstadt
BAG, Urteil vom 21.09.2006, AZ.: 2 AZR 167/06 – Unwirksamkeit der Änderungskündigung bei Nichteinhaltung

AIDA-Formel
Bernhard Rappenhöner

Die Werbung wendet sich teils an den Verstand des Menschen, teils sucht sie durch feine psychologische Methoden im Unterbewusstsein versteckte Wünsche, Sehnsüchte, Ängste, zu aktivieren. Letzteres ist vor allem bei der Werbung für Konsumgüter im Fernsehen und in Zeitschriften der Fall. Ein Werbewirkungsprinzip ist die sogenannte AIDA-Formel. Das AIDA-Stufenmodell enthält vier Phasen, die sich durchaus auch überschneiden können, Diese Stufen sollen vom Kunden durchlaufen werden und ihn letztendlich zur Kaufentscheidung führen. Die vier Phasen werden als gleich wichtig angesehen und finden auch heute noch in Werbestrategien und Verkaufsgesprächen ihren Niederschlag. Das Akronym AIDA setzt sich aus den Anfangsbuchstaben der einzelnen Phasen zusammen:

- **A**ttention (Aufmerksamkeit) Die Aufmerksamkeit des Kunden wird angeregt.
- **I**nterest (Interesse) Der Kunde interessiert sich für das Produkt, bzw. das Interesse des Kunden wird erregt.
- **D**esire (Verlangen) Beim Kunden wird der Wunsch nach dem Produkt geweckt, bzw. der Besitzwunsch wird ausgelöst.
- **A**ction (Aktion, Handeln, auch acquire/erbeuten)

Der Kunde kauft im Idealfall das Produkt, wobei »erbeuten« hier meint sich den Kunden zu eigen machen.

Manchmal wird die AIDA- Formel in der Literatur als Stufenmodell interpretiert. Das heißt, der Kunde durchläuft in exakt beschreibbaren Schritten die einzelnen Stufen des Modells, ähnlich dem Reiz-Reaktionsschemas des Konditionierungsexperiments von Pawlows Hund. Hier hat die Gehirnforschung aber inzwischen mehrfach nachgewiesen, dass menschliches Verhalten auf vielschichtigeren Reiz-Reaktionsmustern basiert. Für eine mehr dialogorientierte Sicht der Marktkommunikation gibt es in der modernen Verkaufspsychologie andere Modelle, die stärker systemisch oder auf Kundenbindung ausgerichtet sind.

Angelegenheiten
Sabine Sappke-Heuser

»Kann ein Volljähriger … seine Angelegenheiten ganz oder teilweise nicht besorgen…« so bestellt das Betreuungsgericht einen Betreuer für ihn (§ 1896 Abs. 1 BGB).

Unter dem Begriff »Angelegenheiten« sind allerdings keine rein tagtäglichen Angelegenheiten zu verstehen (etwa Haushalt oder Einkäufe). In solchen Fällen bedarf es keiner gesetzlichen Vertretung, sondern praktischer Hilfen durch soziale Dienste, Angehörige oder Bekannte.

Durch die Hinzufügung des Wortes »rechtliche« (Betreuung) 1999 hat der Gesetzgeber darauf hingewiesen, dass die Tätigkeit des Betreuers nur eine rechtliche Vertretung umfasst (z. B. Bankangelegenheiten, Verhandlungen mit Pflegekassen, Sozialamt, Abschluss von Heimverträgen etc.). Solche rechtsgeschäftlichen Angelegenheiten, die im Interesse des Betroffenen erledigt werden müssen, dürfen immer nur von einem Vertreter wahrgenommen werden (nicht von einem Angehörigen oder Ehepartner).

Es ist keine »rechtliche Angelegenheit« im Sinne des § 1896 Abs. 1 BGB, wenn ein gesunder Mensch sich der Hilfe eines anderen (Rechtsanwalts, Steuerberaters usw.) bedient, um seine Angelegenheiten zu regeln (BT.-Drucksache 15/2494, S. 17). Um unnötigen Verfahrensanträgen vorzubeugen, hat der Gesetzgeber festgehalten, dass z. B. »Altersstarrsinn« und »Alkoholismus« keine Krankheitsbilder sind, die die Bestellung eines Betreuers rechtfertigen (BT.-Drucksache 15/2494, S. 17). Das gilt ebenso für mangelnde körperliche Hygiene oder Verwahrlosung der Wohnung.

Wenn es stritt ist, ob oder in welchem Umfang ein Mensch nicht mehr in der Lage ist, seine Angelegenheiten selbst zu besorgen, kann das Betreuungsgericht diese Frage durch Gutachten klären lassen (§§ 280 ff. FamFG).

Literatur
BT-Drucksache 15/2494, S. 17
Jürgens BTPrax 1992, 48f

Angst
Siegfried Charlier

Angst ist ein grundlegendes Gefühl des Menschen. Da Gefühle immer subjektiv sind, gilt es die Angst, die eigene, als auch die des anderen, ernst zu nehmen und nicht zu verneinen und zu entwerten. Angst erfüllt eine positive Aufgabe: sie soll uns aufmerksam für Gefahren und Risiken machen. Der Körper reagiert auf das Gefühl der Angst mit der Ausschüttung der sog. »Hallo-wach-Hormone« (Adrenalin/Noradrenalin etc.), die uns in Alarm- bzw. Handlungsbereitschaft versetzen. In der darauf möglichen Bewältigungsphase der Angst wird zwischen »positiver Angst« und »negativer Angst« unterschieden. Der Unterschied ist so einfach wie bedeutsam: während uns die positive Angst handlungsfähig macht, in dem wir z. B. auf eine Gefahr reagieren und situationsangemessen weglaufen oder uns wehren, blockiert uns die negative Angst: wir erstarren und sind nicht handlungs- und abwehrfähig, wir werden von der Angst überwältigt. Durch körperliche Handlungen und Reaktionen auf die Angst wird das Adrenalin durch Muskelbewegung abgebaut. Im Falle der »negativen Angst« bleiben die Angst-Hormone im »Körper stecken« und können im Wiederholungsfalle körperlich krank machen (s. Psychosomatik).

Neben der situativen Angst, die einen Puffer verschiedener, situationsangemessener Verhaltensweisen zur Verfügung stellt, damit wir nicht als Reiz-Reaktions-Maschine (Pawlowsche Reflexe) handeln müssen, gibt es aber auch eine grundlegende Charakterprägung, die aus der Bewältigung der menschlichen Ur-Ängste resultiert. Der Psychoanalytiker Fritz Riemann geht von zwei existenziellen Urängsten der Menschen aus: zum einen die Angst, die physische Geburt zu überleben (an die wir uns in der Regel nicht erinnern können); zum anderen die Urangst, »allein gelassen zu werden«. In der Auseinandersetzung mit dieser zweiten Urangst, die alle Menschen erlebt haben, weil selbst die beste Bezugs- und Versorgungsperson, meist unsere Mutter, nicht immer für das hilflose und abhängige Baby präsent sein kann, bildet sich das sog. »Ur-Vertrauen« als Erfahrung der Zuverlässigkeit der Welt oder eben das »Ur-Misstrauen« aus der entgegengesetzten negativen Erfahrung der Unzuverlässigkeit der Welt. Wächst das Urvertrauen durch weitere positive Erfahrungen, sprechen die Psychologen vom Selbstvertrauen, wie auch in der gegenteiligen, negativen Erfahrung der Minderwertigkeitskomplex weiter wächst.

Grundformen der Angst

Riemann differenziert in seinem Buch »Grundformen der Angst« vier grundlegend verschiedene »Charaktertypen«, die aus dieser existenziellen Angst und der Erfahrung der Bewältigung der Angst resultieren. Er etikettiert sie allerdings »psychiatrisch« als »krank«, was in der extrem Zuspitzung sicher richtig ist. Schultz von Thun weist allerdings darauf hin, dass es diese vier unterschiedlichen Grundformen auch im normalen, »gesunden«, Leben gibt.

Im Sinne der Persönlichkeitsentwicklung ist es nun wichtig, dass alle vier Grundformen zum einen unsere familiäre Ausgangsposition beschreiben und zum anderen alle vier ihre Bedeutung für die »reife Persönlichkeit« haben: Sie sind alle gleich wichtig, das Verharren in der extrem einseitigen Ausgangsposition ist »unreif«. Im Sinne der Persönlichkeitsreifung geht es für jeden Einzelnen darum, die Mitte, d. h. den Ausgleich der Polaritäten von Nähe und Distanz und Dauer und Wechsel zu erarbeiten.

Wer gut pflegen will, muss mitmenschliche Nähe erlauben, die gleichzeitig belastet, sodass er sich davon nach der Arbeit distanzieren muss, um am anderen Tag wieder gut pflegen zu können. Als Pflegedienstleitung müssen Sie immer wieder Veränderungen (Wechsel) in Ihren Organisationen initiieren und durchführen. Die Mitarbeiter reagieren auf diese Notwendigkeit, um Stillstand zu verhindern, oft mit erheblichem Widerstand des Beharrens auf der bewährten Dauerhaftigkeit mit den Stammtischargumenten »das haben wir noch nie bzw. schon immer anders gemacht«. Sie sind also gut beraten, bei allem notwendigen Wechsel den Gegenpol der Beständigkeit, der Dauer und des Sicherheitsbedürfnisses der Mitarbeiter nicht aus den Augen zu verlieren. Zu viele Veränderungen hält der Mensch nicht aus, wenn er ein hohes Sicherheitsbedürfnis hat. Es geht um den guten Ausgleich, den aushaltbaren Kompromiss von Veränderung und Sicherheit.

Typen der Angst

Riemann nennt den **Distanz-Typ** eine »schizoide Persönlichkeit«: seine Angst vor Hingabe und mitmenschlicher Nähe versucht er zu bewältigen durch: Selbstbewahrung, Ich-Abgrenzung, das Streben nach Unabhängigkeit und Autarkie, was ihn aber in die Isolation und Einsamkeit treibt. Die Angst vor Gefühlen (Subjektivität) bewältigt er durch eine Überbewertung von Vernunft und Intellekt (Abwehrmechanismus der Rationalisierung), er sucht Zuflucht in der Objektivität der Wissenschaft. Er hat eine ausgesprochene Bindungs-Angst, benutzt den Partner eher als »Sexual-Objekt«, denn als Beziehungspartner, und hinter seinem aggressiven Verhalten ist sein Kontaktwunsch manchmal kaum mehr zu erkennen. Bevorzugte Berufe sind Berufe der Naturwissenschaften.

Riemann nennt den **Nähe-Typ** eine »depressive Persönlichkeit«: seine Angst vor Eigenständigkeit und dem Herausfallen aus der symbiotischen Geborgenheit (der Mutterbeziehung) versucht er durch die Gestaltung von Abhängigkeitsbeziehungen zu bewältigen, in denen er Anerkennung und Zuwendung sucht und findet. Die Angst, allein gelassen bzw. verlassen zu werden, bekämpft der Nähe-Typ durch Identifikation mit z. B. notleidenden Mitmenschen. Hier taucht das »Helfer-Syndrom« von Schmidbauer im Sinne von »Helfen als Abwehr eigener Schwäche« auf. Aus Angst vor Individuation und Selbstständigkeit passt sich dieser Charaktertyp der Mehrheit an (Motivation, extrinsische) und wird zum Massen-Charakter. Aus Konfliktunfähigkeit und Harmoniesucht passt er sich an seine Umgebung an. Er hat einen ausgesprochenen Minderwertigkeitskomplex und sieht sich selbst nicht als Subjekt seiner Handlungen, sondern als Objekt eines fremden, stärkeren Willens. Er hat immer Verlust-Angst, die ihn z. B. zur Berufswahl der »helfenden Berufe« im Dienstleistungsbereich treibt.

Riemann nennt den **Dauer-Typ** »zwanghafte Persönlichkeit«: aus Angst vor Vergänglichkeit sucht er Sicherheit in Prinzipien, Regeln und Gesetzen. Aus Angst vor Veränderung sucht er, Neuerungen zu bekämpfen und durch Vorsicht, Voraussicht und Planung drohende Veränderungen einzugrenzen. Aus Angst vor Risiko, Wandlung und Tod nimmt er Zuflucht zu Tradition, Konservatismus und Dogmatismus. Er bewältigt seine Angst vor Selbst-Verantwortung durch seinen Hang zum Perfektionismus. Zentral ist seine Angst vor Kontroll-Verlust, die er durch Gefühlskontrolle (Trennung von Liebe und Sexualität) und Selbstkontrolle nach dem Motto des Zögerns, Zauderns und Zweifelns zu bewältigen versucht. Berufe der Macht mit der Möglichkeit der Aggressionsabfuhr an Schwächeren haben hier eine unbewusste Attraktion für den »Radfahrer« (nach »oben« buckeln und nach »unten« treten): Militär, Beamte, Richter, Priester und Pädagogen.

Riemann nennt den **Wechsel-Typ** die »hysterische Persönlichkeit«: Aus der Angst vor dem Endgültigen und Unausweichlichen wird ein starker Freiheitsdrang bei gleichzeitiger Kritikunfähigkeit gelebt. Aus Angst vor Notwendigkeit und Begrenzung, bzw. Einengung durch Vorschriften, Regeln und

Gesetze wird eine Festlegung auf Rollen und die damit verbundenen Erwartungen vermieden. Die Angst vor Freiheitsbeschränkung führt zu einem ausgeprägten Rivalitäts- und Konkurrenzdenken und -verhalten. Die große Angst vor Versuchungssituationen, die aus dem »Sich – nicht – Festlegen« resultiert, führt zu einer großen Verführbarkeit (Sprunghaftigkeit) bei geringer Frustrationstoleranz, sprich fehlendem »langen Atem« des Durchhaltevermögens. In dieser Kombination führt dies zu einer »narzisstischen« Persönlichkeit, in der eine große Sehnsuchts- und Erwartungshaltung anderen Menschen gegenüber mit einem sehr geringen eigenen Einsatz kombiniert ist. Die Angst vor Einschränkung jeder Art führt hierbei zu einem Verhalten nach dem Motto »Angriff ist die beste Verteidigung«, um jede mögliche Konkurrenz schachmatt zu setzen. Der Berufswunsch geht in Richtung der Berufe der Kommunikation und des Kontaktes, die sehr viel Selbstdarstellung verlangen und ermöglichen.

In der Anwendung des Riemann-Modells auf Beziehungen ergeben sich unterschiedliche Interpretationen bzw. Kombinationen: Da gibt es zuerst die Möglichkeit der kompensatorischen Beziehung der polaren Endpunkte der Beziehungsachsen. Der **Nähe-Typ** hat Angst vor der Distanz des »Allein-Seins« und der **Distanz-Typ** hat Angst vor der Vereinnahmung durch zu viel Nähe. Gegensätze ziehen sich an und ergänzen sich so.

Ähnlich auf der anderen Achse: Der **Wechsel-Typ** hat Angst vor der Festlegung der Dauerhaftigkeit und der **Dauer-Typ** hat Angst vor der Unsicherheit der Wechselhaftigkeit mit der Notwendigkeit des Einlassens auf Veränderung. Genauso gibt es allerdings auch die Kombinationsmöglichkeit der Ähnlichkeit in Beziehungen.

Zwei Typen der gleichen Grundpersönlichkeitsausstattung tun sich zusammen, und weil sie sich kennen, respektieren sie die Grenzen des Beziehungspartners oder reiben sich über die Projektionsfläche, beim andren das zu sehen und anzuprangern, was sie bei sich selbst nicht integriert haben, ununterbrochen. Unbewusst suchen wir uns wahrscheinlich einen Beziehungspartner, der etwas hat, was wir selbst nicht haben, aber attraktiv finden (Anziehungsfaktor). Wenn Beziehungen dann schief laufen, bekämpfen wir am Ende beim Partner die Verhaltensweisen und Eigenschaften, die wir eigentlich von ihm lernen wollten. Die Alternative ist die Bereitschaft des Aufeinander-Zugehens und Voneinander-lernen-Wollens. Dann kann Beziehung zum persönlichen Wachstum beider Beziehungspartner führen.

Literatur
Riemann, F. (2011). Grundformen der Angst. Reinhardt Verlag, München
Schmidbauer, W. (1992). Die hilflosen Helfer. Rowohlt Verlag, Reinbek bei Hamburg
Schmidbauer, W. (2005). Lebensgefühl Angst. Freiburg
Schulz von Thun, F. (1998). Miteinander reden. Bd. 3. Das innere Team. Rowohlt Verlag, Reinbek bei Hamburg

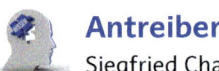

Antreiber
Siegfried Charlier

Die Leistungsmotivation des Menschen ist Resultat der Sozialisation. Aus unzähligen Feedback-Botschaften nach dem Motto »Du bist …« setzt sich über die Zeit unser Selbstbild zusammen. Den größten prägenden Anteil an diesem durch Rückmeldungen der Umwelt zusammengesetzten Selbstbild haben sicherlich unsere Eltern. Ihre mahnenden Stimmen nach dem Motto »Du sollst bzw. Du darfst nicht« wurden zu Stimmen unseres kritischen »Über-Ichs« (bei Freud) bzw. unseres »inneren Richters«. Als Kind bemühten wir uns, groß zu werden in einer Welt von Erwachsenen, die über uns »richteten«. Einer der »Kollateralschäden« dieses auf einander Treffens von »klein« (Kind) und »groß« (Erwachsener) ist das Minderwertigkeitsgefühl, von dem Alfred Adler annimmt, das jeder Mensch existenziell davon unweigerlich etwas abbekommen bzw. zurück behalten hat.

Die Antreiber haben wir gewissermaßen verinnerlicht. Nach der Klassifikation der modernen Hirnforschung gehören die Antreiber zum sog. »impliziten Wissen«, das wir für wahr halten, aber gar nicht begründen können, weil es noch vor dem Beginn der Denkfähigkeit und des »expliziten Wissens« (ab dem vierten Lebensjahr, wenn die Kinder wenn/dann Beziehungen verstehen lernen) liegt. Wir haben die Antreiber von den Eltern über das »Lernen am Modell« übernommen. Die Psychologen nennen das implizite Denken die »frühkindlichen Prägungen«, die uns unser Leben lang begleiten und zur »Brille« werden durch die wir auf die Welt sehen.

Unsere moderne Leistungsgesellschaft kennt insbesondere fünf grundlegende, elterliche Forderungen, die nach Kahler & Capers auch als **Antreiber** (in unserem Kopf) benannt werden:

- »**Sei immer perfekt bzw. mach bloß keine Fehler.**« Dieser Antreiber führt zum Versuch der Übererfüllung der Ziele und Erwartungen der Anderen und beinhaltet gleichzeitig eine Warnung locker zu lassen.
- »**Mach immer schnell.**« Wer diesem Antreiber folgt darf sich keine Zeit der Nachdenklichkeit, der Ruhe und Gelassenheit gönnen. Er ist immer getrieben. Schnelligkeit verhindert zudem Nähe zum Mitmenschen und kann sogar zur rücksichtslosen Gewalt des »Überholens« werden.
- »**Streng dich immer an (im Schweiße deines Angesichts).**« Alles bedeutet maximale Anstrengung. Den »inneren Schweinehund« überwinden bedeutet, nie nachlassen und sich Ruhe und Entspannung gönnen.
- »**Mach es immer allen recht.**« Wer es diesem Antreiber recht zu machen versucht, bei allen beliebt zu sein, verliert sich selbst ganz schnell aus den Augen. Im Bedürfnis, sich immer um andere zu kümmern, vergisst man die eigenen Bedürfnisse. Aus Angst vor Konflikten steckt man immer zurück.
- »**Sei in jeder Lage stark.**« Der klassisch »männliche« Antreiber beinhaltet die Warnung, Gefühle zu zeigen. Am besten bewältigt »Mann« alles allein, sucht keine Hilfe und versucht heldenhaft, alles zu ertragen.

Spirituell gesehen ist es ungeheuer wichtig, sich mit dem »inneren Richter« auseinander zu setzen: Es sind schließlich unsere Identifikationen, von Eltern und anderen Richtern (z. B. Lehrern) übernommen, denen wir innerlich zustimmen und die uns aber auch das Leben schwer machen. Hilfreich wäre daher der Ausgleich der Antreiber durch sog. »Erlauber«, um ein Stück mehr innere Gelassenheit, um zu sich selbst zu finden. In der Transaktions-Analyse (Eric Berne) sind folgende **Erlauber** formuliert worden:

- »**Sei Du selbst.**« Es geht darum, seinen eigenen Maßstab zu finden. Wobei der selbstbewusste Mensch nicht nur weiß, was er will, sondern auch, dass er auf andere angewiesen ist, weil er von ihnen abhängig ist.

- »**Nimm dir Zeit.**« Alles braucht seine Zeit. Auf eine Zeit der Anstrengung muss eine Zeit der Entspannung folgen, um den Anforderungen des Lebens gewachsen zu sein;
- »**Tu es gelassener.**« Es geht darum, nicht immer alles »bierernst« nehmen oder aus allen Aufgaben ein Jahrhundertwerk zu machen.
- »**Bejahe dich selbst.**« Der Mensch mit »Helfer-Syndrom« hat gelernt, sich durch Aufopferung für andere Anerkennung zu erarbeiten. Dabei hat er leider ganz vergessen, dass er auch Bedürfnisse hat, die er anmelden und einfordern muss.
- »**Respektiere dich und deine Grenzen.**« Wer ständig über seine (Belastungs)Grenzen hinaus geht, schädigt sich selbst und kann dann auch nicht mehr für andere da sein. Er ist irgendwann »ausgebrannt« (Burn-out-Syndrom). NEIN – Sagen Lernen und eigene Bedürfnisse formulieren ist eine unbedingte Voraussetzung für psychische Gesundheit und hat nichts mit Egoismus zu tun. Soziales Verhalten lebt von der Gegenseitigkeit.

Literatur
Brown, B. (2001). Befreiung vom inneren Richter. Die Intelligenz der Seele erkennen. Kamphausen Verlag, Bielefeld
Kälin, K. & Müri, P. (2011). Sich und andere führen. Ott Verlag, Thun
Schlegel, L. (1995). Die Transaktionale Analyse. UTB Verlag, Stuttgart

Arbeitsbereitschaft
Sabine Sappke-Heuser

Die Arbeitsbereitschaft ist die Zeit wacher Aufmerksamkeit im Zustand der Entspannung am Arbeitsplatz und zwar während der Arbeitszeit (also nicht in der Pause).

Bereitschaftsdienst

Beim Bereitschaftsdienst ist der Arbeitnehmer verpflichtet, an einem vom Arbeitgeber vorgegebenen Ort anwesend zu sein, um jederzeit die Arbeit aufnehmen zu können. Der Arbeitnehmer unterliegt also einer Ortbeschränkung und muss zum sofortigen Arbeitsbeginn fähig sein. Die Zeit des Bereitschaftsdienstes zählte nach früherer Rechtsprechung des Bundesarbeitsgerichts nicht zur Arbeitszeit. Heute ist in einigen Berufszweigen, zum Beispiel in ärztlichen Heilberufen, anerkannt, dass der Bereitschaftsdienst auch als Arbeitszeit zählt (BAG, Beschluss vom 18.02.2003, AZ.: 1 ABR 2/02). Im Übrigen kann der Arbeitgeber nach billigem Ermessen Bereitschaftsdienste anordnen. Diese sind vergütungspflichtig, können aber durch eine Pauschale abgegolten werden.

Rufbereitschaft

Bei der Rufbereitschaft kann der Arbeitnehmer seinen Aufenthalt frei wählen. Er muss seinem Arbeitgeber jedoch im Voraus mitteilen, wo er sich befindet und jederzeit in der Lage sein, seine Arbeit unverzüglich aufzunehmen. Eine stundenlange Anfahrt zum Arbeitsort wäre bei einer Rufbereitschaft nicht zulässig.

Literatur
Bundesministerium für Arbeit und Soziales (2012): 2012/2013. Bw Verlag, Filderstadt
http://www.it-dozent-bellin.de/arbeitsrecht-allg/arbeitsrechtliches-glossar/a/arbeitszeit/index.html

Arbeitgeber
Sabine Sappke-Heuser

Arbeitgeber ist jede natürliche (Mensch) und juristische Person (z. B. Verein, Gesellschaft), die eine oder mehrere Personen als Arbeitnehmer aufgrund eines Arbeitsvertrages beschäftigt.

Literatur
Duden Recht A–Z (2007). Fachlexikon für Studium, Ausbildung und Beruf. Bibliografisches Institut + Brockhaus Verlag, Wuppertal

Arbeitgeber, Pflichten
Sabine Sappke-Heuser

Die Hauptpflicht des Arbeitgebers, die sich aus dem Arbeitsvertrag ergibt, ist die Lohnzahlungspflicht. Die Höhe des Lohnes ergibt sich aus Gesetz, Tarifvertrag, Arbeitsvertrag oder hilfsweise aus § 612 Abs. 2 BGB taxmäßige oder übliche Vergütung).

Daneben hat der Arbeitgeber zahlreiche Nebenpflichten, wie z. B. den Schutz des Arbeitnehmers vor Lebens- oder Gesundheitsgefahren (§ 618 BGB) oder den Schutz der Persönlichkeitsrechte (insbesondere Datenschutz), die Abführung der Sozialabgaben und Lohnsteuer, Gleichbehandlungspflicht (§ 611 a BGB).

Literatur
Bundesministerium für Arbeit und Soziales (2012). Übersicht über das Arbeitsrecht. Bw Verlag, Filderstadt

Arbeitgeberverbände
Sabine Sappke-Heuser

Arbeitgeberverbände sind privatrechtliche Vereine, in denen sich Arbeitgeber (bestimmter Industrie- oder Gewerbezweige) zusammengeschlossen haben. Sie agieren meist auf regionaler Ebene, oder auf Länderebene als Landesvereinigungen, auf Bundesebene als Bundesfachverband.

Dachorganisation der Landesvereinigungen und Bundesfachverbände ist die »Bundesvereinigung der Deutschen Verbände« (BDA). Daneben gibt es auch selbstständige Vereinigungen auf Bundesebene (z. B. die Tarifgemeinschaft Deutscher Länder oder die Arbeitsgemeinschaft kommunaler Verbände).

Einige Hauptaufgaben der Verbände
- Abschluss von Tarifverträgen,
- die Beratung der Mitglieder (z. B. im Rahmen der Betriebsverfassung)
- die Einflussnahme auf die sozialpolitische Gesetzgebung,
- die Vertretung ihrer Mitglieder vor den Arbeits- und Sozialgerichten,
- die Wahrnehmung von Aufgaben und Rechten in vielen Bereichen des Arbeits-, Sozial- und Wirtschaftslebens (z. B. Entsendung von ehrenamtlichen Richtern zu den Arbeits- und Sozialgerichten, Entsendung von Vertretern in die Organe der Sozialversicherung usw.).

Literatur
Bundesministerium für Arbeit und Soziales (2012). Übersicht über das Arbeitsrecht. Bw Verlag, Filderstadt
http://www.betriebsraete.de/security/arbeitsrecht-begriffe/arbeitsrecht-begriff-a/verband/verband-begriff.html

Arbeitnehmer
Sabine Sappke-Heuser

Arbeitnehmer ist, wer in einem Arbeitsverhältnis steht und seinem Arbeitgeber seine Arbeitsleistung weisungsgebunden gegen Entgelt zur Verfügung stellt. Aus den Urteilen des Bundesarbeitsgerichts (BAG) lassen sich folgende Kriterien der Einordnung als Arbeitnehmer festhalten:

- Persönliche Abhängigkeit vom Arbeitgeber
- Weisungsgebundenheit bzgl. Zeit, Dauer, Ort
- Fremdbestimmte Arbeit
- Eingliederung in den Betrieb
- Fremdnützig, d.h. Arbeitskraft wird überwiegend für einen Arbeitgeber eingesetzt
- Entgeltlichkeit

Man unterscheidet bei den Arbeitnehmer zwischen Arbeiter (leisten überwiegend körperlich-manuelle Arbeit) und Angestellten (leisten überwiegend geistige oder büromäßige Arbeit) sowie die zu ihrer Berufsausbildung Beschäftigten (§ 5 Abs. 1 ArbGG).

Nur für diese Arbeitnehmer gilt das Arbeitsrecht. Für andere Berufsgruppen (Beamte, Richter, Soldaten, Vertreter einer GmbH, Arbeitgeber, KG, Ordensangehörige, Kirchenvertreter) gelten eigene spezialgesetzliche Regelungen.

Arbeitnehmerähnliche Personen

Arbeitnehmerähnliche Personen sind solche, die zwar persönlich selbstständig, jedoch infolge ihrer wirtschaftlichen Abhängigkeit arbeitnehmerähnlich sind und daher ebenso einen sozialen Schutz verdienen (in Heimarbeit Beschäftigte, selbstständige Handelsvertreter, Einfirmenvertreter, ggf. auch freie Mitarbeiter, z.B. des Rundfunk und Fernsehens).

Arbeitnehmer, Pflichten

Hauptpflicht des Arbeitnehmers ist die Arbeitspflicht gem. § 611 BGB, der er höchstpersönlich nachkommen muss (keine Übertragbarkeit, § 613 BGB). Der Ort der Arbeitsleistung ergibt sich entweder aus dem Arbeitsvertrag oder – bei fehlenden Angaben – aus dem Direktionsrecht des Arbeitgebers (§ 315 BGB).

Zu den Nebenpflichten des Arbeitnehmers gehören u.a. gemäß §§ 241 Abs. 2, 280 ff. BGB die Treuepflicht, Verschwiegenheitspflicht (z.B. § 17 Gesetz über den unlauteren Wettbewerb), Anzeige- und Nachweispflicht im Krankheitsfall, keine ruf- oder kreditschädigenden Äußerungen, (s. aber Whistleblowing-Urteil – EGMR, AZ.: 2827/08).

Arbeitnehmerentsendegesetz

»Das Arbeitnehmer-Entsendegesetz (AEntG) vom 20. April 2009 ist ein Gesetz, auf dessen Grundlage in Deutschland in bestimmten Branchen Mindeststandards für Arbeitsbedingungen festgelegt werden können.« (www.wikipedia.de)

Literatur

Duden Recht A–Z (2007). Fachlexikon für Studium, Ausbildung und Beruf. Bibliografisches Institut + Brockhaus Verlag, Wuppertal
Bundesministerium für Arbeit und Soziales (2012). Übersicht über das Arbeitsrecht 2012/2013. Bw Verlag, Filderstadt
www.wikipedia

Arbeitsgericht
Sabine Sappke-Heuser

Das Arbeitsgericht ist das für Arbeitssachen im ersten Rechtszug zuständige Gericht (§§ 14 bis 31 ArbGG). Das Arbeitsgericht entscheidet Urteilsverfahren, Beschlussverfahren und Eilverfahren.

Gegen diese Entscheidungen kann beim Landesarbeitsgericht Berufung oder Beschwerde eingelegt werden, erlaubt ist auch die Sprungrevision beim Bundesarbeitsgericht. Vor dem Arbeitsgericht besteht kein Anwaltszwang. Jede Partei kann sich also gemäß § 11 ArbGG selbst vertreten oder einen Rechtsanwalt oder einen Verbandsbevollmächtigten (z. B. Gewerkschaftssekretär) beauftragen.

Das Arbeitsgericht entscheidet als Kammer, die mit einem Arbeitsrichter und zwei ehrenamtlichen Richtern besetzt ist.

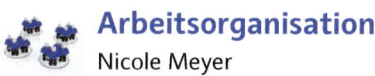
Arbeitsorganisation
Nicole Meyer

Arbeitsprozesse in der Organisation werden durch eine Arbeitsorganisation gestaltet. Jede effiziente Arbeitsorganisation bedarf einer gut entwickelten Aufbau- und Ablauforganisation.

Die Betriebsorganisation ist eine Struktur zur Erfüllung von Daueraufgaben. Die Gestaltung der Aufgaben der Organisation mittels der Aufbauorganisation und der Realisierung der Aufgaben mittels Ablauforganisation, sowie der Projektorganisation verschaffen einen praxisbezogenen Überblick über das Pflegemanagement.

Ablauforganisation
Ablauforganisation beschreibt Arbeitsabläufe unter Berücksichtigung der zeitlichen und räumlichen Gegebenheiten zwischen den einzelnen Arbeitsgängen. Man versteht sie auch als Arbeits- und Prozessstrukturierung, als die Gestaltung und Beschreibung der Leistungsprozesse. Zur Ablauforganisationen zählen die verschiedenen Organisationsformen:
- Funktionspflege
- Bereichspflege
- Gruppenpflege
- Bezugspflege, Primary Nursing

Funktionspflege
Die Funktionspflege ist vergleichbar mit der Fließbandarbeit in der Industrie. Es geht um die Durchführung gleichförmiger Tätigkeiten durch die Trennung komplexer Arbeitsabläufe und inhaltliche Begrenzung (Pflegeperson A misst bei allen Patienten RR, Pflegeperson B teilt bei allen Patienten Tabletten aus). Die Pflegekraft wird als Rädchen in einer Maschine eingesetzt, ist beliebig austauschbar und in ihrem Einsatz optimiert nach Minutenwerten und ergonomischen Prinzipien. Dazu kommt häufig ein patriarchalischer Führungsstil, der für Ordnung sorgt und jede Abweichung mit Missfallen registriert. Handlungsabläufe werden auf ein Minimum an Tätigkeiten reduziert und von den Vorgesetzten delegiert. Das bedeutet, dass die Pflegeperson nur den Verantwortungsbereich der momentanen pflegerischen Tätigkeit übernimmt, ohne weitere Arbeitsvorgänge in den pflegerischen Handlungsablauf zu integrieren.

Diese Fokussierung einer einzelnen Handlung widerspricht dem Prinzip einer ganzheitlichen Betrachtung des Patienten. Die allumfassende, aktivierende, mit Weitsicht durchzuführende Handlung fehlt.

Aus Sicht des Bewohners oder Patienten entsteht ein Bild mit vielen Spezialisten, die in der Pflegeeinheit arbeiten. Schwester A beherrscht RR messen, Pfleger B ist prädestiniert in der Tablettenausgabe usw. Das Vertrauen seitens des Patienten bezieht sich folglich auf eine Person mit der entsprechenden »Spezialisierung« (Handlung).

Pflegepersonen untereinander sind in der Informationsaufnahme und Weitergabe eingeschränkt. Die einzige Person, die alle Informationen von allen Patienten und von allen Mitarbeitern erfährt, ist in der Regel die Wohnbereichs-/Stationsleitung. Bei ihr laufen alle Fäden zusammen, ihr obliegt auch in den meisten Fällen das Eintragen der Daten in das Dokumentationssystem.

Bereichspflege

Der einzelne Handlungsablauf in der Bereichspflege ist komplexer und umfasst wesentlich mehr Tätigkeiten pro Pflegeperson. Daraus resultiert ein höherer Anteil an Verantwortung für die einzelne Pflegeperson. Handlungsabläufe werden überschaubar, der Patient erhält eine Bezugsperson. Anordnungen seitens der ärztlichen Fakultät (Visite) übernimmt die Pflegeperson, die für den jeweiligen Bereich zuständig ist. Pflegeprozesse werden beim Schichtwechsel weitergegeben und im Dokumentationssystem schriftlich festgehalten.

Die Bereichspflege kann man unterschiedlich auslegen und individuell gestalten. Die Pflege wird insgesamt transparenter, da mehrere Personen (Pflege(fach)kräfte) eigenverantwortliche Handlungsabläufe in einem überschaubaren Bereich vollziehen. Hinzu kommt eine Entzerrung der hierarchischen Struktur einer Station. Information und Verantwortung lasten nicht mehr auf einer Person (Stationsleitung), sondern verteilt sich entsprechend.

Gruppenpflege

Eine Abteilung wird in sogenannte »Pflegegruppen« von 15, 18 oder 20 Bewohnern/Patienten (überschaubare Einheiten) eingeteilt. Jeweils zwei bis vier Pflegegruppen werden zu einer Abteilung zusammengefasst. Jede Pflegegruppe wird von einer bestimmten Anzahl von Pflegepersonen pro Schicht betreut (ca. zwei bis vier Personen). Das Pflegepersonal ist unterschiedlich qualifiziert.

Die Pflegepersonen planen ihren Arbeitsablauf gemeinsam, d.h. dass die Pflegeplanung mit einem ausgereiften Pflegestandard und einer einheitlichen Pflegedokumentation praktiziert wird, die in allen Pflegegruppen gleich ist. Der Teamcharakter in jeder Pflegegruppe steht im Vordergrund. Aufgaben werden gemeinsam besprochen und entsprechend nach Qualifikation der einzelnen Personen aufgeteilt. Die Gruppenleitung hat die Verantwortung für die Einteilung der Mitarbeiter, besitzt aber die gleichen Rechte und Pflichten wie ihre Kollegen. Eine lückenlose Kommunikationsstruktur ist notwendig. Dies beinhaltet regelmäßige (interdisziplinäre) Teamsitzungen.

Ein besonderes Merkmal der Gruppenpflege ist, dass alle Mitarbeiter jederzeit in andere Gruppen bzw. Abteilungen eingesetzt werden, ohne dass es einer speziellen Einarbeitung bedarf. Das setzt einen hausinternen Pflegestandard voraus und einen räumlichen Standard (alle Gegenstände/pflegerische Hilfsmittel sind in allen Pflegegruppen/Abteilungen am gleichen Ort zu finden).

Patientenferne Tätigkeiten wie z.B. Verwaltungsaufgaben, Dienstplanerstellung, Medikamentenanforderung, Hilfsmittelbestellung, Mitarbeitereinteilung usw. werden von der Abteilungsleitung vorgenommen. Sie hat keinen unmittelbaren Kontakt zu den jeweiligen Bewohnern/Patienten. Die Patientenaufnahme erfolgt über die zentrale Schaltstelle der Abteilungsleitung. In Absprache mit den jeweiligen Stationsärzten und den Gruppenleitung werden Patienten eingewiesen bzw. entlassen.

Primary Nursing, Bezugspflege, Beziehungspflege

Primary Nursing ist die Möglichkeit, die Verantwortung für einen Patienten auf eine bestimmte Pflegeperson zu übertragen. Es wurde erstmals 1968 im Universitätskrankenhaus von Minnesota (USA) erprobt bzw. eingeführt. Obwohl es unterschiedliche Auslegungen dieses Pflegesystems gibt, wird der Terminus »Primary Nursing« üblicherweise wie folgt definiert: Jede examinierte Schwester ist verantwortlich für die vollständige Betreuung einer kleinen Gruppe von Patienten und zwar von der Aufnahme bis zur Entlassung.

Primary Nursing bedeutet:
- Den Patienten selbst aufzunehmen
- Seine Bedürfnisse hinsichtlich der Pflege einzuschätzen
- Die Pflegeziele festzulegen
- Einen Pflegeplan aufzustellen
- Die Pflege nach diesem (Planung) während der Arbeitszeit zu regeln
- Die Pflege durch andere Personen zu koordinieren (Funktionsabteilung)
- Die Pflegeergebnisse auszuwerten
- Den Pflegeplan evtl. umzustellen
- Die Entlassung vorzubereiten und den Patienten zu instruieren

Dieselbe Primary Nurse und ihr zugeordnete »Associated Nurses« sorgen für den Patienten während des ganzen Aufenthaltes und, wenn er möchte (Patient), auch nach dem Aufenthalt im häuslichen Bereich (Überleitungspflege).

Primary Nurse und die Practical Nurse (= Associated Nurse) sind von Verwaltungs- und Hauswirtschaftsaufgaben befreit, um ein Maximum an Zeit für den Patienten zu haben. Die Primary Nurse steht in direkter Verbindung zu Arzt, Diätiker, Sozialarbeiter, Atemtherapeut und Physiotherapeut des Patienten. Sie koordiniert die Pflege (Fürsorge) und trägt die Verantwortung für die Pflege in ihrer Einheit. Sie hat auch die Befugnis, alles Notwendige zu veranlassen, d.h. sie ist berechtigt Probleme an die Sozialdienste weiterzugeben, die ambulanten Pflegeeinrichtungen zu benachrichtigen, ambulante Behandlungstermine festzulegen, die Wohnung des Patienten zu besichtigen etc. Mit der Verantwortung der Patientenpflege geht die Verantwortung für die Resultate der Pflege einher: z. B. wird erwartet, dass eine Primary Nurse lang- und kurzfristige Ziele und auch die finanziellen Seiten betrachtet.

Primary Nursing bedeutet Dezentralisierung von Managemententscheidungen und wachsende Autonomie. Im Ergebnis bietet die fortwährende Verantwortung für den Patienten einen zusammenhängenden Pflegeplan, sowohl für therapeutische als auch rehabilitative Maßnahmen.

Um das Wohlergehen des Patienten nach der Entlassung und während nachfolgender Aufenthalte sicherzustellen, soll die Primary Nurse den Patienten in Selbstpflege und für den Umgang mit Krankheit und Behandlung schulen. Durch wiederholte Kontakte zum Patienten findet die Primary Nurse Zugang zu dessen Familie und hilft ihr bei der Unterstützung und Pflege. Die Primary Nurse tritt gewissermaßen als Anwalt des Patienten auf.

Durch die anhaltende Beziehung mit derselben Primary Nursing erhält der Patient eine umfassende Pflege, da die Pflegekraft mit seinen Problemen vertraut ist, sich mit seinem Wohlbefinden beschäftigt und die Bemühungen der verschiedenen Dienste für ihn koordiniert. Weil die Primary Nurse die Unterstützung und Pflege durch die Familie bestimmt, ihn nach seiner Entlassung anruft oder besucht und seine ambulanten Besuche begleitet, hat der Patient das Gefühl, eine »persönliche« Pflegekraft zu haben, an die er sich bei Problemen wenden kann.

Literatur
Kerres, A., Seeberger, B. & Mühlbauer, B. (2003). Lehrbuch Pflegemanagement III. Springer Verlag 2003, Berlin
Müller, H. (2012). Arbeitsorganisation in der Altenpflege. Schlütersche Verlagsgesellschaft, Hannover

Arbeitsrecht
Sabine Sappke-Heuser

Das Arbeitsrecht umfasst alle Gesetze, Verordnungen und sonstige verbindliche Bestimmungen, die die Beziehungen zwischen Arbeitgeber und -nehmer regeln, den rechtlichen Rahmen schaffen und die Bedingungen der zu leistenden Arbeit festlegen.

Die Regeln des Arbeitsrechts werden in drei Bereiche aufgeteilt:
1. Individualarbeitsrecht: arbeitsvertragliche Rechte und Pflichten zwischen Arbeitnehmer und Arbeitgeber, zu Kollegen und ggf. zu Dritten, z. B. § 611ff BGB, BUrlG, KSchG
2. Arbeitsschutzrecht: soll den Arbeitnehmer vor Gefahren schützen und legt dem Arbeitgeber Rechte und Pflichten zur Gefahrenabwehr auf, z. B. ArbZG, MuSchG, JArbSchG, SchwbG, ArbSchG
3. Kollektives Arbeitsrecht: reguliert die Organisation und Funktion der Kollektive (Gewerkschaften, Arbeitnehmer-Vertretungen, Arbeitgeber-Verbände), z. B. BetrVG; TarifVG, Manteltarifvertraggesetze

Während die Arbeitsvertragsparteien im Individual- und Kollektiv-Arbeitsrecht einen eigenen Verhandlungs- und Entscheidungsspielraum haben, stehen die Regelungen des Arbeitsschutzrechts nicht zur Disposition. Deshalb droht dem Arbeitgeber bei Nichteinhaltung der Vorschriften des Arbeitsschutzrechts Bußgeld oder Strafe bzw. die Schließung des Betriebes.

Arbeitsschutz
Sabine Sappke-Heuser

Unter Arbeitsschutz versteht man die Gesamtheit aller Maßnahmen, die Leben und Gesundheit der Arbeitnehmer schützen, ihre Arbeitskraft erhalten und die Arbeit menschengerecht gestalten. Die Grundpflichten und -rechte der Arbeitgeber und -nehmer sind im Arbeitsschutzgesetz vom 21.08.1996 geregelt.

Spezialgesetzliche Regelungen zum Arbeitsschutz dienen u. a. dem Schutz bestimmter Personengruppen (Müttern, Kindern, Jugendlichen, Behinderten) als auch der Verhütung und Vorbeugung von Gesundheits- und Unfallgefahren (z. B. berufsgenossenschaftliche Unfallverhütungsvorschriften, Arbeitsstätten-, Gefahrstoffverordnung).

Arbeitsunfall
Sabine Sappke-Heuser

§ 8 Abs. 1 SGB VII definiert den Begriff des Arbeitsunfalls. Demnach liegt ein Arbeitsunfall vor, wenn
- die versicherte Person infolge einer betrieblichen Tätigkeit
- durch ein zeitlich begrenztes, von außen kommendes Ereignis
- körperlich geschädigt wird (Personenschaden).

Voraussetzung ist zunächst, dass die Verrichtung des Versicherten zur Zeit des Unfalls der versicherten Tätigkeit zugeordnet werden kann (innerer bzw. sachlicher Zusammenhang). Versichert sind solche Tätigkeiten, die den Interessen des Unternehmens dienen, unabhängig davon, ob sie tatsächlich einen objektiven Nutzen bringen.

Diese Verrichtung muss zum zeitlich begrenzten, von außen auf den Körper einwirkenden Ereignis (Unfallereignis) führen, das einen Gesundheitserstschaden oder den Tod des Versicherten zur Folge hat. Die Entstehung von länger andauernden Unfallfolgen aufgrund des Gesundheitserstschadens ist dagegen nicht Voraussetzung für die Anerkennung eines Arbeitsunfalls, sondern für die Gewährung einer Rente (s. LSG Hessen, Urteil vom 17.02.2009, AZ.: L 3 U 292/03).

Geschützt sind auch Personen, die – ohne zum Betrieb zu gehören oder Arbeitnehmer zu sein – für kurze Zeit wie Arbeitnehmer tätig sind, also Arbeiten übernehmen, die sonst von den Beschäftigten ausgeübt werden.

Als Arbeitsunfälle gelten auch solche Körperschädigungen, die sich bei Botengängen im Auftrag des Vorgesetzten ereignen, ebenso bei Unfällen, die sich bei Betriebsausflügen oder anderen Betriebsveranstaltungen ereignen.

Vom Arbeitsunfall sind der Wegeunfall und die Berufskrankheit abzugrenzen.

Wegeunfall

Wegeunfälle sind Unfälle, die sich auf dem Weg nach oder vom Ort der Tätigkeit ereignen. Zwischen dem Unfall und der Tätigkeit muss ein rechtlich wesentlicher Zusammenhang bestehen (§ 8 Abs. 2 SGB VII). Versichert ist grundsätzlich nur der direkte Weg zur Arbeit. Ausnahmen bestehen, wenn aus verkehrstechnischen Gründen ein Umweg gefahren werden muss, eine Fahrgemeinschaft besteht oder Kinder aus/in die Betreuung/Schule gebracht/abgeholt werden.

Versichert sind auch sog. Heimfahrten von Arbeitnehmer, die pendeln und nur am Wochenende nach Hause fahren.

Berufskrankheit

Die Berufserkrankung ist eine Erkrankung, die die Bundesregierung in einer Rechtsverordnung als solche bezeichnet und die der Erkrankte infolge der Ausübung der versicherten Tätigkeit erleidet, d. h. die Berufskrankheit muss einen rechtlich wesentlichen Zusammenhang zur Tätigkeit aufweisen (§ 9 Abs. 2 SGB VII).

Zusätzlich zu dieser Rechtsverordnung kann im Rahmen der sog. Öffnungsklausel eine Anerkennung als Berufskrankheit durch den Unfallversicherungsträger erfolgen, wenn nach neuesten medizinischen Erkenntnissen ein Zusammenhang mit der Arbeit wahrscheinlich ist.

Literatur
Bundesministerium für Arbeit und Soziales (2012). Übersicht über das Arbeitsrecht 2012/2013. Bw Verlag, Filderstadt
Zu Unterbrechungen des Arbeitsweges s. Grundsatzurteil des BSG vom 09.12.2003, AZ.: B 2 U 23/03 R

Arbeitsvertrag
Sabine Sappke-Heuser

Der Arbeitsvertrag ist ein schuldrechtlicher gegenseitiger Vertrag, durch den sich der Arbeitnehmer zur Leistung abhängiger Arbeit und der Arbeitgeber zur Gewährung des vereinbarten Arbeitsentgelts (Arbeitslohn) verpflichtet. Dieser Vertrag ist eine Unterart des Dienstvertrages (§§ 611 bis 630 BGB) und Grundlage des Arbeitsverhältnisses.

Bereits im Vorfeld entstehen durch die Vertragsanbahnung Pflichten zwischen den Vertragsparteien (z. B. Mitteilungs-, Obhuts- und Verschwiegenheitspflichten (s. Einstellungsgespräch)).

Für den Vertragsabschluss gilt das Prinzip der Vertragsfreiheit, d.h. die Parteien können Abschluss, Inhalt und Form des Arbeitsvertrags zwar generell frei vereinbaren. Zahlreiche Einschränkungen ergeben sich aber aus Gesetz, Tarifvertrag, Betriebsvereinbarungen oder betrieblicher Übung.

Mindestinhalt des Arbeitsvertrages
Der Mindestinhalt eines Arbeitsvertrages ergibt sich zunächst aus § 611 BGB:
- Vereinbarung bestimmter weisungsgebundener Dienste
- Gewährung der vereinbarten Vergütung

Um Streitigkeit über die sonstigen Vereinbarungen entgegenzuwirken, wird jeder Arbeitgeber per Gesetz verpflichtet, die wesentlichen Arbeitsbedingungen innerhalb eines Monats nach dem vereinbarten Beginn des Arbeitsverhältnisses schriftlich zu bestätigen.

Die Mindestinhalte der Niederschrift der Arbeitsbedingungen sind in § 2 Nachweisgesetz (NachwG, 20. Juli 1995, BGBl. I S. 946) geregelt, es enthält aber keine Formvorschriften. Folglich ist der nur mündlich geschlossene Arbeitsvertrag auch dann gültig, wenn – entgegen dem Gesetz – keine schriftliche Niederlegung erfolgt.

Wird von Beginn an ein schriftlicher Arbeitsvertrag geschlossen, bestimmen sich die Mindestinhalte ebenfalls nach § 2 NachwG. Entspricht der Arbeitsvertrag nicht diesen Mindestanforderungen, muss der Arbeitgeber dem Arbeitnehmer zusätzlich eine Niederschrift der Arbeitsbedingungen aushändigen.

Ändern sich die Vertragsbedingungen, muss der Arbeitgeber dem Arbeitnehmer dies spätestens einen Monat nach Eintritt der Änderungen schriftlich mitteilen. Bei Änderungen gesetzlicher Vorschriften, Tarifverträgen oder Betriebsvereinbarungen entfällt die Mitteilungspflicht, § 3 NachwG.

Zustandekommen eines Arbeitsvertrages
Für das wirksame Zustandekommen eines Arbeitsvertrages gelten die allgemeinen Regeln des Privatrechts:
- zwei aufeinander bezogene und inhaltlich übereinstimmende Willenserklärungen (»Antrag« und »Annahme«) und
- die Geschäftsfähigkeit der Vertragsschließenden.

Ausreichend sind also ein Vertragsangebot der einen und eine darauf bezogene Annahmeerklärung der anderen Seite. Meistens werden diese beiden Erklärungen mittels Unterschrift auf der Vertragsurkunde abgegeben.

Minderjährige und betreute Erwachsene bedürfen zum Abschluss eines Arbeitsvertrages der vorherigen Zustimmung (sog. Einwilligung, § 183 BGB) oder der rückwirkenden Zustimmung (sog. Genehmigung, § 184 BGB) ihres gesetzlichen Vertreters, §§ 104 ff. BGB.

Arbeitszeit
Sabine Sappke-Heuser

Nach § 2 Abs. 1 Arbeitszeitgesetz (ArbZG) ist Arbeitszeit die Zeit vom Beginn bis zum Ende der Arbeit ohne die Ruhepausen. Die grundsätzliche Höchstdauer der Arbeitszeit ist im ArbZG geregelt. Das ArbZG lässt jedoch zahlreiche Abweichungen durch Tarifverträge zu.

Zur Arbeitszeit zählt auch die Zeit der Arbeitsbereitschaft. In vielen Berufszweigen ist der Arbeitnehmer auch zum Bereitschaftsdienst oder zu einer Rufbereitschaft verpflichtet.

Grundsatz: Der 8-Stunden-Tag

§ 3 ArbZG ordnet an, dass die werktägliche Arbeitszeit der Arbeitnehmer acht Stunden nicht überschreiten darf. Ausgenommen sind die Ruhepausen und die Zeit, die der Arbeitnehmer braucht, um von und zur Arbeit zu kommen.

Zulässige Abweichungen

Nach § 3 Satz 2 ArbZG ist eine Ausdehnung auf werktäglich zehn Stunden jederzeit zulässig. Voraussetzung ist aber, dass innerhalb eines sog. Ausgleichszeitraums von sechs Monaten oder 24 Wochen ein Durchschnitt von acht Stunden werktäglich erreicht wird.

Fällt in die Arbeitszeit regelmäßig und in erheblichen Umfang Arbeitsbereitschaft, so kann die Zehn-Stunden-Grenze über tarifvertragliche Regelungen überschritten werden (§ 7 Abs. 1 Nr. 1 ArbZG). Im Tarifvertrag kann auch ein längerer Ausgleichszeitraum festgelegt werden. Zudem besteht die Möglichkeit, auf den Ausgleich ganz zu verzichten: Voraussetzung hierfür ist aber, dass im Jahr an höchstens 60 Tagen zehn Stunden gearbeitet wird.

In Notfällen und in außergewöhnlichen Fällen, die unabhängig vom Willen der Betroffenen eintreten und deren Folgen nicht auf andere Weise zu beseitigen sind, kann von den Regelungen des § 3 ArbZG abgewichen werden (§ 14 Abs. 1 ArbZG), sodass dann keine Obergrenzen bestehen.

Durch die zuständige Aufsichtsbehörde darf unter bestimmten Voraussetzungen die Überschreitung des nach § 3 ArbZG vorgegebenen Zeitrahmens bewilligt werden (§ 15 Abs. 1 Nr. 1 ArbZG). Nach § 15 Abs. 2 ArbZG sind weitere Ausnahmen möglich, wenn dies im öffentlichen Interesse dringend nötig ist.

Literatur

Bundesministerium für Arbeit und Soziales (2012). Übersicht über das Arbeitsrecht 2012/2013. Bw Verlag, Filderstadt
www.internetratgeber-recht.de/Arbeitsrecht/frameset.htm?http://www.internetratgeber-recht.de/Arbeitsrecht/Arbeitszeit-recht/azra.htm

Arbeitszeitgesetz (ArbZG)
Herbert Müller

Das Arbeitszeitgesetz vom 1. Juli 1994 regelt den öffentlich-rechtlichen Arbeitsschutz der Arbeitnehmer.

Arbeitszeit

Die tägliche Arbeitszeit darf acht Stunden nicht überschreiten. Sie kann auf zehn Stunden verlängert werden, wenn innerhalb von sechs Monaten (oder 24 Wochen) im Durchschnitt acht Stunden werktäglich nicht überschritten werden. Daraus ergibt sich, bei sechs Werktagen pro Woche, eine höchstzulässige Arbeitszeit von 48 bzw. 60 Stunden. Von der höchstzulässigen Arbeitszeit von 48 Stunden darf nur bei unaufschiebbaren Vor- und Abschlussarbeiten sowie bei Arbeiten zur Behandlung, Pflege und Betreuung von Personen an einzelnen Tagen, höchstens 60 Tage im Jahr, abgewichen werden. Die Übergabezeiten gehören nicht zu den Vor- und Abschlussarbeiten. Die tarifvertraglich zulässige Arbeitszeit kann von der gesetzlichen Arbeitszeit abweichen und die Mitarbeiter besser stellen.

Ruhepausen

In § 4 ArbZG werden die Voraussetzungen für die Ruhepausen festgelegt. Danach ist eine Arbeitszeit von sechs bis neun Stunden durch im Voraus feststehende Ruhepausen von mindestens 30 Minuten und bei einer Arbeitszeit von mehr als neun Stunden durch eine Ruhepause von mindestens 45 Minuten zu unterbrechen, die in Zeitabschnitte von mindestens 15 Minuten aufgeteilt werden können. Die Gewährung von Pausen während der Hauptarbeitszeit im Tagdienst bereitet in der Regel keine Schwierigkeiten, denn in dieser Zeit sind die personellen Voraussetzungen für eine gestaffelte Pausenregelung gegeben. Bei ausgedünntem Dienst, insbesondere beim Nachtdienst, bedarf die Einrichtung der Pausen besonderer organisatorischer Vorbereitungen. Trotz der Gegensätze zwischen Arbeitnehmerschutz und den betrieblichen Interessen sind die Bestimmungen Bundesarbeitsgericht (BAG) wurde der Pausenbegriff folgendermaßen definiert: »Pausen sind im Voraus festliegende Unterbrechungen der Arbeitszeit, in denen der Arbeitnehmer weder Arbeit leisten noch sich dafür bereit zu halten hat, sondern frei darüber entscheiden kann, wo und wie er diese Zeit verbringen will« (der »Pausenraum« kann ggf. auch vom Arbeitgeber festgelegt werden).

Entscheidendes Merkmal ist also, dass der Arbeitnehmer von jeder Dienstverpflichtung und auch von jeder Verpflichtung, sich zum Dienst bereitzuhalten, freigestellt ist.

Ruhezeit
Im Rahmen der Personaleinsatz- und Dienstplanung muss nach §5 ArbZG nach Beendigung der täglichen Arbeitszeit eine ununterbrochene Ruhezeit von mindestens 11 Stunden eingehalten werden. Eine Verkürzung auf zehn Stunden ist möglich, wenn sie innerhalb eines Monats durch Verlängerung einer anderen Ruhezeit ausgeglichen wird. Tarifverträge können ggf. von dieser Regelung abweichen. »Ruhezeit ist der Zeitraum nach Beendigung der täglichen Arbeitszeit (Schicht) bis zum Beginn der nächsten Arbeitszeit (Schicht)«. Bei der Planung der Personaleinsatzzeiten ist zu beachten, dass die werktägliche Arbeitszeit der Nachtarbeitnehmer nach §6 ArbZG acht Stunden nicht überschreiten darf. Eine Verlängerung auf zehn Stunden ist möglich, wenn innerhalb eines Kalendermonats (oder vier Wochen) im Durchschnitt acht Stunden pro Werktag nicht überschritten werden. Die Zeit zwischen 23:00 Uhr und 6:00 Uhr gilt als Nachtarbeitszeit. Die Anzahl der unmittelbar aufeinander folgenden Nachtdienste sollte möglichst gering sein. Arbeitswissenschaftler und die staatlichen Ämter für Arbeitsschutz empfehlen maximal vier Nachtdienste in Folge.

Der §10 Abs.1 gestattet, abweichend vom grundsätzlichen Verbot der Sonn- und Feiertagsarbeit, die Arbeit in der Alten- und Krankenpflege. Nach §11 Abs.1 müssen allerdings mindestens 15 Sonntage im Jahr beschäftigungsfrei bleiben. Die meisten Tarifverträge gehen sogar von 26 freien Sonntagen im Jahr aus (z.B. TVöD §49 (3), besonderer Teil Krankenhäuser BT-K, der auch für Pflegeeinrichtungen gilt).

Jugendarbeitsschutzgesetz (JArbSchG)
Jugendliche, die noch keine 18 Jahre alt sind, dürfen u.a. nur an fünf Tagen pro Woche und nicht in der Nacht eingesetzt werden. Die Pausenzeit beträgt bei vier bis sechs Stunden Arbeitszeit 30 Minuten und bei mehr als sechs Stunden Arbeitszeit 60 Minuten.

Mutterschutzgesetz (MuSchG)
Das Mutterschutzgesetz sieht besondere Regelungen zum Schutz von Leben und Gesundheit von Mutter und Kind während der Schwangerschaft vor, dazu gehören auch Beschäftigungsverbote, z.B. in der Nacht.

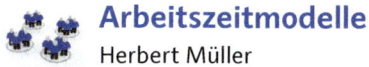

Arbeitszeitmodelle
Herbert Müller

Arbeitszeitmodelle in Einrichtungen sind sehr unterschiedlich und individuell. Zeitgemäße Arbeitszeitmodelle berücksichtigen die nachfolgenden Aspekte:

- Schichtlängen sind an allen Tagen gleich (z. B. keine verlängerten Schichten an Sonntagen!),
- Mitarbeiter arbeiten nach eigenen Wünschen bevorzugt überwiegend im Tag- oder Nachtdienst (d. h. die NW arbeitet bestimmte Schichten auch im Tagdienst und der Tagdienst bestimmte Schichten auch in der Nacht),
- »kurze Schichten« werden zu Zeiten mit hohem Arbeitsanfall geplant,
- Der Arbeitseinsatz orientiert sich am Arbeitsanfall und den Wünschen der Bewohner (deshalb sind flexible Arbeitszeiten notwendig),
- Es werden keine geteilten Dienste geplant,
- Mitarbeiter arbeiten nicht mehr als sieben Dienste in Folge.

Teil- und Schaukeldienste, Dienstfolgen von elf oder zwölf Tagen in Folge und bei Personalausfällen oft auch mehr usw. führen zu einer erheblichen Belastung der Mitarbeiter. Deshalb benötigen Einrichtungen heute einerseits einen hohen Anteil an teilzeitbeschäftigten Mitarbeiterinnen, die insbesondere zu den Zeiten mit besonders hohem Arbeitsanfall eingesetzt werden, andererseits kreative Ideen, Experimente und flexible Mitarbeiterinnen, wie beispielsweise das Pflegeheim Stegwiesen in Stockach am Bodensee, das einen 10-Stunden-Arbeitstagmodell in der Praxis getestet hat. Mit dem »10-Stunden-Arbeitstag«-Arbeitszeitmodell wäre es möglich,

- die Bezugspflege besser durchzuführen, da den ganzen Tag über ein und dieselbe Pflegeperson für den Bewohner zuständig ist. Im Idealfall betreut die gleiche Pflegeperson den Bewohner morgens und abends in der Grundpflege;
- chronische Krankheitsverläufe besser und genauer (ganzheitlicher) zu beobachten und zu dokumentieren;
- auf Veränderungen bei akuten Erkrankungen schneller und effektiver zu reagieren;
- die Pflegeplanung besser zu evaluieren, da die Pflegefachperson den Bewohner ständig betreut;
- die Angehörigenarbeit besser durch die zentrale Ansprechperson zu gestalten;

Bei einer Maximalbeschäftigung von 75 % bis 100 % pro Pflegeperson ergeben sich im Zweiwochenrhythmus sechs bis acht Arbeitstage und 8 freie Tage bei maximal 4 Schichten in Folge. Jedes Teammitglied arbeitet zehn Stunden pro Arbeitstag. Ab 12:00 Uhr haben die einzelnen Pflegepersonen zeitversetzt eine Pause von zwei Stunden. Zehn Stunden zu arbeiten erfordert den ganzen Einsatz der Mitarbeiter. Es kann bei Pflegefachpersonen vorkommen, dass mehr als vier zusammenhängende Schichten anfallen. Dem wird entgegen gewirkt, indem Dienste mit Organisationsdiensten gemischt werden, oder der 5. und 6. Dienst kein Dienst in der direkten Pflege ist. Diese Vorteile können nicht oder nur sehr viel schwerer in den Pflegemodellen mit Funktions- und/oder Bereichspflege auf der Basis eines 3-Schicht-Arbeitszeitmodells erreicht werden.

Das Arbeitszeitmodell muss auch zu den Zielen und Konzepten der Pflegeeinrichtung passen. Hat sich eine Einrichtung auf das Modell der fördernden Prozesspflege nach Krohwinkel festgelegt, muss das auch im Arbeitszeitmodell sichtbar werden. Neue Arbeitszeitmodelle (s. a. Flex-Arbeitszeitmodell, Jahresarbeitszeitkonten) sind aber kein Wundermittel zur Behebung von Qualifikations- und Personalnotständen. Arbeitszeitmodelle befinden sich in einem ständigen Weiterentwicklungsprozess. Selbstverständlich sind der Betriebsrat bzw. die Mitarbeitervertretung einzubeziehen.

Arzneimittelmanagement
Herbert Müller

Das Apothekengesetz (§ 12) regelt, dass die pharmazeutische Versorgung der Heimbewohner nur noch auf der Basis eines Vertrages zwischen Apotheken und Heimträger zulässig ist. Die Verträge zwischen den Einrichtungen und den Apotheken sollen insbesondere:
- »die freie Apothekenwahl von Heimbewohnern,
- Art und Umfang der Versorgung durch die Apotheke,
- das Zutrittsrecht des pharmazeutischen Personals zum Heim,
- die Dokumentation der Arzneimittelversorgung,
- die Pflichten des Apothekers zur Information und Beratung der Bewohner und der im Heim Verantwortlichen regeln«.

Die Verträge sind durch das zuständige Regierungspräsidium zu genehmigen.

Die Verantwortung der Pflegenden umfasst das Ausgeben und ggf. Verabreichen der Arzneimittel und die Beobachtung des Pflegebedürftigen, um bei Veränderungen im Krankheitsbild oder Befinden den Arzt zu benachrichtigen. Der Arzt hat die Verantwortung für die Verordnung im Rahmen von Diagnostik und Therapie (Behandlung).

Um Übermittlungsfehler auszuschließen, sollen Anordnungen in Bezug auf Arzneimittel schriftlich erfolgen. Aus Sicherheitsgründen ist die schriftliche Anordnung in der Bewohnerdokumentation dringend zu empfehlen, eine Pflicht besteht jedoch nicht (s. VuG-Prinzip).

Lagerung und Stellen der Arzneimittel
Pflegeeinrichtungen müssen ein Arzneimittelmanagement sicherstellen und sind verpflichtet, für die Bewohner, die ihre Arzneimittel nicht mehr selber verwalten und einnehmen können oder wollen, eine bewohnerbezogene Lagerung unter Beachtung allgemeiner Hygiene- und Sicherheitsvorschriften (z. B. abschließbarer Arzneimittelschrank mit abschließbarem Fach für Betäubungsmittel) sicherzustellen. Dem Apotheker dürfen nur Verordnungen der Heimbewohner zugeleitet werden, die diese nicht selbst einlösen wollen bzw. können oder die keine andere öffentliche Apotheke zur Einlösung ihrer Verordnungen benannt haben. Die Apotheke muss die ordnungsgemäße Versorgung der Bewohner des Heims gewährleisten. Dazu gehören auch die Kontrolle, Dokumentation sowie die Information und Beratung, die durch den Apotheker oder pharmazeutisches Personal erfolgen muss. Apotheke und Heim müssen auch Absprachen darüber treffen, wie im Bedarfsfall die Versorgung außerhalb der Öffnungszeiten der Apotheke sichergestellt wird (z. B. Notdienstplan). Mit der ordnungsgemäßen Übergabe der Arzneimittel an den Heimbewohner bzw. stellvertretend an das zuständige Pflegepersonal, beginnt die Verantwortung des Heimträgers für die Versorgung der Heimbewohner.

Die Arzneimittel und apothekenpflichtigen Medizinprodukte müssen in der Apotheke mit dem Namen des Heimbewoh-

ners und dem Lieferdatum gekennzeichnet werden. Aus Gründen der Arzneimittelsicherheit werden zusätzlich folgende Angaben empfohlen:
- Name der liefernden Apotheke,
- besondere Lagerungshinweise und Einnahmehinweise.

Um die ordnungsgemäße Verteilung der Arzneimittel etc. im Heim zu gewährleisten, wird empfohlen, diese in der Apotheke wohnbereichsbezogen in geeignete Behältnisse zu verpacken. Nach § 17 Abs. 4 ApBetrO sind Verschreibungen in einer der Verschreibung angemessenen Zeit auszuführen. Insbesondere im Rahmen der Akutversorgung leitet sich daraus die Verpflichtung ab, ärztliche Verschreibungen unverzüglich zu beliefern.

Die Einrichtungen sind verpflichtet, für die Bewohner, die ihre Arzneimittel nicht mehr selber verwalten und einnehmen können oder wollen, eine bewohnerbezogene Lagerung unter Beachtung allgemeiner Hygiene- und Sicherheitsvorschriften (z. B. abschließbarer Arzneimittelschrank mit abschließbarem Fach für Betäubungsmittel) sicherzustellen.

Das Stellen von Arzneimitteln ist eigentlich keine klassische pflegerische Aufgabe und eher als Apothekenaufgabe anzusehen. Im Rahmen ihrer Verantwortung hat die Einrichtung sicherzustellen, dass der richtige Bewohner, das richtige Arzneimittel, zur richtigen Zeit, in der richtigen Dosierung und Verabreichungsform erhält. Die Möglichkeit, das Stellen an die Apotheke abzugeben, die für die einzelnen Bewohner »Blister« erstellt, löst das Problem für die Einrichtungen, wenn überhaupt, nur teilweise. Das rechtssicherste Verfahren scheint zu sein, durch eine ausgebildete Pflegefachperson die Arzneimittel stellen, verteilen und verabreichen zu lassen.

In regelmäßigen Abständen ist zu kontrollieren, ob Medikationen noch den Verordnungen der Ärzte entsprechen und ob die gesetzlichen Vorgaben an die Arzneimittelsicherheit erfüllt sind. Idealerweise erledigt das die Apotheke, mit der die Pflegeeinrichtung einen Kooperationsvertrag geschlossen hat. Es ist mindestens halbjährlich zu prüfen und zu protokollieren, ob Arzneimittel und apothekenpflichtigen Medizinprodukte bewohnerbezogen aufbewahrt und den Vorschriften entsprechend gelagert werden. Arzneimittel müssen so aufbewahrt werden, dass sie in ihrer Qualität nicht gemindert werden und Fehler in der Ausgabe, Verwechslung oder Missbrauch ausgeschlossen sind. Die Lagerungshinweise der pharmazeutischen Herstellerunternehmen sind unbedingt zu beachten (z. B. bezüglich Temperatur und Lichtschutz). Das bedeutet u. a. auch, das Arzneimittel
- vor dem Zugriff Unbefugter geschützt aufbewahrt werden,
- nach dem Prinzip »first in – first out« gelagert werden (beim Stellen ist der Grundsatz »alt vor neu« zu beachten),
- in der unbeschädigten Originalpackung, zusammen mit der Gebrauchsinformation (Beipackzettel) aufbewahrt werden,
- lesbar mit dem Namen des Besitzers beschriftet werden,
- in einem separaten und für Unbefugte unzugänglichen Kühlschrank aufbewahrt werden, wenn sie kühl gelagert werden müssen (i. d. R. zwischen +2 und +8 Grad Celsius). Lagern Sie Arzneimittel, die unter 20 Grad Celsius gelagert werden müssen, ebenfalls im Kühlschrank, da die Temperaturen in den Arzneimittelschränken oft über 20 Grad Celsius betragen. Die Temperatur ist mithilfe eines Thermometers im Kühlschrank und im Arz-

neimittelschrank zu überwachen und zu dokumentieren.
- beim Tod des Heimbewohners, den Erben bzw. Empfangsberechtigten übergeben und Betäubungsmittel mit deren Einverständnis entsorgt werden. Eine weitere Verwendung angebrochener oder unbenutzter Originalverpackungen von Arzneimitteln sowie von Betäubungsmitteln für andere Bewohner ist aus Gründen des Arzneimittelrechts unzulässig.
- immer auf der Basis des entsprechenden Vordrucks der Pflegedokumentation (Medikationsblatt) und nicht anhand von zusätzlichen Listen (z. B. »Tropfenpläne«) gestellt werden.
- so gestellt werden, dass die Zeitspanne zwischen dem Stellen und dem Verabreichen möglichst gering ist.

Die Apotheke kann mit dem Heimträger die Entgegennahme und sachgerechte Entsorgung der Arzneimittel vereinbaren, wenn diese nicht mehr benötigt werden bzw. das Verfallsdatum abgelaufen ist. Betäubungsmittel, die nicht mehr benötigt werden oder verfallen sind, müssen vernichtet werden. Apotheken ist es gestattet, Betäubungsmittel zur Vernichtung entgegen zu nehmen, ohne das hierfür eine gesonderte betäubungsmittelrechtliche Erlaubnis erforderlich ist (§ 4 Abs. 1 Nr. 1e BtMG). Wird das Betäubungsmittel im Heim vernichtet, muss über die Vernichtung ein Vernichtungsprotokoll angefertigt und drei Jahre aufbewahrt werden. Das Betäubungsmittel muss in Gegenwart von zwei Zeugen so vernichtet werden, dass eine Wiedergewinnung nicht möglich ist.

Stellen Mitarbeiterinnen der Pflegeeinrichtung die Arzneimittel ist sicherzustellen, dass diese Tätigkeit ungestört durchgeführt werden kann, um Fehler zu vermeiden. Das Stellen der Arzneimittel sollte zu den Zeiten vorgenommen werden, wo die Konzentrations- und Leistungsfähigkeit der Mitarbeitenden besonders hoch sind. Von daher verbietet es sich eigentlich von selbst, die Medikamente beispielsweise für eine ganze Woche im Voraus während des Nachtdienstes Stellen zu lassen. Es sollte möglichst ein separater medizinischer Arbeitsplatz innerhalb des Dienstzimmers eingerichtet sein. Zu beachten ist auch, dass für die Mitarbeitenden in Abhängigkeit vom Gefährdungspotential geeignete Schutzkleidung verfügbar ist, mindestens aber geeignete Einmalhandschuhe.

Verabreichen von Arzneimitteln

Richten, Stellen und Verabreichen von Arzneimitteln gehören zur Mitarbeit bei ärztlicher Diagnostik und Therapie (Behandlungspflege) und sind grundsätzlich von geeigneten Pflegepersonen (in der Regel examinierte Fachpersonen) zu erledigen. Die Mitarbeiter sind vor der Übernahme entsprechender Aufgaben gründlich einzuweisen und regelmäßig zu schulen (gilt auch für examinierte Pflegefachpersonen!). Jeder Verabreichung eines Arzneimittels muss eine entsprechende ärztliche Verordnung zugrunde liegen. Diese ist in der Pflegedokumentation zu dokumentieren und zum Schutz der Einrichtung vor haftungsrechtlichen Ansprüchen (z. B. fehlerhafte Übermittlung) vom behandelnden Arzt abzuzeichnen. Dies gilt auch für Bedarfsmedikation. Der verschreibende Arzt muss den Bedarf (Indikation) konkret benennen und Einzeldosis sowie Tageshöchstmenge festlegen. Das Vorliegen der Voraussetzungen für die Bedarfsmedikation ist regelmäßig vom Arzt zu überprüfen. Die Verabreichung von Medikamenten mit sedierender Wirkung muss besonders sorgfältig dokumentiert werden, auch hinsichtlich der Vorkommnisse, die zur Verordnung des Medikaments geführt haben.

Verfallsdaten und Haltbarkeit

Die Verfallsdaten der Arzneimittel müssen überwacht und beachtet werden. Flüssige Arzneimittel müssen bei angegebener begrenzter Haltbarkeit nach Anbruch mit dem Anbruchsdatum versehen werden. Nach langer Öffnungszeit (> 3 Monate), abhängig von der Beschaffenheit des Arzneimittels (Lösung, Suspension, Alkoholanteil usw.) kann unter Umständen ein Wirkungsverlust eintreten. Im Einzelfall sollte ggf. in der Apotheke nachgefragt werden, wie lange das Arzneimittel verabreicht werden kann. Augentropfen, Injektionslösungen in Behältnissen zur Mehrfachentnahme, Tropflösungen, Salben und Cremes zur äußerlichen Anwendung müssen bei Anbruch mit dem Datum des Anbruchtages und ggf. sogar mit der Uhrzeit versehen werden.

Literatur

PPM Demenz aktuell, September 2009
Orientierungshilfe für die Heimaufsichtsbehörden in Baden-Württemberg (Stand: August 2006)
Empfehlungen der Bundesapothekerkammer zur Qualitätssicherung – Versorgung der Bewohner von Heimen (Revisionsstand: 25.11.2009) www.abda.de
Müller, H. (2010). Umgang mit Arzneimitteln und apothekenpflichtigen Medizinprodukten in Pflegeheimen, in: Qualitätsmanagement erfolgreich umsetzen. WEKA MEDIA Verlag, Kissing

Arztvorbehalt

Sabine Sappke-Heuser

Unter »Arztvorbehalt« versteht man die Tatsache, dass gewisse Tätigkeiten oder Maßnahmen nur von einem ordnungsgemäß ausgebildeten und approbierten Arzt ausgeübt bzw. durchgeführt werden dürfen. Eine Tätigkeit, die dem Arztvorbehalt unterliegt, darf also nicht von Angehörigen nicht ärztlicher medizinischer Berufe wie Altenpflegern, Gesundheits- und Krankenpflegern ausgeführt werden, oder wenn überhaupt nur auf Anordnung und unter Aufsicht eines Arztes.

Assessmentinstrumente

Nicole Meyer

Assessmentinstrumente erfassen Phänomene, die mit der Pflegedürftigkeit der Menschen einhergehen. Sie dienen als Leitfaden oder Grundlage zur Erfassung, Planung, Durchführung und Evaluation einer individuellen Pflege und Pflegeplanung. Assessmentinstrumente sind Einschätzungshilfen, um eine objektive Information zur Formulierung einer Pflegediagnose zu standardisieren und operationalisieren. Eine Vielzahl von Assessmentinstrumenten steht der Pflege zur Verfügung, um möglichst eindeutige Aussagen über die Pflegebedürftigkeit eines Menschen zu treffen.

Innerhalb der Expertenstandards und deren Umsetzung zeigt sich, dass Assessmentinstrumente belegen, warum bestimmte pflegerische Interventionen beim Pflegebedürftigen durchgeführt werden. Die Implementierung von Expertenstandards ist nach § 113 ff SGB XI für alle Pflegenden verpflichtend. Somit ist die Anwendung der dort empfohlenen Assessmentinstrumente ebenso handlungsleitend. Viele Expertenstandards lassen jedoch weiterhin individuelle Einschätzung durch eine durch die zuständige Pflegefachkraft nach vorgeschriebenen Kriterien zu. Somit gewinnt die Pflegefachkraft im Pflegeprozess zunehmend an Bedeutung und Professionalität.

Die Entwicklung und Überprüfung von Assessmentinstrumenten in der Pflege zählt zu den Hauptaufgaben der Pflegewissenschaft und -forschung. Die schwierigste Aufgabe in diesem Zusammenhang ist es, ein Assessmentinstrument zur Erfassung der Pflegebedürftigkeit zu entwickeln, da diese Pflegephänomene sehr vielschichtig und komplex sind. In der Regel beschränken sich Assessmentinstrumente auf Teilgebiete, Ausschnitte oder spezielle Pflegephänomene.

Innerhalb der Geriatrie werden zahlreiche Assessmentinstrumente angewandt, um ein komplexes Gesamtbild des geriatrischen Patienten zur Planung des Pflege- und Betreuungsbedarfs, aber auch zur Kontrolle und Überprüfung des Pflege- und Betreuungserfolges zu schaffen.

Geriatrische Assessmentinstrumente
- Geriatrische Depressionsskala (GDS)
- Pflegeabhängigkeitsskala (PAS)
- Up-and-Go-Test
- Barthel-Index
- Functional Independence Measure (FIM)
- Resident Assessment Instrument (RAI)
- Mini-Mental-State (MMS)
- Nurses Observation Scale of Geriatic Patients (NOSGER-Skala)
- Tinetti-Test

Die Implementierung der Assessmentinstrumente in den Pflegealltag ist Aufgabe der verantwortlichen Pflegefachkraft, also der Pflegedienstleitung. Die Wahrnehmung von Pflegephänomenen wird mithilfe der Assessmentinstrumente objektiviert und unterstützt begründbares Pflegehandeln. Mit dem zielgerichteten Einsatz von Assessmentinstrumenten leistet die verantwortliche Pflegefachkraft ihren Beitrag zur professionellen Pflege und Betreuung der ihr anvertrauten pflegebedürftigen Menschen.

Literatur
Bartholomeyczik, S. & Halek, M. (2004). Assessmentinstrumente in der Pflege. Schlütersche Verlagsgesellschaft, Hannover
Köther, I. (Hrsg.) (2005). Thiemes Altenpflege. Thieme Verlag, Stuttgart
Arbeitsgruppe Geriatrisches Assessment (AGAST) (1997). Geriatrisches Basisassessment. Verlag Urban & Vogel, München

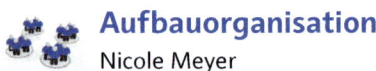

Aufbauorganisation
Nicole Meyer

Die Aufbauorganisation kann als Gerüst, als Struktur des Unternehmens verstanden werden. Sie spaltet die Gesamtaufgabe des Betriebes in Teil- oder Einzelaufgaben.

Zur Aufbauorganisationen zählen:
- Organisationsstrukturen (Linie-, Stab-Systeme)
- Organigramm
- Stellenbeschreibungen
- Arbeitsrechtliche und betriebswirtschaftliche Aspekte

Grundstrukturen
In einer formalen Darstellung der Organisation wird Art und Umfang der Arbeitsverteilung und die Art der Koordination/Kommunikation festgelegt. Daraus ergeben sich Über- und Unterstellungsverhältnisse. Die Art der Spezialisierung zeigt sich in der Ausprägung der organisatorischen Einheiten (Stelle, Abteilung, Bereich)

Jede Stelle soll ein Aufgabenbündel im Rahmen der gesamten Aufgabenstellung umfassen. Eine Person sollte in der Lage sein, diese Aufgabenstellung (Teilaufgabe) zu bewältigen. Für diese Stelle ist dann eine geeignete Person zu finden, die die damit verbundenen Aufgaben qualitativ und quantitativ ausfüllen kann (Stellenbeschreibung).

Eine Stelle ist die kleinste Organisationseinheit einer Einrichtung. Mehrere Stellen werden zu einer Abteilung zusammengefasst, mehrere Abteilung zu einem Bereich. Eine besondere Rolle nehmen die Leitungsbeziehungen ein. Es gibt Einfach- und Mehrfachunterstellungen. Ist ein Mitarbeiter mehreren Vorgesetzten unterstellt, so ist genau festzulegen, in welchen Belangen welche Verantwortlichkeiten bestehen.

Einliniensystem

Dieses System ist dadurch gekennzeichnet, dass jede untergeordnete Stelle nur von einer übergeordneten Stelle Anweisungen erhält.

Vorteile: Die Einheitlichkeit der Auftragserteilung ist gewährleistet, die Kompetenzen sind klar geregelt. Die Ansprechpartner sind eindeutig definiert, das Gesamtsystem ist leicht durchschaubar, die Autoritäts- und Kontrollstrukturen sind gefestigt.

Nachteile: Die oberen Hierarchieebenen sind leicht überlastet, die Entscheidungsqualität ist fraglich, die Instanzenwege sind lang und umständlich, die Kommunikation sowie die Koordination sind vertikal und horizontal erschwert. Insgesamt handelt es sich um eine schwerfällige Organisation, deren Unbeweglichkeit mit Betriebsgröße zunimmt.

Beispiele: Öffentliche Verwaltung, kommunale Krankenhäuser

Mehrliniensystem

In diesem System sind einer untergeordneten Stelle mehrere übergeordnete Stellen zugeordnet, woraus eine Mehrfachunterstellung resultiert. Die Vorgesetzten sind nur im Hinblick auf bestimmte Aufgaben weisungsbefugt.

Dieses System sieht vor, dass die Anweisungskompetenzen der jeweils fachlich als geeignet angesehenen Stelle zugeordnet werden, dadurch kann sich der Mitarbeiter direkt an den jeweiligen Spezialisten wenden.

Vorteile: Im Mehrliniensystem erfolgen Anweisungen von fachlich Kompetenten; die Kommunikationswege sind kürzer, die Beteiligten bei der Problemlösung flexibler. Es besteht ein hohes Kooperationspotenzial. Die Leitungsebene wird entlastet.

Nachteile: Kompetenzkonflikte und die Gefahr von widersprüchlichen Anweisungen; die Zuordnung der Verantwortung kann zu Problemen führen. Der Kommunikationsbedarf ist hoch. Aufgrund der Spezialisierung wird ein berufsständisches Denken gefördert.

Beispiele: Unterstellungsverhältnisse im Pflegedienst: Die am Patienten/Bewohner tätigen Pflegefachkräfte sind z. B. in der Grundpflege dem Vorgesetzten im Pflegedienst, in der Behandlungspflege dem behandelnden Arzt unterstellt.

Stab-Linien-System

Die Einführung von Stabstellen in ein Liniensystem bezweckt, dass eine oder mehrere Linienstellen durch Informationen, Beratung oder Kontrolle unterstützt werden. Die Stabstelle hat keine Anordnungsbefugnisse gegenüber Linienstellen, es kann höchstens innerhalb einer größeren Stabstelle zu einer Linienfunktion kommen.

Die Stabstelle kann somit i. d. R. nicht entscheiden, sondern unterstützt bei der Aufbereitung von Entscheidungsgrundlagen durch Vorschläge, sie entlastet somit die Linienstelle.

Vorteile: Die Stärken des Systems liegen in der Unterstützung und Entlastung der Linienstellen, in klaren Kommunikationswegen und in der verbesserten Koordination. Die Entscheidungsqualität wird gesteigert.

Nachteile: Kompetenzkonflikte mit Linienstellen, Isolierung von Stabstellen, Informationsfilterung und oft mangelndes Feedback für Stabsmitarbeiter.

Beispiele: Spezialisten wie Praxisanleiter, Qualitätsmanagementbeauftragte, Controller

Arbeitsorganisation in Form von konzeptgeleitetem Arbeiten

Das Konzept einer Einrichtung basiert auf pflegewissenschaftlichen Theorien und Modellen und erfüllt die Anforderungen des § 112ff SGB XI und der »Gemeinsamen Grundsätze und Maßstäbe zur Qualität und Qualitätssicherung«. Jede Einrichtung muss ein schriftliches Konzept vorweisen und in die Praxis umsetzen.

Das Konzept sollte pflegetheoretisch begründet sein und präzise Zielsetzungen beinhalten. Es bietet eine Strukturierungshilfe für die Pflegepraxis und regelt die Organisation sowie Arbeitsweisen des jeweiligen Bereichs und der Mitarbeiter. Welche pflegetheoretische Grundlage sich die Einrichtung zugrunde legt, obliegt der Organisationshoheit der Einrichtung und Leitungsentscheidung. Auch eine Konzeptgestaltung aus verschiedenen Theorien und Modellen ist möglich, sofern das Konzept in sich schlüssig ist. Das Konzept sollte sich in der Gestaltung des Arbeitsprozesses (z. B. der Pflege), der Umsetzung des Pflegeprozesses und der Gestaltung des Dokumentationssystems widerspiegeln.

Konzepterstellung ist Leitungsaufgabe. Die Konzeptumsetzung und Reflexion gelingt nur durch eine Einbindung der Mitarbeiter.

Im Konzept sollten Aussagen zum Pflegesystem (Bezugspflege) enthalten sein. Es sollte Ziele und Leitbilder in der praktischen Arbeit konkretisieren und realistisch und nachvollziehbar formulieren. So bildet es die Brücke zwischen Leitbild und der tatsächlichen (z. B. pflegerischen) Dienstleistung. Die Inhalte des Konzeptes müssen in der Dokumentation erkennbar sein und sich auf die tatsächliche Handlung und organisatorische Maßnahmen beziehen.

Konzepte müssen regelmäßig überprüft angepasst werden. Ein Konzept ist stark an den aktuellen Bedürfnissen und Bedarfslagen auszurichten und unterliegt durchaus auch Trends in der Pflegelandschaft.

Stolpersteine bei der Konzeptentwicklung, -einführung und -umsetzung
- Ein einseitiger Versuch des Trägers/der Leitung, eine Konzeptionsentwicklung überzustülpen
- Eine unzureichende Beteiligung der Mitarbeiter bei der Ausarbeitung und Einführung
- Eine mangelhafte Akzeptanz bei der Leitung/dem Träger
- Mangelhafte Organisation bei der Einführung
- Mangelhafte Methodik und Didaktik bei der Einführung
- Unglaubwürdigkeit, fehlende Konsensfähigkeit oder Inhaltsleere von Formulierungen
- Fehlende Verbreitung
- Mangel an dazugehörigen Informationen
- Formulierung von Leistungen, die niemand erbringen kann
- Formulierungen, die die Tradition der Einrichtung vernachlässigen und damit keine Identifikationsmöglichkeiten bieten

Literatur
Kerres, A.; Seeberger, B. & Mühlbauer, B. (2003). Lehrbuch Pflegemanagement III. Springer Verlag, Berlin

Müller, H. (2011). Arbeitsorganisation in der Altenpflege. Schlütersche Verlagsgesellschaft Hannover

Aufgabe, Kompetenz, Verantwortung, AKV

Siegfried Charlier

Die Zuordnung von Aufgabe, Kompetenz und Verantwortung wird auch als Kongruenz-Prinzip beschrieben und verstanden. Im Rahmen des Projektmanagements wird über eine sinnvolle Zuordnung dieser drei Bereiche nachgedacht. Die alte hierarchische Form der Organisation nach der »oben« die Würdenträger, in der »Mitte« die Bedenkenträger und »unten« die Wertschöpfungsträger sitzen hat sich heute weitgehend überholt, weil sie zunehmend ineffektiv geworden ist.

In der Stellenbeschreibung werden neben der sachlichen Aufgabe die nötigen Kompetenzen beschrieben, damit letztendlich verantwortlich gearbeitet werden kann. Wenn mit der Aufgabe nicht die nötigen Kompetenzen gegeben werden, kann der Mitarbeiter seine ihm übertragenen, delegierten Aufgaben (Delegation), nicht verantwortlich ausführen: z. B. Personalführung auf der Ebene der Wohnbereichsleitung ohne Mitwirkung bei Einstellung und Abmahnungen etc. kann nicht zufrieden stellend funktionieren. Genau so wenig Sinn macht die dreigliedrige Linienorganisation der Krankenhausbereiche: Pflegepersonal und ärztliches Personal ist auf die aktuelle und situationsbezogene Zusammenarbeit vor Ort angewiesen. Die Einhaltung der jeweiligen Dienstwege über Pflegedienstleitung und Chefarzt verkompliziert alles nur unnötig.

Notwendige Kompetenzen zur Aufgabenerfüllung werden vielfältig differenziert:

- **Informationskompetenz:** Kompetenz, die für Entscheidungen notwendigen Informationen zu beschaffen
- **Mitsprachekompetenz:** Beteiligung im Prozess muss gewährleistet sein. Keine autoritäre Entscheidung »über den Kopf« von beteiligten Mitarbeitern hinweg; Entscheidungskompetenz: innerhalb von definierten Grenzen, z. B. Budget, dürfen und müssen eigene, selbstständige Entscheidungen getroffen werden
- **Weisungskompetenz:** In der Stellenbeschreibung muss definiert sein, wem die Stelle »unterstellt« ist und wem gegenüber der Inhaber selbst weisungsbefugt also »übergeordnet« ist;
- **Ausführungskompetenz:** die selbstständige Ausführung einer übertragenen Aufgabe ohne detaillierte Handlungsschritt Vorgaben muss sichergestellt sein. Dazu gehört auch der Zugriff auf Sachmittel und Ressourcen
- **Kontrollkompetenz:** Im Rahmen der Aufgabenerfüllung muss auch die Möglichkeit der Kontrolle gegeben sein. Nur in Verbindung mit den notwendigen Kompetenzen kann eine Aufgabe verantwortlich ausgeführt werden. Es muss allerdings zwischen Führungsverantwortung und Ausführungsverantwortung unterschieden werden. Aufgabe der Führung ist es, die Rahmenbedingungen, sprich Stellenbeschreibung und Kompetenzzuweisung, zu organisieren, damit die Mitarbeiter ihre Aufgaben erledigen und ausführen können. Führungsaufgabe ist die Koordination, Kommunikation und Kontrolle der delegierten Aufgabenfelder

Literatur

Baguley, P. (1999). Optimales Projektmanagement. Falken Verlag, Niedernhausen/Taunus
Kessler, H. & Winkelhofer, G. (1999). Projekt-Management: Leitfaden zur Steuerung und Führung von Projekten. Springer Verlag, Berlin
Schulz-Wimmer, H. (2007). Projekte managen. Werkzeuge für effizientes Organisieren, Durchführen und Nachhalten von Projekten. Haufe Verlag, Planegg

Aufhebungsvertrag
Sabine Sappke-Heuser

Durch einen Aufhebungsvertrag können Arbeitnehmer und -geber jederzeit einvernehmlich das Arbeitsverhältnis beenden. Den Inhalt des Aufhebungsvertrags können beide Parteien nach dem Grundsatz der Vertragsfreiheit weitgehend selbst gestalten.

Da es sich beim Aufhebungsvertrag um keine Kündigung handelt, findet weder das Kündigungsschutzgesetz noch das Betriebsverfassungsgesetz Anwendung (keine Mitwirkung des Betriebsrats). Auch Schwangere, Schwerbehinderte oder Betriebsratmitglieder können einen Aufhebungsvertrag.

Arbeitnehmer sollten allerdings wissen, dass die Arbeitsagentur als Folge eines Aufhebungsvertrages eine Sperrfrist verhängt.

Gemäß § 623 BGB ist für einen Aufhebungsvertrag zwingend die Schriftform vorgesehen, beide Vertragsschließenden müssen den Vertrag also eigenhändig unterschreiben, § 126 BGB. Bloße Namenskürzel reichen in der Regel nicht aus. Der Vertrag muss alle Bedingungen der Aufhebung enthalten.

Literatur
Bundesministerium für Arbeit und Soziales (2012). Übersicht über das Arbeitsrecht 2012/2013. Bw Verlag, Filderstadt

Aufsichtspflicht
Sabine Sappke-Heuser

Die Aufsichtspflicht ist die Pflicht zur Beaufsichtigung von Personen, die wegen Minderjährigkeit oder wegen ihres körperlichen oder geistigen Zustandes der Aufsicht bedürfen (§ 832 Abs. 1 BGB). Generell sind aufsichtspflichtige Personen verpflichtet, ihrer Aufgabe so nachzukommen, dass die zu beaufsichtigende Person weder sich selbst noch Dritte schädigt. Die Aufsichtspflicht kann sich aus Gesetz oder aus Vertrag ergeben. Der konkrete Inhalt der Aufsichtspflicht ist gesetzlich nicht geregelt. Art und Ausmaß der Aufsichtspflicht hängen von den Umständen des Einzelfalls ab.

Gesetzliche Aufsichtspflicht
Die gesetzliche Aufsichtspflicht besteht für Minderjährige und für Personen, die wegen ihres geistigen oder körperliche Zustandes der Beaufsichtigung bedürfen (§ 832 Abs. 1 BGB).

Die Aufsichtsbedürftigkeit für Minderjährige ergibt sich aus der Tatsache der Minderjährigkeit als solcher, unabhängig davon, ob der Minderjährige im Einzelfall tatsächlich der Aufsicht bedarf.

Die Aufsichtsbedürftigkeit bei Volljährigen dagegen ergibt sich aus dem Zustand in der entsprechenden Situation.

Per Gesetz Aufsichtspflichtige sind
- die gesetzlichen Vertreter der Minderjährigen:
- Eltern für eheliche Kinder (§§ 1626 ff BGB)
- Mütter für uneheliche Kinder (§§ 1705, 1631 BGB)
- Vormund (§§ 1793, 1800 BGB)
- Pfleger (§§ 1909, 1915 BGB)
- Ausbilder im Ausbildungsverhältnis mit einem Minderjährigen (§§ 6, 9 BBiG)

Als gesetzlicher Vertreter für Erwachsene wird durch Gerichtsbeschluss ein Betreuer bestellt (§§ 1896 ff. BGB). Der gesetzliche Betreuer wird verpflichtet, zum Wohle des zu Betreuenden dessen Angelegenheiten zu besorgen. Er wird jedoch nicht tätig, um den Betreuten zu schützen oder Dritte vor ihm. Eine gesetzliche Aufsichtspflicht für den

Betreuer scheidet damit aus (Betreuungsrecht).

Einrichtungen, die psychisch oder physisch veränderte Personen aufnehmen, sind nicht per Gesetz zur Aufsicht verpflichtet, zumindest finden sich im Gesetz keine entsprechenden Regelungen, die den Einrichtungen eine solche Pflicht auferlegt.

Vertragliche Aufsichtspflicht (sog. Betreuungspflicht)

Nach § 832 Abs. 2 BGB trifft die Haftung auch denjenigen, der die Aufsicht per Vertrag übernommen hat. Durch den Abschluss eines Heimvertrages wird nach herrschender Meinung keine Aufsichtspflicht im Verhältnis der Pflegeeinrichtungen zu ihren Bewohnern begründet. Aber laut BGH schuldet die Einrichtung aus dem Heimvertrag die Sicherstellung der Beaufsichtigung desjenigen, der sich freiwillig, im Einverständnis seines gesetzlichen Vertreters oder auf richterliche Anordnung in einer Pflegeeinrichtung oder psychiatrischen Klinik aufhält.

So hat der BGH ausgeführt, dass der beklagten Heimträgerin aus dem Heimvertrag (vertragliche) Obhutspflichten zum Schutz der körperlichen Unversehrtheit der ihr anvertrauten Heimbewohner erwuchsen. Ebenso habe sie eine inhaltsgleiche allgemeine Verkehrssicherungspflicht zum Schutze der Bewohner vor Schädigungen, die diesen wegen Krankheiten oder einer sonstigen körperlichen oder geistigen Einschränkung durch sie selbst oder durch die Einrichtung und bauliche Gestaltung des Altenheims drohten. Gerade wegen dieser psychischen Veränderung oder demenziellen Störung leben diese Betroffenen in entsprechenden Einrichtungen, um sie davor zu schützen, sich oder anderen einen Schaden zuzufügen (BGH, Urteil vom 28.04.2005, AZ.: III ZR 399/04, PflR 2005, 267).

In etlichen Heimverträgen ist die Verpflichtung zur Aufsichtsführung als Vertragsbestandteil aufgenommen, d.h. eine Aufsichtspflicht ist ausdrücklich als vertragliche Leistungspflicht vereinbart. Sollte eine solche Betreuungs- bzw. Aufsichtspflicht nicht ausdrücklich vertraglich vereinbart sein, so ist in Anlehnung an die Rechtsprechung, die auf den Sinn und Zweck der Unterbringung abstellt, davon auszugehen, dass sich aus dem Heimvertrag eine stillschweigend vereinbarte Betreuungspflicht ergibt (OLG Celle, Urteil vom 01.07.1987, AZ.: 9 U 36/86; NJW RR 1987, 1384).

Nicht erforderlich ist, dass der Vertrag mit dem Aufsichtspflichtigen (der Pflegekraft) oder dem Aufsichtsbedürftigen geschlossen worden ist (Köln OLG, Beschluss vom 17.05.2006, AZ.: 16 Wx 95/06, Unterbringung auf richterlichen Beschluss). Die Ausführung dieser vertraglichen Verpflichtung überträgt die Einrichtung durch Arbeitsverträge an die Arbeitnehmer, um sicherzustellen, dass der Schutz gewährleistet ist.

Umfang der Aufsichtspflicht (Betreuungspflicht)

Das OLG Hamm (Urteil vom 7.10193, NJW 1994, 863 ff, s. a. BGH, Urteil vom 28.04.2005, AZ.: III ZR 399/04) hat in einem für Pflegeeinrichtungen entscheidenden Urteil bereits vor Jahren ausgeführt, dass eine jedes Risiko ausschließende Überwachung nicht möglich ist. Nach dem BGH ist vielmehr davon auszugehen, dass die Anforderungen aus § 832 BGB, die an den Aufsichtspflichtigen zu stellen sind, sich vor allem nach den körperlich und geistigen Eigenarten der zu beaufsichtigen Person richten und demzufolge ausschließlich der Einzelfall maßgeblich ist und der Überwachung naturgemäß Grenzen gesetzt sind (BGH, Urteil vom 19.01.1984, AZ.: III ZR

172/82). Eine ununterbrochene Beobachtung kann den Einrichtungen nicht abverlangt werden.

Um geistig behinderten und/oder pflegeabhängigen Menschen ein menschenwürdiges Leben zu ermöglichen, ist es medizinisch, pädagogisch, pflegerisch und rechtlich geboten, die erforderliche Beaufsichtigung auf das unbedingt Notwendige zu beschränken, auch wenn damit gewisse Risiken verbunden sind. Realisiert sich ein fachlich verantwortbares, »erlaubtes Risiko«, so kann den Pflegekräften daraus kein rechtlicher Vorwurf gemacht werden (OLG Hamm, NJW RR 1994, 863 f). Die Grundrechte, insbesondere auf Selbstbestimmung und Bewegungsfreiheit, Art. 1 und 2 GG sind überragende Rechte, die auch bei anscheinend »unvernünftigen« Verhaltensweisen und Entscheidungen des Bewohners zu beachten sind. Selbst aus Sicht der Pflegekraft notwendige Betreuungsmaßnahmen, dürfen nicht gegen den Willen des Bewohners durchgesetzt werden. Der Ausschluss jeglicher Risiken könnte nur mit einer totalen Überwachung und Isolierung der Bewohner garantiert werden. Dies sei jedoch nicht Sinn und Zweck einer Pflegeeinrichtung und mit den Grundrechten der Bewohner nicht zu vereinbaren (OLG Frankfurt, Das Krankenhaus 1966, 28 f).

Grundsätzlich bestimmt sich die Handlungspflicht des Aufsichtpflichtigen nach der drohenden Gefahr: Je größer die drohende Gefahr und das Schutzbedürfnis, desto höhere Anforderungen sind an die Einrichtung und ihre Mitarbeiter zu stellen (OLG Zweibrücken, NJW 1997, 841 ff.). Nur im Falle konkreter Selbst- oder Fremdgefährdung (nicht abstrakter) dürfen freiheitsbeschränkende Maßnahmen ergriffen werden (BGH, FamRZ 1996, 29 ff.).

Entlastungsbeweis nach § 832 Abs. 2, S. 2 BGB

Wer kraft Gesetzes oder aufgrund eines Vertrages zur Führung der Aufsicht über eine Person verpflichtet ist, ist gemäß § 832 BGB zum Ersatz des Schadens verpflichtet, den diese Person einem Dritten widerrechtlich zufügt. Das Verschulden wird zunächst vermutet. Der Aufsichtspflichtige hat zwei Möglichkeiten, den Entlastungsbeweis zu führen:
- Er beweist, dass er seine Aufsichtspflicht nicht verletzt, also korrekt ausgeübt hat
- Er beweist, dass zwischen seiner Aufsichtspflichtverletzung und dem Schadenseintritt kein Kausalzusammenhang besteht, der Schaden also auch bei korrekt ausgeübter Aufsichtspflicht trotzdem entstanden wäre

Der Aufsichtspflichtige hat somit die Erfüllung seiner Aufsichtspflicht zu beweisen. Der aus dem Heimvertrag verpflichtete Heimträger erbringt den Nachweis u. a. durch (BGH NJW 1978, 1683; NGH NJW 1984, 2575):
- ordnungsgemäße Auswahl seiner Arbeitnehmer
- ausreichende Beschäftigung von examinierten Pflegekräften
- fortwährende fachliche Schulung der Mitarbeiter
- ausreichende Überwachung und Kontrolle seiner Arbeitnehmer

Gelingt dieser Beweis, so entfällt der Schadensersatzanspruch gegen den Träger. Dem Geschädigten bleibt dann die Möglichkeit seinen Anspruch direkt gegen die schadensverursachende Pflegekraft geltend zu machen. Diese muss den Beweis der erforderlichen und ausreichenden Betreuung und Beaufsichtigung durch eine entsprechende Pflegedokumentation erbringen. In dieser sollten alle Auffälligkeiten, Maßnahmen im Einzelfall, Hinweise und Warnungen an die Bewohner, präventive Maßnahmen und Beobachtungen festgehalten werden.

Literatur
BGH NJW 1978, 1683; NGH NJW 1984, 2575
Großkopf, V. & Klein, H. (2011). Recht in Medizin und Pflege. Spitta Verlag, Balingen
http://www.juraforum.de/lexikon/aufsichtspflichtverletzung

Ausbildungsvertrag
Sabine Sappke-Heuser

Der Ausbildungsvertrag wird durch Abschluss eines privatrechtlichen Vertrages zwischen dem Ausbildenden und dem Auszubildenden in einem anerkannten Ausbildungsberuf geschlossen. Der Ausbildende bleibt auch dann Vertragspartner, wenn er die Ausbildung nicht selbst ausführt, sondern sich eines von ihm beauftragten Ausbilders bedient.

Die wesentlichen Rahmenbestimmungen jedes Ausbildungsvertrages sind in § 10 Berufsbildungsgesetz (BBiG) geregelt. Zusätzlicher Bestandteil des Berufsausbildungsvertrages ist die berufsspezifische Ausbildungsordnung.

Bei minderjährigen Auszubildenden müssen die gesetzlichen Vertreter zustimmen. Der Vertrag ist Voraussetzung für die betriebliche Berufsausbildung und kann zunächst mündlich abgeschlossen werden, muss dann aber spätestens bis Ausbildungsbeginn schriftlich abgeschlossen werden. Die elektronische Form ist ausgeschlossen.

Inhalte
Der Inhalt des Berufsausbildungsvertrages ist in § 11 BBiG verbindlich festgelegt, kann aber durch berufsspezifische Gesetze und den dazu erlassenen Ausbildungs- und Prüfungsverordnungen modifiziert werden:

Dauer der Ausbildung
Die Dauer der Ausbildungszeit ist gesetzlich vorgeschrieben und beträgt in der Regel 36 bis 42 Monate. Die konkrete Ausbildungszeit ist in der jeweiligen Ausbildungsordnung festgelegt (§ 4 AltPflG). In vielen Ausbildungsberufen hat der Auszubildende oder sein Betrieb die Möglichkeit, die Ausbildungszeit – abhängig von den individuellen Begabungen und Fähigkeiten sowie der Zustimmung der zuständigen Stellen – zu verkürzen oder zu verlängern (§ 7 AltPflG).

Zwingend vorgeschrieben ist eine Probezeit, in der sowohl der ausbildende Betrieb als auch der Auszubildende den Vertrag vorzeitig kündigen können. Sie muss mindestens einen Monat und darf höchstens vier Monate betragen, § 20 BBiG. Die meisten berufsspezifischen Ausbildungsordnungen sehen eine Probezeit von sechs Monaten vor (§ 18 AltPflG).

Vergütung
Nach § 17 Abs. 1 BBiG muss der Ausbildende dem Auszubildenden eine angemessene Vergütung zahlen. In der Regel wird die Vergütung durch die Tarifverträge bestimmt oder richtet sich nach den branchenüblichen Tarifen. Die Ausbildungsvergütung ist im Verlauf der Berufsausbildung – mindestens jährlich – anzuheben.

Urlaubsanspruch
Der jährliche Urlaubsanspruch ist meist durch die tariflichen Vereinbarungen zur Ausbildung festgelegt. Gem. § 19 Abs. 2 Jugendarbeitsschutzgesetz beträgt der gesetzliche Mindesturlaubsanspruch bei Jugendlichen 30 Werktage für unter 16-Jährige, 27 Werktage für unter 17-Jährige und mindestens 25 Werktage für unter 18-Jährige.

Für Volljährige gilt der generelle Mindesturlaubsanspruch von 24 Werktagen im Jahr

(§ 3 Abs. 1 BurlG). Als Werktage gelten alle Kalendertage, die nicht Sonn- oder gesetzliche Feiertage sind (§ 3 Abs. 2 BurlG).

Pflichten des Ausbildenden
Die Pflichten des Ausbildenden sind in den §§ 14 ff BBiG (§ 3 AltPflG) aufgeführt. Danach sind dem Auszubildenden die Kenntnisse, Fähigkeiten und Fertigkeiten zu vermitteln, die zur selbstständigen und eigenverantwortlichen Pflege, einschließlich der Beratung, Begleitung und Betreuung alter Menschen erforderlich sind.

Pflichten des Auszubildenden
Die Auszubildenden haben sich zu bemühen, die Kenntnisse, Fähigkeiten und Fertigkeiten zu erwerben, die erforderlich sind, um das Ausbildungsziels zu erreichen (§ 13 BBiG, § 16 AltPflG)

Literatur
Bundesministerium für Arbeit und Soziales (2012). Übersicht über das Arbeitsrecht 2012/2013. Bw Verlag, Filderstadt
R+V Ratgeber, Beruf+Karriere Ausbildung, Rechte und Pflichten in der Ausbildung; http://www.ruv.de/de/r_v_ratgeber

Autorität
Siegfried Charlier

Unter Autorität wird meist eine »übergeordnete« Person oder Instanz verstanden, die anerkannt ist bzw. der man sich unterstellt. Im Einzelnen sind drei unterschiedliche Ebenen mit dem Begriff **Autorität** umschrieben:
1. Position: Stellung in einer Hierarchie, d. h. Rangordnung von »höheren bzw. niedrigeren« Positionen, z. B. Chef bzw. Leiter etc.
2. Fachwissen/Knowhow: Wissen ist Macht bzw. Wissen verleiht Ansehen, weil Fachkenntnisse zur Erledigung der Aufgaben der Arbeitswelt dringend erforderlich sind;
3. Persönlichkeit: Autorität wird einem Menschen von Mitarbeitern etc. verliehen, er kann sie nicht einfordern. Das »Charisma« hängt von der Persönlichkeitsausstrahlung ab und hängt mit der Reifeentwicklung der Person zusammen.

Wünschenswerterweise sollten alle drei Komponenten der Autorität vorhanden bzw. abgedeckt sein. Schwierig wird es im Umgang mit Mitarbeitern, wenn nur aus der Position heraus Autorität gefordert wird, ohne dass diese Forderung mit Fachwissen und/oder Persönlichkeit unterlegt ist.

Autoritärer Charakter
Horkheimer und Adorno, Vertreter der Frankfurter Schule in der Soziologie haben nach dem II. Weltkrieg »Studien zum autoritären Charakter« vorgelegt. Nach intensiven Fragebogenaktionen zum Alltagsbewusstsein legten sie die sog. «F-Skala«, eine Untersuchung zum »faschistoiden Charakter« vor. Umgangssprachlich ist das der sog. »autoritäre Charakter«, d. h. der Charakter, der sich der Autorität unterwirft. Ob er selbst gegenüber anderen Menschen auch Autorität hat bzw. beansprucht, ist hier nebensächlich. Es geht um die innere Einstellung. Insgesamt beschreiben Horkheimer/Adorno neun Eigenschaften des »autoritären Charakters«, die hier auf vier verkürzt, vorgestellt werden:

1. Ich-Schwäche
Der innere Kern des autoritären Charakters ist durch ein Minderwertigkeitsgefühl gekennzeichnet. In der Sprache der Psychoanalyse bedeutet dies Ich-Schwäche als wenig

ausgeprägte Selbstkritikfähigkeit, geringe Frustrationstoleranz, große Angst und Unsicherheit auf den eigenen Staus bezogen;

2. Vorurteile
Sie erfüllen gleich vier Aufgaben für das schwache, überforderte Ich:
a. Sie wehren Angst und Unsicherheit ab
b. Sie stabilisieren das Selbstwertgefühls
c. Sie erleichtern die Gruppenintegration: Durch die Übernahme der Gruppenvorteile kann der »Neue« sich in jede Gruppe »einschleimen« und wird aufgenommen
d. Sie erlauben gesellschaftlich gebilligte Aggressionsabfuhr. Da der Ich-schwache Mensch sich das eigene Denken nicht zutraut, übernimmt er mit Vorurteilen das »Denken von der Stange«, d. h. er lässt andere, anerkannte Autoritäten für sich denken. Je schwächer das Ich, umso mehr Vorurteile werden eingesetzt, um sich zu stabilisieren.

3. Autoritäre Aggressivität
Der gehorsame Mensch unterwirft sich der Autorität, d. h er passt sich an und buckelt. Die Verletzungen, die ihm beim Buckeln zugefügt werden, hält er nur aus, in dem er nach »unten« tritt. Der »Radfahrer«-Typ ist vor allem in ausgeprägten Hierarchien, z. B. Militär und Beamtentum zu finden.

4. Verklemmte Sexualität
Wird Sexualität eingeschränkt und verboten, so kann sie zur Manipulation durch Machtinstanzen eingesetzt werden, weil der Sexualtrieb nicht ganz zu unterdrücken ist, verstößt jeder gegen die offizielle Moral und hat damit »Schuld/Sünde« auf sich geladen. Aus diesem Sündenbewusstsein heraus wehrt er sich nicht gegen die Lebensfeindlichkeit des Systems.

Das Erschreckende ist, dass der autoritäre Charakter immer noch fröhliche Urständ feiert. Milgram hat mit seinem »Experiment zur Gehorsamkeitsbereitschaft« nachgewiesen, dass in der modernen Gesellschaft immer noch 85 % der Bevölkerung (repräsentative Stichprobe des Max Planck – Instituts, Anfang der 1980er Jahre) bereit sind, für Autoritäten (hier: die Wissenschaft) andere Menschen zu foltern und zu quälen. Nur 7 % sind in der Lage, eigenständig, ihrem eigenen Gewissen folgend, Verantwortung für menschliches Verhalten zu übernehmen.

Autoritärer (Erziehungs-)Führungsstil
Mit dem autoritären Stil wird zum einen ein Verhältnis von »oben und unten« beschrieben, zum anderen eine Art und Weise der Durchsetzung. In der Erziehung ist es erst natürlich, dass die Eltern »oben« und die Kinder »unten« sind. Eltern haben aber die Macht sich durchzusetzen, weil die Kinder über keine vergleichbaren Möglichkeiten verfügen. Das Erziehungsmittel dieses Stils wird mit »Zuckerbrot und Peitsche« treffend beschrieben. Das Ziel ist Gehorsam.

Autoritärer Führungsstil in Organisationen
Ohne Diskussion setzt sich der Chef durch, weil er die Autorität beansprucht. Kritik am Chef ist nicht erlaubt, weil der Chef immer Recht hat. Es geht nicht um sachliche Argumente oder Fachwissen. Ist die Durchsetzung nicht gesichert, kritisiert der autoritäre Chef unsachlich, persönlich, »unter der Gürtellinie«. Für die Mitarbeiter gibt es detaillierte Dienstanweisungen (Expertenansatz), die kontrolliert werden. Nach dem Motto »friss oder stirb« bleibt dem Mitarbeiter nur die Wahl, sich zu unterwerfen oder aber er wird ausgegrenzt und entlassen.

In der Wirkung auf die Mitarbeiter zeigt sich ein Verhalten des Dienstes nach Vorschrift ohne eigene Motivation und Engagement (s. Motivation, extrinsische). Die Effektivität der Arbeit ist nur unter strenger Kontrolle gegeben. Auf den Chef bezogen ist duckmäuserisches Verhalten zu beobachten. Das Klima untereinander ist durch Konkurrenz und Schleimerei nach oben geprägt. Zivilcourage kann nicht erwartet werden. Wo eigenständiges Arbeiten nötig ist, erweist sich der autoritäre Stil als kontraproduktiv.

Literatur
Adorno, T. & Horkheimer, M. (1995). Studien zum autoritären Charakter. Suhrkamp Verlag, Frankfurt/Main
Foucault, Michel (2005). Analytik der Macht, Frankfurt/Main
Greene, Robert (2001). Power. Die 48 Gesetze der Macht, München
Kälin & Müri (2011). Sich selbst und andere führen, Ott Verlag, Thun
Lewin, K. (1982). Verhalten und Entwicklung als Funktion der Gesamtsituation, in: Lewin, K. Gesammelte Werke, BD.6. Psychologie der Entwicklung und Erziehung. Verlag Klett-Cotta, Stuttgart
Lück, H. (2001). Kurt Lewin. Eine Einführung in sein Werk. Beltz Verlag, Weinheim/Basel
Mantell, D.M. (1976). Das Potential der Gewalt in Deutschland. Eine Replikation und Erweiterung des Milgramschen Experiments, in: Friebel, H. (1976). Aggressivität und Gewalt. Wuppertal
Milgram, S. (1974). Das Milgram-Experiment. Rowohlt Verlag, Reinbek bei Hamburg
Ostermann, N. (1976). Vorurteile und Feindbilder. München, Berlin
Petersen, T. (2011), Autorität in Deutschland. Eine Studie des Instituts für Demoskopie Allensbach, Bad Homburg

Balanced Score Card (BSC)

Herbert Müller

Den Begriff Balance Score Card (BSC) entwickelten Robert S. Kaplan und David P. Norton an der Harvard-University im Rahmen ihrer Forschungstätigkeiten. Wurden ursprünglich in Bezug auf die Beurteilung von Wirtschaftsunternehmen und deren Entwicklungen vor allem die Interessen der Aktionäre (Shareholder) in den Mittelpunkt der Betrachtungen gestellt, machten Kaplan und Norton deutlich, dass die ausschließliche Berücksichtigung der Shareholder und deren Finanzinteressen zu kurz greift. Nach ihrer Einschätzung sollten auch die Interessen der Mitarbeiter, Kunden oder Lieferanten (Stakeholder) berücksichtigt werden, was bedeutet, dass die Finanzen und Inhalte gleichrangig sind.

Die BSC verbindet als Steuerungsinstrument für die Leitung die Inhalte mit den Finanzen. Dabei können sowohl organisatorische Planungen, Mitarbeiterführung, Personalsteuerung und die Zielorientierung gleichberechtigt zum Einsatz kommen. Außerdem kann im Sinne der Organisationsentwicklung geklärt werden, welche Wege beschritten werden sollen. Die Reihenfolge der Entwicklung und Implementierung der BSC muss beachtet werden:
1. Vision
2. Strategie und Ziele
3. Benennung von (vier) Perspektiven
4. Festlegung von Messgrößen oder Kennzahlen

Was kann eine BSC erreichen?
- Alle Mitarbeitenden kennen und verstehen die Strategie
- Alle Mitarbeitenden kennen und verstehen ihren persönlichen Beitrag zur Umsetzung der Strategie
- Zeitliche und finanzielle Ressourcen werden im Sinne der Strategie eingesetzt (das Wichtige und Richtige tun!)
- Die Strategie ist jedermanns Tagesgeschäft

Die erarbeitete Chancen- und Risikostrategie bildet den Ausgangspunkt für die strategische Planung mit der BSC. Bei der Erstellung einer BSC wird der Weg zur Umsetzung der Strategie in kleine Einheiten, die strategischen Ziele aufgeteilt. Jedes Ziel wird durch zugeordnete Messgrößen und Zielwerte mess- und überprüfbar gemacht. Es wird auch festgelegt, wie die strategischen Ziele durch Maßnahmen (strategische Aktionen) erreicht werden sollen. Die erarbeiteten Ziele werden auf einem Übersichtsblatt dargestellt.

Perspektiven der BSC
In der Literatur werden standardmäßig die Perspektiven »Finanzen – Kunden – Prozesse – Potenziale« vorgeschlagen. Die konkreten Perspektiven legt das Unternehmen aber selbst fest. Die Perspektiven stellen sicher, dass für die Umsetzung der Chancen- und Risikostrategie alle erfolgskritischen Aspekte abgedeckt werden. Die Perspektiven stellen sicher, dass durch die BSC eine ausgeglichene (balanced) Sicht auf das Unternehmen geworfen wird und nicht nur einseitig die Finanzen in den Blick genommen werden.
- **Perspektive Finanzen:** Wirtschaftlicher Erfolg ist die Voraussetzung langfristiger Handlungsfähigkeit.
- Leitfrage: Welche Ziele hat unser Unternehmen in finanzieller Hinsicht?

- **Perspektive Kunden:** Welche Kunden/Zielgruppe wollen wir bedienen? Wie soll uns der Kunde wahrnehmen? Wer wollen wir für welche Kunden sein?
- Leitfrage: Welche Ziele hat unser Unternehmen im Hinblick auf unsere Kunden, um die Strategie umzusetzen?
- **Perspektive Prozesse:** Welche Prozesse haben herausragende strategische Bedeutung? Wie wollen wir diese Prozesse zukünftig gestalten?
- Leitfrage: Welche Ziele hat wir hinsichtlich unser Prozesse, um die Strategie umzusetzen?
- **Perspektive Potenzial:** Die Ressourcen der Potenzialperspektive sind vor allem Mitarbeiter, darüber hinaus Wissen, Innovation (lernende Organisation), Technologie usw.
- Leitfrage: Welche Ziele haben wir hinsichtlich unserer Potenziale, um den Herausforderungen unserer Strategie dauerhaft gewachsen zu sein?

Den Perspektiven können zwei Funktionen zugewiesen werden
1. Gliederungsfunktion: Da jedes Ziel einer Perspektive zugeordnet wird, gewinnt man einen schnellen Überblick über die gesamte BSC. Leitfrage: Welche Perspektiven besitzen wir und wie lauten sie?
2. Kausale Funktion: Es geht um die Reihenfolge der Perspektiven. Die Klärung der kausalen Funktion und die Anpassung der Perspektivenabfolge ist Voraussetzung für eine vernünftige Strategiekarte. Leitfrage: Wie hängen die Perspektiven logisch zusammen?

Strategiekarte

Mit der Strategiekarte (s. Abb. 3) werden die strategischen Ziele der BSC und die angestrebten Wertschöpfungen durch das Unternehmen visualisiert. Die Strategiekarte ist integraler Bestandteil des BSC-Konzeptes. Für die Erstellung einer Strategiekarte werden die Perspektiven (s. Abb. 4) in eine kausale Abfolge gebracht, um dann die entscheidenden Ursache-Wirkungsbeziehungen

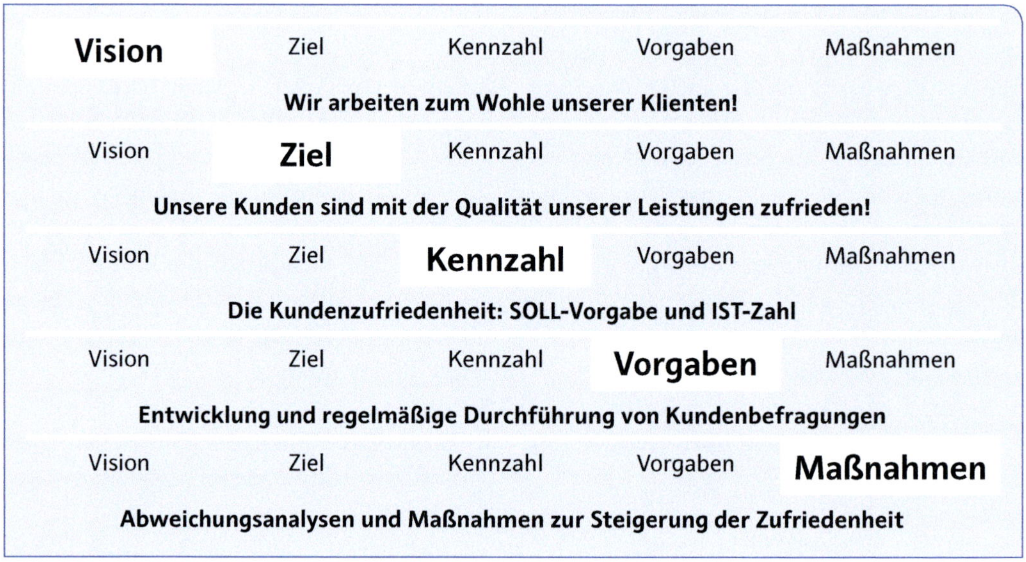

Vision	Ziel	Kennzahl	Vorgaben	Maßnahmen
Wir arbeiten zum Wohle unserer Klienten!				
Vision	**Ziel**	Kennzahl	Vorgaben	Maßnahmen
Unsere Kunden sind mit der Qualität unserer Leistungen zufrieden!				
Vision	Ziel	**Kennzahl**	Vorgaben	Maßnahmen
Die Kundenzufriedenheit: SOLL-Vorgabe und IST-Zahl				
Vision	Ziel	Kennzahl	**Vorgaben**	Maßnahmen
Entwicklung und regelmäßige Durchführung von Kundenbefragungen				
Vision	Ziel	Kennzahl	Vorgaben	**Maßnahmen**
Abweichungsanalysen und Maßnahmen zur Steigerung der Zufriedenheit				

Abb. 3: Strategiekarte.

zwischen den einzelnen strategischen Zielen deutlich zu machen.

Vorteile und Nutzen der BSC für die Pflegeeinrichtung
- Klärung und Überarbeitung der Vision und Strategie
- Verknüpfung der strategischen Zielsetzung mit den operativen, finanzwirtschaftlichen Zielvorgaben
- Kommunikation der Strategie in der gesamten Einrichtung
- partizipative Entwicklung eines Instruments zur Kommunikation der Ziele, Vorgaben, Kennzahlen und Maßnahmen der Einrichtung für alle Perspektiven
- Verknüpfung der Ziele der Bereiche und Mitarbeiter mit denen der Gesamtorganisation und der Strategie.

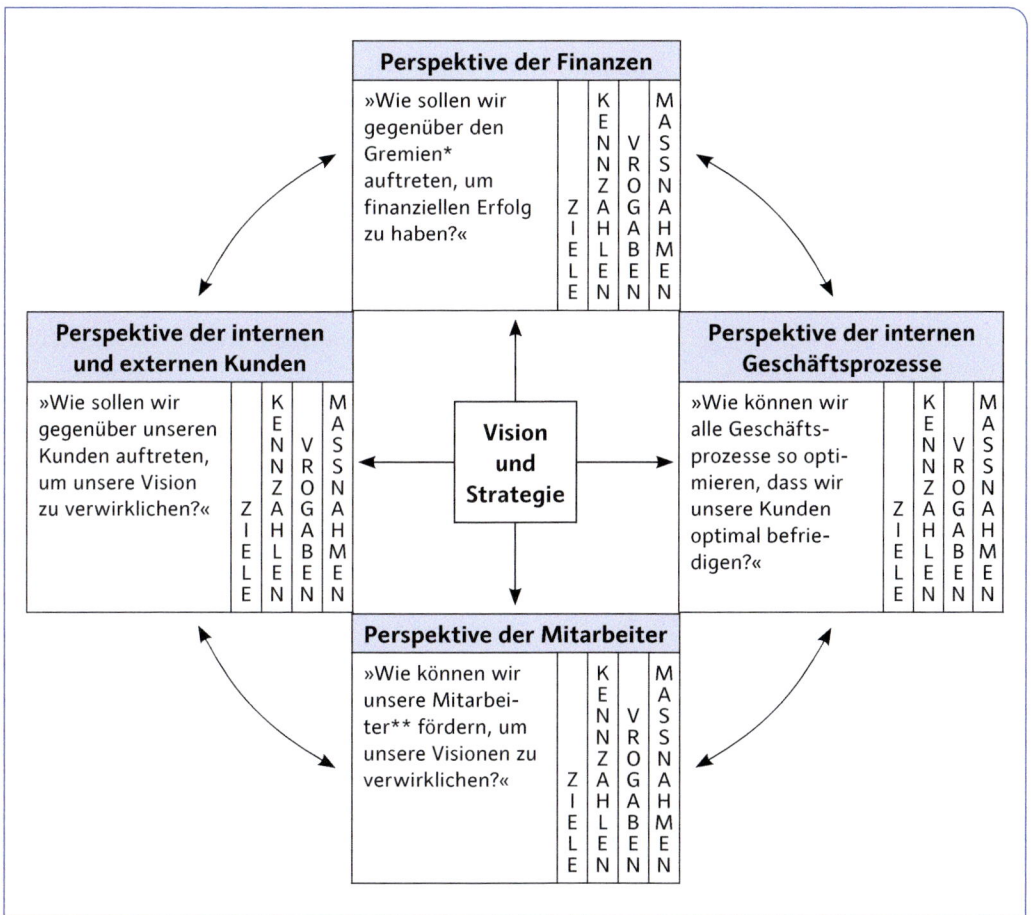

* Mit Gremien sind hier Vorstand, Aufsichtsrat etc. gemeint. Kaplan und Norton sprechen hier von den Teilhabern.
** Die BSC spricht hier von Wachstumspotenzialen, wir sprechen von Mitarbeitern. Ebenso heißt diese Perspektive in der Original-BSC Lernen und Entwicklung, bei uns lediglich Mitarbeiter. Wir nehmen diese Reduktion der BSC durch den Begriff Mitarbeiter anstatt Lernen und Entwicklung bewusst in Kauf. Den Mitarbeitern wird dadurch signalisiert, dass sie einen herausragenden Stellenwert in unserer Einrichtung haben. Siehe auch die folgenden Seiten.

Abb. 4: Perspektiven der BSC.

Sechs Schritte zur Entwicklung einer BSC

1. Erarbeitung oder Klärung der Einrichtungsvision und Übersetzung in eine Strategie: Wie sieht die Vision unserer Einrichtung aus und welche Gesamtstrategie wollen wir verfolgen?
2. Präsentation und Diskussion von Vision und Strategie: Was denken die Führungskräfte unserer Einrichtung über diese Vision und Strategie?
3. Erarbeitung bereichsbezogener BSC's: Wie sieht für jeden Bereich und die vier Perspektiven ein BSC-System aus?
4. Verknüpfung mit bestehenden Systemen: Wie können alle anderen operativen und strategischen Instrumente in die entwickelte BSC eingepasst werden? Müssen wir neue EDV oder Schnittstellen anschaffen/programmieren?
5. Verabschiedung der BSC durch die GF/den Vorstand: Die Geschäftsführung verabschiedet die BSC.
6. Präsentation vor allen Mitarbeitern: Die BSC wird vor allen Mitarbeitern präsentiert

Literatur

Friedag, H.; Schmidt, W. (2007): Taschenguide Balanced Scorecard. Haufe Verlag Freiburg
Kaplan, R.; Norton, D. (1997): Balanced Scorecard. Strategien erfolgreich umsetzen. Verlag Schaeffer Poeschel, Stuttgart
Weber, J.; Schäffer, U. (1999): Balanced Scorecard und Controlling. Gabler Verlag, Wiesbaden
Müller, H. Die BSC in der Altenhilfe, Kapitel 1/12.11.1 in: Qualitätsmanagement erfolgreich umsetzen. Verlag WEKA MEDIA, Kissing
Michell-Auli, P.; Schwemmle, M. (2009): Integriertes Management mit der Balanced Scorecard. Verlag W. Kohlhammer, Stuttgart

Bedürfnisse
Siegfried Charlier

Bedürfnisse sind nach Maslow (s. Abb. 5) der Antrieb für das menschliche Handeln. Sie bringen uns in Bewegung und stellen unsere Motivation dar. In dem psychologischen Grundsatz »Jedes Verhalten ist sinnvoll« wird ausgedrückt, dass hinter jedem Verhalten immer ein Bedürfnis steckt. Maslow geht allerdings von einer Bedürfnishierarchie, also einer Rangordnung der Bedürfnisse aus. Zuerst kommen die überlebenswichtigen, körperlichen Grundbedürfnisse (Primär-Bedürfnisse); wenn die befriedigt sind, werden als Sekundär-Bedürfnisse die sozialen Bedürfnisse wichtig.

seelische Bedürfnisse	Transzendenz, Selbstverwirklichung, Sinn des Lebens
soziale Bedürfnisse	soziale Sicherheit (Schutz von Krankheit, Arbeitslosigkeit und Alter), Arbeit, Kommunikation, soziale Anerkennung, Liebe
körperliche Bedürfnisse	ATL/AEDL: essen, trinken, schlafen, atmen, sich kleiden (Schutz gegen Kälte), Sexualität/Fortpflanzung

Abb. 5: Bedürfnishierarchie nach Maslow.

Die eigentlich menschlichen Bedürfnisse sind erst auf der dritten Stufe, den seelischen Bedürfnissen, angesiedelt. Es handelt sich also um eine »Höherentwicklung« bzw. Reifeentwicklung. Wenn wir Arbeit haben, mit der wir unsere Grundbedürfnisse befriedigen können und mit der wir in Kontakt zu anderen Menschen stehen, wäre die Weiterentwicklung, dass wir »sinnvolle Arbeit« haben wollen.

Literatur
Maslow, A. (1981). Motivation und Persönlichkeit. Rowohlt Verlag, Reinbek bei Hamburg
Maslow, A. (1992). Psychologie des Seins. Fischer Verlag, Frankfurt/Main

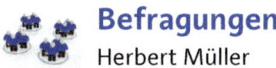

Befragungen
Herbert Müller

Bewohnerbefragungen
Für Einrichtungen der Altenhilfe gewinnt die Beurteilung aus interner und externer Sicht eine zunehmende strategische Bedeutung zur Bestimmung und Verbesserung der eigenen Qualität. Qualität ist, was der Kunde für Qualität hält! Sicher kann jede Einrichtungsleitung oder jeder Mitarbeiter Stärken und Schwächen der eigenen Einrichtung benennen. Ob diese Einschätzung aber auch von den Pflegebedürftigen, den Angehörigen und den Kollegen geteilt wird, ist eine andere Frage.

Kundenbefragungen sind eine Möglichkeit zur Sicherung der Qualität durch die Einrichtungen der Altenhilfe. Der MDK benutzt das Instrument der Kundenbefragung ebenfalls im Rahmen seiner Qualitätsprüfungen (s. Pflege-Transparenzvereinbarung ambulant und stationär) und das Ergebnis wird im Rahmen der Qualitätsberichte veröffentlicht (s. Qualitätsprüfungs-Richtlinie).

Kundenbefragungen können Aufschluss darüber geben, wie Dienstleistungsqualität erlebt wird und geben die Möglichkeit, Leistungen zu verbessern. Gleichzeitig müssen die Ergebnisse auch mit einer gewissen Portion Skepsis betrachtet werden. Kunden/Klienten können z. B. oft nicht einschätzen, was mit den Ergebnissen der Befragung passiert und welche Auswirkungen die Antworten für sie persönlich haben. Ängste der Kunden/Klienten können das Ergebnis ebenso beeinflussen wie andere Faktoren und Rahmenbedingungen.

Zur Kundenbefragung bieten sich u. a. folgende Möglichkeiten an:
- systematische Kundenbefragung anhand eines vorbereiteten Fragebogens;
- Kartenabfrage: Die Kunden haben die Möglichkeit, auf Karten ihre Bewertung zu verschiedenen Leistungsbereichen anzukreuzen und in eine Sammelbox zu werfen.
- Kummerkasten: Auch der alt bekannte »Kummerkasten« gibt Kunden/Klienten eine Möglichkeit, Zufriedenheit (positiver und negativer Art) zurückzumelden.

Bei einer systematischen Kundenbefragung wird von den Kunden anonym ein vorbereiteter Fragebogen ausgefüllt. Objektivere Ergebnisse erhält man möglicherweise, wenn diese Befragung durch eine unabhängige Person durchgeführt wird. Es ist sinnvoll, neben Mitarbeitern mit unterschiedlichen Qualifikationen/Funktionen aus unterschiedlichen Arbeitsbereichen auch Vertreter der Pflegebedürftigen an der Erstellung des Fragebogens zu beteiligen. Die Fragebögen sollen möglichst zeitnah ausgewertet und das Ergebnis allen Pflegebedürftigen und Mitarbeitern mitgeteilt werden Häufig übernimmt der Qualitätsbeauftragte der Einrichtung oder ein Team die Vorbereitung, Durchführung und Auswertung der Kundenbefragung. Das Ergebnis wird dann der Einrichtungsleitung/Steuerungsgruppe vorgelegt, die in der Regel über das weitere Vorgehen entscheidet.

Mitarbeiterbefragungen

Ein gutes Betriebsklima ist für jede Einrichtung wichtig. Die Mitarbeiter sollen sich mit der Einrichtung identifizieren. Das ist eine wichtige Voraussetzung, um zufriedene Mitarbeiter zu haben.

Was bringt eine Mitarbeiterbefragung in einer Altenhilfeeinrichtung? Die Befragung zielt im Allgemeinen auf die Verbesserung der Arbeits- und Leitungssituation ab, die sich sowohl in der Erhöhung der Arbeitszufriedenheit und Leistungsbereitschaft der Mitarbeiter, als auch in der Zufriedenheit der Pflegebedürftigen ausdrückt.

Im Rahmen von Qualitätsmanagementsystemen wird gelegentlich empfohlen, anonyme Mitarbeiterbefragungen durchzuführen, um Klima und Kultur eines Unternehmens zu diagnostizieren. Anonyme Befragungen haben jedoch nur einen begrenzten Aussagewert. Was hinter der einzelnen Information steckt, der private Ärger eines Mitarbeiters oder das objektive Versagen der Leitungsperson, kann nicht geklärt werden. So bringen derartige Befragungen häufig wenig produktive Ansatzpunkte zur Veränderung. Wenn in einer Einrichtung Kommunikation und Kooperation gut entwickelt sind, wird es im Rahmen der Mitarbeiterführung zu regelmäßigen Mitarbeitergesprächen kommen. Dann herrscht ein großes Maß an Offenheit und ein gegenseitiges Feedback gehört zur Kommunikationskultur.

Literatur

Kern, N.; Müller, H. Befragungen zur Qualitätssicherung, Kapitel 1/13.2 in: Qualitätsmanagement in der Altenpflege erfolgreich umsetzen. Verlag WEKA MEDIA, Kissing.
Müller, H. (2011): Arbeitsorganisation in der Altenpflege. Schlütersche Verlagsgesellschaft, 4. Auflage, Hannover

Begutachtung
Herbert Müller

Die Begutachtung zur Einstufung in eine Pflegestufe wird durch den MDK oder private Gutachter (z. B. von Medicproof) auf der Basis der Begutachtungsrichtlinien (BRi) vorgenommen. Die Entscheidung, welche Pflegestufe anerkannt wird, trifft der Sachbearbeiter der Pflegekasse. Für die Festlegung der Pflegestufe ist es unerheblich, ob die notwendige und angemessene Hilfe tatsächlich erbracht wird, es ist ausschließlich der Bedarf maßgebend.

Bei der Begutachtung zur Pflegeeinstufung legen die BRi eine fiktive Situation als Basis für die Bewertung fest. Der Gutachter (Arzt oder Pflegefachperson) muss ermitteln, wie viel Zeit eine nicht professionelle Pflegeperson (z. B. Familienangehöriger) für die Durchführung der notwendigen Verrichtungen (§ 14 SGB XI) benötigt. Zusätzlich muss bei der Einschätzung eine »durchschnittliche häusliche Wohnsituation« berücksichtigt werden, die wie folgt beschrieben ist:

1. Lage der Wohnung: 1. Etage, kein Aufzug, nicht ebenerdig erreichbar;
2. Anzahl der Räume in der Wohnung: vier (zwei Zimmer, Küche, Diele, Bad);
3. Anzahl der im Haushalt lebenden Personen: Zweipersonenhaushalt;
4. Ausstattung der Wohnung: keine behindertengerechte Ausstattung, Zentralheizung, Standardküche, Kochnische mit

Elektro- bzw. Gasherd, Standard-WC, Bad, Waschmaschine;«

Für die Zeitbemessung gelten Orientierungswerte (Zeitkorridore). Diese durchschnittlichen Werte sollen dem Gutachter als Anhaltsgrößen bei der Zeitbemessung dienen. Maßgeblich ist jedoch letztendlich der individuelle Hilfebedarf des Pflegebedürftigen. Im ambulanten Bereich kann der Pflegebedürftige wählen, ob er die Behandlungspflege als SGB-V-Leistung (Krankenkasse) oder als SGB-XI-Leistung (Pflegekasse) in Anspruch nehmen möchte.

Hinweis: Bei der Ermittlung des Zeitbedarfs für die Verrichtungen müssen die Zeiten für die Vor- und Nachbereitung dem Zeitaufwand für die Verrichtung hinzugezählt werden.

Die Zeitkorridore basieren auf einer vollständigen Übernahme der Verrichtung und berücksichtigen keine Erschwernisfaktoren, die auch bei einer vollständigen Übernahme zu einer Überschreitung der Zeitkorridore führen können. Sind im individuellen Einzelfall höhere Zeitwerte für die Durchführung der Verrichtung notwendig, müssen diese anerkannt werden. Nur bei der Hilfeleistung der vollständigen Übernahme und keinen vorhandenen Pflegeerschwernissen darf der Gutachter die Orientierungswerte ohne Begründung einsetzen. Weicht der Zeitaufwand für die Verrichtungen von den Orientierungswerten im individuellen Einzelfall ab, ist es hilfreich, wenn sich aus der Pflegeplanung und -dokumentation die Begründung hierfür ergibt und der Gutachter darauf hingewiesen wird. Bei aktivierender Pflege gilt grundsätzlich, dass ein Überschreiten der Zeitkorridore zu erwarten ist. Der Zeitaufwand für Behandlungspflege ist als Pflegeerschwernis anzuerkennen, wenn die Behandlungspflege ein untrennbarer Bestandteil der durchzuführenden Grundpflege ist und in einem unmittelbaren zeitlichen und sachlichen Zusammenhang steht, z. B. orotracheale Sekretabsaugung im Zusammenhang mit der Nahrungsaufnahme. Pflegeerschwernisse sind immer dann beim Zeitbedarf zu berücksichtigen, wenn dadurch die Ausführung der Hilfe behindert bzw. verlängert wird. Zur Berücksichtigung eines erhöhten Zeitaufwandes bei bestimmten Verrichtungen reicht es aus, dass ein Erschwernisumstand vorliegt. Hilfeleistungen und Hilfeformen können bei Pflegebedürftigen je nach Tagesform unterschiedlich notwendig sein. Grundlage der Leistungserbringung muss immer aktivierende Pflege sein und der entsprechende Zeitbedarf muss anerkannt werden.

Pflegebedürftige mit psychischen oder gerontopsychiatrischen Krankheitsbildern erfordern häufig mehr Motivations-, Umstimmungs- und Überzeugungsarbeit der Pflegepersonen, um eine notwendige Verrichtung durchzuführen. Der zusätzliche Zeitaufwand muss berücksichtigt werden, z. B. wenn der Bewohner während der Nahrungsaufnahme den Tisch verlässt und zurückgeholt werden muss oder bei demenziell erkrankten, sehr unruhigen Bewohnern, auch in der Nacht, wenn diese ggf. beruhigt, zum Schlafen gehen umgestimmt und zur Vermeidung von Stürzen zurück ins Zimmer begleitet werden müssen. Die dafür notwendige Zeit muss bei der Pflegeeinstufung berücksichtigt werden.

Begutachtung von Demenzkranken
Zur Begutachtung von Demenzkranken werden ein Screening- und ein Assessmentinstrument eingesetzt. Grundsätzlich muss der Gutachter bei jeder Begutachtung das Screening durchführen, um mögliche Einschränkungen im Bereich der Alltagskom-

petenzen zu erfassen. Wird im Rahmen des Screenings eine durch Demenz, geistige Behinderung oder psychische Erkrankung verursachte Auffälligkeit festgestellt, aus der ein regelmäßiger und dauerhafter Beaufsichtigungs- und Betreuungsbedarf resultiert, muss der Gutachter auch das »Assessment zu den Einschränkungen in der Alltagskompetenz« (s. Personen mit eingeschränkter Alltagskompetenz) durchführen.

Literatur
Richtlinien des GKV-Spitzenverbandes zur Begutachtung von Pflegebedürftigkeit nach dem XI. Buch des Sozialgesetzbuches (Begutachtungs-Richtlinien – BRi) vom 08.06.2009

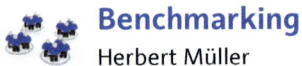

Benchmarking
Herbert Müller

Benchmarking ist eine komplexe QM-Methode, die sich in der Einrichtung über den gesamten Verbesserungsprozess mit dem Ziel erstreckt, Produkte, Dienstleistungen, Methoden oder Prozesse im Rahmen eines systematischen Leistungsvergleichs zu analysieren und zu verbessern. Der Leistungsvergleich kann unternehmensintern oder unternehmensextern durchgeführt werden. Das unternehmensexterne Benchmarking ermöglicht den Blick über die Grenzen des eigenen Unternehmens hinaus, um Gelegenheiten zur Qualitätsverbesserung festzustellen. Benchmarking kann dem oft zu beobachtenden Phänomen der Betriebsblindheit entgegen wirken und helfen, erkannte gute Lösungen der »Besten« für das eigene Unternehmen zu adaptieren.

Der Begriff »Benchmark« kommt aus dem englischen und bedeutet »Maßstab«. Das Ziel des Benchmarking besteht darin, so genannte »Best Practices« zu identifizieren. Darunter versteht man die höchsten Leistungsstandards, mit denen die jeweiligen Branchen- oder Marktführer arbeiten. Mithilfe des Benchmarking soll versucht werden, diese Standards im eigenen Unternehmen zu erreichen. Dabei reicht allerdings der bloße Vergleich mit anderen Unternehmen nicht aus, um Wettbewerbsvorteile zu erzielen. Vielmehr geht es darum, aus den gewonnenen Erkenntnissen der Benchmarking-Studie zu lernen, um die Konkurrenten zu überholen und selbst Benchmarks, also hohe Leistungsstandards, zu setzen

Auf dem Papier klingt das Grundprinzip des Benchmarkings recht plausibel: »Ich zeige Dir meine Stärken und Schwächen, Du zeigst mir Deine – und dann lernen wir voneinander.«

Stufen des Benchmarkings (s. Abb. 6)
Grundsätzlich gibt es zwei Varianten des Benchmarkings:
- **Internes Benchmarking**
  – unternehmensbezogenes Benchmarking: Der Maßstab wird in der eigenen Pflegeeinrichtung gesucht, z. B. die Leistungsfähigkeit der einzelnen Wohnbereiche im Vergleich zueinander untersuchen.
  – konzernbezogenes Benchmarking: Es werden z. B. mehrere ambulante Pflegedienste oder Altenpflegeheime des gleichen Trägers untereinander verglichen.
- **Externes Benchmarking**
  – konkurrenzbezogenes Benchmarking: Es findet ein Vergleich mit direkten Wettbewerbern statt, z. B. mehrere Altenpflegeheime in einer Stadt oder in einem Landkreis vergleichen sich miteinander.
  – branchenbezogenes Benchmarking: Die Benchmarkingpartner kommen aus der gleichen Branche, z. B. »Pflege älterer, hilfebedürftiger Menschen

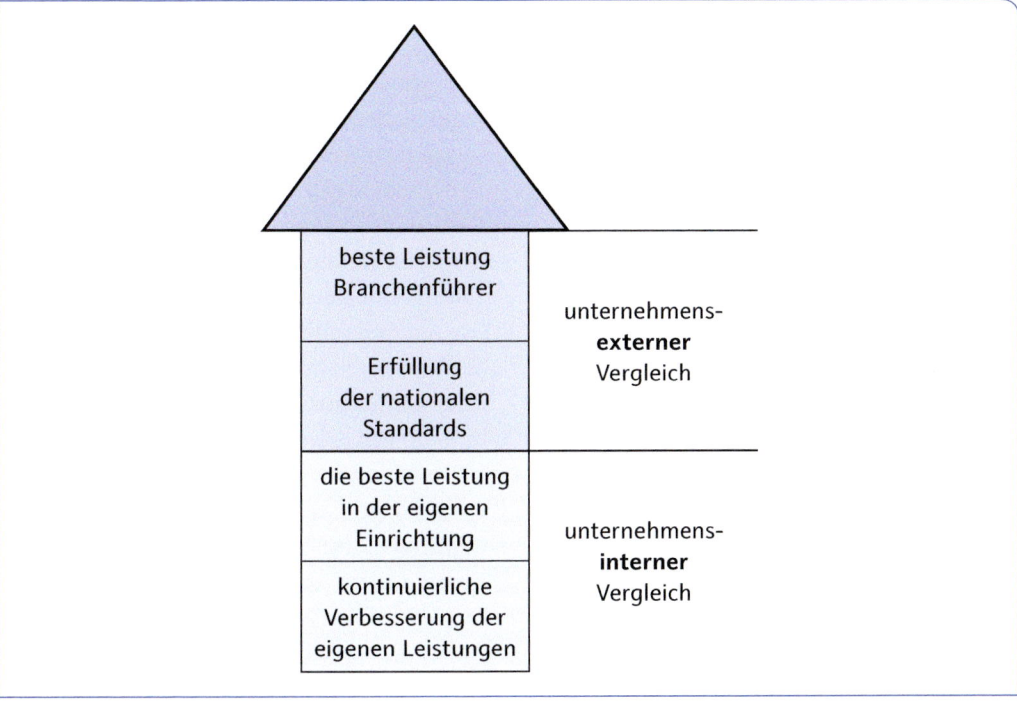

Abb. 6: Stufen des Benchmarkings.

(Altenpflegeheime und Krankenhäuser) und werden bspw. mit ambulanten Pflegediensten verglichen.
- branchenunabhängiges Benchmarking: Der Vergleich findet mit einem völlig andersgearteten Unternehmen statt. Dabei werden häufig nur ein Teilaspekt einer Dienstleistung oder eines Prozesses aus einem Altenpflegeheim/ambulanten Pflegedienst herausgenommen und mit einem anderen Unternehmen einer anderen Branche vergleichen. Beispiel: Ein ambulanter Pflegedienst möchte seine Marketingstrategien, also »Wie werbe ich neue Kunden?« mit einer »Praxis für Krankengymnastik, Ergo- und Physiotherapie« vergleichen, der ebenfalls Marketingstrategien zur Kundenwerbung einsetzen muss.

Voraussetzungen für ein Benchmarking
Der Träger/die Geschäftsleitung muss hinter dem Projekt stehen und die notwendigen Ressourcen (z. B. Geld und Arbeitszeit) bereitstellen. Auch die Mitarbeiter müssen von dem Projekt überzeugt sein, denn Sie müssen hinterher ggf. die Veränderungen in die Praxis umsetzen und Althergebrachtes über Bord werfen. Und letztlich ist die Frage zu klären: Sind in der Einrichtung die Fähigkeiten und Kenntnisse vorhanden, um ein solches Projekt durchzuführen oder wird ein externer Berater benötigt?
- **Vorteile des Benchmarkings**
  – Orientierung an den Kundenanforderungen
  – Gezielte Beseitigung der Unterschiede zum »Klassenbesten«
  – Bestimmung von objektiven Messwerten in der Einrichtung

– Übernahme der erfolgreichsten Strategien der Mitbewerber für die eigene Einrichtung
– Die Möglichkeit, in eine führende Wettbewerbsposition aufzusteigen
– Motivation der Mitarbeiter
- **Nachteile des Benchmarkings**
  – Es existieren kaum Fachleute für Benchmarking und erst recht kaum Experten für den Bereich der Altenpflege
  – Das Benchmarking hat sich in Deutschland noch nicht flächendeckend durchgesetzt – in der Altenpflege erst recht nicht
  – Es entstehen der Einrichtung relativ hohe Kosten
  – Ein sehr großes Problem ist es, andere Altenpflegeheime und ambulante Pflegedienste zum Austausch von sensiblen Daten zu bewegen

Literatur
Kempf, G.; Seibert, G.; Maßalski, O. (2008): Benchmarking: Leitfaden für die Praxis. Carl Hanser Verlag, München
Müller, H. Benchmarking, Kapitel 1/12.8 in: Qualitätsmanagement in der Altenpflege erfolgreich umsetzen. Verlag WEKA MEDIA, Kissing.
Schramm, I. (2010). Benchmarking: Kritische Darstellung eines Instrumentes des strategischen Managements. VDM Verlag Dr. Müller, Saarbrücken

Berater
Siegfried Charlier

Beratung ist heute zu einem »Format« geworden, das in unterschiedlichsten Kontexten von Eheberatung über Finanzberatung bis zu Unternehmensberatung zunehmend nachgefragt wird. Hintergrund ist die immer komplexer werdende moderne Welt, die dem Einzelnen zwar immer mehr Entscheidungsfreiheit zubilligt, aber auch abverlangt. Beratung dient hier der Komplexitätsreduzierung, um Entscheidungsfähigkeit zu ermöglichen. Über Beratung kann externer Sachverstand eingekauft werden.

Entscheidend für den Erfolg und das Gelingen von Beratung ist die Grundhaltung des Beraters (s. Gesprächsführung). Grundhaltung meint ein zweifaches: Sie ist zum einen eine Einstellung zu sich selbst (Selbstbild) und zum anderen eine Einstellung zum Interaktionspartner und drückt damit eine Beziehungsvoreinstellung aus.

Im Grunde gibt es zwei verschiedene Grundeinstellungen des Beraters: die des **Experten** und die des **Prozessbegleiters**. Während der Experte die Rolle eines »Besserwissers« quasi von »oben nach unten« einnimmt, ist die Rolle des Begleiters die eines partnerschaftlichen, gleichberechtigten Kommunikationspartners. Während der Experte bereits das Ergebnis kennt und Ratschläge erteilt, sucht der Begleiter gemeinsam mit dem Klientel nach Lösungen. Während sich der Experte nur dem Auftraggeber gegenüber verpflichtet fühlt, hat der Begleiter das Gesamtsystem im Blick. Während der Experte nach Analyse und Lösungsvorschlag wieder geht, erstreckt sich der Auftrag des Begleiters auch auf die Umsetzung von Lösungsvorschlägen.

Im Einzelnen hat der Berater vier unterschiedliche Funktionen:
1. **Management-Funktion:** Organisator von Handlungsspielräumen und verantwortlich für die »Regie« von Projekten, Problemlösungs- und Entscheidungsprozessen
2. **Katalysator-Funktion:** Analytiker von Bewusstseinsbildungsprozessen. Als »neutraler« Außenstehender ermöglichen seine Beobachtungen und sein Feedback eine bessere Selbststeuerung der Beteiligten

3. **Vorbild-Funktion:** Lernmodell für Offenheit, Transparenz und Konfliktfähigkeit. Indem er fordert (konfrontiert) und fördert (unterstützt) arbeitet er an den Voraussetzungen für Einstellungs- und Verhaltensänderungen
4. **Impulsgeber-Funktion:** Ideenlieferant zur Erweiterung des vorhandenen und bekannten Repertoires. Durch Alternativen, Einladungen zum Experimentieren und Aufzeigen von Lösungsmöglichkeiten steigert er die Methodenkompetenz des zu beratenden Systems

Literatur
Buer, F. (1999). Lehrbuch der Supervision. Votum Verlag, Münster
Eilles-Matthiessen, C. & Janssen, S. (2005). Beratungs-Kompass. Grundlagen von Coaching, Karriereberatung, Outplacement und Mediation. Gabal Verlag, Offenbach

Beschwerdemanagement
Nicole Meyer

»Beschwerden sind Artikulationen von Unzufriedenheit, die gegenüber dem Unternehmen oder auch Drittinstitutionen mit dem Zweck geäußert werden, auf ein subjektiv als schädigend empfundenes Verhalten eines Anbieters aufmerksam zu machen, Wiedergutmachung für erlittene Beeinträchtigung zu erreichen und/oder eine Änderung des kritisierten Verhaltens zu bewirken.« (vgl. Stauss & Seidel 2007, 27)

Die drei Hauptziele des Beschwerdemanagements (BM) (s. Abb. 7) sind:
1. Eine effektive Beschwerdebearbeitung verbessert die Zufriedenheit des Beschwerdeführers bzw. stellt diese wieder her.
2. Der transparente Ablauf des BM gibt Handlungssicherheit im Umgang mit Beschwerden.
3. Die Weiterverarbeitung der Beschwerde ist Bestandteil des QMS und dient der kontinuierlichen Verbesserung der

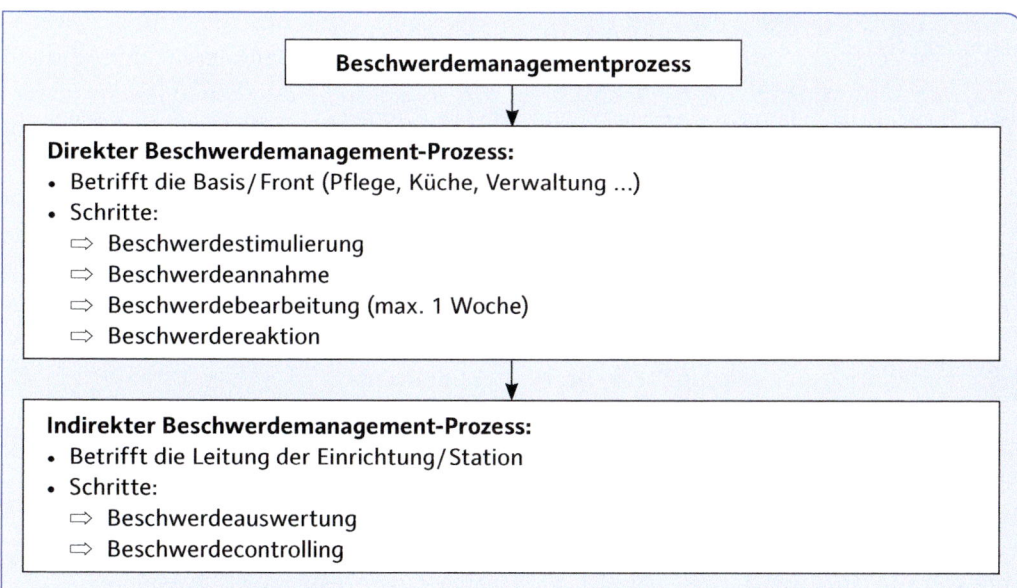

Abb. 7: Unterteilung des BM-Prozesses unter Berücksichtigung der Verantwortlichkeit.

Arbeitsprozesse. Sie beinhaltet die Dokumentation der getroffenen Maßnahme.

Häufig auftretende Ursachen für Beschwerden sind:
- Individuelles Fehlverhalten von Mitarbeiten
- Mängel bei den Arbeitsbedingungen
- Fehler in der Ausführung oder Durchführung der direkten Dienstleitung (z. B.: Pflege-Fehler)

Ein Beschwerdemanagement bearbeitet die Beschwerde in den Schritten:
1. Annahme
2. Bearbeitung
3. Auswertung

Die einzelnen Schritte betreffen verschiedene Hierarchieebenen einer Einrichtung. Sie können noch differenzierter werden, indem man den direkten und indirekten Beschwerdemanagement-Prozess betrachtet.

Beschwerde-Management ist heute fester Bestandteil des Qualitäts-Management. Im Rahmen der Überprüfung der Ergebnisqualität ist es eines der vorgeschriebenen und überprüften Instrumente, z. B. bei der MDK-Überprüfung. Ausgehend von der Tatsache, dass ein zufriedener Kunde einen neuen Kunden bringt, ein unzufriedener Kunde aber 20 potenzielle Kunden abhält, ist es auch für die Pflege Organisationen überlebenswichtig, Beschwerden ernst zu nehmen.

Das Beschwerde-Management umfasst Regelungen der Annahme und der Bearbeitung von Kundenbeschwerden. Die Annahme sollte Anliegen und Auftrag jedes Mitarbeiters sein. Dazu muss der Mitarbeiter Kenntnis sowohl des Leitbildes als auch des Leistungskatalogs seines Unternehmens haben, damit er die Berechtigung der Beschwerde einschätzen kann.

Alle Mitarbeiter müssen also im Beschwerdemanagement geschult werden. Nur bei Beschwerden, die nicht sofort behoben bzw. abgestellt werden können, ist ein Beschwerdeprotokoll sinnvoll. Es muss immer wieder vom Mitarbeiter abgewogen werden, ob sich der Aufwand einer schriftlichen Beschwerdeerfassung und -bearbeitung lohnt bzw. ob der Beschwerdegrund, wenn berechtigt, nicht sofort abgeholfen werden kann. Ist eine sofortige Behebung der Beschwerde möglich, steigert das die Zufriedenheit des Beschwerdeführers ungemein.

Ist eine Beschwerde einmal schriftlich festgehalten, muss sie unbedingt in einem überschaubaren Zeitraum, am besten verbindlich zugesagt, bearbeitet werden. Die Bearbeitung von Beschwerden ist Führungsaufgabe, kann allerdings auch an qualifizierte Mitarbeiter, z. B. Qualitätsbeauftragte, delegiert werden. Dem Beschwerdeführer ist in jedem Falle Bericht zu erstatten, wie die Beschwerde »geheilt« werden könnte und sein Einvernehmen dazu einzuholen.

Über den Umweg des Beschwerdemanagements erhält die Führung Informationen zum Funktionieren der eigenen Organisation. Es ist sozusagen ein »Frühwarnsystem«. Bei der Annahme, aber auch bei der Bearbeitung von Beschwerden hat es sich als sehr hilfreich erwiesen, Beschwerden umzuformulieren: Hinter jeder Beschwerde steckt ein versteckter Wunsch, lautet das Motto des »Reframings (Umformulierung)« im System des Neurolinguistischen Programmierens..

Ausgehend von dem Bewusstsein, dass der Bewohner/Patient uns keine Arbeit macht, sondern unsere Arbeit bzw. unser Arbeitgeber ist, fällt es viel leichter, auf Wünsche einzugehen, als sich kritisiert zu fühlen. Auf Kritik reagieren die meisten Menschen entweder mit beleidigtem Rückzug oder mit

Rechtfertigung, manchmal sogar mit Gegenangriff. Wünsche dagegen erlauben eine viel größere innere Gelassenheit und Souveränität. Voraussetzung ist allerdings das Servicebewusstsein, dass alle Mitarbeiter eine bezahlte Dienstleistung in der Pflege erbringen. Dazu müssen sie lernen, sich und ihre Dienstleistung zu verkaufen.

Literatur
Rönnecke, D. (2002). Kundenorientiertes Beschwerdemanagement. Expert Verlag, Renningen
Schwarz, A. & Schweppe, R. (2009). NLP-Praxis. Neurolinguistisches Programmieren. Die besten Techniken und Übungen für die optimale Kommunikation. Südwest Verlag, München
Stauss, B. & Seidel, W. (2007). Beschwerdemanagement: Unzufriedene Kunden als profitable Zielgruppe. Carl Hanser Verlag, München
Veenema, H. (1999). So machen sie aus Kundenbeschwerden Aufträge. Reklamationen – die zweite Chance für den Verkaufserfolg. München/Zürich

Bestattungsverfügung
Sabine Sappke-Heuser

Mit einer Bestattungsverfügung erklärt ein lebender Menschen, wie nach seinem Tod mit seinem Leichnam verfahren werden soll. Mögliche Regelungsinhalte:
- Bestattungsart und -ort
- Wünsche zur (Gestaltung der) Bestattungsfeier
- Bestimmung einer Person, die im Zweifel Entscheidungen treffen kann
- Weitere Festlegungen wie Kremationsverfügung, Seebestattungsverfügung etc.

Literatur
Altenpflege EXPRESS Pflegewissen, Teil 1, 4.4, Thieme Verlag, Stuttgart

Betreuung
Sabine Sappke-Heuser

Die **persönliche** Betreuung, der unmittelbare Kontakt durch Besuche und Gespräche, ist ein ganz wesentlicher Teil der Tätigkeit des Betreuers (§ 1901 Abs. 1 – 5 BGB). Nur so erfährt er von den Wünschen und Vorstellungen des Betreuten und kann sie umsetzen. Selbst wenn die Behinderung des Betreuten so groß ist, dass eine Verständigung mit ihm nicht möglich ist, muss der Betreuer ihn dennoch aufsuchen. Nur so kann er sich davon überzeugen und dafür sorgen, dass die dem Betreuten verbliebenen Fähigkeiten gefördert und verlorene Fähigkeiten wiederhergestellt werden.

Betreuer haben daneben die Aufgabe, die Betreuten zu vertreten. Sie haben insoweit die Stellung eines gesetzlichen Vertreters und führen im Namen der Betreuten Prozesse (§ 1902 BGB). Von dieser Vertretungsbefugnis werden aber nur Handlungen erfasst, die innerhalb des gerichtlich zugewiesenen Aufgabenbereiches liegen. In anderen Bereichen darf der Betreuer – außer in besonderen Eilfällen – nicht agieren, sondern muss das Gericht über den zusätzlichen Handlungsbedarf informieren (§ 1901 Abs. 5 BGB).

Spezielle Aufgaben des Betreuers
Das Gesetz weist dem Betreuer verschiedene Aufgabenbereiche zu. Der Beschluss des Gerichts (sog. Bestallungsurkunde = amtliche Bescheinigung über die Bestellung) führt diese einzelnen Bereiche auf. Die Betreuung kann – je nach Zustand des Betroffenen – aber auch alle Bereiche umfassen.

Brief-, Post- und Fernmeldebereich (§ 1896 Abs. 4 BGB)
Der Schutz des Brief-, Post- und Fernmeldebereich über Art. 10 GG gilt auch für

betreute Personen. Nur bei entsprechender Anordnung des Gerichts darf der Betreuer die Post entgegennehmen, öffnen und anhalten (§ 1896 Abs. 4 BGB (OLG Hamm, Beschluss vom 16.04.1985, AZ.: 15 W 46/85)).

Heilbehandlung (ärztliche) (§ 1904 BGB)
Jede ärztliche oder pflegerische Maßnahme stellt einen Eingriff in die körperliche Unversehrtheit des Betroffenen dar und bedarf daher seiner Einwilligung (§§ 223 ff. StGB). Trotz der Bestellung eines Betreuers entscheidet also der Patient/Bewohner immer selbst über die Durchführung von Maßnahmen aufgrund des grundgesetzlich geschützten Selbstbestimmungsrechtes (Art. 1 und 2 GG).

Voraussetzung ist dann aber, dass der Betroffene einwilligungsfähig ist, d.h. Art, Bedeutung und Tragweite der beabsichtigten Maßnahme erfassen und seinen Willen hiernach bestimmen kann. Kann er also sein Selbstbestimmungsrecht wahrnehmen, entscheidet er über das Ob und Wie der Maßnahme, auch wenn der Aufgabenkreis des Betreuers den Bereich der Heilbehandlung umfasst! Eine Einwilligung des Betreuers kommt dann nicht in Betracht. Erst wenn diese Fähigkeit fehlt, erteilt der Betreuer – immer in Absprache mit dem Betroffenen (falls möglich) – die Einwilligung.

Wenn die begründete Gefahr besteht, dass die betreute Person aufgrund der Maßnahme stirbt oder einen schweren und länger dauernden gesundheitlichen Schaden erleidet (§ 1904 Abs. 1 BGB (z. B. Todesgefahr bei Operationen, wenn das mit der Maßnahme verbundene Risiko allgemeine Gefahren übersteigt oder bei Verlust der Sehkraft, Amputation eines Beines, nachhaltige Persönlichkeitsveränderungen drohen)) bedarf die Einwilligung des Betreuers der Genehmigung des Betreuungsgerichts. Die drohenden Gefahren müssen konkret und naheliegend sein. Nur hypothetische Vermutungen oder grundsätzliche Risiken lösen keine Genehmigungspflicht aus.

Dieser Vorbehalt dient einerseits dem Schutz des Betroffenen (Art. 1 und 2 GG), andererseits soll der Betreuer mit seiner Verantwortung nicht allein gelassen werden. Keine Genehmigungspflicht besteht in Eilfällen, wenn mit dem Aufschub der Maßnahme Gefahr verbunden wäre (§ 1904 Abs. 1, S. 2 BGB).

Sterilisation (§ 1905 BGB)
Die Sterilisation stellt daher einen besonders schweren Eingriff in die körperliche Unversehrtheit dar. Das Betreuungsrecht enthält ein absolutes Verbot der Sterilisation von Minderjährigen. Bei einwilligungsunfähigen Volljährigen bedarf der Betreuer der Genehmigung des Betreuungsgerichts, die nur unter den ganz engen Voraussetzungen des § 1905 BGB erteilt werden.

Für das Genehmigungsverfahren ist stets ein separater Betreuer (sog. Sterilisationsbetreuer) zu bestellen um Interessenskollisionen auszuschließen (§ 1899 Abs. 2 BGB). Eine Sterilisation nach § 1905 BGB ist nur zulässig zur Abwendung schwerwiegender Notlagen, die mit einer Schwangerschaft verbunden wären.

Unterbringung (§ 1906 BGB)
Betreute Personen können nur mit richterlicher Genehmigung in einer geschlossenen Einrichtung oder in der geschlossenen Abteilung eines Krankenhauses oder Pflegeheimes untergebracht werden. Denn diese Unterbringung wäre mit einer Freiheitsentziehung verbunden, über die nach dem Grundgesetz nur der Richter zu entscheiden hat, Art. 2 Abs. 2 und Art. 104 Abs. 2 GG.

Die Unterbringung eines Betreuten ist nur zulässig, wenn sie zum Wohl des Betreuten erforderlich ist, weil
- die Gefahr einer erheblichen gesundheitlichen Selbstschädigung oder gar Selbsttötung besteht
- oder ohne die Unterbringung eine notwendige ärztliche Maßnahme nicht durchgeführt werden kann.
- Ohne die Genehmigung des Betreuungsgerichts ist die Unterbringung nur zulässig, wenn mit dem Aufschub Gefahr verbunden ist (§ 1906 Abs. 2 BGB). Die Genehmigung muss dann allerdings unverzüglich nachgeholt werden.

Eine Unterbringung aus erzieherischen Gründen oder wegen Gefährdung Dritter ist nach § 1906 BGB nicht zulässig (letzteres regelt sich nach den Unterbringungsgesetzen der Länder).

Unterbringungsähnliche Maßnahmen (§ 1906 Abs. 4 BGB)
Wenn betreute Personen außerhalb geschlossener Abteilungen in (offenen) Anstalten, Heimen oder sonstigen Einrichtungen leben, muss eine richterliche Genehmigung eingeholt werden, wenn ihnen durch mechanische Vorrichtungen, Medikamente oder auf andere Weise über einen längeren Zeitraum oder regelmäßig die Freiheit entzogen werden soll, weil eine konkrete Eigengefährdung gegeben ist (§ 1906 Abs. 4 i. V .m. § 1904 Abs. 1–3 BGB). Dieser Genehmigungsvorbehalt beruht ebenso wie die Zwangsunterbringung auf der grundgesetzlichen Wertordnung (Unterbringung).

Eine Freiheitsentziehung ist nicht anzunehmen, wenn die betroffene Person
- einwilligungsfähig und mit der Maßnahme einverstanden ist oder
- keinen auf Ortsveränderung gerichteten Willen mehr entwickelt (Koma, Apalliker, Halsquerschnittslähmung, dazu auch OLG Hamm, NJW 94, 188, 189 – natürlicher Fortbewegungswille reicht; LG Dresden, Urteil vom 29.10.97, AZ.: 10 O 3520/97 – das Anbringen von Bettgittern ist zur Abwehr einer Eigengefährdung des Betreuten genehmigungsfähig)
- oder die Maßnahme ihn nicht an der willentlichen Fortbewegung hindert (Gurt als Sturzschutz, den der Betroffene selbst öffnen kann).

Als unterbringungsähnliche Maßnahmen kommen z. B. in Betracht:
- **Fixieren** des Betroffenen durch mechanische Vorrichtungen an Stuhl oder Bett durch
  - Bettgitter, Leibgurte, Schutzdecken oder Betttücher
  - Therapietische, Gurte am (Roll-) Stuhl
  - Hand-, Fuß- oder Bauchfesseln
  - Einsperren des Betroffenen durch
  - Absperren der Station oder des Zimmers
  - komplizierte Schließmechanismen oder lange Zahlencodes an den Türen
- **Sedierende Medikamente** wie
  - Schlafmittel,
  - Psychopharmaka, wenn sie gegeben werden,
    - um den Betreuten an der Fortbewegung in der Einrichtung oder am Verlassen der Einrichtung zu hindern,
    - um die Pflege zu erleichtern,
    - um Ruhe auf der Station oder in der Einrichtung herzustellen.
- **Sonstige Vorkehrungen** wie
  - Zurückhalten am Hauseingang durch Personal

– Wegnahme von Bekleidung (z. B. Schuhe) oder Fortbewegungsmitteln (wie z. B. Rollstuhl, Gehwagen)

Umstritten ist die Zulässigkeit von sogenannten Sendeanlagen oder Personenortungsanlagen. Diese Sender lösen bei Verlassen der Einrichtung durch den Betroffenen ein Signal aus. Die Auffassung der Gerichte zur Zulässigkeit und Genehmigungsbedürftigkeit ist unterschiedlich. Bejaht wurde diese Frage u. a. durch die Amtsgerichte Hannover, Bielefeld oder Stuttgart-Bad-Cannstadt. In einer neuen Entscheidung spricht sich das OLG Brandenburg gegen die Genehmigungspflicht des Senderchips aus; genehmigungspflichtig sei der Chip nur, wenn klar sei, dass tatsächlich freiheitsbeschränkende Maßnahmen in der Einrichtung getroffen werden.

Im Pflegealltag stellt sich immer wieder die Frage, wie die Formulierung »über einen längeren Zeitraum oder regelmäßig« im § 1906 Abs. 4 BGB zu verstehen ist.

Eine einmalige Fixierung, z. B. aufgrund eines Fieberanfalls oder eines akuten Durchgangssyndroms nach Narkose, fällt nicht unter die Genehmigungspflicht nach § 1906 Abs. 4 BGB. Eine Regelmäßigkeit ist jedoch anzunehmen, wenn die betreute Person in einer wiederkehrenden bestimmten zeitlichen Abfolge fixiert wird (täglich, zwei- bis dreimal pro Woche). Bei der Klärung der Frage, wann eine genehmigungsbedürtige Regelmäßigkeit vorliegt – ist wie bei der Unterbringung nach § 1906 Abs. 1–3 BGB auch – Art. 104 GG zu beachten. Dieser enthält einerseits die Grundaussage zum Begriff der Freiheitsentziehung –Aufhebung der Bewegungsfreiheit in jeder Richtung von einer gewissen Mindestdauer (wie bei der Verhaftung, Einsperrung oder Arrestierung). Andererseits gibt Art. 104 Abs. 3 GG klar vor, dass spätestens am nächsten Tag eine richterliche Entscheidung eingeholt werden muss (BGH, Beschluss vom 11.10.2000, AZ.: XII ZB 69/ 00). Diese Einschränkung verdeutlicht, dass mit der Vorschrift des § 1906 BGB vor allem dem Richtervorbehalt des Art. 104 Abs. 2 GG Rechnung getragen werden muss und damit dem Schutz des Betroffenen vor willkürlichen oder »bequemen« Maßnahmen, sodass in Zweifelsfällen immer eine Entscheidung des Gerichts eingeholt werden sollte.

Vermögenssorge (§§ 1901, 1903 BGB)
Ist dem Betreuer die Vermögenssorge als Aufgabenbereich übertragen worden, so bestimmt und verwaltet der Betreuer das Vermögen des Betreuten, unter Berücksichtigung seiner Wünsche. Dem Betreuten ist ausreichend Geld zur freien Verfügung zu belassen – entsprechend seinem Lebensstandard. Auch »unvernünftige oder überflüssige« (aber finanzierbare) Ausgaben darf sich der Betreute leisten. Die Betreuung dient nicht dem Schutz des Vermögens, sondern dem des Betreuten, also darf ihm gegen seinen Willen keine sparsame Lebensführung aufgezwungen werden, wenn ausreichend Geld vorhanden ist.

Bei Übernahme der vermögensrechtlichen Angelegenheiten hat der Betreuer zunächst ein Verzeichnis des Betreutenvermögens für das Gericht zu erstellen. Er muss also Grundstücke, Spar- und Girokonten oder Depotauszüge von Wertpapieren in einem Verzeichnis angeben. Das notwendige Formular gibt es bei Gericht. Angaben zu Hausrat und Gegenständen des persönlichen Gebrauchs sind nur erforderlich, wenn die Gegenstände noch einen wirklichen Wert haben, ansonsten genügt eine Gesamtwertangabe.

Nach Einreichung des Vermögensverzeichnisses legt das Gericht einen Abrechnungszeitraum fest. Bei betreuenden nahen Angehörigen besteht diese Abrechnungspflicht normalerweise alle zwei Jahre, außer das Gericht ordnet ausdrücklich einen kürzeren Abstand fest. Geldanlagen, Kreditaufnahmen, Grundstücks- oder Geldgeschäfte (die nicht zum Bestreiten laufender Ausgaben getätigt werden) bedürfen zum Schutz des Betreutenvermögens der Genehmigung des Betreuungsgerichts.

Wohnungsaufgabe (§ 1907 BGB)
Zur Kündigung oder Aufhebung eines Mietverhältnisses über den von der betreuten Person angemieteten Wohnraumes bedarf es der Genehmigung des Betreuungsgerichts, ebenso bei Vermietung des Wohnraums oder Verkauf der Möbel. Schließlich geht mit dem Verlust der Wohnung Lebensmittelpunkt, die vertraute Umgebung, soziale Kontakte (Bekanntenkreis, Nachbarschaft) und die Möglichkeit, den Tagesablauf selbstbestimmt und eigenverantwortlich zu gestalten, verloren. Unter Betreuung stehende Menschen sollen insoweit vor übereilten Maßnahmen geschützt werden.

Das Gericht wird zunächst Erkundigungen bei der Pflegeeinrichtung, den Therapeuten und den behandelnden Ärzten einholen, um in Erfahrung zu bringen, ob der Betroffene in der Lage sein wird, in seine Wohnung zurückzukehren. Falls diese Möglichkeit besteht oder die Frage erst in einigen Monaten geklärt werden kann, wird der Richter den Antrag vorerst ablehnen, um dem Betroffenen eine Rückkehr in seine gewohnte Umgebung offen zu halten.

Bestellung des Betreuers
Der Betreuer wird grundsätzlich vom Betreuungsgericht ausgewählt und bestellt. Wünsche, die der Betroffene im Verfahren oder nachweislich zuvor mündlich oder schriftlich geäußert hat (z. B. in einer Betreuungsverfügung oder Vorsorgevollmacht), sind für das Gericht bindend. Nur wenn die Bestellung der vorgeschlagenen Person dem Wohl des Betroffenen zuwiderlaufen würde, darf das Gericht abweichend eine andere Person bestellen, § 1897 Abs. 4 BGB. Auch Wünsche der betroffenen Person, die nicht immer nachvollziehbar sind, müssen grundsätzlich beachtet werden, gleichgültig ob der Betroffene geschäftsfähig ist oder nicht (so das BayObLG, EZFamR 1996, 258).

Wer eine sogenannte Betreuungsverfügung oder Vorsorgevollmacht besitzt, ist verpflichtet, diese sofort an das Betreuungsgericht weiterzuleiten, sobald er darüber Kenntnis erlangt hat, dass ein Betreuungsverfahren eingeleitet wurde (§ 1901 c BGB). Denn einerseits kann nur so dem Wunsch des Betroffenen Geltung verschafft werden. Andererseits muss das Betreuungsverfahren dann sogar eingestellt werden, wenn die Bevollmächtigung (z. B. über eine Vorsorgevollmacht) die defizitären Bereiche abdeckt, weil kein Grund mehr für eine Betreuerbestellung besteht.

Nach Möglichkeit ist eine einzelne Person einzusetzen (§ 1897 Abs. 1 BGB), damit sich zwischen Betreutem und Betreuer ein Vertrauensverhältnis entwickeln kann. Bei der Auswahl des Betreuers im Betreuungsverfahren hat das Gericht folgende Rangfolge einzuhalten:
- Wunsch des Betroffenen
- Ehegatte, Lebenspartner, Eltern oder Kinder
- weitere Verwandte oder Bekannte
- andere ehrenamtliche Betreuer
- Vereinsbetreuer, Behördenbetreuer oder Berufsbetreuer
- Betreuungsverein oder Betreuungsbehörde

Nur triftige Gründe rechtfertigen eine Abweichung, § 1897 Abs. 4 und 5 BGB. In der Praxis wird diese Reihenfolge eingehalten, so dass in den meisten Fällen die Betroffen von nahen Angehörigen betreut werden (2009 waren es rund 61 %, Bundesamt für Justiz, Referat III 3, »Verfahren nach dem Betreuungsgesetz«, Stand 21. Mai 2010).

Bestellung bei Krankheit oder Behinderung

Ein Betreuer kann nur bestellt werden, wenn bei der betroffenen Person eine Hilfsbedürftigkeit vorliegt, die auf einer im Gesetz genannten Krankheiten oder Behinderung beruht (§ 1896 Abs. 1 BGB).

- **Psychische Krankheit.** Hierzu gehören alle
  - körperlich nicht begründbare (endogene) Psychosen (z. B. Manien, Schizophrenien),
  - körperlich begründbare (exogene) Psychosen (z. B. Störungen aufgrund von Krankheiten oder Verletzungen des Gehirns, wie Hirnverletzungen, Hirnhautentzündungen)
  - Demenzen (z. B. Alzheimer)
  - Neurosen und Persönlichkeitsstörungen (Psychopathien)
  - Suchterkrankungen, wenn sie den Schweregrad einer psychischen Krankheit erreichen
- **Geistige Behinderung.** Dazu gehören angeborene oder während der Geburt oder durch frühkindliche Hirnschädigungen erworbene Intelligenzdefizite verschiedener Schweregrade, die dazu führen, dass der Betroffene weit hinter der altersmäßigen Entwicklung hinterher hinkt.
- **Seelische Behinderung.** Erfasst werden langdauernde psychische Beeinträchtigungen, die als Folge von psychischen Erkrankungen entstanden sind. Hierzu zählen auch die Auswirkungen hirnorganischer Beeinträchtigungen (Demenz), die insbesondere mit den geistigen Auswirkungen des zunehmenden Altersabbaus auftreten (z. B. Demenz vom Alzheimer-Typ).
- **Körperliche Behinderung.** Auch körperliche Behinderungen können Anlass für die Bestellung eines Betreuers sein, allerdings nur, wenn durch die Behinderung die Fähigkeit zur Besorgung der eigenen Angelegenheiten erheblich beeinträchtigt ist (Blindheit, Taubheit, Stummheit, dauernde Bewegungsunfähigkeit). In diesem Fall gilt die Besonderheit, dass ein Betreuungsverfahren nur auf Antrag des Betroffenen eingeleitet werden kann.

Betreuung, Auswirkung

Die Bestellung eines Betreuers führt – anders als das frühere Entmündigungsrecht – nicht zu einer automatischen Entrechtung der betreuten Person.

Datenschutz

Im Rahmen von Betreuungsverhältnissen fallen eine Vielzahl sensibler Daten der Betreuten an, die einerseits eines besonderen (Daten-)Schutzes bedürfen. Andererseits benötigt ein Betreuer, der den Betroffenen rechtlich vertritt, Informationen z. B. über ärztliche und therapeutische Behandlungen oder rechtsgeschäftliche Handlungen des Betreuten, um in dessen Interesse tätig werden zu können. Gesetzliche Regelungen, welche die Übermittlung von Daten an Betreuer regeln, fehlen. Nach herrschender Meinung ist die Weitergabe personenbezogener Daten des Betreuten, der ärztlich behandelt wird, an gerichtlich bestellte (gesetzliche) Betreuer nach den §§ 1896 ff. BGB zulässig, soweit der Betreute bei bestehender natürlicher Einsichtsfähigkeit in die Behandlung und die Übermittlung der Daten eingewilligt hat. Sollte er mit der Weitergabe seiner personenbezogenen Daten nicht einverstanden sein, hat der Betreuer dies zu beachten, § 1901 Abs. 3 BGB. Im Streitfall entscheidet das Gericht.

Einwilligungsfähigkeit
Die Durchführung einer Heilbehandlung setzt stets die Einwilligung der betroffenen Person voraus, die er nur rechtswirksam erteilen kann, wenn er einwilligungsfähig ist. Ist das der Fall, hat sein Wille stets Vorrang. Der Betreuer muss dann die Fragen der Heilbehandlung mit ihm erörtern und bei der Entscheidung muss der Wille des Betroffenen berücksichtigt werden. Erst wenn die Einwilligungsfähigkeit zu verneinen ist, entscheidet in risikolosen Fällen der Betreuer, in risikobehafteten Fällen das Betreuungsgericht (Aufgaben).

Geschäftsfähigkeit
Die betreute Person bleibt trotz der Betreuungsanordnung geschäftsfähig. Die Wirksamkeit der von ihm abgegebenen rechtsgeschäftlichen Erklärungen beurteilt sich einzig danach, ob er deren Wesen, Bedeutung und Tragweise einsehen und sein Handeln danach ausrichten kann, § 104 Nr. 2 BGB. Im Zweifelsfall wird das Betreuungsgericht die Frage durch ein Sachverständigengutachten klären lassen. Ergibt sich aufgrund eines solchen Gutachtens eine Geschäftsunfähigkeit, kann nur der bestellte Betreuer Rechtsgeschäfte für den Betreuten abschließen. Ist der Betroffene dagegen geschäftsfähig, kann er sein Leben nach seinen eigenen Wünschen und Vorstellungen gestalten, § 1901 Abs. 2 BGB, s. d sowohl er als auch der Betreuer rechtswirksam handeln können. Um gegensätzliches Handeln zu vermeiden, ist der Betreuer verpflichtet, sich in allen wichtigen Angelegenheiten mit dem Betreuten abzusprechen, § 1901 Abs. 3 BGB.

Höchstpersönliche Rechte
Höchstpersönliche Rechte sind solche Rechte, die nicht auf einen Vertreter übertragen und nur von dem Berechtigten selbst wahrgenommen werden können. Trotz einer Betreuungsanordnung kann der Betreute die höchstpersönlichen Rechte wahrnehmen. Dazu gehören:
- das Recht der Eheschließung,
- der Begründung einer eingetragenen Lebenspartnerschaft,
- die Errichtung eines Testaments und
- die Ausübung des Wahlrechts.

Voraussetzung ist aber, dass der Betreute geschäftsfähig ist (Ausnahme: Wird der Betreuer für die Besorgung aller Angelegenheiten bestellt, so verliert der Betreute sein Wahlrecht, § 13 Nr. 2 BundeswahlG).

Nur in Ausnahmefällen können höchstpersönliche Entscheidungen auf den Betreuer übertragen werden. So kann ein Betreuer zur Ausschlagung einer Erbschaft (vgl. hierzu OLG Stuttgart FGPrax 2001, 199) bestellt werden.

Beendigung der Betreuung
Aufhebung
Ist der Betreuer auf Antrag des Betreuten bestellt worden, so hebt das Betreuungsgericht auf seinen Antrag die Betreuung wieder auf. Die Betreuung ist ebenso durch gerichtlichen Beschluss aufzuheben, wenn die Notwendigkeit einer Betreuung wegfällt, § 1908 d Abs. 1 BGB.

Automatische Beendigung
Im Falle des Todes des Betreuten endet die Betreuung automatisch. (Sollte der Verstorbene ohne Angehörige sein, können sich die Pflegeeinrichtungen, Nachbarn oder ambulanten Pflegedienste an das zuständige Ordnungsamt wenden, das sich um die Benachrichtigung des Standesamtes, Nachlassgericht, Bestattungsunternehmen etc kümmert.)

Entlassung
Das Betreuungsgericht hat den Betreuer zu entlassen, wenn die Eignung zur Besorgung der Angelegenheiten des Betreuten nicht mehr gewährleistet ist oder ein anderer wichtiger Grund vorliegt, § 1908 b Abs. 1 BGB. Wer z. B. nicht in der Lage ist, die Interessen des Betreuten gegenüber Dritten wie Behörden, Vermietern oder anderen Vertragspartnern zu vertreten, ist in der Regel ungeeignet. Das gleiche gilt für Personen, die trotz Hilfestellung durch Vereine und Betreuungsbehörden ihre Pflichten gegenüber dem Betreuten und dem Betreuungsgericht nicht wahrnehmen können oder sich sogar am Vermögen des Betreuten bereichern (Untreue). Eine mangelnde Eignung kann sich auch später durch eine schwere Erkrankung des Betreuers ergeben und er dadurch seinen Pflichten nicht mehr nachkommen kann.

Ein Betreuer selbst kann, wenn ihm die Betreuung aufgrund neu eingetretener Umstände nicht mehr zugemutet werden kann, seine Entlassung beim Vormundschaftsgericht verlangen, § 1908 b Abs. 2 BGB. Solche Umstände können z. B. in einer Überforderung bestehen, dass der Betreute den Betreuten ständig belästigt oder bedroht oder von ihm erheblich mehr Zeit an Betreuertätigkeit verlangt, als der Betreuer erbringen kann. Auch ein beruflicher Wechsel beim Betreuer, etwa in eine weit entfernte Stadt oder erhebliche Belastungen in der familiären Sphäre des Betreuers können eine solche Unzumutbarkeit begründen.

Wenn der Betroffene durch eine oder mehrere andere Personen außerhalb einer Berufsbetreuung betreut werden kann, soll der Berufsbetreuer entlassen werden (§ 1897 Abs. 6 BGB; § 1908 b Abs. 1 BGB). Dies betrifft vor allem Situationen, in denen die Betreuung nicht mehr die Fachkenntnis des Berufsbetreuers erfordert.

Da es für den Betreuten nachteilig kann sein, wenn sein Betreuer ausgetauscht wird und er sich an eine neue Person gewöhnen muss, sollte ein Wechsel tunlichst vermieden werden.

Betreuungsrecht
Das früher geltende Vormundschafts- und Pflegschaftsrecht wurde zum 01.01.1992 durch das sog. Betreuungsrecht abgelöst. Die Entmündigung wurde abgeschafft und anstelle des Vormunds oder Pflegers wird vom Betreuungsgericht seitdem ein sog. gesetzlicher Betreuer bestimmt (geregelt im 4. Buch des BGB, Titel 2 »Rechtliche Betreuung«, §§ 1896 ff. BGB). Die verfahrensrechtlichen Vorschriften finden sich im Wesentlichen in den §§ 271 bis 341 FamFG (Gesetz über das Verfahren in Familiensachen und in den Angelegenheiten der freiwilligen Gerichtsbarkeit).

Das Betreuungsrecht hat eine ganz wesentliche Neuerung gebracht: Für eine volljährige Person wird ein Betreuer nur in den Lebensbereichen bestellt, in denen derjenige tatsächlich der Hilfe bedarf. Die neue Regelung führt nicht mehr zu der – früher üblichen automatischen – Entrechtung des Betroffenen, sondern ihm wird lediglich ein Helfer unterstützend zur Seite gestellt. Im Rahmen seiner verbliebenen Fähigkeiten kann und darf der Betreute also ein selbstbestimmtes Leben führen und bleibt vor allem handlungs- und geschäftsfähig (§§ 1901, 1906 BGB).

Das Betreuungsrecht ist für den Pflegealltag von grundlegender Bedeutung, da es für die Zulässigkeit jeder Behandlungsmaßnahme auf die [Einwilligung](#) des Bewohner/Patient ankommt. Kann der Bewohner/Patient in Folge geistiger Defizite oder längerer Bewusstlosigkeit diese Einwilligung selbst nicht mehr abgeben, so bedarf es – von Notfallsituationen abgesehen – der Einwilligung seines Vertreters. Vertretungsberechtigt sind bei Volljährigen – entgegen einer weit verbreiteten und sich hartnäckig haltenden Meinung – weder die Eltern noch der Ehepartner oder gar die volljährigen Kinder. Als Vertreter darf nur agieren, wer von dem Betroffenen selbst ausdrücklich als Bevollmächtigter benannt oder vom Betreuungsgericht als Betreuer bestimmt wurde.

Betreuereignung
Das Gericht prüft, ob der vorgeschlagene Betreuer geeignet ist, in dem vom Gericht bestimmten Aufgabenkreis die Angelegenheit des Betreuten zu besorgen, § 1987 Abs. 1 BGB. Der zu Betreuende kann selbst einen Betreuer vorschlagen. Äußert er keinen Wunsch, wird die Betreuungsbehörde vom Betreuungsgericht aufgefordert, eine eignete Person vorzuschlagen, § 8 S. 3 BtBG (Gesetz über die Wahrnehmung behördlicher Aufgaben bei der Betreuung Volljähriger). An der Eignung kann es z. B. fehlen, wenn sich erhebliche Interessenswidersprüche und Konflikte oder eventuelle Familienkonflikte abzeichnen, § 1897 Abs. 5 BGB (z. B.: Eigeninteresse eines verwandten Betreuers an der Erhaltung des Vermögens des Betreuten und evtl. späteren Erbes).

Betreuungsgericht
Das Betreuungsgericht ist nach dem neuen FamFG (Gesetz über das Verfahren in Familiensachen und in den Angelegenheiten der freiwilligen Gerichtsbarkeit) ab 1.09.2009 zuständig für die:
- rechtliche Betreuung (und Unterbringung) von Volljährigen,
- die Unterbringung nach dem jeweiligen Landesgesetz über die Unterbringung von psychisch Kranken (PsychKG, in einigen Bundesländern auch »Unterbringungsgesetz«) sowie für die
- sog. betreuungsrechtlichen Zuweisungssachen, z. B. Pflegschaften für Erwachsene.

Betreuer, Kontrolle
Das Betreuungsgericht und der hier zuständige Rechtspfleger üben die Aufsicht über den Betreuer aus. Ihnen gegenüber ist er regelmäßig rechenschaftspflichtig. Dritte oder Angehörige haben die Möglichkeit, ihre Beschwerden über den Betreuer beim Betreuungsgericht einzureichen. Das Gericht muss diesen Hinweisen nachgehen.

Betreuer, Kosten
Die Vergütung von Betreuern ist im Vormünder- und Betreuervergütungsgesetz (VBVG) geregelt.

Der **ehrenamtlich** tätige Betreuer erhält keine Vergütung. Für seine Aufwendungen (Unkosten) kann er entweder Aufwendungsersatz (dann muss er die Aufwendungen einzeln durch Quittungen nachweisen) oder eine Pauschale (ohne Nachweis) von 323,– Euro pro Jahr geltend machen.

Das Vergütungssystem der **Berufsbetreuer** ist 2005 grundlegend geändert worden. Berufsbetreuer wird man dadurch, dass man vom Betreuungsgericht als Betreuer (§ 1836 Abs. 1 BGB, § 1897 Abs. 6 BGB, § 1 ff. VBVG) bestellt und im Bestel-

Tabelle 1: Kosten für den Betreuer – Vergütungspauschale bei vermögenden Betreuten (§ 5 Abs. 1 VBVG).

Zeitraum	Betreute im Heim	Betreute außerhalb eines Heimes
1. bis 3. Monat	5,5 Stunden im Monat	8,5 Stunden im Monat
4. bis 6. Monat	4,5 Stunden im Monat	7 Stunden im Monat
7. bis 12. Monat	4 Stunden im Monat	6 Stunden im Monat
ab 2. Jahr	2,5 Stunden im Monat	4,5 Stunden im Monat

Tabelle 2: Kosten für den Betreuer – Vergütungspauschale bei mittellosen Betreuten (§ 5 Abs. 2 VBVG).

Zeitraum	Betreute im Heim	Betreute außerhalb eines Heimes
1. bis 3. Monat	4,5 Stunden im Monat	7 Stunden im Monat
4. bis 6. Monat	3,5 Stunden im Monat	5,5 Stunden im Monat
7. bis 12. Monat	3 Stunden im Monat	5 Stunden im Monat
ab 2. Jahr	2 Stunden im Monat	3,5 Stunden im Monat

lungsbeschluss die Betreuung als beruflich geführt bezeichnet wird. Ein Betreuer soll grundsätzlich mehr als 10 Betreuungen führen, wenn er als Berufsbetreuer tätig sein will (§ 1 VBVG).

Nach den §§ 4 ff. VBVG wird nicht mehr der tatsächliche Zeitaufwand vergütet, sondern

- ein pauschaler Zeitansatz nach Stundensätzen,
- gerechnet vom Beginn der Betreuung,
- unterschieden nach vermögenden Betreuten (Selbstzahlern) und
- mittellosen Betreuten, für die nach § 1836 d BGB die Staatskasse aufzukommen hat.

Unterschieden wird weiterhin, ob der Betreute seinen gewöhnlichen Aufenthalt (= Lebensmittelpunkt, vgl. § 30 Abs. 3 SGB I) innerhalb oder außerhalb eines Heimes im Sinne des § 5 Abs. 3 VBVG hat. Heime im Sinne dieser Bestimmung können auch Langzeitpsychiatrien oder Justizvollzugsanstalten sein, sofern der Betroffene voraussichtlich lange Zeit seinen Aufenthalt dort haben wird.

Stundensatz und Aufwendungsersatz des Betreuers nach § 4 VBVG:

- 27,00 Euro für jede nach § 5 anzusetzende Stunde
- Verfügt der Betreuer über besondere Kenntnisse, die für die Führung der Betreuung nutzbar sind, so erhöht sich der Stundensatz:
    - auf 33,50 Euro, wenn diese Kenntnisse durch eine abgeschlossene Lehre oder eine vergleichbare abgeschlossene Ausbildung erworben sind
    - auf 44 Euro, wenn diese Kenntnisse durch eine abgeschlossene Ausbildung an einer Hochschule oder durch eine vergleichbare abgeschlossene Ausbildung erworben sind
- Für Behördenbetreuer und Betreuungsvereine gelten zusätzliche Regelungen.

Tod des Betreuers
Nach dem Tod des Betreuers ist ein neuer Betreuer zu bestellen (§ 1908 c BGB). Der Erbe des Betreuers hat dessen Tod dem Betreuungsgericht zu melden (§ 1894 BGB).

Betreuungsverfahren
Das Betreuungsverfahren ist im Wesentlichen in den §§ 271 bis 341 FamFG geregelt (Gesetz über das Verfahren in Familiensachen und in den Angelegenheiten der freiwilligen Gerichtsbarkeit).

Anhörung
In dem Verfahren ist der Betroffene grundsätzlich zu hören, § 278 iVm. § 34 FamFG, solange eine Anhörung aufgrund seines Zustandes möglich ist. Das Gericht kann zur Aufklärung des Sachverhalts – insbesondere zur Berücksichtigung sozialer Belange – Angehörige, Pflegekräfte oder Sozialarbeiter/innen hinzuziehen, § 279 FamFG. Daneben ist die Betreuungsbehörde zu hören und die Einholung eines Sachverständigengutachtens über die Notwendigkeit einer Betreuung vorgeschrieben, §§ 280 ff FamFG. Stellt der Betroffene selbst den Antrag, reicht stattdessen ein ärztliches Zeugnis des behandelnden Arztes. Das Gericht kann von der Einholung eines Gutachtens nach § 280 Abs. 1 FamFG absehen, soweit durch die Verwendung eines bestehenden ärztlichen Gutachtens des Medizinischen Dienstes der Krankenversicherung (MDK) nach § 18 SGB XI festgestellt werden kann, inwieweit bei dem Betroffenen infolge einer Krankheit oder Behinderung die Voraussetzungen für die Bestellung eines Betreuers vorliegen.

Bestellungsbeschluss
Im Bestellungsbeschluss ist aufzuführen:
- für wen ein Betreuer bestellt wird,
- der Name des Betreuers (bei Vereins- und Behördenbetreuern auch der Name des Betreuungsvereins bzw. der Betreuungsbehörde),
- der Aufgabenkreis des Betreuers,
- ob und ggf. für welchen Aufgabenkreis ein Einwilligungsvorbehalt festgelegt wurde,
- das Datum der Überprüfung des Bestellungsbeschlusses (spätestens nach 7 Jahren, üblich sind zwei Jahre, danach muss eine erneute Überprüfung erfolgen, § 295 Abs. 2 FamFG),
- sowie eine Rechtsmittelbelehrung (§ 69 b FamFG).
- Ausdrücklich angeordnet werden muss, wenn der Betreuer für die Post oder den Fernmeldeverkehr des Betreuten zuständig sein soll (§ 1896 Abs. 4 BGB).
- Wird die Betreuung beruflich geführt, ist dies ebenfalls zu vermerken (§ 1836 Abs. 1 Satz 2 BGB).

Der Beschluss des Gerichts über die Betreuerbestellung ist dem Betroffenen bekannt zu geben und zu begründen. Sein Verfahrenspfleger, der Betreuer und die Betreuungsbehörde (§ 69 a FGG) sind zu benachrichtigen. Ggf. sind auch andere Behörden (z. B. Wahlamt, Meldeamt, § 69 k, § 69 l FGG) und das Heim, in dem der Betroffene lebt (§ 69 m FGG) zu verständigen.

Einleitung des Betreuungsverfahrens
Der Betreuer kann **auf Antrag** des Betroffenen bestellt werden. Diese Alternative spielt in der Praxis eine relativ geringe Rolle, zumal die Gerichte den Betroffenen bei einer solchen Antragsstellung meist auf die Möglichkeit einer Vorsorgevollmacht verweisen, um unnötige Betreuungen zu vermeiden, die Kosten für den Betroffenen oder den Staat mit sich bringen.

Den Regelfall stellt die Bestellung **von Amts wegen** dar, indem Personen aus dem persönlichen Umfeld (z. B. Angehörige, Nachbarn, Pflegeeinrichtungen, Krankenhaus, ambulante Dienste oder behandelnde Ärzte) sich an das Gericht wenden, mit dem Hinweis, dass die betreffende Person sich nicht mehr selbst helfen kann. Aufgrund dieser Information muss das Betreuungsgericht tätig werden und von Amts wegen ein Verfahren einleiten.

Verfahrensfähigkeit des Betroffenen
In Betreuungssachen ist der Betroffene ohne Rücksicht auf seine Geschäftsfähigkeit verfahrensfähig, § 275 FamFG, d. h. er kann selbst Anträge stellen, Rechtsmittel einlegen, Gutachten einfordern oder Zeugen befragen. Kann der Betroffene sich selbst nicht mehr äußern oder dem Verfahren folgen, wird ihm vom Gericht ein Verfahrenspfleger als eine Art Rechtsbeistand bestellt.

Soll sich die Betreuung auf die Besorgung aller Angelegenheiten erstrecken oder droht die Unterbringung, dann muss das Gericht einen Pfleger bestellen, unabhängig vom Zustand des Betroffenen, § 276 FamFG.

Verfahrenskosten
Die Kosten des Verfahrens trägt der Betreute selbst, können aber vom Gericht der Staatskasse auferlegt werden, §§ 80 ff, 307 FamFG. Kosten entstehen z. B. durch Gerichtsgebühren und Auslagen, insbesondere für das Sachverständigengutachten (über die Ermittlung der Notwendigkeit, den Umfang und die voraussichtliche Dauer der Betreuung). Diese Kosten muss der Betreute nur tragen, wenn sein Vermögen nach Abzug der Verbindlichkeiten mehr als 25.000 Euro beträgt. (Eine Eigentumswohnung oder ein eigenes Haus, das der Betreute allein oder mit Angehörigen bewohnt, bleibt unberücksichtigt und wird nicht zum Vermögen gerechnet.)

Vorrang anderer Hilfen
Die Bestellung eines Betreuers ist nach § 1896 Abs. 2 Satz 2 BGB nicht erforderlich, wenn die Angelegenheiten des Betroffenen ebenso gut durch einen Bevollmächtigten oder andere Hilfsangebote besorgt oder ausgeglichen werden können:
- Betroffener kann die Wohnung nicht mehr verlassen – Familienangehörige, Nachbarn kaufen ein, Lebensmittelläden bieten Bringdienste an,
- Betroffener kann Wohnung nicht mehr sauber halten – Putzhilfe,
- Kochen bereitet Schwierigkeiten – Essen auf Rädern,
- Soziale Dienste, Nachbarschaftshilfen bieten Transporte zu Veranstaltungen, Ärzten etc. an.

In diesen Fällen wird die Organisation praktischer Hilfen ausreichend sein. Können solche Hilfen also die »Lücken« schließen, haben diese grundsätzlich Vorrang vor einer Betreuung. Der Gesetzgeber hebt damit nochmals ausdrücklich hervor, dass die Betreuung als »Ultima Ratio«, also als letztes Mittel angeordnet werden soll.

Vorrang des Bevollmächtigten
Jeder kann in gesunden Tagen vorausschauend (für den Fall von Krankheit oder Alter) eine Person seines Vertrauens mit der Wahrnehmung seiner Angelegenheiten bevollmächtigen. Kommt derjenige später nicht mehr allein zurecht, kann der von ihm bestimmte Bevollmächtigte unmittelbar – ohne dass es weiterer Maßnahmen bedarf – für ihn handeln. Erst wenn der Betroffene keine vorsorgenden Vorkehrungen getroffen hat, greift der Gesetzgeber schützend ein

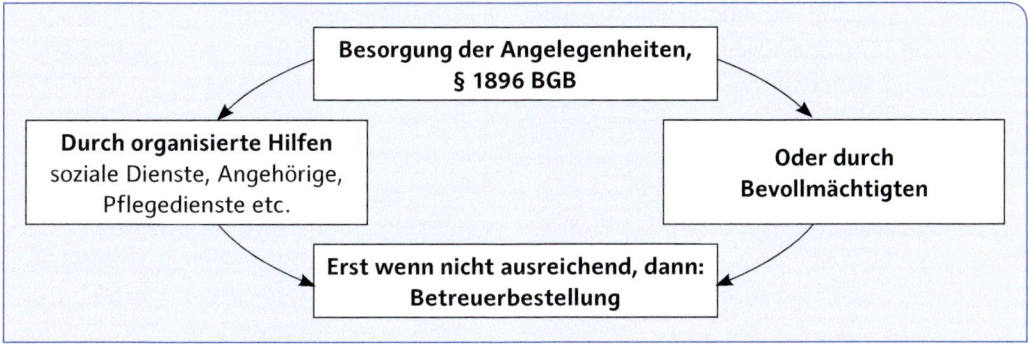

Abb. 8: Vorrang des Bevollmächtigten.

und bestellt einen Betreuer mit der Wahrnehmung seiner Rechte. Diese Nachrangigkeit entspricht der grundgesetzlichen Wertung, dass der Wille des Betroffenen, der durch die Bevollmächtigung zum Ausdruck kommt, vorrangig zu berücksichtigen ist (Selbstbestimmungsrecht, Art. 1 Abs. 1 und Art. 2 Abs. 1 GG). Eine solche Bevollmächtigung kann z. B. eine Vorsorgevollmacht an einen Angehörigen oder Vertrauten sein.

Ist der betroffene Vollmachtgeber nicht mehr in der Lage, seinen Bevollmächtigten zu kontrollieren, kann das Gericht einen Kontrollbetreuer bestimmen, mit dem Aufgabenbereich der »Kontrolle des Bevollmächtigten« (§ 1896 Abs. 3 BGB) (s. Abb. 8).

Literatur
Arbeitgeber Hannover BtPrax 1992, 113
Arbeitgeber Bielefeld, BtPrax 1996, 232
Arbeitgeber Stuttgart-Bad-Cannstadt FamRZ 1997, 704
BayObLG, EZFamR 1996, 258; OLG Düsseldorf, FamRZ 1996, 1373
BGH, Beschluss vom 11.10.2000, AZ.: XII ZB 69/00, vgl. BGHZ 82, 261, 263 ff
BT Drucksache 11/4528, S. 83 (http://dipbt.bundestag.de/dip21/btd/11/045/1104528.pdf)
Bundesamt für Justiz, Referat III 3 (2010). Verfahren nach dem Betreuungsgesetz.
Bundesjustizministerium der Justiz. Betreuungsrecht. www.bmj.bund.de/publikationen
Datenschutz im Betreuungsverhältnis, in: http://cdl.niedersachsen.de/blob/images/C422_177_L20.pdf
Deinert, H. (2008). BtPrax 4/2008, S.149 ff
Deinert, H. Datenerhebung und Datenübermittlung im Bereich der rechtlichen Betreuung, http://www.horstdeinert.de/daten-schutz.htm
Großkopf, V. & Klein, H. (2011). Recht in Medizin und Pflege. Spitta Verlag, Balingen
OLG Brandenburg, Beschluss vom 19.01.2006
Unruh, P. (2005). BtPrax 4/2005, S. 121 ff
Rösen, E. (2007). Dokumentation in der Altenpflege. Urban & Fischer Verlag/Elsevier GmbH, München

Betreuungsverfügung
Sabine Sappke-Heuser

In der Betreuungsverfügung kann festgelegt werden, wer bei einer Betreuungsbedürftigkeit als Betreuer oder wer keinesfalls als Betreuer bestellt werden soll. Für den Fall, dass der Betroffene sich nicht mehr äußern kann, muss das Gericht diese Wünsche berücksichtigen, wenn dies dem Wohl des Verfügenden nicht zuwiderläuft, § 1897 Abs. 4 BGB.

Mittels einer Betreuungsverfügung kann bestimmt werden:
- Wer zum Betreuer bestellt werden soll und wer nicht (§ 1897 Abs. 4 BGB)
- Wo der Wohnsitz des Betreuten sein soll (§ 1901 Abs. 3 BGB)
- Was inhaltlich auch Bestandteil einer Patientenverfügung sein könnte

- Ob im Pflegefall zu Hause oder in einer Einrichtung gepflegt werden soll
- Iin eingeschränktem Maße auch Umgang mit Finanzen, Geschenke an Kinder usw. Hier ist der Betreuer aber durch restriktive Maßnahmen der Vermögensverwaltung gesetzlich eingeschränkt, §§ 1804, 1806 ff. BGB

Der spätere Betreuer hat diese Wünsche unter Beachtung des Wohls des Betroffenen und der Zumutbarkeit für sich selbst auszuführen. Betreuungsverfügungen können im Zentralen Vorsorgeregister der Bundesnotarkammer in Berlin registriert werden (www.vorsorgeregister.de). Im Betreuungsverfahren kann der Richter durch eine Abfrage bei dem Register Kenntnis von einer Betreuungsverfügung erlangen und so die Wünsche des Betroffenen berücksichtigen. Zudem sichert eine solche Betreuungsverfügung – anders als die Vorsorgevollmacht – die Kontrolle des vorgeschlagenen Vertreters durch das Betreuungsgericht. Außerdem berechtigt die Betreuungsverfügung die vorgeschlagene Person erst nach der Prüfung und Bestellung durch das Gericht zum Handeln.

Literatur
Schneider, E. (2007). Pflege und Betreuung bei psychischen Alterserkrankungen. Facultas Verlag, Wien

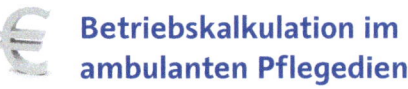

Betriebskalkulation im ambulanten Pflegedienst
Bernhard Rappenhöner

Die Betriebskalkulation eines ambulanten Pflegedienstes dient der Ermittlung des notwendigen Stundenerlöses. Also dem Erlös bzw. Umsatz, der während eines Pflegeeinsatzes inklusiver der Fahrzeit zum Pflegekunden erzielt werden kann. Berechnungsbasis ist dabei die Stunde als betriebliche Recheneinheit. Die Kalkulation basiert auf den Annahmen, dass ein linearer Kostenverlauf zugrunde gelegt wird und lediglich die Personalkosten als variable Kosten angesehen werden. Dies ist insofern schlüssig, da kurzfristige Anpassungsprozesse nur anhand der Personalkosten bei entsprechender Gestaltung der Arbeitszeitmodelle vorgenommen werden können.

Schritt 1: Kapazitätsermittlung
Die Kalkulation des notwendigen Stundenerlöses erfolgt in fünf Teilschritten.

Im ersten Schritt wird die Kapazität des Pflegedienstes ermittelt. Hierzu wird zunächst jene Arbeitszeit ermittelt, die einem Pflegemitarbeiter überhaupt für die direkte Pflege zur Verfügung steht. In Tabelle 11 wird exemplarisch dargestellt, wie eine Berechnung erfolgen kann. Die Angaben sind natürlich betriebsindividuell oder sind tarifvertraglich geregelt.

Tabelle 11: Ermittlung der Nettoarbeitszeit eines Pflegemitarbeiters.

Beschreibung	Zahl	Einheit	Herkunft Daten
Regelarbeitszeit des Mitarbeiters je Monat	160,00	Std./KW	Angabe
· Wochen je Monat	4,348	KW/Monat	Datum aus BAT
= Sollstunden je Woche	36,80	Std./Monat	Berechnung
Berechnung des Tageswertes			
Arbeitszeit je Woche	36,80	Std./KW	Berechnung siehe oben
/ Tagewoche	6	Tage	Angabe
= AZ je Tag	6,13	Std./Tag	Berechnung
Berechnung der jährlichen AZ			
Regelarbeitszeit des Mitarbeiters je Monat	36,80	Std./KW	Berechnung
· Anzahl Wochen je Monat	4,348	KW/Monat	Datum aus BAT
× Anzahl Monate	12	Monate	Datum
Stunden im Jahr (Mtl AZ · 12)	1.920,00	Std./Jahr	Berechnung
Berechnung der Verteilzeiten			
Anzahl Urlaubstage im Jahr	30	Tage je Jahr	Eingabe
· Stundenwert je Arbeitstag	6,13	Std./Tag	Berechnung siehe oben
= Anzahl Urlaubsstunden je Jahr	183,99	Std./Jahr	Berechnung
Anzahl Kranktage im Jahr	10	Tage je Jahr	Eingabe Schätzer bzw Ist-Werte
· Stundenwert je Arbeitstag	6,13	Std./Tag	Berechnung siehe oben
= Anzahl Krankheitsstunden je Jahr	61,33	Std./Jahr	Berechnung
Anzahl Dienstbesprechungen im Monat	2	Tage je Monat	Eingabe Schätzer bzw Ist-Werte
· Dauer der Dienstbesprechung	2,00	Stunden	Berechnung siehe oben
= Anzahl Dienstbesprechungen je Monat	4	Std./Monat	Berechnung
Weiter Verteilzeiten des Mitarbeiters	50	Std./Jahr	Eingabe Schätzer bzw. Ist-Werte
Nettoarbeitszeit des Mitarbeiters	1.620,68	Std./Jahr	Berechnung
Nettoarbeitszeit des Mitarbeiters	135,06	Std./Monat	Berechnung

Wie aus der Tabelle ersichtlich ergibt sich bei einer vertraglichen monatlichen Arbeitszeit von 160 Stunden eine durchschnittliche wöchentliche Arbeitszeit von 36,80 Stunden sowie ein Tageswert für die Verteilzeiten wie Urlaub oder Krankheit in Höhe von 6,13 Stunden je Arbeitstag.

Entsprechende andere arbeitsvertragliche oder tarifvertragliche Bedingungen müssen in der Berechnung entsprechend Berücksichtigung finden. Es ergibt sich in dem vorliegenden Fall dann eine jährliche Bruttoarbeitszeit von 1.920 Stunden.

Nachfolgend werden die Verteilzeiten des Mitarbeiters ermittelt. Diese bestehen aus Urlaub sowie Krankheit und Dienstbesprechungen. Darüber hinaus können aber auch weitere Verteilzeiten zum Tragen kommen. Dies können Fortbildungen oder sonstige bezahlte Freistellungen sein, wie die Mitarbeit beim Betriebsrat. In Tabelle … sind diese Zeiten als weitere Verteilzeiten zusammengefasst. Schließlich werden von der ermittelten jährlichen Arbeitszeit die Verteilzeiten abgezogen.

Im vorliegenden Fall verbleibt dann von der vertraglichen Arbeitszeit von 1.920 Stunden je Jahr eine Nettoarbeitszeit von rund 1.620 Stunden je Jahr.

Schritt 2: Lohnkosten

Im zweiten Teilschritt müssen nun die tatsächlichen Lohnkosten des Pflegemitarbeiters ermittelt werden.

Tabelle 12: Ermittlung der Lohnkosten eines Pflegemitarbeiters.

Bezeichnung	Prozent	Betrag je Monat	Betrag je Jahr	Herkunft Daten
Stundenlohn		14,00 €		Arbeitsvertrag
Lohn/Gehalt		2.240,00 €	26.880,00 €	alternativ Arbeitsvertrag
Weihnachtsgeld			2.240,00 €	Arbeitsvertrag
Urlaubsgeld			1.000,00 €	Arbeitsvertrag
Sonderzahlungen			159,52 €	VWL etc.
Steuerfreie Bezüge			–,– €	Angaben MA
Bruttogehalt		2.523,29 €	30.279,52 €	Berechnung
Rentenversicherung	19,90%	502,14 €	6.025,63 €	gesetzliche Vorgabe
Krankenversicherung	15,50%	391,11 €	4.693,33 €	gesetzliche Vorgabe
Pflegeversicherung	1,95%	49,20 €	590,45 €	gesetzliche Vorgabe
Arbeitslosenvers.	3,00%	75,70 €	908,39 €	gesetzliche Vorgabe
Berufsgenossenschaft	1,50%	37,85 €	454,19 €	gesetzliche Vorgabe
Frei	0,00%	–,– €	– €	Eingabe frei
SozAngaben Gesamt		1.056,00 €	12.671,98 €	Berechnung
Arbeitgeber Anteil	50,00%	528,00 €	6.335,99 €	Vorgabe
Lohnkosten		3.051,29 €	36.615,51 €	Berechnung

Tabelle 13: Ermittlung der Lohnkosten je Leistungsstunde aller Pflegemitarbeiter.

Name	Lohnkosten	Nettostunden	Kosten je Stunde
Mitarbeiter 1	3.051,29 €	135,06	22,59 €
Mitarbeiter 2	2.825,31 €	115,39	24,48 €
Mitarbeiter 3	1.982,36 €	80,50	24,63 €
Mitarbeiter 4	1.982,36 €	80,50	24,63 €
Mitarbeiter 5	1.711,24 €	80,50	21,26 €
Mitarbeiter 6	1.548,26 €	80,50	19,23 €
Mitarbeiter 7	1.711,24 €	80,50	21,26 €
Mitarbeiter 8	461,50 €	30,00	15,38 €
Mitarbeiter 9	461,50 €	30,00	15,38 €
Mitarbeiter 10	396,50 €	30,00	13,22 €
Mitarbeiter 11	396,50 €	30,00	13,22 €
Gesamt	16.528,06 €	772,95	21,38 €

Im Beispiel hat der Mitarbeiter bei einer monatlichen Arbeitszeit von 160 Stunden und einem Stundenlohn von 14,00 Euro je Stunde einen Monatslohn in Höhe von 2.240,– Euro. Zu diesem Betrag müssen sowohl die jährlichen Einmalzahlungen wie Urlaubs- und/oder Weihnachtsgeld sowie die Arbeitgeberbeiträge zur Sozialversicherung hinzugerechnet werden. Es ergeben sich im Beispiel somit monatliche Lohnkosten in Höhe von rund 3.051 Euro; was jährlichen Lohnkosten von rund 36.616 Euro entspricht.

Schritt 3: Ermittlung der variablen Kosten

Fassen wir nun Schritt eins und Schritt zwei zusammen und ermitteln nun in Schritt drei die jeweiligen Nettoarbeitszeiten sowie die jeweiligen Lohnkosten für jeden in der Pflege tätigen Pflegemitarbeiter, so entsteht eine Auflistung, wie Tabelle 13 sie zeigt.

Summiert man alle Lohnkosten und Nettostunden aller in der Pflege tätigen Mitarbeiter und teilt die Lohnkosten durch die Nettostunden, erhält man die durchschnittlichen Lohnkosten je Pflegestunde, die im vorliegenden Fall 21,38 Euro betragen.

Zu bemerken ist an dieser Stelle, dass dieser Betrag ein Durchschnittswert ist. Es ist ein erheblicher Kostenunterschied, ob Mitarbeiter 11 mit durchschnittlichen Lohnkosten von 13,22 Euro je Stunde oder Mitarbeiter 1 mit durchschnittlichen Lohnkosten von 24,48 Euro je Stunde Pflegeleistungen erbringt. Hier sind jedoch nicht nur die Kosten sondern auch die Qualität von wesentlicher Bedeutung. Als Näherungswert zur Ermittlung des betriebsnotwendigen Stundenlohns ist diese Vorgehensweise jedoch brauchbar. Durch die in den letzten Jahren durch die veränderten gesetzlichen Rahmenbedingungen deutlich angestiegenen Betreuungsleistungen, die empfiehlt sich hierfür eine gesonderte Berechnung zu erstellen.

Die Summe der Nettostunden stellt die betriebliche Kapazität dar. Es können im vorliegenden Beispiel ohne weitere Mitarbeiter nicht mehr als 772,95 Stunden Pflege je Monat erbracht werden.

Schritt 4: Fixe Kosten

Die Lohnkosten haben zwar den größten Anteil an den Gesamtkosten, bisher blieben aber alle weiteren, fixen Kosten unberücksichtigt. In der nachfolgenden Tabelle 14 sind daher beispielhaft weitere Kostenarten dargestellt. Bei der Kalkulation des betriebsnotwendigen Stundenlohns sind diese Kosten entsprechend für den jeweiligen Pflegedienst zu erheben. Wenn die Kosten nicht für das nächste Geschäftsjahr kalkuliert werden können, empfiehlt sich die Fortschreibung der Kosten aus dem Vorjahr. Bei der Neugründung eines Pflegedienstes können diese Kosten nur geschätzt werden.

Bei der Aufstellung bzw. Ermittlung der fixen Kosten sind für die Ermittlung des betriebsnotwendigen Stundenlohns noch einige Punkte zu beachten.

Diejenigen Lohnkosten der Mitarbeiter, die keine direkten Pflegeleistungen erbringen, sind den fixen Kosten zuzuordnen. Dies können die Verwaltungsanteile der Pflegedienstleitung, etwaige Verwaltungskräfte sowie die Geschäftsführung sein. Es soll nicht in Abrede gestellt werden, dass diese Zeiten und Funktionen nicht notwendig zur Aufrechterhaltung des betrieblichen Leistungsprozesses sind, sondern die dort anfallenden Kosten müssen mit in den Pflegeleistungen erwirtschaftet werden. Des Weiteren sind etwaige Erstattungen und Zuschüsse wie etwa aus dem Bundesfreiwilligendienst oder dem Lohnfortzahlungsgesetz aus den fixen Kosten herauszurechnen, da sonst die Kosten insgesamt zu hoch bewertet werden würden.

Zur Ermittlung der fixen Kosten je Leistungsstunde müssen zunächst alle fixen Kosten summiert werden. Diese Summe wird dann durch die gesamten Nettoarbeitsstunden dividiert und man erhält den Anteil der fixen Kosten je Leistungsstunde. Zu beachten ist an dieser Stelle, dass die gesamten Jahresnettoarbeitsstunden einer Vollauslastung des Pflegedienstes entsprechen würden. Es empfiehlt sich an dieser Stelle, die tatsächliche oder die geplante Auslastung zu berücksichtigen.

Schritt 5: Ermittlung Stundensatz

Nach den bisher durchgeführten Berechnungen liegen nun der variable Kostenanteil (durchschnittliche Pflegelohnkosten je Leistungsstunde) sowie der fixe Kostenanteil je Leistungsstunde vor. Im letzten Schritt werden diese beiden Werte addiert und ein entsprechender Gewinn kalkuliert. Diese Abschlussberechnung ist in Tabelle 14 dargestellt.

Da sich sowohl die fixen Kosten als auch die Anzahl wie Lohnkosten der Mitarbeiter regelmäßig ändern, ist zu empfehlen diese Berechnung zumindest einmal jährlich durchzuführen.

Tabelle 14: Ermittlung des Stundensatzes je Pflegestunde.

Beschreibung	Betrag	Prozent	Prozent
Lohnkosten je Leistungsstunde (variable Kosten)	21,38 €	51,11%	
zzgl. Fixe Kosten je Leistungsstunde	20,45 €	48,89%	
= Kosten je Leistungsstunde	41,84 €	100,00%	97,00%
zzgl. Umsatzrendite (2 Prozent)	1,29 €		2,00%
= Stundensatz je Pflegestunde	43,13 €		100,00%

Betriebsrat
Sabine Sapkke-Heuser

Ein Betriebsrat ist ein von den volljährigen Mitarbeitern eines Unternehmens gewählter Repräsentant, der die Wünsche und Beschwerden der Arbeitnehmer der Geschäftsleitung gegenüber vertreten soll. Laut Betriebsverfassungsgesetz ist der Betriebsrat in viele Entscheidungsprozesse im Unternehmen mit einzubeziehen.

Außerdem lässt sich der Begriff Betriebsrat definieren als Vertretung der in einem Betrieb beschäftigten Arbeitnehmer. Betriebsräte werden in Betrieben mit mindestens fünf Arbeitnehmern gewählt. Es gibt keine Verpflichtung zur Wahl eines Betriebsrates. Die Amtsperiode des Betriebsrates beträgt vier Jahre. Die Größe des Gremiums richtet sich nach der Mitarbeiterzahl des Betriebes (§ 9 BetrVG).

Literatur
Bundesministerium für Arbeit und Soziales (2012). Übersicht über das Arbeitsrecht 2012/2013. Bw Verlag, Filderstadt
http://www.onpulson.de/lexikon/486/betriebsrat/

Betriebsübergang
Sabine Sapkke-Heuser

Betriebsübergang ist die rechtsgeschäftliche Übertragung eines Betriebes (oder Betriebsteils) auf einen neuen Inhaber. Dieser tritt in die Rechte und Pflichten aus den bestehenden Arbeitsverhältnissen ein (§ 613 a BGB). Auch Einkommen und sozialer Besitzstand sind in beschränktem Umfang und für eine begrenzte Zeit gesichert. Bestehende Rechte der Arbeitnehmer aus Betriebsvereinbarung oder Tarifvertrag dürfen innerhalb eines Jahres nicht zum Nachteil der Arbeitnehmer geändert werden (§ 613 a Abs. 1 S. 2 BGB). Die Kündigung des Arbeitsverhältnisses eines Arbeitnehmer durch den bisherigen oder den neuen Arbeitgeber wegen des Betriebsübergangs ist unwirksam (§ 613 Abs. 4 S. 1 BGB). Das Recht zur Kündigung des Arbeitsverhältnisses aus anderen Gründen bleibt unberührt (§ 613 Abs. 4 S. 2 BGB).

Literatur
Duden Recht A – Z: Fachlexikon für Studium, Ausbildung und Beruf. Bibliografisches Institut, Mannheim 2007
http://www.arbeitsrecht-regional.de/Begriffe-Betriebsuebergang.html

Betriebsverfassungsgesetz
Sabine Sapkke-Heuser

Die Betriebsverfassung ordnet die Zusammenarbeit von Arbeitgeber und der von den Arbeitnehmern gewählten betrieblichen Interessenvertretung (Betriebsrat, Personalvertretung). Grundlage dafür ist das Betriebsverfassungsgesetz (BetrVG).

Die Vertretung des Betriebsrates erfolgt durch seinen Vorsitzenden, der in der ersten Sitzung des Gremiums zu wählen ist. Die Kosten der Tätigkeit des Betriebsrates hat der Arbeitgeber zu tragen. Hierzu zählt auch die Finanzierung erforderlicher Schulungen der Betriebsratsmitglieder. Ebenso hat der Arbeitgeber dem Betriebsrat durch Freistellung von der Arbeit die Möglichkeit zu geben, seine Betriebsratstätigkeit während der Arbeitszeit zu erledigen. Betriebsratsmitglieder sind vor ordentlichen Kündigungen geschützt. Dieser Sonderkündigungsschutz greift nicht bei Betriebsschließungen oder im Falle einer außerordentlichen Kündigung.

Literatur
Übersicht über das Arbeitsrecht, Kap. 5, Randziffer 1 ff
http://www.uni-protokolle.de/Lexikon/Betriebsverfassungsgesetz.html

Bewusstheitsrad
Siegfried Charlier

In der Theorie des Bewusstheitsrades (s. Abb. 9) wird ein vollständiger Handlungskreis beschrieben, wie der Mensch von der Wahrnehmung zum alltäglichen Handeln gelangt. Verantwortliches Handeln gelingt am ehesten, wenn alle fünf Stationen durchlaufen werden. Besondere Aufmerksamkeit ist an den Bruchstellen gefordert.

Die erste Station ist die körperliche Wahrnehmung der äußeren Realität über unsere Sinnesreize: die Reihenfolge von sehen, hören, riechen, schmecken und tasten/fühlen ist dabei nicht im Sinne von »richtig« zu verstehen, sondern bildet eine kulturelle Prägung unserer Zeit ab. Für die Pflege ist insbeson-

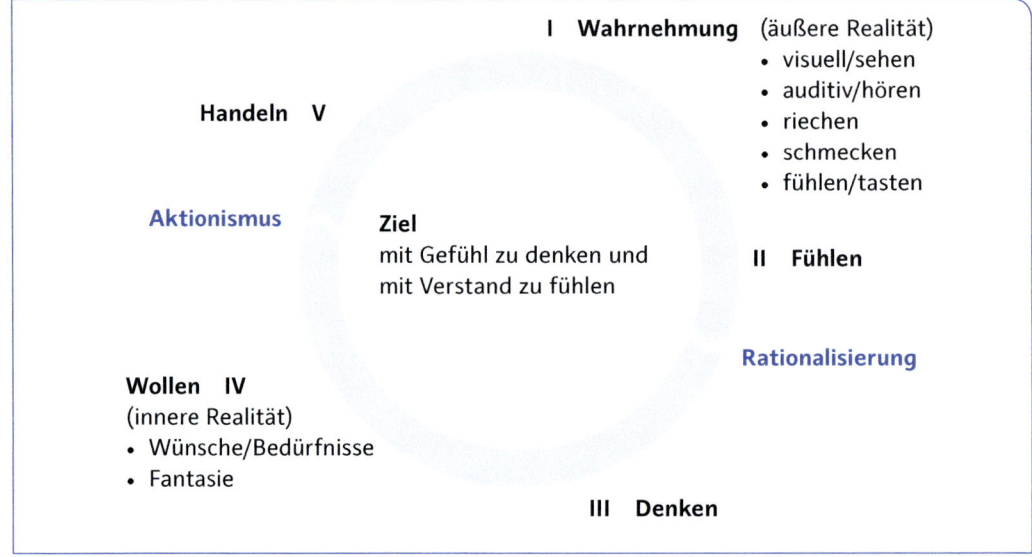

Abb. 9: Bewusstheitsrad mit den fünf Stationen von der Wahrnehmung bis zum Handeln (Charlier 2001).

dere das Hören (Zuhören, Gesprächsführung etc.) und das Tasten/Fühlen, der Hautkontakt wichtig, weil Berührung Vertrauen stiften kann; die zweite Station umfasst unsere Gefühlswelt, die evolutionsbiologisch älter (50 Millionen Jahre) ist als das Denken (fünf Millionen Jahre). Gefühle sind nicht nur älter als das Denken, sondern auch immer da, selbst wenn wir sie verdrängen (s. Abwehrmechanismen). Auf der dritten Station, dem Denken, geht es darum, die Gefühle zu verarbeiten. Dazu dient die Sprache als Instrument des Denkens. Über das Denken, das wir nach Freud auch »Probehandeln« nennen, können wir mögliche Folgen unseres Handelns vorwegnehmen, und dadurch klug und verantwortlich handeln.

Für die psychische Gesundheit des Menschen ist es überlebenswichtig, Fühlen und Denken aufeinander abzustimmen. Wenn Fühlen und Denken auseinander driften, sind wir in unserer psychischen Gesundheit gefährdet. Durch den Abwehrmechanismus der Rationalisierung wird die Integration von Fühlen und Denken verhindert. Dies ist ein Teil unserer Kultur, weil seit Descartes das Denken überbewertet wurde. In der Erziehung haben wir gelernt, unsere Gefühle zu beherrschen.

Auf der vierten Station geht es um die Wahrnehmung unserer inneren Realität, um unsere Bedürfnisse. Kompliziert wird es dadurch, dass viele Menschen versuchen, uns einzureden, was wir zu wollen haben. Sie versuchen uns zu manipulieren. Da unsere Bedürfnisse jedoch der Antrieb zu unserem Handeln sind ist die Frage des Wollens existenziell wichtig (s. Mensch).

Der Abwehrmechanismus des Aktionismus, als Bruchstelle zwischen Wollen und Handeln, bedeutet vorschnelles Handeln, bzw. über das Handeln wird die Frage, was wir wirklich wollen, abgewehrt. Das Handeln wird als Sachzwang, als »Handeln müssen« erlebt. Außer Sterben müssen wir allerdings nichts, d.h. es geht immer um unser eigenes, inneres Wollen. Wir handeln erst dann verantwortlich, wenn wir im Einklang mit unserem Wollen handeln.

Literatur
Charlier, S. (2001). Grundlagen der Psychologie, Soziologie und Pädagogik für Pflegeberufe. Thieme Verlag, Stuttgart
Lantermann, (1983). Handeln und Emotionen. In: Euler, H. & Mandl, H. (1983). Emotionspsychologie. Verlag Urban & Schwarzenberg, München

Bezugspflege
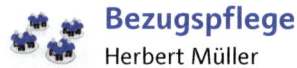
Herbert Müller

Nimmt man Pflegemodell, Leitbild und die gesetzlichen Anforderungen aus dem Pflegeversicherungsgesetz ernst, muss sich die Pflegeorganisation zu einem Bezugspersonenpflegesystem (s. Abb. 10) weiterentwickeln, bei dem einzelne Mitarbeiter einzelnen Pflegebedürftigen fest als verantwortliche pflegerische Bezugsperson zugeordnet werden. Dadurch können Kontinuität, Verantwortung und Vertrauen entwickelt und gesichert werden. Pflegende sollen, wie der Begriff »Beziehungspflege« deutlich macht, zu den Pflegebedürftigen in Beziehung treten (nach Erich Grond), unabhängig von der Qualifikation. Im Rahmen des Pflegeprozesses ist der Pflegebedürftige und seine persönliche (private) Bezugsperson (das sind oft die Angehörigen) von Bedeutung. Die Wünsche des Pflegebedürftigen, seine Anforderungen und Bedürfnisse spielen eine wichtige Rolle für den Dienstleistungsprozess.

In der Praxis erscheint eine Mischform zwischen Gruppenpflege und Bezugspersonenpflege praktikabel. Die Verantwortung für die Steuerung des kompletten Pflegeprozesses (Pflegeprozessmodell) wird auf eine Pflegefachperson übertragen, die damit pflegerische Bezugsperson und Prozesseigentümer ist. Darüber hinaus gehören zu ihren Aufgaben die Anleitung, Unterstützung und Kontrolle der übrigen am Pflegeprozess beteiligten Mitarbeiter, die im Sinne des Prozessmanagements Prozessbenutzer sind (in der »Pflege« wird bekanntlich arbeitsteilig gearbeitet!). Pflegerische Bezugsperson zu sein bedeutet nicht, immer selbst die entsprechenden Bewohner zu versorgen. Vielmehr sind immer mehrere Teammitglieder an der Versorgung beteiligt. So weit wie möglich soll erreicht werden, dass Mitarbeiter häufig die gleichen Bewohner versorgen. Die pflegerische Bezugsperson ist dafür verantwortlich, dass der Pflegeplan, der gesamte Pflegeprozess und die Pflegedokumentation dem Stand der pflegewissenschaftlichen Erkenntnisse entsprechen. Geht die Bezugsperson über einen längeren Zeitraum in Urlaub oder ist krank, wird die Steuerung des Pflegeprozesses vorübergehend auf eine andere Pflegefachperson übertragen.

Im Rahmen der Steuerung des Pflegeprozesses übernimmt die pflegerische Bezugsperson in der ersten Phase nach Pflegeübernahme/Heimeinzug selbst die direkte Pflege (mindestens 14 Tage). So ist es ihr möglich, Kontakt aufzunehmen, den pflegebedürftigen Menschen zu beobachten (wenn möglich), mit ihm ins Gespräch zu kommen und dabei fördernd zu kommunizieren. Aus den Beobachtungen und Informationen erstellt die pflegerische Bezugsperson pflegerische Diagnosen und die Pflegeplanung. Sie ist den anderen am Pflegeprozess beteiligten Personen, bezogen auf diesen konkreten Pflegeprozess, weisungsbefugt, denn: die direkte Verantwortung kann nur bei einer Person liegen! Im weiteren Verlauf sollte die pflegerische Bezugsperson immer wieder mal eine Woche die direkte Pflege übernehmen, insbesondere nach einem Krankenhausaufenthalt des Bewohners, größeren Veränderungen und Zunahme der Pflegebedürftigkeit usw.

Einrichtungen der Altenhilfe setzen zunehmend teilzeitbeschäftigte Mitarbeiter ein, um genügend Mitarbeiter zur Besetzung der notwendigen Dienste zu haben und eine wirtschaftliche Leistungserbringung sicherzustellen. Es ist deshalb notwendig und sinnvoll, Pflegefachpersonen, die keine leitende Funktion und 50 % und mehr Beschäftigungsumfang haben, als pflegerische Bezugspersonen einzusetzen. Voraussetzung ist aber eine möglichst gleichmäßige Anwesenheit der pflegerischen Bezugsperson (ähnlich wie vollbeschäftigte Mitarbeiter, nur mit ver-

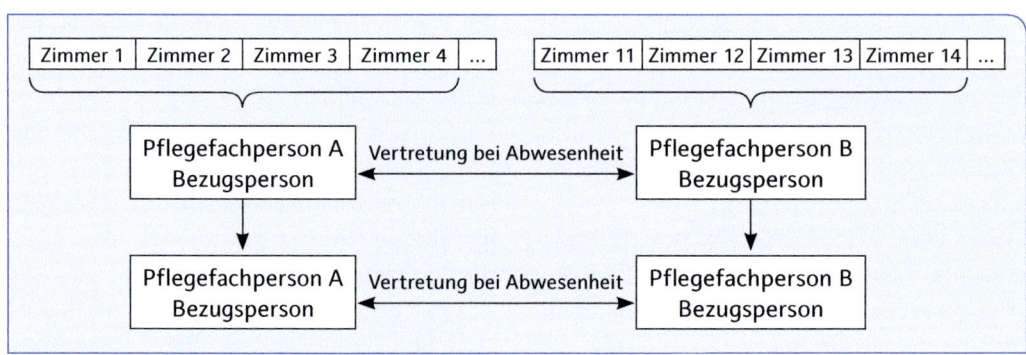

Abb. 10: Regelung der Bezugspersonenpflege.

kürzter Anwesenheitszeit). Alle Mitarbeiter, die formal nicht als pflegerische Bezugsperson eingesetzt sind, müssen ebenfalls, so weit wie möglich, immer die gleichen Bewohner pflegen und betreuen. In der Praxis wird das aber nicht immer zu 10 % erreichbar sein, da den Pflegeeinrichtungen teilweise die notwendigen Rahmenbedingungen fehlen. Wichtig ist aber, die größtmögliche Umsetzung immer wieder anzustreben.

Die Umsetzung der Bezugspersonenpflege hat Konsequenzen. Für die Einrichtungen ist es wichtig, ihre Leistungen sichtbar werden zu lassen um z. B. bei Verhandlungen mit den Kostenträgern anhand von Daten und Fallbeispielen ihre Forderungen nachvollziehbar zu machen und argumentativ zu begründen. Wer rehabilitativ-fördernd pflegt, braucht mehr Ressourcen als Einrichtungen, die eher defizitär-versorgend pflegen. Eine Vergleichbarkeit der Einrichtungen ist in diesem Fall nicht gegeben und das muss deutlich werden. Wichtig wäre, dass die Kostenträger das zukünftig auch so sehen.

Literatur
Krohwinkel, M. (2007). Rehabilitierende Prozesspflege am Beispiel von Apoplexiekranken – Fördernde Prozesspflege als System, Verlag Hans Huber, Bern

Bildungsurlaub
Sabine Sappke-Heuser

Bildungsurlaub ist eine besondere Form des Urlaubs, die der beruflichen oder politischen Weiterbildung dient. Er ist in vielen Bundesländern durch Landesgesetze geregelt (in Baden-Württemberg, Bayern, Sachsen und Thüringen gibt es keine Bildungsurlaubsgesetze).

Gemeinsam ist allen Landesgesetzen, dass jeder Arbeitnehmer, der seit mindestens 6 Monate im Betrieb tätig ist, das Recht auf bis zu fünf Tage Weiterbildung pro Jahr hat (incl. Lohnfortzahlungsanspruch gegenüber dem Arbeitgeber). Der Arbeitgeber muss mindestens sechs Wochen vor dem Bildungsurlaub über die Weiterbildungsmaßnahme schriftlich informiert werden und dem Gesuch sind Unterlagen über die Bildungsveranstaltung hinzuzufügen mit der Bestätigung der Anerkennung dieser Veranstaltung als Bildungsveranstaltung. Innerhalb von drei Wochen muss der Arbeitgeber die Weiterbildungsmaßnahme bewilligen oder ablehnen. Die Teilnahme an der Weiterbildungsmaßnahme muss dem Arbeitgeber mit einer Bescheinigung des Veranstalters nachgewiesen werden. Der Anspruch auf Weiterbildung kann auf das folgende Jahr übertragen werden (einmalig, sodass alle zwei Jahre zehn Tage beantragt werden könnten).

Biografiearbeit
Siegfried Charlier

Biografie beschreibt die »Spuren des Lebens«. Neben den positiven Erfahrungen sind es vor allem die Krisen und deren Bewältigung, die zu den Lebenserfahrungen dazu gehören. Biografiearbeit ist in der Altenpflege die Voraussetzung für individuelle Pflege. Sie fängt in der Regel stationär mit dem Aufnahmegespräch bzw. ambulant mit dem Vertragsgespräch an. Biografiearbeit ist eine sehr sensible Arbeit der Kontaktaufnahme und -gestaltung und muss in diesem Sinne kontinuierlich fortgeführt werden, weil sie ein Vertrauensverhältnis voraussetzt. Die Ergebnisse sollten dokumentiert werden, um allen Pflegemitarbeitern die »Datengrundlage« zur Verfügung zu stellen, damit sie individuell begleiten können.

Neben den persönlichen Eckdaten: Alter, Familienstand, Gesundheitszustand etc. interessieren in der Biografie vor allem die individuell gewordenen Lebensmuster, Lebensweisheiten und Rituale, um den Menschen individuell in seiner Besonderheit pflegen und begleiten zu können.

Wenn nach Erikson die Lebensaufgabe des Alters darin besteht, in der Lebensbilanz dem Leben einen Sinn abzuringen, werden Erinnerungen und Fakten eben manchmal zurechtgebogen, um Sinn zu liefern. Voraussetzung der Erinnerungsarbeit ist also zum einen die Akzeptanz der subjektiven Erinnerung und andererseits die freundliche, nachfragende Perspektivenergänzung. Der Mensch sucht einen roten Faden (Kontinuität) von Vergangenheit, Gegenwart und möglicher Zukunft und demzufolge wird einer persönlichen Logik von Ursache und Wirkung folgend eine Reihung von nicht unbedingt objektiv zusammenhängenden Ereignissen gewählt.

Es ist Aufgabe der Pflege, im Sinne der Ganzheitlichkeit Fehlendes zu ergänzen. In der Regel kennen wir in der Pflege den uns anvertrauten Menschen gut. Wenn er darüber schimpft, dass die undankbaren Kinder nicht zu Besuch kommen, sind wir versucht, uns erst einmal auf seine Seite zu schlagen. Professionell müssen wir aber auch daran denken, dass diese »undankbaren« Kinder sicher einen guten Grund haben werden. Dieser Grund kann nur in der Beziehungsgeschichte liegen, und dazu gehören alle Beteiligten, also auch unser pflegebedürftiger alter Mensch. Hier vorsichtig nach einer anderen Sichtweise, Perspektive zu fragen, kann sehr hilfreich für die Bewältigung unerledigter Lebensthemen sein. Neben der Akzeptanz, das Gesagte gelten zu lassen, braucht es auch die beiden anderen Voraussetzungen der Gesprächsführung: Toleranz und Respekt.

Literatur
Erikson, E. (2005). Kindheit und Gesellschaft. Verlag Klett-Cotta, Stuttgart
Ruhe, H.G. (2008). Methoden der Biografiearbeit. Juventa Verlag, Weinheim

Blickkontakt
Ursula Schmitt

Der Blickkontakt ist eine elementare Grundlage der zwischenmenschlichen Kommunikation. Wir sehen und wollen gesehen werden. Wird der Blickkontakt vernachlässig, so verursacht es meist eine negative Wirkung. Dies kann absichtlich oder unabsichtlich geschehen. Blickkontakt punktuell, wohlwollend, aufmerksam und zugewandt erleben wir hingegen als angenehm und wertschätzend.

Blickkontakt im Zweiergespräch
Führen Sie ein Gespräch zu zweit, so ist eine Sitzordnung über Eck zu empfehlen. So kann jeder Gesprächspartner seinen Blick vom Gegenüber ohne Probleme zu lösen. Im Gegenzug ist ein Ansehen ebenfalls möglich. Sitzen Sie sich direkt gegenüber, so müssen Sie den Blick vom Gegenüber abwenden und dies kann zu Fehlinterpretationen führen.

Auch dieselbe Ausgangsposition ist empfehlenswert, d. h. entweder sitzen oder stehen beide Gesprächspartner. Eine Gesprächssituation, in der eine Person steht und die andere Person sitzt, kann schnell den Eindruck von Machtausübung erwecken.

Blickkontakt zu einer Gruppe
Als Leitung einer Arbeitsgruppe sollten Sie zu jedem Teilnehmer Blickkontakt herstellen. Dies geschieht besonders zu Beginn der Besprechung oder Teamsitzung sehr bewusst. Am leichtesten gelingt es Ihnen, wenn Sie den Blick über die Gruppe schwei-

fen lassen und dabei alle kurz anschauen. So kehrt Ruhe in die Gruppe ein und Sie können ungestört anfangen.

Im Laufe Ihrer Arbeit mit der Gruppe halten Sie weiterhin lockeren Blickkontakt. Fixieren Sie mit Ihrem Blick nicht einzelne Teilnehmer! Wenden Sie Ihren Blick auch nach ganz rechts und ganz links, denn dort sitzen ebenfalls Teilnehmer, die angesehen werden möchten.

Literatur
Bischoff, I. (2007). Körpersprache und Gestik trainieren. Beltz Verlag, Weinheim und Basel
Saul, S. (1999). Führen durch Kommunikation. Beltz Verlag, Weinheim und Basel

Blinder Fleck
Siegfried Charlier

Im sozialen Lernen geht es darum, vom Mitmenschen, über seine Rückmeldungen (Feedback) zu lernen. Dazu bedarf es einer bestimmten Grundhaltung als Einstellung zu mir in der Welt: Was halte ich von mir (Selbstbild) und was halte ich von mir im Verhältnis zu anderen Menschen? Um mein Selbstbild zu klären, ist es hilfreich, mein Selbstbild mit dem Bild abzugleichen, das andere von mir haben (Fremdbild).

Der »blinde Fleck« (s. Abb. 11) ist der folgende Bereich des sozialen Lernens: Andere Menschen sehen manchmal genauer, schärfer, was ich selbst nicht sehen kann bzw. sehen will, weil es meinem Selbstbild nicht entspricht. Wenn ich bereit bin, die Rückmeldungen anderer einzuholen und gelten zu lassen, kann ich einiges über mich erfahren und damit auch »reifer« werden. Dazu bedarf es einerseits eines positiven Menschenbildes, dass der Andere mir nichts Böses will und keineswegs mein Feind ist, und andererseits der Bereitschaft, mich mit meinem »blinden Fleck« auseinanderzusetzen. Ich muss also bereit sein, in den Spiegel zu sehen. »Das Du ist der Spiegel des Ich« meint, dass wir nicht nur verschieden, sondern auch ähnlich sind. Wir sind als Menschen eben auch fehlerhaft. Wenn ich meine eigenen Schwächen und Fehler im Sinne der Selbsterkenntnis annehme, muss ich auch nicht mehr bei Schwächen und Fehlern von Mitmenschen über diese herfallen, sondern kann gelassen feststellen: einer wie ich, ein Mensch, fehlerhaft. Diese Bereitschaft zur Selbsterkenntnis bildet die Brücke zum Mit-

	dem Selbst bekannt	dem Selbst nicht bekannt
anderen bekannt	I öffentlich	II blinder Fleck
anderen nicht bekannt	III Intimsphäre	IV Unbewusstes

Abb. 11: Johari-Fenster zur Selbst- und Fremdwahrnehmung (Charlier 2001).

menschen. Im sozialen Lernen geht es vor allem darum, den Mitmenschen nicht als Konkurrenten, sondern als mitmenschlichen Bündnispartner zu betrachten.

Literatur
Charlier, S. (2001). Grundlagen der Psychologie, Soziologie und Pädagogik für Pflegeberufe. Thieme Verlag, Stuttgart
Schwäbisch, L. & Siems, M. (1974). Anleitung zum sozialen Lernen für Paare, Gruppen und Erzieher. Rowohlt Verlag, Reinbek bei Hamburg

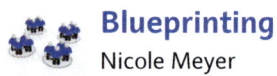

Blueprinting
Nicole Meyer

Das Blueprinting ist ein Analyseinstrument der Leistungserstellung. Es ist eine vereinfachte Darstellung in Form eines Ablaufplans bezogen auf den Leistungserstellungsprozess der Organisation oder eines spezifischen betrieblichen Ablaufes. Über die Prozessanalyse und -darstellung lässt sich das Blueprinting positiv zu folgenden Einsatzfeldern nutzen:
- Zur Unterstützung des Einarbeitungskonzeptes neuer Mitarbeiter
- Als Kommunikationsinstrument mit externen Dienstleistern und Anbietern
- Als Instrument zur Qualitätsentwicklung- und -sicherung

Literatur
Kerres, A. & Seeberger (2001). Lehrbuch Pflegemanagement II. Springer Verlag, Berlin

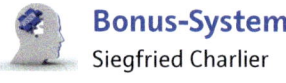

Bonus-System
Siegfried Charlier

Hinter dem Bonus (Sondervergütung)-System steckt oft die misstrauische Grundhaltung: »Ich vereinbare als Führungskraft mit einem neuen Mitarbeiter erst einmal ein relativ niedriges Grundgehalt, dass er dann durch Leistung aufbessern kann. Er muss sich also das Vertrauen erst einmal erarbeiten und verdienen.« Es wird nicht vorausgesetzt, dass der Mitarbeiter von sich aus, intrinsisch, motiviert ist. Alles wird auf den äußeren, extrinsischen Anreiz des Geldes gesetzt. Es handelt sich gewissermaßen um einen »Misstrauens-Abschlag« statt eines leistungsorientierten Entlohnungssystems. An einer leistungsorientierten Entlohnung sind Mitarbeiter schon interessiert, weil sie sich intern meistens vergleichen. Dazu bedarf es aber eindeutiger Führungs- und Leistungsvorgaben und ein transparentes Bewertungssystem.

Strittig ist heute in der Managementliteratur, ob Geld überhaupt noch der einzige bzw. »beste« Motivator ist. In der Befragung von Mitarbeitern rangieren als Motivatoren neben Geld mindestens gleichberechtigt ganz andere Faktoren wie Lust und Spaß, Abwechslung, Herausforderung, selbstbestimmtes Arbeiten, partizipative Führung etc. Es kann also sein, dass durch Bonus-Systeme gerade die unmotivierten, die extrinsisch motivierten (s. Motivation) Mitarbeiter gehalten und die an Leistung interessierten, die intrinsisch motivierten (s. Motivation) abgeschreckt werden.

Zudem macht es einen großen Unterschied, ob Teile des Gewinns eines Unternehmens quasi als Beteiligung, Belohnung bzw. Bonus ausgeschüttet werden oder früher erworbene Ansprüche wie Urlaubs- und Weihnachtsgeld in Bonus-Systeme überführt werden. Die erste Variante entspricht einer Würdigung und Wertschätzung des Einsatzes der Mitarbeiter. Die zweite Variante wird als Betrug wahrgenommen und entsprechend beantwortet.

Literatur
Plassmann, T. & Sprenger, R. (2010). Mythos Motivation. Wege aus einer Sackgasse. Campus Verlag, Frankfurt/Main
Breisig, T. (2001). Personalbeurteilung, Mitarbeitergespräch, Zielvereinbarungen. Grundlagen, Gestaltungsmöglichkeiten und Umsetzung in Betriebs- und Dienstvereinbarungen. Bund Verlag, Frankfurt/Main

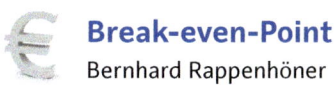

Break-even-Point
Bernhard Rappenhöner

Der Break-even-Point oder die Gewinnschwelle ist diejenige Unternehmenssituation, an dem Erlös und Kosten einer Produktion (oder eines Produkts) gleich hoch sind. Es wird somit weder Verlust noch Gewinn erwirtschaftet. Überschreitet der Absatz die Gewinnschwelle, so macht das Unternehmen Gewinne. Bleibt der Absatz unterhalb der Gewinne, so werden Verluste erwirtschaftet. Die Berechnung des Break-even-Points kann sowohl für nur ein Produkt als auch für mehrere Produkte vorgenommen werden.

Für die Ermittlung der Gewinnschwelle müssen zwei zentrale mathematische Funktionen hergeleitet werden. Zum einen die allgemeine Kostenfunktion, die unter **Kostenfunktion, lineare** detailliert hergeleitet wird. Zum zweiten wird die **Erlösfunktion** benötigt. Im einfachsten Fall, bei dem nur ein Produkt hergestellt wird, ergibt sich der Erlös aus dem Verkaufspreis eines Stückes mal der verkaufen Menge. Mathematisch ist also der **Erlös E** gleich dem **Preis p** mal der **Menge x**. Schließlich ist noch die allgemeine Gewinnfunktion herzuleiten. Wie unter Gewinn und Verlust dargestellt, wird der Gewinn **G** durch Subtraktion der Gesamtkosten **K** von den Erlösen **E** ermittelt.

Nunmehr können wir für die Berechnung der Gewinnschwelle alle notwendigen Formeln tabellarisch darstellen:

Tabelle 15: Abkürzungen und Formeln für die Ermittlung der Gewinnschwelle.

Abkürzung	Beschreibung	Berechnung
G	Gewinn in einer Periode. Er ermittelt sich aus Erlös minus den Kosten.	G = E – K
E	Erlös (Umsatz) einer Periode. Der Erlöse ergibt sich aus dem Preis mal der Menge.	E = p · x
x	Die Menge Gütern. Im Pflegedienst die Pflegeminute.	
p	Der Preis für ein Gut. Im Pflegedienst die Pflegeminute.	
K	Kosten der Leistungserstellung	
K(f)	Fixe Kosten. Kosten, die unabhängig von der hergestellten Menge an Gütern und Dienstleistungen ist	
K(v)	Variable Kosten. Kosten die abhängig von der hergestellten Menge an Gütern und Dienstleistungen ist.	K(v) = k(v) · x
k(v)	Variable Koste je Stück. Kosten die abhängig von der hergestellten Menge an Gütern und Dienstleistungen ist.	K(v) = k(v) · x

Formel	Beschreibung	Berechnung
1	Allgemeine Kostenfunktion	$K = k(v) \cdot x + K(f)$
2	Allgemeine Erlösfunktion	$E = p \cdot x$
3	Allgemeine Gewinnfunktion	$G = E - K$ oder $G = p \cdot x - k(v) \cdot x + K(f)$

Zur weiteren Darstellung der Berechnung des Break-even-Point soll ein Beispiel verwendet werden: Einem Pflegedienst stehen jährlich über seine Mitarbeiter 12.500 Pflegestunden zur Verfügung, die durchschnittlich 25,– € je Stunde an Personalkosten (variable Kosten) verursachen. Der durchschnittliche Preis der Pflegeleistungen liegt bei 45,– € je Stunde. Die Kosten für Miete, KFZ, Versicherungen, Telefon etc. als Fixkosten belaufen sich jährlich auf 200.000,– €.

Zunächst wird eine Hilfstabelle, die die notwendigen Angaben darstellt aufgezeichnet:
p = 45,– €; k(v) = 25,– €; K(f) = 200.000,– €;
x (max) = 12.500 Pflegestunden

Wie weiter oben beschrieben lautet die Formel zur Berechnung des Gewinns
Formel: $G = E - K$ oder genauer
          $G = p \cdot x - (K(f) + k(v) \cdot x)$

Da definitionsgemäß die Gewinnschwelle jene ist, bei der Produktions- oder Ausbringungsmenge zum Gewinn Null führen (G = 0), setzen wir nun den Gewinn auf Null und tragen die entsprechenden betrieblichen Werte in die Formel ein:
$G = p \cdot x - (K(f) + k(v) \cdot x)$ wobei
G = 0, daraus folgt:
$0 = 45 \cdot x - (200.000 + 25 \cdot x)$
x = 10.000

Somit konnte die Gewinnschwelle ermittelt werden. Bei einer Leistung von 10.000 Pflegestunden im Jahr erwirtschaften der Pflegedienst einen Gewinn von Null – oder keine Verluste.

Das vorliegende Formelwerk kann jedoch auch zur Ermittlung des maximal möglichen Gewinns angewandt werden. Hierbei bleibt der Gewinn die zu ermittelnde Variable und die Menge ergibt sich aus den maximal zur Verfügung stehenden Pflegestunden. Somit lässt sich der maximale Gewinn wie folgt ermitteln:
$G = p \cdot x - (K(f) + k(v) \cdot x)$
$G = 45 \cdot 12.500 - (200.000 + 25 \cdot 12.500)$
G = 50.000

Im Beispiel kann also unter den gegebenen Rahmenbedingungen ein maximaler Gewinn in Höhe von 50.000 Euro erzielt werden.

Abb. 12 zeigt die Gewinnschwelle respektive den Break-even-Point.

Break-even-Analysen werden auch Gewinn- oder Nutzschwellenanalysen genannt. Sie können auch als führungsunterstützendes Entscheidungsinstrument angesehen werden, wobei der sachbezogene Führungsprozess sich in eine Planungsphase und eine Steuerungsprozessphase unterteilen lässt. Damit lässt sich das Instrument der Break-even-Analyse auch auf andere Entscheidungsprobleme anwenden.

Literatur
Schweitzer, M. & Troßmann, E. (1998). Break-even-Analysen: Methodik und Einsatz. Duncker & Humblot, Berlin

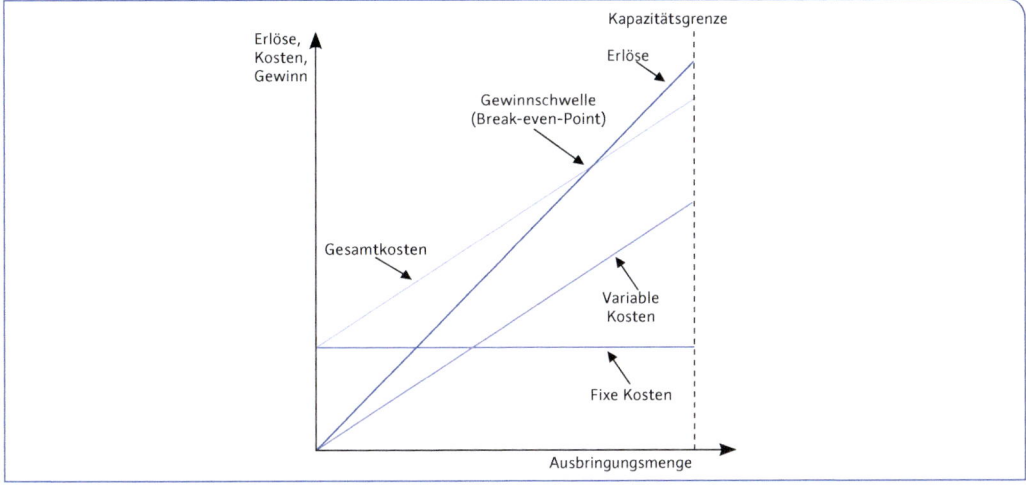

Abb. 12: Darstellung des Break-even-Point.

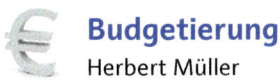
Budgetierung
Herbert Müller

Zum wirtschaftlichen Handeln und Steuern gehört, Budgets zu vereinbaren, also Planvorgaben für eine kommende oder laufende Planungsperiode zu erstellen. Grundsätzlich werden zwei Budgets unterschieden. Das **externe Budget** basiert auf einer Vereinbarung zwischen dem Leistungserbringer und dem Kostenträger. Es stellt den Rahmen an Kosten, Leistungen und Erlösen für einen entsprechend vereinbarten Zeitraum dar. Das extern vereinbarte Budget ist nicht identisch mit dem **internen Budget**, stellt jedoch die Basis für die interne Budgetierung dar. Die Umsetzung des externen Budgets in ein internes ist mit dem Ziel verbunden, den einzelnen Bereichen und Verursachern von Kosten, Leistungen und Erlösen in der Einrichtung konkrete Zielvorgaben zu nennen und ihnen analog die Möglichkeit permanenter Kontrolle und entsprechende Abweichungsinformationen zu geben.

Die Planung basiert auf vielen Daten und Informationen, die eine Synthese aus Betriebsdaten, Strategien und Unternehmensphilosophie bilden. Die aus den Daten hervorgehenden Werte sind die Basiswerte (Soll-Vorgaben). Wichtig ist die Planung von Leistungen, Kosten und Erlösen. Durch den Vergleich der Soll-Vorgaben mit den Ist-Werten ergeben sich die Notwendigkeiten und Möglichkeiten einer Gegensteuerung bei Planabweichungen.

Voraussetzung für eine interne Budgetierung ist die Festlegung von Budgetverantwortlichen. Die Delegation dieser Verantwortung erfolgt im Rahmen der bestehenden Aufbauorganisation. Die Übertragung von Budgets und der entsprechenden Budgetverantwortung bedeutet auch die Übertragung von Entscheidungskompetenzen. Wichtig ist: Kosten und Leistungen müssen vom Verantwortlichen direkt beeinflussbar sein. Die Budgets dienen z. B. als Vorgabe für die wirtschaftliche Steuerung des Pflegebereichs. Die Pflegedienstleitung muss zeitnah auf Veränderungen, z. B. in der Belegung oder in der Pflegestufenstruktur der Bewohner reagieren, denn dadurch ändern sich in der Regel auch die Einnahmen der Pflegeeinrichtung.

Die Budgetierung ist ein Teil der Betriebsführung und in den Regelkreis »Ziele – Planung – Budgetierung – Kontrolle« eingebunden. Eine Voraussetzung für das Funktionieren dieses Regelkreises ist die intensive Kommunikation der verschiedenen Ebenen und Funktionsbereiche miteinander. Das erfordert unter anderem die intensive Einbindung aller relevanten Mitarbeiter in den Prozess der Budgetierung. Der Prozess der Budgetierung kann nur dann erfolgreich sein, wenn in der Unternehmensleitung die Ziele klar definiert sind. Auch bei dem Prozess der Zieldefinition ist die Einbindung aller verantwortlichen Mitarbeiter unverzichtbar.

Es gibt verschiedene Verfahren zur Umsetzung des internen Budgets. Diese sind:
- Top-down
- Bottom-up
- Gegenstrom

In der Altenhilfe wird das Gegenstromverfahren angewendet, da es immer wieder strukturelle Änderungen, Personalveränderungen oder Veränderungen bezüglich der Auslastung gibt.

1. Die Leistungs-, Kosten- und Erlösplanung erfolgt in den Kostenstellen auf Grundlage der Leistungsplanung
2. Die internen Teilbudgets der Kostenstellen verschmelzen zum internen Gesamtbudget.
3. Das interne Gesamtbudget wird während der Pflegesatzverhandlungen zum externen Gesamtbudget
4. Die Pflegekassen und das Management der Einrichtung als Vertragsparteien vereinbaren ein Gesamtbudget (ggf. Schiedsstelle)
5. Übertragung des vereinbarten/festgelegten Gesamtbudgets in die Innenorganisation der Einrichtung als internes Gesamtbudget und mit geändertem Finanzrahmen
6. Aufteilung des internen Gesamtbudgets auf die einzelnen Kostenstellen unter Beachtung der neuen Kosten- und Erlösvorgaben
7. Überwachung und Steuerung der einzelnen Kostenstellen zur Einhaltung der vorgegebenen internen Teilbudgets

Instandhaltungs- und Investitionsplanung
Innerhalb der Einrichtung und besonders im Pflegebereich ist die Bereitstellung von Mitteln für Investitionsgüter (z. B. Pflegebetten) erforderlich. Es ist von der Größe der Einrichtung abhängig, ob die Bedarfsermittlung innerhalb des Wohn- und Pflegebereiches erfolgt oder ob dies übergeordnet für die gesamte Einrichtung erledigt wird. Im ersten Schritt wird der Bedarf ermittelt. Im zweiten Schritt werden Prioritäten gebildet. Die Prioritätenbildung erfolgt mit allen zuständigen Mitarbeitern. Im Rahmen des Prioritätengespräches werden die vorgeschlagenen Maßnahmen nach ihrer Priorität gewichtet und eine Reihenfolge zur Umsetzung der Maßnahmen entwickelt. Die Berechnung der zur Verfügung stehenden Mittel muss zu diesem Zeitpunkt vorliegen und bildet natürlich den Rahmen, der nicht überschritten werden darf. Die Entscheidung im Team führt bei den Mitarbeitern zu einer höheren Motivation und Identifikation mit ihrem Aufgabenfeld.

Belegungs- und Ertragsplanung
Die Vorgabe der Höhe der Auslastung ist unter Beachtung von möglichen Veränderungen, beispielsweise durch die Umsetzung einer Sanierung und einer damit verbundenen Platzzahlreduzierung, zu definieren. Es ist eine bestimmte Bewohnerstruktur zu unterstellen (z. B. eine durchschnittliche

Bewohnerstruktur auf der Basis mehrerer Monate).

> **Beispiel**
>
> Annahme 1:
> 76 Plätze x 365 Tage x 98% = 27.185 Pflegetage
>
> Annahme 2:
> Bewohnerstruktur x Tagessätze in den Stufen = Pflegeerträge
>
> Annahme 3:
> Pflegetage x Tagessatz U + V = Ertrag U + V
>
> Annahme 4:
> Bettenzahl/Pflegetage x Eckwert = Ertrag Investitionskosten

Leistungs- und Personalplanung
Einrichtungen der Altenhilfe sind sehr personalintensiv. Deshalb sind die Personalkosten stets der größte Kostenfaktor. Die Pflegeeinrichtung orientiert sich an der Konzeption der Einrichtung und hält ein definiertes Leistungsprogramm vor. Die PDL kann also auf dieser Grundlage und aufgrund der Bewohnerstruktur ermitteln, wie umfangreich das Leistungsangebot der Einrichtung sein muss und welche Anzahl an Mitarbeitern, abhängig vom Qualifikationsbedarf, für die Betreuung und Pflege der Bewohner notwendig ist (s. Personalbedarfsermittlung in stationären Pflegeeinrichtungen).

Literatur
Kern, N. Budgetverantwortung der Pflegedienstleitung, Kapitel 3/8.5 in: Qualitätsmanagement in der Altenpflege erfolgreich umsetzen. Verlag WEKA MEDIA, Kissing.
Dickey, T. (2001). Grundlagen der Budgetierung. Verlag K. Ueberreuter, Wien

Bundesurlaubsgesetz
Sabine Sappke-Heuser

Das Bundesurlaubsgesetz (BUrlG) regelt, in welchem Umfang der Arbeitgeber dem Arbeitnehmer mindestens bezahlten Erholungsurlaub zu gewähren hat. Nach § 2 BurlG gelten die Regelungen für alle Arbeiter, Angestellten und zur Berufsausbildung Beschäftigten. Der Mindesturlaubsanspruch beträgt 24 Werktage. Als Werktage gelten alle Kalendertage, die nicht Sonn- oder Feiertage sind (§ 3 Abs. 2 BurlG).

Bei einer Fünf-Tage-Woche ist lt. BAG die Urlaubsdauer umzurechnen: Urlaubsdauer: 6 x wöchentliche Arbeitstage (bei 24 Urlaubstage und Fünf-Tage-Woche = 24:6x5 = 20 Tage; BAG, Urteil vom 28.04.98, AZ: 9 AZR 314/97 bei Veränderung der Verteilung der Arbeitszeit im Kalenderjahr).

In den ersten sechs Monaten erhält der Arbeitnehmer pro vollen Monat des Beschäftigungsverhältnisses 1/12 des Jahresurlaubs, also mindestens zwei Tage (§ 5 BurlG). Erst nach Ablauf der Wartezeit von sechs Monaten (§ 4 BurlG) wird der volle Urlaubsanspruch erworben. Das während des Urlaubs zu zahlende Entgelt bemisst sich nach dem durchschnittlichen Arbeitsverdienst, den der Arbeitnehmer in den letzten 13 Wochen vor dem Beginn des Urlaubs erhalten hat (ausgenommen ist der für Überstunden gezahlte Arbeitsverdienst). Im Urlaub ist nach § 8 BUrlG eine dem Erholungszweck des Urlaubs widersprechende Erwerbstätigkeit unzulässig.

Burnout-Syndrom
Siegfried Charlier

Burnout heißt im Deutschen »ausgebrannt sein«. In der Pflegelandschaft ist das Burnout-Syndrom aber auch zum Synonym für die ständig wachsenden beruflichen Anforderungen geworden. Diese Belastungen sind in der Tat in den letzten Jahren enorm gestiegen: Immer weniger Personal (Quantität) soll immer mehr Qualität abbilden. In der Pflege wurde das Burnout-Syndrom bisher immer mit dem Helfer-Syndrom in Verbindung gebracht: Einseitiges, unbewusstes Helfen über die eigenen Kräfte hinaus führt über eine gewisse Zeit zur chronischen Erschöpfung.

Der typische Phasenverlauf sieht so aus:
1. Phase: hohe Motivation und großes Engagement führt zur Verausgabung der Kräfte
2. Phase: reduziertes Engagement als Reaktion auf die Müdigkeit und Erschöpfung
3. Phase: emotionale Reaktionen von Aggression und Depression
4. Phase: Abbau der Leistungsfähigkeit führt zu objektiv schlechter Pflegearbeit
5. Phase: Verflachung des emotionalen, sozialen und geistigen Lebens – Leben auf Sparflamme
6. Phase: psychosomatische Reaktionen und Erkrankung, z. B. Kopfschmerzen, Schlafstörungen, Immunschwäche etc.
7. Phase: Verzweiflung, chronische Depression mit Suizidgedanken.

In den letzten Jahren wird das Burnout-Syndrom auch mit negativ erlebtem Dauer-Stress in Verbindung gebracht (Stress-Management). Der Stress hat nicht nur in der Pflegelandschaft zugenommen, sondern überall. Wichtig wird daher neben der gesellschaftlichen Diskussion über die Zukunft von Wachstum und Konkurrenz die individuelle, aktuelle Burnout-Prophylaxe. Dazu gehören unterschiedliche Aspekte:
1. Nein sagen lernen bzw.
2. Eigene Bedürfnisse formulieren und deren Befriedigung miteinander verhandeln;
3. Entspannung in der Freizeit: früher hieß es noch »Arbeit ist das halbe Leben«, heute dominiert Arbeit mit ihren Anforderungen zu sehr das Leben;
4. Konfliktfähigkeit lernen und verbessern (Rollen-Konflikte) und dazu ist ein gleich starker Partner, quasi als »Sparrings-Partner« sehr hilfreich.

Literatur
Leymann, H. (1993). Mobbing. Psychoterror am Arbeitsplatz. Rowohlt Verlag, Reinbek bei Hamburg
Schmidbauer, W. (1992). Helfen als Beruf. Die Ware Nächstenliebe. Rowohlt Verlag, Reinbek bei Hamburg
Schmidbauer, W. (2007). Das Helfer-Syndrom und Burnout-Gefahr. Rowohlt Verlag, Reinbek bei Hamburg

C

Case Management
Nicole Meyer

Case Management
- betrifft den individuellen Fall und koordiniert die verschiedenen Leistungen von der Aufnahme an bis zu einem bestimmten Zeitpunkt nach der Verlegung in eine Rehabilitationseinrichtung, ein Pflegeheim oder der Entlassung nach Hause
- ist eine konkrete Unterstützungsarbeit um einem hilfsbedürftigen Menschen effektiv und effizient zu begleiten, den Hilfeprozess für ihn zu steuern
- erfüllt als interdisziplinären Ansatz den Zweck, eine kontinuierliche Versorgung von Menschen in Not sicherzustellen und dafür zu sorgen, dass den Betroffenen zur rechten Zeit die angemessene Dienstleistung zu Teil wird

Case Management ist kein Behandlungskonzept. Es organisiert das Vorgehen und richtet dieses zielorientiert aus. Es geht um die wirksame Handhabung und Gestaltung von Prozessen. (Prozessoptimierung). Für das Case Management sind fünf Verfahrensschritte, vergleichbar mit Schritten des Pflegeregelkreislaufes nach Fiechter & Meier oder dem PDCA–Zyklus nach Deming, nötig:

1. Einschätzung – Assessment
- Einschätzung der Situation des Menschen/Patienten
- Erfassung der Ausgangslage, der Grundlage für die Beurteilung von Fortschritten und Erfolgen
- Einschätzung bleibt eine fachliche Aufgabe. Wer soll Pflegebedürftigkeit erkennen, wenn nicht die Pflegekräfte?

2. Planning – Zielvereinbarung und Hilfeplanung
- Erstellung eines Hilfeplans zur Zielerreichung
- Realistische und pragmatische Zielvereinbarungen
- Die Hilfeplanung versteht sich als Prozess, im Gesundheitswesen als prozessoptimierte Versorgung und Unterstützung des Patienten vom Zeitpunkt der Aufnahme bzw. vorher, je nachdem ob die Aufnahme geplant oder als Notfallaufnahme erfolgt, bis zu einem festgesetzten Zeitpunkt nach der Entlassung
- Die Hilfeplanung als Gesamtplan kann in folgende Einzelpläne unterteilt werden: Integrationsplan, Rehabilitationsplan, Therapieplan, Erziehungsplan usw.
- Gemeinsame Rahmenempfehlungen liegen für ambulante und stationäre Vorsorge- und Rehabilitationsleistungen auf der Grundlage des § 111a SGB V der Spitzenverbände der Krankenkassen und der Spitzenorganisationen der Vorsorge- und Rehabilitationseinrichtungen vor, worin eine detaillierte Planung von Vorsorge – und Rehabilitationsmaßnahmen konzipiert wird, an der nichtärztliche Gesundheitsberufe mitwirken sollen und der Versicherte zu beteiligen ist. Die Planung ist regelmäßig auf ihre Erfolge hin zu überprüfen und zu modifizieren. Die Empfehlung ist eingegangen in das neue SGB IX.

3. Intervention – Durchführung
- Durchführung der vereinbarten oder festgelegten Maßnahmen

- Wichtig für den Case Manager sind die ihm bekannten und vertrauten Vernetzungen innerhalb und außerhalb der eigenen Organisation, um für den Betroffenen das höchste Maß an Unterstützung zu erlangen.

4. Monitoring – Kontrolle und Überwachung
- Kontrolle und Steuerung der Unterstützung und der vereinbarten Maßnahmen

5. Evaluation – Beurteilung und Auswirkung
- Fallüberprüfung,
- Prozess- und Ergebnisevaluation in Bezug auf Wirksamkeit und Wert der geleisteten Unterstützung
- Im Bereich des Qualitätsmanagement gehört dazu, dass das sach- und fachgerechte Vorgehen und das Einhalten von Standards überprüft wird
- Es gibt die Möglichkeit der Fremd- und der Selbstevaluation

Die Klienten- bzw. Patientenzufriedenheit kann über das Instrument der Befragung eruiert werden. Der Charakter der einzelnen Schritte ist davon abhängig, in welchem Bereich Case Management eingesetzt wird. Eng verbunden mit dem Prozess des Case Managements ist die Überleitung oder Entlassung.

Literatur
Kerres, A. Seeberger, B. & Mühbauer, B. (2003). Lehrbuch Pflegemanagement III. Springer Verlag, Berlin
Wendt, W. (2010). Case Management im Sozial- und Gesundheitswesen. Lambertus Verlag, Münster

Change Management

Siegfried Charlier

Die Moderne ist durch einen ungeheuer schnellen, hektischen und manchmal auch radikalen (strategischen) Wandel gekennzeichnet. Mit diesem Entwicklungstempo halten viele Menschen, aber auch viele Organisationen nicht mehr Schritt. Trotzdem müssen sich Unternehmen und Organisationen immer wieder neu an veränderte gesellschaftliche Rahmenbedingungen/Umwelten anpassen. Im Prinzip gilt auch hier die Evolution: Nur flexible, anpassungsfähige Systeme haben eine Chance zu überleben.

Der immer wieder notwendige Wandel beinhaltet neben der Krise immer auch eine Chance, sich durch Anpassung an neue Anforderungen wettbewerbs- und zukunftsfähig aufzustellen. Während auf der individuellen Ebene die Angst vor Veränderung, die Zuflucht zu Sicherheit durch Routine, das größte Hemmnis im Veränderungsprozess darstellt, sind es auf der organisatorischen Ebene verkrustete Hierarchien und Strukturen.

Auf der individuellen Ebene der Mitarbeiter ist es Aufgabe der Führung, die Mitarbeiter mitzunehmen, indem der Aspekt der Sicherheit nicht aus den Augen verloren wird. Auf der organisatorischen Ebene ist es Aufgabe der Führung, den Wandel aktiv zu gestalten, den Wandel rechtzeitig – nicht erst in der Krise – zu starten, organisatorische Rahmenbedingungen des Wandels zu sichern und das Wissen der Mitarbeiter als der direkt und zuerst Betroffenen einzubeziehen. Die »top- down«, von oben nach unten, durchgesetzten Veränderungsprozesse haben sich nicht als nachhaltig und erfolgreich erwiesen. Erfolgversprechender, wenn auch langwieriger und wegen der größeren Beteiligung auch kostenintensiver, sind die »bottom-up«-Prozesse, von unten nach oben. All das wird heute in der Metapher des »Change Managements« zusammengefasst.

Nach Sprenger ist eine wesentliche Voraussetzung für das Gelingen von Change Management die Einbeziehung der Mitarbeiter. Im Einzelnen nennt er fünf wesentliche Elemente einer solchen Unternehmenskultur der Beteiligung und Einbeziehung von Mitarbeitern:

1. **Vermeidung von Belohnung und Bestrafung**, weil dies zur Demotivation führt
2. Feedback-Kultur **statt Kritikkultur** (s. Feedback-Regeln), damit es zu produktiven Lösungen kommen kann
3. **Vorsicht bei Beurteilungen**, weil sie immer einen autobiografischen, subjektiven Bezug haben
4. **Commitment für Vereinbarungen**, d. h. die Selbstverpflichtung der Mitarbeiter zur Mitarbeit;
5. **Verhinderung der Glaubwürdigkeitskrise** durch verunsichernde »double-bind« Botschaften (einander ausschließende Botschaften, z. B. »Pflege mit Herz, aber in 8 Minuten«).

Da Veränderung und Wandel ein sich fortsetzender Prozess sind, der niemals zum Stillstand kommt, bietet es sich an das Change Management mit dem Qualitätsmanagement zu verbinden. Das TQM-System (Total Quality Management) bietet solche Möglichkeiten der Verbindung mit dem Ziel der ständigen Verbesserung. Entscheidend für die Zukunft dürfte neben der Einbindung der eigenen Mitarbeiter die Kommunikation mit dem Kunden sein. Denn der Kunde ist ein höchst sprunghaftes Subjekt. Immer auf der Suche nach einem besseren Angebot.

In der Pflegelandschaft der Bundesrepublik sind wir heute an einer Art »strategischem Wendepunkt« angekommen, der dringende Kurskorrekturen und Veränderungen der Organisation der Pflege fordert: der demografische Wandel mit seiner immer größer werdenden Zahl älterer, auch kranker und pflegebedürftiger Menschen; die Frage nach bezahlbarer Pflege und bezahlbaren Arbeitsplätzen in der Pflege; die wachsende Armut des alternden Teils der Bevölkerung; die Notwendigkeit von Schwerstpflegeheimen (für Pflegestufe II und III mit Demenzsymptomen) mit der Frage der Belastungen für die Pflegekräfte; das fehlende Angebot zur Beteiligung der Bewohner in den bestehenden Altenpflegeeinrichtungen etc.

Literatur
Doppler, K. (1999). Dialektik der Führung. Opfer und Täter. Akademie Verlag, Berlin
Doppler K. u. a. (2002). Unternehmenswandel gegen Widerstände. Change Management mit den Menschen. Campus Verlag, Frankfurt/Main
Heller, R. (1995). Change Management. Campus Verlag, Frankfurt/Main
Sprenger, R. (2000). Das Prinzip Selbstverantwortung. Campus Verlag, Frankfurt/Main

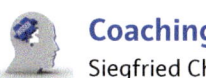

Coaching
Siegfried Charlier

Der Begriff Coaching wird zum einen aus dem Sport, von Coach = Trainer, abgeleitet, zum anderen aus dem Englischen und dann bedeutet Coach = Kutscher, also »Reise-Dienstleister«. Coaching ist im weitesten Sinne eine Form der Einzel-Supervision, also ein Kontrakt zwischen einem Ratsuchenden und einem Berater. Im Mittelpunkt steht immer die Arbeitstätigkeit. Ziel ist die gemeinsame Lösungssuche für Arbeitsschwierigkeiten, die Suche nach Handlungsalternativen. Mittlerweile gibt es auch Settings des Gruppen-Coachings als Form der psychotherapeutischen Prozessbegleitung (s. Konflikt-Management)

Anders als in der Supervision ist Coaching oft kurzfristiger und krisenorientierter. Es geht weniger um Ursachen von Krisen und Konflikten, sondern mehr um die Suche nach aktuellen Lösungen. Dabei wird auf die Ressourcen der Ratsuchenden zurück gegriffen, um ihre Handlungsmöglichkeiten zu stärken. Im Coaching geht es im engeren Sinn immer um Rollenberatung. Rolle ist in der Soziologe durch die Erwartungen von außen/von anderen definiert. In den klassischen Intra-Rollenkonflikten geht es um die Erwartungsverhandlungen zwischen widersprüchlichen und unvereinbaren Ausgangs Positionen. Hier kann Coaching auch praktisch im Stil von Rollenspielen etc. angewendet werden.

Coaching für Führungskräfte hat in der Wirtschaft in den letzten Jahren stark zugenommen. Es gibt kaum mehr einen Spitzenmanager, der sich nicht der Hilfe eines Coachs versichert, auch wenn das in der Öffentlichkeit wegen des Images nicht so gerne thematisiert wird. In Führungspositionen der Pflegeorganisationen wird Coaching auch stärker wahr– und in Anspruch genommen. Je höher Führungskräfte in ihren jeweiligen Organisationen aufsteigen, umso einsamer werden sie, weil sie in Konflikten es nicht allen Recht machen können und dürfen. Außerdem gibt es kaum mehr einen Mitarbeiter, der sich traut dem Chef gegenüber die eigene Meinung zu vertreten. In dieser Situation übernehmen Coaches zwei Aufgaben: erstens Regulierung der emotionalen Einsamkeit durch Rückmeldung und Rückversicherung, zweitens Rückmeldung auf der fachlichen, strategischen Ebene von Entscheidungen. Coaching kann auch als Instrument der Personalentwicklung genutzt werden, um Führungskräfte in neuen Positionen zu unterstützen und zu stärken.

Literatur
Migge, B. (2007). Handbuch Coaching und Beratung. Beltz Verlag, Weinheim
Schreyögg, A. (2003). Coaching. Eine Einführung für Praxis und Ausbildung. Campus Verlag, Frankfurt/Main
Szabo, P. & Berg, I.K. (2009). Kurz(zeit)coaching mit Langzeitwirkung. Verlag Modernes Lernen, Basel

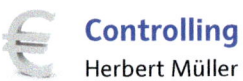

Controlling
Herbert Müller

Controlling (von englisch: to control für »steuern«, »regeln«) ist ein umfassendes qualitatives und quantitatives Steuerungs- und Koordinierungsinstrument, ausgerichtet an (wirtschaftlichen) Zielen und der Konzeption. Controlling unterstützt die Unternehmensleitung bei der Formulierung des Unternehmensziels (z. B. auch im Rahmen der BSC), überwacht die Einhaltung der vorgesehenen Planwerte (Wirtschaftlichkeit) mittels Abweichungsanalyse, erfasst den Zielerreichungsgrad durch ein spezielles Berichtswesen (z. B. Soll-Ist-Vergleich) und ergreift im Abweichungsfall Gegensteuerungsmaßnahmen im Plan oder am Ziel.

Die Aufgaben des Controllings leiten sich konkret aus den Leistungen und Kosten der jeweiligen Einrichtung bzw. des Trägers ab:
- Aufbau einer aussagekräftigen Leistungserfassung
- Abbau unnötiger bzw. fehlerhafter Leistungserfassungen
- Personalbedarfsermittlungen
- Analysen und Berechnungen
- Erstellen von Kennzahlen und Frühwarnsystemen

- Empfängerorientierte Berichterstattung
- Beratung der Führungskräfte
- Beratung in Pflegesatzverhandlungen

Strategisches Controlling
Mit dem strategischen Controlling wird das Management in seinen Führungs- und Planungsaufgaben unterstützt, um zukünftige Chancen und Risiken möglichst früh zu erkennen und optimal zu steuern, z. B. durch Investitionsplan (Instandhaltung/Ersatzbeschaffung), Planung von Fort- und Weiterbildung, Maßnahmenplan zur Umsetzung des Gesundheits-, Arbeits- und Brandschutzes, Benchmarking, Balance Score Card.

Operatives Controlling
Im operativen Controlling werden die Daten des internen Rechnungswesens aufbereitet und dass einrichtungsinterne Vorgänge und Leistungsprozesse transparent gemacht, sodass Soll-Ist-Vergleiche sowie Abweichungsanalysen in einzelnen Kosten- und Leistungsarten durchgeführt werden können, z. B. Erlöscontrolling, Personalkostencontrolling, Sachkostencontrolling, Finanzcontrolling, Anlagencontrolling, Investitionscontrolling.

Bausteine des Controllings
- Zuverlässige Buchführung
- Kennzahlensystem
- Detaillierte Budgetierung
- Plan-/Ist-Vergleich
- Kostenrechnung
- Kostenartenrechnung
    - Kostenstellenrechnung
    - Kostenträgerrechnung
- Gegensteuerungsmaßnahmen
- Ursachenanalyse
- Aussagefähiges Berichtswesen

Hindernisse für das Controlling in der Praxis der Altenhilfe können u. a. sein: Zeitmangel, (fast) nie endgültige Zahlen, oft abweichende Zahlen, Nutzen unsicher, Kennzahlensysteme zu kompliziert/zu umfangreich, einseitige Kommunikation, keine klar formulierten Fragenstellungen, unklare Vorgaben, fehlende Definitionen.

Soll-Ist Vergleich
Die wichtigsten Informationen für einen Soll-Ist-Vergleich kommen in der Regel vom Controlling-Abteilung, Rechnungswesen und/oder der Personalabteilung. Im Soll-Ist-Vergleich sind die Informationen entsprechend aufbereitet und beinhalten

- Budget-Bereich und die Budgetverantwortung,
- Summe der Personal- und Sachkosten für einzelne Bereiche und für den definierten Zeitraum
- Ist-Wert, der bis zu einem bestimmten Zeitraum aufgelaufenen Kosten, Leistungen, und Erlöse,
- Soll-Vorgabe (Planwert) für den gesamten Zeitraum und den Vergleichszeitraum,
- Soll-Ist-Abweichung.

Eine sehr wichtige Voraussetzung für die Budgetierung ist die zeitnahe Bereitstellung aller relevanten Daten.

Literatur
Horvath, P. & Reichmann, T. (2002). Vahlens Großes Controlling Lexikon. Verlag C.H.Beck und Verlag Vahlen, München
Vollmuth, H. (2000). Controlling – Instrumente von A–Z. WRS-Verlag, Planegg

D

 Deckungsbeitragsrechnung
Bernhard Rappenhöner

Zur Darstellung der Deckungsbeitragsrechnung soll zunächst anhand eines Beispiels die Problematik dargestellt werden: In einem ambulanten Pflegedienst stehen jährlich über seine Mitarbeiter 10.000 Pflegestunden zur Verfügung, die durchschnittlich 25,– € je Stunde an Personalkosten verursachen (variable Kosten). Der durchschnittliche Preis der Pflegeleistungen liegt bei 45,– € je Stunde. Die Kosten für Miete, KFZ, Versicherungen, Telefon etc. belaufen sich jährlich auf 200.000,– €, was den fixen Kosten entspricht.

Die Kalkulation eines neuen Pflegekunden ergibt einen Stundenlohn in Höhe von 33,40 €. Nun stellt sich die Frage, ob der Pflegedienst den Kunden, außerhalb aller ethischen Beweggründe, nicht mehr versorgen soll, weil der erzielte Stundenlohn deutlich unter dem kalkulierten Betriebsnotwendigen Stundensatz liegt?

Nach der bisher angewandten Methode, wie sie in der Break-even-Point Analyse vorgenommen wird, lässt sich diese Frage sehr einfach beantworten. Wir berechnen zunächst den betriebsnotwendigen Stundenlohn mit der Formel

$K = k(v) \cdot x + K(f)$

und tragen die entsprechenden Werte aus unserem Beispiel in die Formel ein. Somit ergibt sich:

$K = 25 \cdot 10.000 + 200.000$

Durch Berechnung erhalten wir für den Pflegedienst Gesamtkosten in Höhe von 450.000 Euro. Teilen wir nun die Gesamtkosten durch die Betriebskapazität von 10.000 Pflegestunden, erhalten wir einen betriebsnotwendigen Stundensatz in Höhe von 45,– Euro. In unserem Beispiel erzielt diese Versorgung jedoch nur einen Stundenlohn in Höhe von 33,40 Euro. Es entsteht also ein Verlust in Höhe 11,60 je Pflegestunde (45,00 € – 33,40 €). Unter diesem Aspekt wäre die Versorgung dieses Pflegekunden abzulehnen.

Die Deckungsbeitragsrechnung ändert hier die Sichtweise auf die Kostenstruktur. Sie geht der Frage nach, wie kurzfristige preis- und absatzpolitische Entscheidungen getroffen werden können. Wenn die Frage beantwortet werden soll, welche Preiszugeständnisse kurzfristig gemacht werden können, ohne die Substanz des Unternehmens zu gefährden, muss die kurzfristige Preisuntergrenze bekannt sein. Die kurzfristige Preisuntergrenze liegt dort, wo noch ein positiver Deckungsbeitrag zu den fixen Kosten geleistet wird. Ein positiver Deckungsbeitrag zeigt, dass der zusätzliche Auftrag dazu beiträgt, den Fixkostenblock im Unternehmen zu decken.

Allgemeine Formel zur Berechnung des Deckungsbeitrages lautet wie folgt:

Formel: $D = E - K(v)$ oder je Leistungsstunde
$d = p - k(v)$

Wenden wir nun die Formel der Deckungsbeitragsrechnung auf das oben genannte Beispiel an so erhalten wir:

$d = p - k(v)$, daraus folgt:
$d = 45,- € - 25,- €$
$d = 20,- €$

Der Deckungsbeitrag in Höhe von 20,– € zeigt an, dass dieser Pflegekunde einen positiven Beitrag zur Deckung der Fixkosten leistet und er somit auch aus betriebswirtschaftlicher Sicht versorgt werden kann.

Sinkt der Deckungsbeitrag je Pflegestunde unter die variablen Stückkosten, sollte man den Auftrag nicht annehmen, da mit jeder geleisteten Pflegestunde ein Verlust erwirtschaftet wird.

Allerdings ist die Sichtweise der Deckungsbeitragsrechnung nicht unproblematisch. Wie aus dem Beispiel hervorgeht ist die Gesamtkapazität des Pflegedienstes auf 10.000 Stunden begrenzt. Wenn also für die Beispielversorgung bereits ein Teil dieser Betriebskapazität verwendet wird, kann diese Kapazität nicht mehr an anderer Stelle zum betriebsnotwendigen und kostendeckenden Preis »verkauft« werden. Ein Defizit ist somit quasi einkalkuliert. Aus dieser Sicht kann die Deckungsbeitragsrechnung nur als Alternative zur ungenutzten Kapazität gesehen werden. Langfristig kann die kurzfristige Preisuntergrenze so wie sie die Deckungsbeitragsrechnung ermittelt zum ruinösen Wettbewerb führen.

Delegation
Sabine Sappke-Heuser

Unter Delegation ist eine punktuelle (nicht dauerhafte) Übertragung von beruflichen Tätigkeiten von einer Berufsgruppe auf eine andere zu verstehen, wobei die Übertragung jeweils angeordnet wird. Der Delegation liegt also eine im Einzelfall immer wieder neu zu treffende Entscheidung des anordnenden Arztes zugrunde, bestimmte ärztliche (behandlungspflegerische) Tätigkeiten für einen bestimmten Patienten durch eine(n) bestimmte(n) Pflegekraft durchführen zu lassen.

Delegation von Injektionen, Infusionen, Blutentnahmen und Transfusionen
Injektion

Unter einer **Injektion** versteht man die Verabreichung eines flüssigen, sterilen Medikaments in einen Organismus mittels Spritze und Hohlnadel direkt in das Gewebe oder Gefäßsystem unter Umgehung des Magen-Darm-Traktes parenterale Verabreichung).

Gemäß den gemeinsamen Empfehlungen der Kassenärztlichen Bundesvereinigung (KBV), der Bundesärztekammer (BÄK) und den Spitzenverbänden der Krankenkassen sowie der Stellungnahme der Arbeitsgemeinschaft Deutscher Schwesternverbände (ADS) und des Deutschen Berufsverbandes für Krankenpflege e.V. (DBIK) vom April 1989 ist hinsichtlich der Delegationsmöglichkeit von Injektionen zu unterscheiden zwischen:

Delegationsfähigen Injektionen:
- subkutane und intramuskuläre Injektionen

Im Einzelfall delegationsfähig:
- intravenöse Injektionen,
- Injektionen in Katheter mit unmittelbarem Zugang in
  - die herznahen Venen,
  - das arterielle System,
  - den Periduralraum,
  - das Ventrikelsystem,
  - den Peritonealraum oder
  - ähnliche Körperhöhlen sowie in implantierte Ports oder Shunts

sollen gemäß den Empfehlungen des ADS und des DBfK ausschließlich auf Fachkrankenschwestern/Fachkrankenpfleger für Anästhesie- und Intensivpflege bzw. mit besonderer Qualifikation für die Tätigkeit in der Dialyse ad personam delegiert werden können.

Nicht delegationsfähig
- Intraarterielle Injektionen
- Gabe von Zytostatika
- Gabe von Röntgenkontrastmitteln

Infusionen
Bei einer Infusion werden dem Körper kontrolliert größere Flüssigkeiten zugeführt. Die Verabreichung kann auf verschiedenen Wegen erfolgen, etwa über die Arterien oder die Haut. In den meisten Fällen handelt es sich aber um intravenöse Infusionen, bei denen die Flüssigkeit über eine Vene in den Körper gelangt.

Im Einzelfall delegationsfähig:
- Wechsel von Infusionslösungen
- Einspritzen von Medikamenten in einen Infusionsschlauch, -flasche, Infusomaten, Perfusoren,

Nicht delegationsfähig:
- Anlegen von Infusionen, Infusomaten oder Perfusoren

Blutentnahmen
Blutentnahmen gehören zum Aufgabenbereich des Arztes. Soweit es sich um die Gewinnung von Kapillarblut, bzw. Venenblut handelt, kann sie im Einzelfall delegiert werden. Die Venenpunktion darf von der Pflegekraft ausschließlich zum Zwecke der Blutentnahme durchgeführt werden.

Transfusionen
Entsprechend den Richtlinien der Bundesärztekammer ist die Übertragung von Blut und Blutbestandteilen eine ärztliche Maßnahme, die nicht delegiert werden darf. Das gleiche gilt für den ABO-Identitätstest (Bedside-Test), die Kreuzblutbestimmung und das Wechseln einer Blutkonserve.

Literatur
DBfK (Hrsg.) (1990). Stellungnahme der Deutschen Krankenhausgesellschaft zur Durchführung von Injektionen, Infusionen und Blutentnahmen durch das Krankenpflegepersonal vom 11. März 1989;
»Verantwortungsbereiche der beruflich Pflegenden«, Grundsätzliche Empfehlungen zur Pflege und zum Delegationsrecht der Arbeitsgemeinschaft Deutscher Schwesternverbände und Pflegeorganisationen e.V. – ADS und des Deutschen Berufsverbandes für die Pflegeberufe e.V.
Beschluss der Bundesärztekammer vom 18.04.1989 – Injektionen, Infusionen und Blutentnahmen durch das Krankenpflegepersonal
Duden Recht A–Z: Fachlexikon für Studium, Ausbildung und Beruf. Bibliografisches Institut, Mannheim 2007

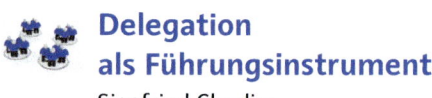

Delegation als Führungsinstrument
Siegfried Charlier

Delegieren, im Sinne einer Übertragung von Aufgaben, ist ein zeitgemäßes Instrument des demokratischen, partnerschaftlichen Führungsstils (s. demokratisches Führen). Moderne Führungskräfte müssen delegieren, um überhaupt noch strategisch, über den Tag hinaus, zu planen und zu entscheiden. Das gilt auch für einen großen Teil der Führungsaufgaben. In der Hand der Führungskraft verbleibt die Koordination, d.h. Kommunikation, und auch die Kontrolle der übertragenen Aufgabenfelder.

Aus Sicht der intrinsisch motivierten Mitarbeiter ist die Übertragung von selbstständig zu erledigenden Aufgabenfeldern die höchste Form der Anerkennung. Sie führt zur Entfaltung des eigenen Potenzials und auch zum Erfolg des Unternehmens (s. Entwicklungsansatz). Bei der Delegation muss der Vorgesetzte allerdings auf einige Punkte achten, damit die Delegation allen (Unternehmen, Vorgesetzte und Mitarbeiter) nützt:

- die delegierten Aufgaben müssen zur Stellenbeschreibung des Mitarbeiters passen
- der Mitarbeiter muss nicht nur geeignet, sondern auch interessiert sein
- die komplette Aufgabe, nebst erforderlichen Kompetenzen muss übertragen werden damit verantwortlich gearbeitet werden kann (s. AKV)
- dem Mitarbeiter müssen alle erforderlichen Informationen, die er zur Aufgabenerfüllung braucht, zugänglich gemacht werden
- Sinn und Zweck der Aufgabe für das gemeinsame Unternehmen müssen kommuniziert werden
- ein selbstständiger Handlungsspielraum muss gewährleistet werden
- Kontrollen durch den Vorgesetzten, auch Zwischenkontrollen, müssen vereinbart werden
- nur bei negativen Abweichungen darf der Vorgesetzte die Delegation rückgängig machen

Sinnvoll in der Führungspraxis ist eine Kombination des Instruments »Delegation« mit dem Instrument »Dialogisches Führen« (s. Führen statt Verführen). Beides passt zum demokratischen, partnerschaftlichen Führungsstil. Die konsequente Fortführung des Delegationsansatzes von Führung stellt das sog. »Empowerment« dar. Hierbei handelt es sich um die Einbeziehung von Mitarbeitern in Macht- und Entscheidungsbefugnisse, die bisher nur Führungskräften vorbehalten waren.

Literatur
Beise, H. & Schmittmann, S. (2007). Ressource Mensch. Mitarbeiter finden, fördern, fordern. Redline Wirtschaftsverlag, München
Hillengaß, H. (1994). Ressource Mitarbeiter. Verlag Klett-Cotta, Stuttgart
McGregor, D. (1982). Der Mensch im Unternehmen. Econ Verlag, München
Kratz, H.J. (1999). Delegieren – aber wie? Persönliche Entlastung, Mitarbeiter motivieren, Potenziale nutzen. Gabal Verlag, Offenbach

Deliktsfähigkeit
Sabine Sappke-Heuser

Mit Deliktsfähigkeit ist gemeint, dass man für eigene schuldhafte Handlungen verantwortlich und gegebenenfalls schadensersatzpflichtig ist. Gem. §§ 827, 828 BGB wird unterschieden:

- **Deliktsunfähig** sind
  - **minderjährige** Personen vor Vollendung des siebten Lebensjahres, § 828 Abs. 1 BGB sowie
  - **volljährige** Personen, die bewusstlos sind oder sich im Zustand einer krankhaften Störung der Geistestätigkeit befinden, sofern sie diesen vorübergehenden Zustand nicht selbstverschuldet verursacht haben (bspw. durch Drogen- oder übermäßigen Alkoholkonsum), § 827 BGB,
  - ebenso **Kinder**, die das siebente, aber nicht das zehnte Lebensjahr vollendet haben, bei Unfällen mit Kraftfahrzeugen oder Schienen- oder Schwebebahnen.
  - Deliktsunfähige sind grundsätzlich nicht für unerlaubte Handlungen schadensersatzpflichtig.
- **Beschränkt deliktsfähig** sind Personen, die das siebte, aber nicht das achtzehnte Lebensjahr vollendet haben. Sie können nur dann haftbar gemacht werden, wenn sie die zur Schadensverursachung erforderliche Einsichtsfähigkeit hinsichtlich der Rechtsgutverletzung hatten.
- **Deliktsfähig** sind alle übrigen Personen.

Literatur
Großkopf, V. & Klein, H. (2011). Recht in Medizin und Pflege. Spitta Verlag, Balingen
Duden Recht A – Z: Fachlexikon für Studium, Ausbildung und Beruf. Bibliografisches Institut, Mannheim 2007

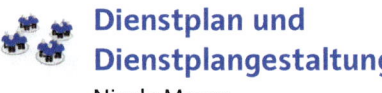 Dienstplan und Dienstplangestaltung
Nicole Meyer

Der Dienstplan ist ein Führungs- und Planungsinstrument. Er plant die Arbeitszeit der Mitarbeiter, indem der Pflegebedarf einer Station/Abteilung durch sinnvollen Personaleinsatz unter Berücksichtigung rechtlicher, arbeitsorganisatorischer und arbeitsmedizinischer Faktoren abgedeckt wird. Gleichzeitig sollen mitarbeiterbezogene und bewohnerorientierte Gesichtspunkte in die Planung einbezogen werden. Dienstplangestaltung bedeutet allgemein, das vorhandene Personal dem Arbeitsbedarf sachgerecht anzupassen. Dienstpläne sind Dokumente bzw. Urkunden, die in Rechtsfällen zur Beweisführung herangezogen werden können. Sie müssen daher auch haftungsrechtliche Gesichtspunkte beinhalten:
- Einhaltung gesetzlicher Bestimmungen (s. Ruhezeiten, Pausen usw.)
- Schutzbestimmungen (s. Jugendarbeitsschutzgesetz, Mutterschutzgesetz, Schwerbehindertengesetz)
- Beachtung tariflicher Normen (regelmäßige durchschnittliche Arbeitszeit usw.) und evtl. Betriebs- oder Dienstvereinbarungen

Als Führungs- und Planungsinstrument (Verhältnis Arbeits- und Freizeit) dokumentiert der Dienstplan das Spannungsverhältnis zwischen bedarfsorientierten (Sicherstellung der Versorgung) und interessenorientierten Gesichtspunkten (Zeitsouveränität des Personals). Konkret bedeutet das:
- Effizientes Arbeiten innerhalb der Station/Abteilung nach qualitativen (Pflegequalität) und quantitativen Gesichtspunkten (Personalbedarf)
- Organisation der Arbeitsabläufe zwischen dem Pflegedienst und anderen Bereichen der Einrichtung
- Berücksichtigung arbeitsmedizinischer Aspekte zur Minderung von Belastungsfaktoren
- Erhöhung der Arbeitszufriedenheit/-motivation durch soziale Dienstplangestaltung (gleichmäßige Verteilung der Dienste zu ungünstigen Zeiten, Freiblöcke usw.).

Dienstpläne sollen so geführt werden, dass sie auch problemlos als Grundlage für Analysen herangezogen werden können. Mögliche Analysepunkte bei der Auswertung von Dienstplänen bieten folgenden Informationsgehalt:
- Überblick über den Einsatz verschiedener Beschäftigungsgruppen einer Station/eines Bereichs (Voll- und Teilzeitbeschäftigte)
- Quantitativer und qualitativer Personaleinsatz pro Schicht/Woche/Monat
- Ausfallquote (Gesamtausfallquote, Gründe des Personalausfalls)

Günstig ist die langfristige Erstellung von Dienstplänen mit einem Planungszeitraum von vier Wochen, damit die Beschäftigten langfristig ihre Aktivitäten planen können. Eine Berücksichtigung von Mitarbeiterwünschen hinsichtlich Arbeits- und Freizeiten erhöht die Motivation und Zufriedenheit der Beschäftigten.

Flexible Dienstpläne bieten den Beschäftigten nach festgelegten Kriterien die Möglichkeiten, untereinander die Schichten zu tauschen. Aus arbeitsmedizinischer Sicht sollte die Anzahl aufeinander folgender Schichten (Früh- und Spätschicht) nicht mehr als sieben Tage betragen. Für den Nachtdienst sollten noch kürzere Phasen von ein bis drei Tagen geplant werden. Dem Nachtdienst sollte grundsätzlich eine zusammenhängende Freizeit von mindestens 24 Stunden folgen. Das Wechseln von einer Schicht zur anderen sollte vorwärts erfolgen (Früh-, Spät-, Nachtschicht), da auf diese Weise zwischen den Schichten längere Freizeitperioden möglich sind. Der sogenannte Schaukeldienst ist daher abzulehnen.

Freie Tage sollten möglichst in größere Blöcke zusammengefasst und geblockte Wochenendfreizeiten eingeplant werden. Das freie Wochenende muss nicht immer Samstag bis Sonntag bedeuten, jedoch ist der Sonntag immer als freier Tag zu berücksichtigen; auf individuellen Wunsch können auch Sonntag und Montag oder Freitag bis Sonntag als freie Tage geplant werden, um soziale und familiäre Beziehungen zu fördern. Die tägliche Arbeitszeit von acht Stunden sollte auf keinen Fall überschritten werden. Die geregelten Pausen sollten auch außerhalb des Arbeitsbereichs ermöglicht werden. Überstunden sollten generell begrenzt werden und grundsätzlich durch Freizeit ausgeglichen werden.

Das schriftlich fixierte Dienstplanformular hat folgende Kriterien zu erfüllen:
- Es muss eindeutig geschrieben sein:
  - Dokumentenechte Stifte
  - Keine Streichungen
  - Keine Überschreibungen
  - Keine Radierung
  - Kein Tipp-Ex
  - Keine anderen Formen der Unkenntlichmachung
- Es ist im Arbeitsprozess ein Nachweisdokument von erbrachten Leistungen und deren zeitliche und organisatorische Zuordnung zu einzelnen Mitarbeitern:
  - Es wird bei Pflegefehlern herangezogen
  - Es wird bei arbeitsrechtlichen Auseinandersetzungen hinzugezogen
- Es unterliegt den Aufbewahrungsfristen
  - 5 Jahre
  - Nachweis für tatsächlich geleistete Arbeit
  - Kontrolle zur Anwesenheit am Arbeitsplatz

Das Dienstplan-Formular
- mindestens 3-zeilig
- Symbollegende
- Auflistung der Dienstzeiten
- Name der MA incl. Qualifikation, Stellenanteil, Sonderaufgabe
- Urlaubstage, Überstunden
- SOLL/ IST-Arbeitszeiten
- Unterschriften
- Ist eine feststehende Planungsgrundlage:
  - wenn der Plan geschrieben und genehmigt ist, ist er verbindlich für alle Mitarbeiter und den Arbeitgeber
  - Änderungen können nicht ohne weiteres beliebig vorgenommen werden
- Dienstplanänderungen erfolgen bei
- Krankheit
- Urlaub
- Arbeitsbefreiung
- Kurzfristige Schichtwechsel

Innerhalb der Verteilung der Arbeitszeit auf Wochentage ist die Grundform des Dienstplans abhängig von tariflich vereinbarten Arbeitszeiten, im Normalfall:
- 5 Tage-Woche
- 5,5 Tage-Woche
- 6 Tage-Woche

Bei der Planung der Mitarbeiter sind die Wochentage Montag bis Sonntag gleichmäßig zu besetzen. Ein guter Dienstplan berücksichtigt die pflegerische Qualität und Lebensnormalität der Mitarbeiter und Kunden. Der Dienstplan erfüllt immer den Zweck der Information, Nachprüfbarkeit und Qualitätssicherung. Somit leistet ein guter Dienstplan einen Beitrag zur Qualität der Pflege, er trägt zur Zufriedenheit der Klienten und zur Motivation der Mitarbeiter bei. Aus Arbeitgebersicht berücksichtigt er wirtschaftliche Aspekte und ermöglicht wirtschaftliches Handeln der sozialen Dienstleistung der Pflege.

Bei der Praktikabilität der Dienstplanerstellung hat sich folgende Systematik und Reihenfolge im Führungsalltag bewährt.

1. Personalbedarf anhand des Arbeitsanfalls ermitteln
2. Vorplanungsbogen ausfüllen und feststehende Abwesenheiten bzw. zugesagte Dienste eintragen
3. Wochenendrhythmus und freie Tage eintragen
4. Wochenende und Feiertage besetzen
5. Nachtdienste einplanen
6. Tagdienste besetzen
7. Vorplanung auszählen und überprüfen und ggf. korrigieren
8. Endkontrolle durchführen
9. Übertragen in Soll-Zeile des Dienstplanvordrucks
10. Genehmigung einholen

Grundsätzlich erledigt die Pflegedienstleitung die Dienstplanung innerhalb ihres Aufgabenbereichs. Sie kann aber das Erstellen des Dienstplanes delegieren, wobei die Organisationsverantwortung in ihrem Aufgabenbereich verbleibt. Deshalb ist es sinnvoll, die Dienstplangestaltung nach den folgenden Kriterien zu überprüfen:

- Berücksichtigt mein Dienst-/Einsatzplan alle formalen Vorgaben?
- Berücksichtigt mein Dienst-/Einsatzplan alle gesetzlichen Vorgaben?
- Organisiert meine Dienst-/Einsatzplanung den Leistungsbereich Pflege vollständig in quantitativer und qualitativer Hinsicht?
- Ermöglicht meine Dienst-/Einsatzplanung das sofortige Reagieren auf Personalengpässe oder steigenden Dienstleistungsbedarf?
- Existieren in meiner Dienst-/Einsatzorganisation schriftlich fixierte Verfahrensweisen und wenn notwendig Checklisten für die in Punkt 4 genannten Situationen?
- Existieren in meiner Dienstplan-/Einsatzplanorganisation schriftliche und verbindliche Bezugspunkte für den jeweiligen Planer (z. B. ein Besetzungsspiegel, Strukturstandard zur Erstellung des Dienst- /Einsatzplanes, Standard bei plötzlichen Mitarbeiterausfällen)?
- Nutze ich meine Dienst-/Einsatzplanung gezielt als Führungsinstrument?
- Nutze ich meine Dienst-/Einsatzplanung gezielt als Motivationsinstrument?
- Ist meine Dienst-/Einsatzplanung flexibel genug zur Berücksichtigung von Mitarbeiterwünschen?
- Bestehen in meiner Dienstplan-/Einsatzplanorganisation formale Vorgaben und schriftliche Richtlinien zur Äußerung von Mitarbeiterwünschen und deren Berücksichtigung von Dienst- /Einsatzplanwünschen und deren Berücksichtigung (Formular Dienstplanwunsch, Richtlinie zur Berücksichtigung von Dienstplanwünschen)?
- Organisiert meine Dienst-/Einsatzplanung eine koordinierte Soll-/Ist-Berechnung der Mitarbeiterzeiten und somit eine sinnvolle Personalbedarfs- und Einsatzplanung?

- Ermöglicht meine Dienstplanung mögliche Kontrollinstanzen wie MDK, Heimaufsicht, aber auch Bewohnern/Kunden und Besuchern eindeutige Rückschlüsse auf die fachliche Quantität und Qualität der Dienstleistungen?

Literatur
Birkenfeld, R. (2004). ABC der Dienstplangestaltung. Arbeitszeitflexibilität und neue Arbeitszeitmodelle im Gesundheitswesen. Bund Verlag, Köln
Müller, H. (2011). Arbeitsorganisation in der Altenpflege. Schlütersche Verlagsgesellschaft Hannover

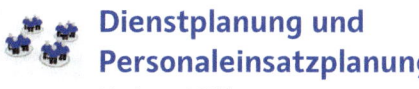

Dienstplanung und Personaleinsatzplanung
Herbert Müller

Der Dienstplan sagt aus, wann welcher Mitarbeiter zum Dienst eingeteilt oder abwesend ist. Ein Einsatzplan konkretisiert, welche Tätigkeiten während des Dienstes geplant zu verrichten sind. Der Personaleinsatz hat sich am tatsächlichen Bedarf zu orientieren und muss wirtschaftlich erfolgen.

Dauerhaft kann nicht mehr Personal eingesetzt werden, als die wirtschaftliche Leistungsfähigkeit, die sich insbesondere aus den Einnahmen (Leistungsentgelte) ergibt, zulässt. Deshalb sind eine optimale Personaleinsatzsteuerung und leistungsgerechte Entgelte (und damit auch eine entsprechende Personalausstattung) notwendig und in den Pflegesatzverhandlungen mit den Kostenträgern zu vereinbaren. Nur so steht den Mitarbeitern z.B. für die Durchführung pflegerischer Aufgaben die Zeit zur Verfügung, die notwendig ist, um die Leistungen entsprechend dem anerkannten Stand der Künste und der gesetzlichen/vertraglichen Vorgaben zu erbringen. Der Einsatz der Mitarbeiter muss sich außerdem an den Wünschen und Bedürfnissen der Pflegebedürftigen orientieren.

Aus dem notwendigen, individuellen Bedarf der Pflegekunden ergibt sich der direkte, tageszeitbezogene Leistungsbedarf. Um diesen Leistungsbedarf herum werden die indirekten (aber trotzdem notwendigen) Tätigkeiten, die in der Regel verschoben werden können, verteilt. Das Ergebnis kann dann auch in stationären Pflegeeinrichtungen ein Einsatzplan sein, vergleichbar den Tourenplanung in der ambulanten Pflege. Der Vorteil ist: Entsprechend den Forderungen der Kostenträger wird der konkrete Bedarf transparent. Die Leistungserbringung kann nachvollzogen werden und die Leistungserbringer in der stationären Pflege werden ein Stück glaubwürdiger.

Bei der Personaleinsatzplanung ist zu beachten:
- In der Pflege können nur maximal 85 % der Mitarbeiter-Netto-Stunden verplant werden, zwischen den einzelnen Tätigkeiten sind Pufferzeiten vorzusehen
- Personaleinsatzplanung benötigt Organisationszeit

Die Erstellung eines Einsatzplans kostet Zeit, weil Zahlen, Daten und Fakten ermittelt werden müssen. Wenn aber eine Verbesserung der personellen Ausstattung, eine effiziente Personaleinsatzplanung und mehr Wirtschaftlichkeit herauskommt, lohnt sich das (s. Tabelle 3).

Literatur
Wipp, M. & Aghamiri, B. (2008). Personal einsetzen. In: Kämmer, K. (Hrsg.) (2008). Pflegemanagement in Altenpflegeeinrichtungen. Schlütersche Verlagsgesellschaft, Hannover
Kern, N. & Müller, H. Personal-, Dienst- und Urlaubsplanung, Kapitel 4/4 in: Qualitätsmanagement in der Altenpflege erfolgreich umsetzen. Verlag WEKA MEDIA, Kissing.
Müller, H. (2011). Arbeitsorganisation in der Altenpflege. Schlütersche Verlagsgesellschaft, Hannover

Tabelle 3: Vordruck Personaleinsatzplanung.

Datum: 15. Februar		Arbeitsbeginn:		08:00 Uhr
Mitarbeiterin: Frau Musterfrau		Arbeitsende:		13:00 Uhr
Beginn ca. Uhrzeit	geplante Tätigkeit	Bewohner	Dauer in Min.	Abweichung in Min.
08:15	Hilfe bei der Körperpflege	Fr. Müller	40	
09:00	Baden	Fr. Bischoff	45	
09:45	Verbandwechsel	Fr. Stahl	20	
11:15	Zeitungsrunde	div. Bewohner	30	
12:15	Hilfe b. d. Nahrungsaufn.	Fr. Müller	30	
Beginn ca. Uhrzeit	indirekte Leistungen und unplanbare Tätigkeiten	Bewohner	Dauer in Min.	Abweichung in Min.
	Übergabe		15	
10:15	Pflegevisite	Fr: Napiontek	45	
	Pflegeprozessplanung	Fr: Napiontek	15	
	Pflegedoku/Leistungserf.	div. Bewohner	15	
	unplanbare Tätigkeiten	div. Bewohner	45	
	Ende der Arbeitszeit:	13:00 Uhr		
	Gesamte Arbeitszeit:	300	Min.	100%
	geplante Zeit:	255	Min.	85%
	ungeplante Zeit:	45	Min.	15%

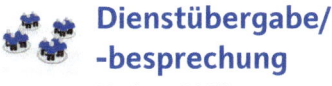

Dienstübergabe/-besprechung

Herbert Müller

Kommunikation ist für die Pflegenden notwendig, um gut pflegen zu können. Sie findet in zwischen den Pflegenden, zwischen Pflegenden und Bewohnern, zwischen Pflegenden und Angehörigen und zwischen Pflegenden und Ärzten/externen Leistungserbringern statt.

Da die Leistungserbringung in der Pflege arbeitsteilig erfolgt, sind alle Beteiligten in hohem Maße auf Kommunikation und Information angewiesen. Aus arbeitsorganisatorischer Sicht sind im Rahmen von Kommunikation und Information in der täglichen Arbeit insbesondere von Bedeutung:
- Dienstübergabe
- Fallbesprechung
- Dienstbesprechung

Alle Informationen, die für die Sicherheit der Versorgung der Bewohner und den Ablauf der folgenden Schicht wichtig sind, gehören in die **Dienstübergabe**.

Dienstübergaben fallen in stationären Altenhilfeeinrichtungen in der Regel dreimal täglich an (zwischen allen Schichten), an 365 Tagen im Jahr. Betriebswirtschaftlich betrachtet entstehen hier oft hohe Kosten, weil viele Mitarbeiter eingebunden sind (Brutto-Stundenlohn der Mitarbeiter x Anzahl der Mitarbeiter x Zeitfaktor). Stehen die Kosten im rechten Verhältnis zum erreichten Nutzen?

Um den Nutzen zu ermitteln, müssen zunächst die Ziele der Übergabe geklärt werden. Geht es um einen umfassenden Informationsaustausch und gleichzeitig um den so wichtigen zwischenmenschlichen Bereich zwischen den Mitarbeitern oder geht es nur darum, den Informationsaustausch sicherzustellen, um die Sicherheit der Pflegebedürftigen und Mitarbeiter, in der nächsten Schicht zu gewährleisten? Von den Antworten hängt ab, wie Dienstübergaben in der Praxis zu organisieren sind. Häufig beginnen und beenden die Mitarbeiter die Schichten nicht mehr gemeinsam. Immer mehr flexibel einsetzbare Teilzeitmitarbeiter sind notwendig, um den Personalbedarf bewohnerorientiert abdecken zu können.

Übergaben sollten ein aktiver Informationsbeschaffungsprozess sein. Mitarbeiter müssen selber für die Informationsbeschaffung verantwortlich sein. Hauptinformationsquelle ist die Pflegedokumentation. Wird aussagekräftig, umfassend und korrekt dokumentiert, werden sich nur gelegentliche Rückfragen an die Mitarbeiter der vorhergehenden Schicht ergeben. Neben diesen Rückfragen werden auch betriebliche Informationen weitergegeben. Hier ist zu prüfen, welche Punkte sofort und welche bei der nächsten Dienstbesprechung besprochen werden können.

In ambulanten Pflegediensten treffen sich die Mitarbeiter häufig nicht zur Schichtübergabe. Sie notieren wichtige Dinge für die Folgeschicht schriftlich in einem Übergabeprotokoll und die Kollegen informieren sich jeweils zu Dienstbeginn über die Eintragungen.

Alle Informationen, die nicht dringend sind, gehören in die **Dienstbesprechung**. In der Dienstbesprechung werden u. a. schichtübergreifende Informationen weitergegeben, fachliche Sachverhalte diskutiert und Vereinbarungen getroffen, die sich auf die allgemeine Zusammenarbeit, Ziele, Pflegequalität, Pflegemanagement und Arbeitsorganisation beziehen und ggf. Fallbesprechungen und »Impulsfortbildungen« durchgeführt.

In der Praxis wird nicht immer genau unterschieden, welche Information z. B. in die Dienstübergabe, Fallbesprechung oder die Dienstbesprechung gehört. Dann werden häufig Informationen doppelt weitergegeben, was mehr Zeit kostet. Da sowohl die Dienstübergabe, Fallbesprechungen als auch die Dienstbesprechung Arbeitszeit sind, kosten unnötig lange Besprechungen unnötiges Geld (Einrichtungen sind verpflichtet, wirtschaftlich zu arbeiten!).

Literatur
Rogall-Adam, R.; Joskus, H.; Adam, G. & Schleinitz, G. (2011). Professionelle Kommunikation in Pflege und Management – Ein praxisnaher Leitfaden. Schlütersche Verlagsgesellschaft, Hannover
Arbeitsgruppe »Pflege und Ethik« der Akademie für Ethik in der Medizin e.V. (2005). Für alle Fälle. Brigitte Kunz Verlag, Hannover
Müller, H. (2011). Arbeitsorganisation in der Altenpflege. Schlütersche Verlagsgesellschaft, Hannover

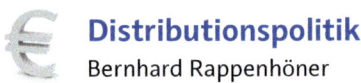

Distributionspolitik
Bernhard Rappenhöner

Im Mittelpunkt der Distributionspolitik stehen die Entscheidungen über die verwendeten Absatzwege, die Gestaltung des Vertriebssystems, über Lieferbereitschaft und Standorte. Zentrale Fragestellung ist also, an wen und auf welchen Wegen die Produkte verkauft bzw. an die Käufer herangetragen werden soll. Bei Pflegeleistungen als Dienstleistungen sind bei der Distributionspolitik entsprechende sachliche Begebenheiten zu berücksichtigen.

Ehrenamtliche Unterstützung (§ 82bSGB XI)
Herbert Müller

»Für Mitglieder von Selbsthilfegruppen und ehrenamtliche und sonstige zum bürgerlichen Engagement bereite Personen und Organisationen, können anderweitig nicht gedeckte Aufwendungen in den Pflegesätzen (§ 84) und ambulanten Pflegevergütungen (§ 98) berücksichtigt werden.«

Welche Kosten einer zugelassenen Pflegeeinrichtung können berücksichtigt werden? Im Gesetz heißt es: »Es handelt sich um die anfallenden Kosten für Sach- und Personalaufwendungen für vorbereitende und begleitende Schulungen, für die Planung und Organisation von Einsätzen der ehrenamtlich tätigen Personen, den Ersatz der Kosten der ehrenamtlich tätigen Personen (z. B. Fahrtkosten, Reinigungskosten für Kleidung, Verpflegungsmehraufwendungen und ggf. Kosten für eine Unfall- und Haftpflichtversicherung im Rahmen der ehrenamtlichen Tätigkeit) und der Kosten für das Abstellen des Personals zur Begleitung der ehrenamtlich Tätigen.«

Diese Regelung gibt den Pflegeeinrichtungen eine moderate Möglichkeit, dass Kosten für Mehrleistungen (Qualitätsverbesserungen) im Rahmen der Pflegesatzverhandlungen berücksichtigt werden. Beachten Sie: Anders als bei den Mehrkosten für Personal im Rahmen des § 87b SGB XI verteuern diese Kosten den Pflegesatz/die Pflegevergütung für die Klienten.

Einnahmen und Erlöse in stationären Pflegeeinrichtungen
Herbert Müller

Für die Wirtschaftlichkeit und den Erfolg der Pflegeeinrichtung ist es wichtig, die Ausgaben und Einnahmen im Blick zu haben. Die Einnahmen (Erlöse) der stationären Pflegeeinrichtung ergeben sich aus den als Pflegesatz mit den Kostenträgern vereinbarten Leistungsentgelten (Pflege, Unterkunft, Verpflegung und Investitionskosten) und aus Zusatzleistungen und sonstigen Leistungen.

Einnahmen aus dem Pflegesatz
Die Einstufung der Bewohner in die richtige Pflegestufe ist entscheidend. Der Einstufungsbescheid des Bewohners entscheidet letztlich über die Höhe der Einkünfte aus dem Pflegesatz, da die Einrichtung nur die Pflegestufe in Rechnung stellen kann, in die der Bewohner eingestuft wurde. Ist der Bewohner nicht richtig eingestuft und sind die Leistungen der Pflegeeinrichtung umfangreicher, so erbringt die Einrichtung teilweise Leistungen, die über den Pflegesatz nicht refinanziert sind. Das kann sich auf Dauer kein Unternehmen leisten! Die Grundlage für die zu berechnenden Pflegesätze bildet die Pflegesatzvereinbarung.

Einnahmen aus Zusatzleistungen
Zusatzleistungen (§ 88 SGB XI) sind von der Einrichtung definierte Leistungen, die über das Maß des Notwendigen (Standardleistung, die mit dem Pflegesatz bezahlt ist) hinausgehen und mit den Bewohnern vor der Leistungserbringung schriftlich vereinbart wurden. Rechtlich kommt hier ein zusätzlicher Vertrag zwischen der Pflegeeinrichtung und dem Bewohner zustande. Der Bewohner bestellt die Zusatzleistungen, die

Einrichtung erbringt die Leistungen und stellt diese dem Bewohner in Rechnung.

Einnahmen aus sonstigen Leistungen
»Sonstige Leistungen« sind solche Leistungen, die weder Inhalt der Regelleistungen (Pflegesatz) noch Zusatzleistungen sind: Leistungen der Pflegeeinrichtung außerhalb des SGB XI.

Literatur
Müller, H. (2011). Arbeitsorganisation in der Altenpflege. Schlütersche Verlagsgesellschaft, Hannover

Einstellungsgespräch
Sabine Sappke-Heuser

Jeder Arbeitgeber möchte und darf in einem Vorstellungsgespräch umfangreiche Informationen über den (zukünftigen) Arbeitnehmer erhalten, denn für den Arbeitgeber bestehen neben dem Aspekt der personellen Verstärkung auch immer wirtschaftliche Risiken. Die Interessen des Arbeitgebers stehen jedoch in einem besonderen Spannungsfeld zu den berechtigten Interessen des Arbeitnehmers, seine Privat- und Intimsphäre zu schützen.

Zulässig sind deshalb nur solche Fragen, an denen der Arbeitgeber ein sog. berechtigtes und schutzwürdiges Interesse hat und die einen Bezug zu der Beschäftigung haben (BAG, Urteil vom 7.6.1984, DB 1984, 2706). Um dem Arbeitnehmer beim Umgang mit unzulässigen Fragen zu helfen, hat ihm die Rechtsprechung ein »Recht auf Lügen« eingeräumt. Dies bedeutet, dass dem Bewerber das Recht zusteht, auf eine unzulässige Frage eine falsche Antwort zu geben, ohne dass ihm arbeitsrechtliche Konsequenzen drohen (BAG, Urteil vom 19.05.1983, AZ.: 2 AZR 171/81- Fragen zum letzten Verdienst; BAG, Urteil vom 15.10.1992, AZ.: 2 AZR 227/92- Fragen zu bestehender Schwangerschaft).

Dagegen ist die Falschbeantwortung einer vom Arbeitgeber gestellten zulässigen Frage eine arglistige Täuschung (§ 123 BGB) und berechtigt diesen zur Anfechtung des Arbeitsvertrages.

Zulässige Fragen
- **Berufsausbildung, Werdegang, Weiterbildung.** Fragen danach muss der Bewerber umfassend und wahrheitsgemäß beantworten.
- **HIV/AIDS.** Die Frage nach einer AIDS-Erkrankung ist grundsätzlich zulässig, die Frage nach einer HIV-Infektion nur dann, wenn sie auf die sachgemäße Erfüllung der arbeitsvertraglichen Pflichten Auswirkung haben könnte.
- **Krankheiten.** Ein Arbeitnehmer darf nach aktuellen Erkrankungen gefragt werden, wenn sie für die Tätigkeit relevant sind und der Arbeitgeber ein berechtigtes Interesse an der wahrheitsgemäßen Beantwortung hat. Das kann der Fall sein, wenn der Arbeitnehmer nicht in gleicher Weise einsatzfähig wäre wie ein gesunder Kollege, wenn er seine Kollegen anstecken könnte oder wenn damit zu rechnen ist, dass er in absehbarer Zeit arbeitsunfähig wird (ArbG Stuttgart, Urteil vom 14.10.1992, AZ.: 12 Ca 938/92).
- **Private Lebensgestaltung.** Fragen zum Bestehen einer nichtehelichen Lebensgemeinschaft, einer bevorstehender Heirat, Kinderwünschen oder einer Scheidung sind nicht zulässig.
- **Schwangerschaft.** Grundsätzlich war die Frage nach einer besehenden Schwangerschaft einer Bewerberin unzulässig. Wenn nach dem Mutterschutzgesetz Beschäftigungsverbote (z. B. Nachtar-

beit, Labortätigkeiten) eingriffen, erklärten die Arbeitsgerichte die Frage jedoch für zulässig. Inzwischen hat das Bundesarbeitsgericht sich der Meinung des Europäischen Gerichtshofs angeschlossen. In mehreren Entscheidungen hatte der Europäische Gerichtshof die Frage für unzulässig erklärt, da gem. Art. 2 Abs. 7 der EG-Richtlinie 76/207/EWG »die ungünstigere Behandlung einer Frau im Zusammenhang mit Schwangerschaft oder Mutterschaftsurlaub im Sinne der Richtlinie 92/85/EWG … als Diskriminierung im Sinne der Richtlinie« zu werten ist (BAG, Urteil vom 27. 1. 2011, AZ.: 6 AZR 526/ 09). Da nur Frauen schwanger werden können, sei die Frage danach eine unmittelbare Diskriminierung wegen des Geschlechts gem. § 611 a BGB und daher unzulässig. In einer neueren Entscheidung erweitert das Bundesarbeitsgericht den Schutz von Frauen, indem es die Frage nach einer Schwangerschaft bei einer unbefristeten Einstellung ebenfalls für unzulässig erklärt. »Da die Arbeitnehmerin die geschuldete Arbeit zumindest nach Ablauf der Schutzfristen leisten könne, ist das Gleichgewicht eines unbefristeten Arbeitsvertrages durch das nur vorübergehende Beschäftigungsverbot nicht entscheidend gestört. Ziel der Frage nach der Schwangerschaft ist es nämlich, die Bewerberin bei Bejahung der Frage allein wegen der Schwangerschaft nicht einzustellen. Diese Diskriminierung wegen des Geschlechts verstößt gegen die europäische Gleichbehandlungsrichtlinie (76/207/EWG)«, (BAG, Urteil vom 06.02.2003, AZ.: 2 AZR 621/01).

- **Schwerbehinderung.** Bisher hatte die Rechtsprechung eine Frage nach der Schwerbehinderung von mehr als 50 % für zulässig erachtet, da es bei dieser Behinderungsquote zu Problemen im betrieblichen Ablauf kommen könne und der zukünftige Arbeitgeber gesetzliche Schutzregelungen beachten müsse. Geringere Behinderungen mussten nur dann offenbart werden, wenn sie die Einsatzfähigkeit beeinträchtigen konnten. Seit dem Inkrafttreten der EG-Gleichbehandlungsrichtlinie vom 27.11.2000 (RL 2000/78 EG) kann diese Rechtsprechung wohl nicht mehr aufrechterhalten werden (s. a. § 81 Abs. 2 Nr. 1 und 2 SGB IX – stellt nur noch auf die Art der auszuübenden Tätigkeit und die Anforderungen ab, nicht auf den Grad der Behinderung).
- **Tendenzbetriebe.** Partei-, Gewerkschafts- oder Konfessionszugehörigkeit sind Privatsache und durch das Grundgesetz und AGG geschützt. (Der Arbeitgeber könnte sonst z. B. durch die Einstellungspraxis einen gewerkschaftsfreien Betrieb erreichen und damit im Grundgesetz geschützte Recht der Arbeitnehmer, sich zu Gewerkschaften zusammenzuschließen, behindern, Art. 9 Abs. 3 GG; bzgl. Religionsfreiheit s. a: Art. 140 GG iVm Art. 136 Weimarer Verfassung: »Niemand ist verpflichtet, seine religiöse Überzeugung zu offenbaren.«). Ausnahmen gelten aber für so genannte Tendenzbetriebe (Partei, Gewerkschaft, Kirche – z. B. kirchlicher Arbeitgeber darf nach Konfession fragen; s. a. § 118 BetrVG zu den Privilegien der Tendenzbetriebe).
- **Trinkgewohnheiten.** Die Frage nach einer bestehenden Alkoholabhängigkeit ist zulässig. Ansonsten sind die Trinkgewohnheiten Privatangelegenheit, solange sie die Arbeitsleistung des Arbeitnehmers nicht beeinträchtigen.
- **Vermögensverhältnisse/Lohnpfändung.** Die Vermögensverhältnisse des Bewer-

bers sind Privatsache und nur zulässig, wenn ein berechtigtes Informationsinteresse des Arbeitgebers aufgrund einer Vertrauensposition besteht, (Kassierer einer Bank, Security-Unternehmen). Die Berechtigung der Fragen nach Lohn- und Gehaltspfändungen wird uneinheitlich beantwortet. Überwiegend wird jedoch ein berechtigtes Interesse des Arbeitgeber bejaht, da die Pfändung mit einem beträchtlichen Verwaltungsaufwand und haftungsrechtlichem Risiko für ihn verbunden sein.

- **Vorstrafen und Ermittlungsverfahren.** Fragen nach Vorstrafen darf der Arbeitgeber nur stellen, soweit sie einschlägig sind (z. B. Sexualdelikte bei Jugendpflegern, Vermögensdelikte bei Kassierern, Betäubungsmitteldelikte bei Pflegekräften). Über noch laufende Ermittlungsverfahren (auch einschlägige) darf der Bewerber schweigen, da nach Art. 6 EMRK die Unschuldsvermutung gilt. Das Bundesarbeitsgericht schränkt das Recht zu schweigen aber ein, wenn u. U. durch das anhängige Ermittlungsverfahren Rückschlüsse auf eine mangelnde persönliche Eignung und Zuverlässigkeit des Bewerbers für den konkreten Arbeitsplatz gezogen werden können (BAG, Urteil vom 20.05.1999, AZ.: 2 AZR 320/98, Rdnr. 18).
- **Wettbewerbsverbot.** Fragen nach etwaigen Wettbewerbsverboten sind zulässig, wenn sich das Verbot auf die auszuübende Tätigkeit bezieht.

Literatur
Bundesministerium für Arbeit und Soziales (2012). Übersicht über das Arbeitsrecht 2012/2013. Bw Verlag Nürnberg
Bundesarbeitsgericht in: DB 1994, S. 939

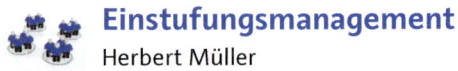

Einstufungsmanagement
Herbert Müller

Für die Begutachtung im Heim gelten die gleichen Pflegebedürftigkeits- und Begutachtungs-Richtlinien wie für den ambulanten Bereich. Der Gutachter muss sich ein persönliches Bild von der Pflegesituation machen und Ressourcen, Schädigungen und Beeinträchtigungen des Pflegebedürftigen und ihre Auswirkungen auf die in § 14 SGB XI Abs. 4 genannten Verrichtungen bewerten. Häufig möchten sich Pflegebedürftige vor dem Gutachter keine Blöße geben und schätzen ihren Hilfebedarf falsch ein; bieten ausnahmsweise alle Kräfte auf, um Verrichtungen durchzuführen oder haben zufällig einen guten Tag. Auf diese Tatsache weisen die BRi ausdrücklich hin und stellen u. a. dazu fest: Die Begutachtungssituation ist nur eine Momentaufnahme.

Damit sich der Gutachter ein umfassendes Bild vom tatsächlich notwendigen Hilfebedarf des Pflegebedürftigen machen kann, müssen im Rahmen der Begutachtung auch die Pflegeperson bzw. Pflegefachperson angehört werden. Zudem wird Einsicht in die Pflegedokumentation und ggf. andere Fremdgutachten genommen. Für die Begutachtung relevant sind die Informationssammlung, Pflegeplanung und -bericht, nicht aber der Leistungsnachweis der Pflegeeinrichtung. Zweifelt der Gutachter eine notwendige Hilfeleistung (z. B. zeitgleiche Hilfeleistung durch zwei Pflegepersonen) oder einen höheren Zeitbedarf an, muss er sich die Hilfeleistung ggf. auch in der Ausführung ansehen und die individuelle Zeit berücksichtigen.

Ein wichtiger Hinweis für alle Pflegefachpersonen: Unterstützen Sie den Gutachter durch Ihren Kooperationswillen und Ihre Fachkompetenz. Er ist kein Feind und bei unterschiedlichen Bewertungen sollten Sie ruhig und sachlich mit ihm diskutieren. Die Begutachtungssituation soll, soweit wie möglich, der Alltagssituation entsprechen. Führen Sie ein Protokoll über die Begutachtung, damit Sie sich auch später an Einzelheiten erinnern können.

Die Pflegekasse teilt dem Versicherten ihre Entscheidung schriftlich mit. Wurde aus Sicht des Versicherten/Bevollmächtigten bzw. der Pflegeeinrichtung die Einstufung nicht korrekt vorgenommen, kann der Versicherte gegen den Einstufungsbescheid Widerspruch einlegen. Zu diesem Zweck sollte der Versicherte (nicht die Pflegeeinrichtung) rechtzeitig, zunächst ohne Begründung, Widerspruch einlegen und das komplette Gutachten von der Pflegekasse anfordern, damit der Widerspruch fachlich begründet werden kann.

Ein Vergleich der Einschätzung des Gutachters mit dem tatsächlichen Bedarf zeigt die Abweichungen, die dann den Widerspruch begründen können. Sie sollten darauf achten, dass im Bereich der Betreuung demenziell erkrankter Bewohner alle erbrachten zusätzlichen, notwendigen Leistungen berücksichtigt werden, wie z. B. erhöhter Bewegungsdrang und Wanderverhalten, Selbst- und Fremdgefährdung, milieutherapeutische Angebote, tagesstrukturierende und alltagsgestaltende Maßnahmen. Voraussetzung ist aber auch, dass sich der Bedarf aus der Pflegeplanung erschließt und dokumentiert ist.

Erhöht/verändert sich der Pflegebedarf des Bewohners, wird im Rahmen einer internen Begutachtung, auf der Basis der BRi, die zutreffende Pflegestufe ermittelt. Das Ergebnis der internen Begutachtung und die sich daraus ergebende Pflegestufe wird dem Bewohner/Bevollmächtigten schriftlich mitgeteilt. Bei Bedarf wird er gebeten, einen Antrag auf Anpassung der Pflegestufe bei der Pflegekasse zu stellen.

Es wird ermittelt, welche notwendigen Leistungen hinzugekommen sind und über die aktuelle Pflegestufe nicht mehr abgedeckt werden können. Weigert sich der Bewohner/Bevollmächtigte dem Höherstufungsantrag oder Widerspruch zuzustimmen, wird er unter Hinweis auf § 87a Abs. 2 SGB XI noch einmal schriftlich dazu aufgefordert. Stellt der Bewohner oder Bevollmächtigte der Höherstufungsantrag nicht, hat die Pflegeeinrichtung die Möglichkeit, ab dem 1. Tag des 2. Monats nach der schriftlichen Aufforderung die nächsthöhere Pflegestufe abzurechnen (§ 87a SGB XI).

Literatur
König, J. (2010). Was die PDL wissen muss. Schlütersche Verlagsgesellschaft, Hannover

Fischbeck, A. & Rink, F. (2008). Pflegeeinstufungen sicherstellen, in: Kämmer, K. (Hrsg.) (2008). Pflegemanagement in Altenpflegeeinrichtungen. Schlütersche Verlagsgesellschaft, Hannover

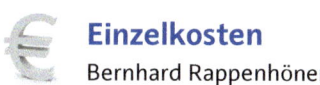

Einzelkosten
Bernhard Rappenhöner

Im Sinne der Kostenträgerrechnung sind Einzelkosten diejenigen Kosten, die dem Produkt oder der Dienstleistung direkt zurechenbar sind. In der Regel werden die Einzelkosten für die Herstellung benötigten Produktionsfaktoren beim Herstellungsprozess des Gutes oder der Dienstleistung vollständig verbraucht. Dann handelt es sich um sogenannte Repetierfaktoren. Die Einzelkosten werden damit Bestandteil des erzeugten Kostenträgers im Sinne von Produkt oder Dienstleistung. Das Gegenteil der Einzelkosten sind die Gemeinkosten (s. u.).

Einwilligung
Sabine Sappke-Heuser

Nach ständiger Rechtsprechung des Bundesgerichtshofes stellt fast jede pflegerische oder ärztliche Maßnahme eine tatbestandsmäßige und rechtswidrige Körperverletzung dar (§ 223 StGB). Diese Maßnahme ist jedoch dann nicht rechtswidrig, wenn der Betroffene seine Einwilligung gegeben hat. Für eine rechtfertigende wirksame Einwilligung müssen folgende Voraussetzungen vorliegen:

- **Aufklärung:** Eine Einwilligung ist nur wirksam, wenn der Patient rechtzeitig vor der Behandlung aufgeklärt wurde oder ausdrücklich auf eine Aufklärung verzichtet hat. Die Aufklärung ist vom Arzt vorzunehmen. Er hat den Patienten über Risiken und Nutzen sowie alternative Behandlungsmethoden zu informieren. Aufklärungsformulare reichen nicht aus, sondern es muss immer ein mündliches Aufklärungsgespräch stattfinden.
- **Einwilligungsfähigkeit:** Voraussetzung einer wirksamen Einwilligung ist die Einwilligungsfähigkeit, d. h. die Fähigkeit des Betroffenen in die Verletzung eines ihm zuzurechnenden Rechtsguts einzuwilligen oder diese abzulehnen (§ 228 StGB). Nach der Rechtsprechung reicht die Fähigkeit aus, Art, Bedeutung und Tragweite (Risiken) der ärztlichen Maßnahme erfassen zu können. Dabei kommt es nicht auf die Geschäftsfähigkeit des Patienten an, sondern auf seine Fähigkeit, die Komplexität des Eingriffs konkret zu erfassen. Je nach der Art des Eingriffs und Verfassung des Betroffenen kann diese Fähigkeit bei dem Geschäftsunfähigen gegeben sein oder bei dem Geschäftsfähigen fehlen. Hat der Betroffene also die geistige Reife und Fähigkeit, die Tragweite des Eingriffs für Körper, Geist, Zukunft (eventuelle Schmerzen) zu ermessen, ist er einwilligungsfähig und darf nicht gegen seinen Willen behandelt werden (auch dann nicht, wenn für ihn ein rechtlicher Betreuer bestellt ist). Der behandelnde Arzt ist dann verpflichtet, denjenigen über die Behandlung, deren Risiken und die Alternativen aufzuklären und dessen Entscheidung (auch unvernünftige) herbeizuführen.
- **Erklärender:** Zunächst ist die Einwilligung vom Betroffenen selbst einzuholen, da es um seinen Körper, sein Leben und Selbstbestimmungsrecht geht (Art. 1 und 2 GG). Kann oder will er die Einwilligung zur Maßnahme nicht geben, ist der von ihm bestimmte Bevollmächtigte zu fragen. Ist kein Bevollmächtigten benannt, muss der vom Gericht bestellte Betreuer im Rahmen des §§ 1901, 1904 BGB in die Maßnahme einwilligen. Sollte auch kein Betreuer bestellt sein, muss sich der behandelnde Arzt oder die Einrichtung an das Betreuungsgericht wenden, das dann einen vorläufigen Betreuer mit der Angelegenheit beauftragt. Nur in Notfällen können Arzt oder Pflegekraft nach Indikationslage entscheiden.
- **Form:** Grundsätzlich reicht die verbale oder nonverbale (durch Gestik oder Mimik) Erklärung. Nur in Ausnahmefällen muss die Einwilligung schriftlich erklärt werden (z. B. nach § 40 Abs. 2 AMG).
- **Sittenwidrigkeit:** Die Einwilligung rechtfertigt die Tat nicht, wenn sie gegen die guten Sitten verstößt (§ 228 StGB). Ein Verstoß gegen die guten Sitten kann dann angenommen werden, wenn die Einwilligung nach Inhalt, Beweggrund oder Zweck gegen das Anstandsgefühl aller billig und gerecht Denkenden verstößt. Ausschlaggebend ist das billigenswerte

Durchschnittsempfinden der jeweils infrage kommenden beteiligten Kreise. Die Sittenwidrigkeit wird von der Rechtsprechung u. a. in folgenden Fällen bejaht: Kannibalismus, Doping, entstellende OPs ohne medizinische Indikation, Leihmütterverträge, Organverkauf, -handel, Verschreibung suchtfördernder Arzneien an Suchtkranke.

- **Zeitpunkt:** Die Einwilligung muss vor dem Ergriff erklärt werden, da der Betroffene wissen muss, auf auf was er sich einlässt. Eine nachträgliche Einwilligung rechtfertigt die tatbestandsmäßige Handlung nicht. Wenn die Situation es erlaubt, muss die Aufklärung so rechtzeitig erfolgen, dass der Patient die Entscheidung ruhig, nach ausreichender Bedenkzeit und Beratung mit seinen Angehörigen oder evtl. weiteren (auch ärztlichen) Ratgebern treffen kann. Daher kann die Erklärung Tage oder Wochen vorher abgegeben werden (z. B. Organtransplantation), in Eilsituationen aber auch unmittelbar vor dem notwendigen Eingriff.
- **Zulässigkeit:** Grundsätzlich ergibt sich die Zulässigkeit der Einwilligung aus dem Selbstbestimmungsrecht und dem Recht, auf den Schutz gewisser Rechte verzichten zu können (Art. 2 Abs. 1 GG). Zu beachten ist aber, dass keine Dispositionsbefugnis über das Rechtsgut »Leben« besteht, d. h. der Tötende ist durch die Einwilligung des Getöteten nicht gerechtfertigt (Tötung auf Verlangen strafbar nach § 216 StGB; z. B. Aufforderung zu Maßnahmen, die den Tod herbeiführen oder das Sterben beschleunigen).
- **Einwilligungsvorbehalt:** Trotz des Grundsatzes, dass die Betreuerbestellung keinen Einfluss auf die Rechte des Betreuten hat, ist es häufig notwendig, eine betreute Person vor unbedachten Vertragsabschlüssen zu schützen (z. B. Abonnieren von Zeitschriften, Kauf von Waren, die er weder braucht noch bezahlen kann, Katalogbestellungen etc.). In diesen Fällen kann das Betreuungsgericht einen sog. Einwilligungsvorbehalt (EV) anordnen, um Gefahren für die Person oder sein Vermögen zu vermeiden und um ihn vor nachteiligen Geschäften zu schützen, § 1903 Abs. 1 BGB. Die betreute Person braucht dann die Einwilligung des Betreuers zum Abschluss eines Rechtsgeschäftes (ausgenommen geringfügige Geschäfte des täglichen Lebens, § 110 BGB – früher sog. Taschengeldgeschäfte).

Einwilligung, mutmaßliche

Obwohl keine gesetzliche Regelung existiert, ist die mutmaßliche Einwilligung nach herrschender Meinung als eigenständiger, gewohnheitsrechtlicher Rechtfertigungsgrund anerkannt. Er kommt dann in Betracht, wenn die Einwilligung im konkreten Fall rechtlich zulässig ist, d. h. das betroffene Rechtsgut zur Verfügung des Verletzten steht und die Grundsätze des § 228 StGB beachtet worden sind (s. o.).

Die mutmaßliche Einwilligung ist subsidiär, d. h. eine tatsächliche Einwilligungserklärung oder ein erkennbar entgegenstehender Wille des Rechtsgutinhabers sind vorrangig zu beachten. Die Tathandlung muss den subjektiven Interessen des Betroffenen entsprechen, d. h. der Handelnde muss sich fragen, ob der Betroffene auf Grund der gegebenen Sachlage eingewilligt hätte. Maßgeblich sind hier persönliche Umstände des Rechtsgutinhabers, seine individuellen Interessen, Wünsche, ethische und religiöse Überzeugungen sowie sonstige persönliche Wertvorstellungen (s. a. § 1901 a Abs. 2 Satz 3 BGB).

»Kann ein … Wille des Betreuten auch nach Ausschöpfung aller verfügbaren Erkenntnisse nicht festgestellt werden, gebietet es das hohe Rechtsgut auf Leben, entsprechend dem Wohl des Betreuten zu entscheiden und dabei dem Schutz seines Lebens Vorrang einzuräumen« (BTDrs. 16/8442, S. 16). Im Zweifel wird der Richter entscheiden müssen, ob die Feststellungen zum mutmaßlichen Willen ausreichend sind oder nach der grundgesetzlichen Wertigkeit den Rechtsgütern Leben und körperliche Unversehrtheit – für die der Staat nach Art. 1 und 2 GG eine Schutzpflicht hat – ein höherer Stellenwert einzuräumen ist.

Literatur
BGH 3 StR 120/03 – Urteil vom 11. Dezember 2003, vgl. BGHSt 4, 24, 32; 4, 88, 91
www.bmg.bund.de/uploads/publications/BMG-G-G407-Patientenrechte-Deutschland.pdf
BGH NJW 1972, 335; OLG Hamm FGPrax 1997, 64
BGH, Urteil vom 11.12.2003, AZ.: 3 StR 120/03, vgl. BGHSt 4,24, 32; 4, 88, 91
Bundesministerien für Gesundheit und Justiz (2007). Patientenrechte in Deutschland, S. 8 ff
BGH NJW 1972, 335; OLG Hamm FGPrax 1997, 64
Wissenschaftliche Dienste des Deutschen Bundestages, Der aktuelle Begriff, Nr.01/09 – Patientenverfügung
Schädel-Hirnpatienten in Not e.V. »Der (mutmaßliche) Wille des Patienten – Das Gesetz zur Patientenverfügung«

Elterngeld
Sabine Sappke-Heuser

Das Bundeselterngeldgesetz (BEEG – Gesetz zum Elterngeld und zur Elternzeit) regelt in den §§ 1 bis 14 die Voraussetzungen und das Verfahren für den Bezug von Elterngeld.

Anspruch auf Elterngeld haben Mütter und Väter, die ihre Kinder nach der Geburt selbst betreuen und erziehen, nicht mehr als 30 Stunden in der Woche erwerbstätig sind, mit ihren Kindern in einem Haushalt leben und einen Wohnsitz oder ihren gewöhnlichen Aufenthalt in Deutschland haben, § 1 Abs. 1 BEEG. Ehe- oder Lebenspartnerinnen und -partner, die das Kind nach der Geburt betreuen – auch wenn es nicht ihr eigenes ist –, können unter denselben Voraussetzungen Elterngeld erhalten. Für angenommene Kinder oder mit dem Ziel der Annahme aufgenommene Kinder gibt es ebenfalls Elterngeld für die Dauer von bis zu 14 Monaten.

Die Mütter oder Väter müssen vor der Geburt des Kindes erwerbstätig gewesen sein und sich anschließend um das Kind kümmern. Das Elterngeld beträgt höchstens 1.800 Euro, mindestens aber 300 Euro im Monat, § 2 Abs. 1 BEEG. Vom 01.01.2011 an wird für Eltern mit einem Nettoeinkommen aus Erwerbstätigkeit von mehr als 1.200 Euro das Elterngeld von 67 auf 65 Prozent in Stufen gekürzt, während es für Hartz-IV-Empfänger auf das Arbeitslosengeld II angerechnet wird.

Literatur
BT-Drucksache 698/06 – Gesetz zum Elterngeld und zur Elternzeit

Elternzeit
Sabine Sappke-Heuser

Elternzeit kann in jedem Arbeitsverhältnis genommen werden – also auch bei befristeten Verträgen, bei Teilzeitarbeitsverträgen und bei geringfügiger Beschäftigung. Jedoch verlängern sich die befristeten Verträge dadurch nicht. (Wird in der Ausbildung, einer Umschulung oder anderen beruflichen Fortbildungen, die auf einem Arbeitsvertrag beruhen, Elternzeit genommen, gilt dies als Unterbrechung und der Vertrag verlängert sich um diese Zeit.)

Mütter und Väter haben bis zur Vollendung des dritten Lebensjahres des Kindes einen Rechtsanspruch auf Elternzeit. Mit Zustimmung des Ags können sie bis zu zwölf Monate auch auf die Zeit nach dem dritten Geburtstag des Kindes übertragen (§ 15 BEEG).

Sieben Wochen vor dem gewünschten Beginn der Elternzeit muss für die Elternzeit beträgt werden (§ 16 Abs. 1 BEEG), in Ausnahmefällen ist auch eine angemessene kürzere Anmeldefrist möglich. Wird die Frist von sieben Wochen nicht eingehalten, verschiebt sich der Termin für den Beginn der Elternzeit entsprechend. Ab dem Zeitpunkt, von dem an die Elternzeit verlangt worden ist (höchstens jedoch acht Wochen vor Beginn) und während der Elternzeit darf dem Antragsteller nicht gekündigt werden (§ 18 BEEG).

Literatur
BT-Drucksache 698/06 – Gesetz zum Elterngeld und zur Elternzeit

Entschuldigungsgründe
Sabine Sappke-Heuser

Rechtswidriges Handeln führt nicht zur Strafbarkeit, wenn Gründe vorliegen, die dieses Handeln entschuldigen. Die Tat wird zwar von der Rechtsordnung missbilligt, wegen der besonderen Konfliktsituation wird jedoch auf einen Schuldvorwurf verzichtet, sodass der Täter straflos bleibt.

Entschuldigungsgründe sind:
- Entschuldigender Notstand (§ 35 StGB)
- Notwehrüberschreitung (§ 33 StGB)
- Übergesetzliche entschuldigende Notstand/entschuldigende Pflichtkollision

Entschuldigender Notstand (§ 35 StGB)

Der Täter handelt nach § 35 StGB ohne Schuld, wenn er, ein Angehöriger oder eine ihm nahe stehende Person sich in einer gefährlichen Situation befindet, in der er die Gefahr für Leib, Leben oder Freiheit nur dadurch beseitigen kann, dass er die Rechtsordnung verletzt.

Anders als die Rechtfertigungsgründe beseitigt der entschuldigende Notstand nicht die Rechtswidrigkeit einer tatbestandsmäßigen Handlung, sondern führt zur Schuldlosigkeit. Dabei ist zu beachten, dass die beschützten Rechtsgüter lediglich Leib, Leben und Freiheit sein dürfen. Der zu schützende Personenkreis ist auf den Täter, seine Angehörigen sowie ihm nahe stehende Personen begrenzt. Die Notstandshandlung muss erforderlich sein und die Hinnahme der Gefahr unzumutbar.

Gewisse Personengruppen (Feuerwehr, Polizei, Bodyguard, Ärzte, Pflegekräfte) sind jedoch wegen eines besonderen Rechtsverhältnisses (Arbeitsvertrag oder Dienstverhältnis) verpflichtet, die Gefahr hinzunehmen, wenn es ihnen zugemutet werden kann (§ 35 Abs. 1 S. 2 StGB). Daher dürfen Pflegekräfte einerseits die Behandlung und Pflege eines an einer ansteckenden Krankheit leidenden Patienten/Bewohners nicht ablehnen (auch nicht mit dem Argument, dass sie sich, Angehörige oder ihnen nahe stehende Person anstecken und damit in erheblicher Weise gefährden könnten). Andererseits kann es Pflegekräften aber nicht zugemutet werden, in den sicheren Tod zu gehen (z. B. ist die Pflegekraft nicht verpflichtet, ihr Leben zu riskieren, um einen Bewohner aus der brennenden Einrichtung zu retten – die Pflegekraft könnte gem. § 35 Abs. 1 StGB nicht bestraft werden, wenn der Bewohner zu Schaden kommt).

Notwehrüberschreitung (§ 33 StGB)

Überschreitet der Täter die Grenzen der Notwehr aus Verwirrung, Furcht oder Schrecken, so wird er nicht bestraft (§ 33 StGB). Die Überschreitung der Notwehr entschuldigt den Angegriffenen, wenn er das Maß der erforderlichen Verteidigung aus einem der genannten Affektgründe überschreitet.

> **Beispiel**
>
> Pflegekraft wird von einem verwirrten sehr kräftigen Bewohner angegriffen. Durch Tritte kann sie sich zunächst befreien, greift dann aber – weil sie allein auf der Station ist und sich weiterhin bedroht fühlt – nach einem auf einem Tablett liegenden Messer, sticht auf den Bewohner ein und verletzt ihn am Oberarm. Der gegenwärtige Angriff des Bewohner war durch die Tritte bereits beendet (§ 32 StGB). Aus Angst vor dem ihr kräftemäßig überlegenen Bewohner und dem Umstand, dass sie allein auf der Station war, überschreitet sie die Grenzen der Notwehr. Für die Körperverletzung durch die Messerstiche kann sie gem. § 33 StGB nicht bestraft werden.

Übergesetzlicher entschuldigender Notstand

Dieser gesetzlich nicht geregelte Entschuldigungsgrund (daher übergesetzlich) wird teilweise auch als »entschuldigende Pflichtenkollision« bezeichnet. Der Täter muss ein rechtlich gleichwertiges Rechtsgut aufopfern, um ein anderes bedrohtes Rechtsgut zu retten. Bedeutsam wurde dieser entschuldigende Notstand im Rahmen der Aufarbeitung des Unrechts des Nationalsozialismus (vgl. den Sachverhalt von BGH NJW 1953, 513; 1961, 276, sog. KZ-Rampenfälle/Euthanasieärztefall – Ärzte, die in der Zeit des Nationalsozialismus einige Geisteskranke für die Euthanasie selektiert haben, um andere Geisteskranke zu retten. Hätten die Ärzte sich geweigert, wären durch einen regimetreuen Arzt wahrscheinlich wesentlich mehr Patienten ermordet worden). Im Pflegealltag kann es z. B. zu einer Pflichtkollision kommen, wenn das Leben/die Gesundheit zweier Bewohner gleichzeitig bedroht ist und die Pflegekraft nur auf Kosten des einen Bewohners und zugunsten des anderen eingreifen kann. Sie würde dann strafrechtlich nicht zur Verantwortung gezogen werden.

Literatur
vgl. BGHSt 3, 194, 198; BGH NJW 1995, 973;

Entwicklungsansatz
Siegfried Charlier

Der amerikanische Unternehmensberater McGregor beschreibt zwei konträre Führungsklischees, die beide eine »sich selbst erfüllende Prophezeiung« beinhalten. Ausgangspunkt bildet jeweils die Grundhaltung der Führungskraft. Wobei »Haltung« zwei Dimensionen umfasst:
1. Was halte ich von mir?
2. Was halte ich von mir in Beziehung zu den Mitmenschen?

Die Führungskraft ist aufgefordert, ihre eigene Haltung zu klären, weil diese Haltung gewissermaßen auf die Mitarbeiter ausstrahlt und zurückstrahlt. Es geht um das Gesetz der Resonanz, der Wechselwirkung von Haltung des Vorgesetzten im Sinne eines »Vorurteils« und der entsprechenden Reaktion der Mitarbeiter. Der Vorgesetzte beeinflusst durch seine Grundhaltung das Ergebnis.

McGregor benennt die beiden Klischees technisch als »X-Bild« (s. Expertenansatz) und »Y-Bild« (s. Abb. 13) um nicht zu vorschnell zu werten. Es geht also nicht um richtig oder falsch, sondern um die Wirkung der verschiedenen Grundhaltungen. Hier muss sich die Führungskraft allerdings fragen, welche Wirkung sie angesichts der geforderten Arbeit in der Organisation für wünschenswert hält.

Ausgangspunkt des von McGregor beschriebenen Regelkreises ist die positive Grundhaltung der Führungskraft: »Meine Mitarbeiter sind interessiert.« Von der Grundmotivation der Mitarbeiter wird ausgegangen (s. Motivation). Sie ist die Basis der Zusammenarbeit. Aus diesem Vertrauensvorschuss in die Mitarbeiter zieht die Führungskraft die Schlussfolgerung, dass sie an die motivierten Mitarbeitern Aufgaben und Verantwortung delegiert und sie mit den entsprechenden Kompetenzen ausstattet (s. Aufgabe-Kompetenz-Verantwortung, AKV). Die Mitarbeiter versuchen, die Erwartungen der Vorgesetzten zu erfüllen. Im »Y-Bild« oder »Entwicklungsansatz« versuchen sie, das in sie gesetzte Vertrauen zu rechtfertigen, indem sie Energie und Kreativität in die Bewältigung der übertragenen Aufgaben stecken. Sie übernehmen Verantwortung für ihre Arbeit und erbringen eine gute Leistung. Das wiederum bestärkt die Führungskraft in ihrer Grundhaltung, dass der Vertrauensvorschuss gerechtfertigt war und zu guten Ergebnissen geführt hat: Ein positiver Regelkreis ist geschlossen.

Die Verantwortung der Führungskraft liegt vor allem in der Klärung ihrer Ziele und dem Abgleich mit der eigenen Grundhaltung und dem eigenen Führungsstil. Sie muss erst die Entscheidung treffen, ob sie selbstständig arbeitende oder unselbstständige Mitarbeiter braucht und haben will. Dann muss sie überprüfen, ob die eigene Grundhaltung im Sinne angesammelter Erfahrung und Menschenkenntnis mit den eigenen Zielen übereinstimmt. Kompatibel ist hier der demokratische bzw. partnerschaftliche Führungsstil (s. demokratischer Führungsstil). Gibt es Widersprüche, muss an der Grundhaltung gearbeitet werden, denn die strahlt immer aus und führt, ob gewollt oder nicht gewollt, zu den entsprechenden Resonanzen und Bestätigungen.

Wer selbstständige Mitarbeiter wünscht, muss also zuallererst seine eigene Selbstständigkeit überprüfen, denn er kann als Vorgesetzter von Mitarbeitern nichts verlangen, was er selbst nicht beherrscht. Für eine gute, an der Individualität der Biografie orientierte Pflege, braucht man Mitarbeiter, die

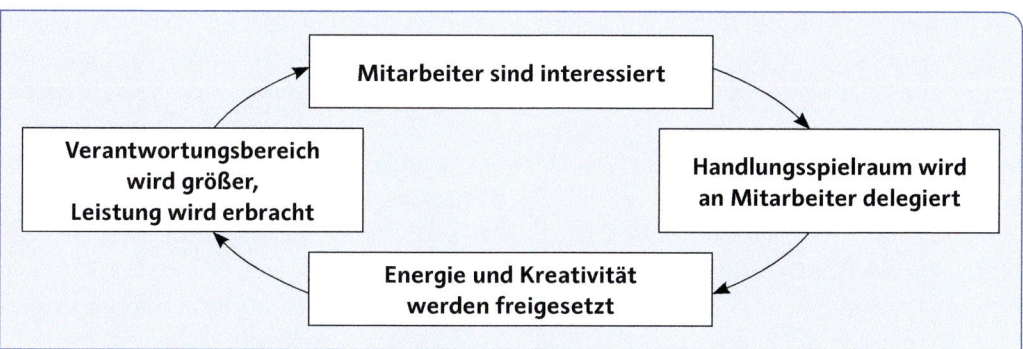

Abb. 13: Das Y-Bild des Entwicklungsansatzes.

selbstständig arbeiten. Nur diese Mitarbeiter können situationsangemessen handeln. Die Fähigkeit zu selbstständigem Handeln wird theoretisch mit dem Examen attestiert. Die Praxis sieht allerdings oft anders und unzureichend aus (s. Kompetenzen). Sind Mitarbeiter auf Dauer nicht bereit bzw. nicht in der Lage, selbstständig zu arbeiten, bleibt nur die Abstufung zur Pflegehilfskraft mit eingeschränkter Verantwortung.

Literatur
McGregor, D. (1982). Der Mensch im Unternehmen. Econ Verlag, München
Sprenger, R. (2002). Das Prinzip Selbstverantwortung. Campus Verlag, Frankfurt/Main

Erbfolge
Sabine Sappke-Heuser

Hat der Erblasser die Person des Erben nicht bestimmt, so legt das Gesetz fest, wer erbt. Dabei unterteilt das Gesetz die Verwandten in Ordnungen, wobei die näheren Verwandten die entfernteren ausschließen. Verwandt (blutsverwandt) sind Personen gem. § 1589 BGB, die in gerader oder in der Seitenlinie voneinander abstammen:
1. Ordnung: eheliche/nichteheliche/adoptierte Kinder, Enkel, Urenkel (§ 1924 BGB)
2. Ordnung: Eltern, Geschwister, Kinder der Geschwister (§ 1925 BGB)
3. Ordnung: Großeltern (mütterliche und väterliche Seite), Kinder der Großeltern (§ 1926 BGB)
4. Ordnung: Urgroßeltern, Kinder der Urgroßeltern (§ 1928 BGB)

Der Ehepartner des Verstorbenen, mit dem er zum Zeitpunkt seines Todes verheiratet war, ist daneben immer gesetzlicher Erbe (§ 1931 BGB). Ein gleichgeschlechtlicher Lebenspartner des Erblassers im Sinne des Lebenspartnerschaftsgesetzes (LPartG) ist neben den Abkömmlingen zu ¼, neben den Blutsverwandten zu ½ gesetzlicher Erbe. Der Lebenspartner erbt alles, wenn keine Abkömmlinge oder Blutsverwandten vorhanden sind (§ 10 Abs. 1 LPartG).

Der Fiskus (Vermögensverwaltung) des Bundeslandes, in dem der Erblasser zum Zeitpunkt seines Todes gelebt hat, erbt, wenn kein Ehegatte und kein gesetzlicher Erbe des Verstorbenen vorhanden ist oder die Erben die Erbschaft ausgeschlagen haben (§ 1936 BGB).

Die gesetzlichen Erben müssen vom Nachlassgericht ermittelt werden. Dies geschieht durch öffentliche Aufforderung, die Erbrechte innerhalb einer Frist anzumelden. Nach Fristablauf wird der Fiskus vom Nachlassgericht zum Erben bestimmt (§§ 1964 BGB).

Gewillkürte Erbfolge
Von gewillkürter Erbfolge spricht man, wenn der Erblasser die Person des/der Erben und deren Umfang der Beteiligung am Nachlass durch eine Verfügung von Todes wegen – entweder Testament (§§ 1937 ff. BGB oder Erbvertrag, § 1941 BGB – bestimmt, § 1937 BGB).

Diese sog. gewillkürte Erbfolge kann alternativ zu der vom Gesetzgeber vorgeschlagenen gesetzlichen Erbfolge genutzt werden, um die eigenen Vorstellungen bezüglich der Verteilung des eigenen Nachlasses festzulegen.

Grundsätzliche Voraussetzungen einer Verfügung von Todes wegen:
- Testierfähigkeit des Erblassers (§ 2229 BGB)
- Verfügung muss höchstpersönlich errichtet werden (§ 2064 BGB)

Erbrecht
Sabine Sappke-Heuser

Das Erbrecht ist die Gesamtheit aller privatrechtlichen Vorschriften, die den Übergang des Vermögens (Erbschaft) vom Verstorbenen (Erblasser) auf dessen Rechtsnachfolger (Erben) regeln.

Erbanspruch des überlebenden Ehepartners

Bestimmt der Erblasser durch letztwillige Verfügung nichts anderes, so erhält der überlebende Ehepartner per Gesetz neben den Erben 1. Ordnung (s. Erbfolge)
- ¼ aus der Erbmasse und zusätzlich zu diesem gesetzlichen Erbteil ein weiteres
- ¼, wenn die Ehegatten (im üblichen) Güterstand der Zugewinngemeinschaft gelebt haben.

Außerdem steht dem überlebenden Ehepartner zu seinem Erbteil das sog. »Voraus der Ehegatten« nach § 1932 Abs. 1 BGB zu. Dazu gehören alle gemeinsamen Haushaltsgegenstände und Hochzeitsgeschenke.

Erbschein
Sabine Sappke-Heuser

Der Erbschein ist das amtliche Zeugnis des Nachlassgerichts, in dem
- die Person des Erblassers und
- die Namen des/der Erben,
- die Größe der Erbteile,
- sowie gegebenenfalls Beschränkungen des Erbrechts (Einsetzung eines Nacherben oder Testamentsvollstreckers)

anzugeben sind (§§ 2353 ff. BGB). Um über den Nachlass verfügen zu können, braucht der Erbe einen Erbschein. Insbesondere Banken und Sparkassen verlangen nach dem Tod eines Kunden vom Erben in der Regel diese Bescheinigung. Der BGH vertritt jedoch die Auffassung, dass dem Erben auch ohne Vorlage eines Erbscheins Zugriff auf das Konto des Erblassers zu gewähren ist, wenn er ein notarielles Testament oder einen notariellen Erbvertrag vorlegt, aus dem sich seine Legitimation als Erbe ergibt. Dies gilt auf jeden Fall dann, wenn die Bank bei Kontoeröffnung in ihren allgemeinen Bankbedingungen nicht auf die Notwendigkeit der Erbscheinvorlage hingewiesen hat (BGH, Urteil vom 07.06.2005, AZ.: XI ZR 311/04, NJW 2005, 2779).

Der Erbschein muss beim zuständigen Nachlassgericht beantragt werden. Der Erbschein führt nicht die Höhe des tatsächlichen Wertes der Erbmasse oder die Nachlassgegenstände auf, sondern bescheinigt nur, wer neuer Eigentümer der Erbmasse ist. Zuständig ist das Nachlassgericht, in dem der Verstorbene seinen gemeldeten Wohnsitz oder seinen letzten Aufenthalt hatte (§ 73 Abs. 1 FGG).

Erbvertrag
Sabine Sappke-Heuser

Der Erbvertrag ist eine Verfügung von Todes wegen. In ihm kann der Erblasser einseitig Bestimmungen treffen, die auch durch ein Testament getroffen werden können. Ein Erbvertrag wird zwischen dem Erblasser und mindestens einer weiteren Person abgeschlossen. Er legt mit vertraglich bindender Wirkung einen Erben fest oder ordnet ein Vermächtnis (einzelne Gegenstände) oder eine Auflage an (§ 2278 Abs. 2 BGB).

Die Erbschaft kann den ganzen Nachlass oder nur einen Teil erfassen. Vertragspartner des Erblassers kann jeder beliebige Dritte sein oder Erblasser können auch beide Ver-

tragspartner sein. Die Vertragspartner sind an die vertragliche Vereinbarung gebunden. Voraussetzungen für einen Erbvertrag sind:
- der Erblasser muss den Erbvertrag höchstpersönlich abschließen (§ 2274 BGB)
- er muss geschäftsfähig sein (minderjährige Ehepartner oder Verlobte mit Zustimmung des gesetzlichen Vertreters) (§ 2275 BGB)
- der Vertrag kann zur Niederschrift eines Notars bei gleichzeitiger Anwesenheit beider Teile geschlossen werden (§ 2276 BGB)

Der Erbvertrag kann aufgehoben werden:
- durch notariellen Vertrag mit allen Vertragspartnern (§ 2290 BGB)
- durch ein gemeinschaftliches Testament der Ehepartner oder Lebenspartner (§§ 2291, 2292 BGB)
- bei Vorbehalt des Rücktritts im Erbvertrag (§ 2293 BGB)
- durch Rücktritt bei Verfehlungen des Bedachten (§ 2294 BGB)
- durch Rücktritt bei Aufhebung der Gegenverpflichtung (§ 2295 BGB)

Höchstpersönliche Errichtung

Eine Verfügung muss höchstpersönlich errichtet werden, d. h. eine Vertretung im Willen und in der Erklärung ist ausgeschlossen (§ 2064 BGB). Der Erblasser darf die Bestimmung über die Geltung der Verfügung, die Erben, den Umfang ihrer Beteiligung am Nachlass und den Gegenstand der Zuwendung nicht in den Willen eines Anderen stellen (§ 2065 BGB). Er muss die Erklärung also immer selbst abgeben, indem er sie allein zu Papier bringt oder sie persönlich vor dem Notar abgibt.

Erfüllungsgehilfe
Sabine Sappke-Heuser

Erfüllungsgehilfen sind Personen, deren sich der Vertragspartner zur Erfüllung seiner vertraglichen Pflichten bedient, § 278 BGB. In Pflegeeinrichtungen oder Krankenhäusern sind dies z. B. die Pflegekräfte, Pflegehelfer, das Küchenpersonal oder das Personal in der Wäscherei. Sie helfen dem Träger der Einrichtung die Vertragspflichten aus dem Vertrag mit dem Bewohner/Patienten zu erfüllen. Konsequenz aus § 278 S. 2 BGB ist, dass – neben der Eigenhaftung des Erfüllungsgehilfen – der Schuldner (Einrichtung) für ein Verschulden seines Erfüllungsgehilfen in gleichem Umfang haftet, wie für eigenes Verschulden.

Voraussetzungen ist, dass:
- zum Zeitpunkt des Schadenseintritts zwischen dem Geschädigten (Bew./Pat.) und dem Schuldner (Einrichtung) ein gesetzliches oder vertragliches Schuldverhältnis (z. B. Heimvertrag, Behandlungsvertrag) besteht,
- der Schuldner zur Erfüllung seiner schuldrechtlichen Verpflichtungen einen Gehilfen eingesetzt hat,
- der Erfüllungsgehilfe rechtswidrig und schuldhaft einen Schaden verursacht hat und
- der Schaden im sachlichen Zusammenhang mit der Erfüllung der Verbindlichkeit steht.

Der Schuldner muss sich sowohl fahrlässiges als auch vorsätzliches Verhalten des Erfüllungsgehilfen wie eigenes Verschulden anrechnen lassen, §§ 278 S. 2, 276 BGB. Die §§ 278 S. 2, 276 BGB begründen also eine Haftung für fremdes Verschulden nach dem Prinzip: »Wer andere für sich arbeiten lässt, muss sich deren Fehler anrechnen lassen« (s. Stichwort – Verschulden). Die Haftung für vorsätzliches Verhalten seines Erfüllungsgehilfen kann der Schuldner aber im Voraus ausschließen, §§ 278 S. 2, 276 Abs. 3 BGB. (Beispiel: Pflegekraft lässt aus Unachtsamkeit die Brille eines Bew./Pat. fallen, Schaden – 500,– Euro. Der Bew./Pat. könnte diesen Schaden entweder bei der Pflegekraft (als Verursacher) geltend machen oder bei der Einrichtung gem. §§ 278, 276 BGB).

Literatur
Duden Recht A – Z: Fachlexikon für Studium, Ausbildung und Beruf. Bibliografisches Institut, Mannheim 2007

Erwachsenenbildung, Didaktik und Methodik
Ursula Schmitt

Didaktik und Methodik beschreiben den komplexen Prozess des Lehrens und Lernens in allen dazu notwendigen Schritten. Didaktik ist die Wissenschaft des Lehrens und Methodik die praktische Umsetzungsebene. Diese Prozesse bedingen sich gegenseitig, sind nicht immer eindeutig zu trennen und greifen ineinander über. Beide haben das gemeinsame Ziel, einen möglichst effektiven Lernprozess in Gang zu setzen, zu verfolgen, zu vertiefen, zu verfestigen und zu kontrollieren.

Die Erwachsenenbildung versteht sich als eine Teildisziplin der Erziehungswissenschaft und hat es sich zum Ziel gesetzt, die Aspekte des Lernens und Lehrens für den Erwachsenen optimal aufzubereiten. Der erwachsene Mensch mit seinen Bedürfnissen, Wünschen und Fähigkeiten wird in den Mittelpunkt gestellt. Mithilfe der Didaktik und Methodik werden optimale Handlungsstrategien entwickelt.

Abbildung 14 zeigt alle Komponenten der Wissensvermittlung. Über die Inhalte ergeben sich die Ziele, Leitung und Gruppe treten miteinander in Kontakt und tauschen Daten und Fakten aus. Ziel ist eine optimale Informationsweitergabe, die von beiden Seiten verstanden, aufgenommen und weiter verarbeitet wird.

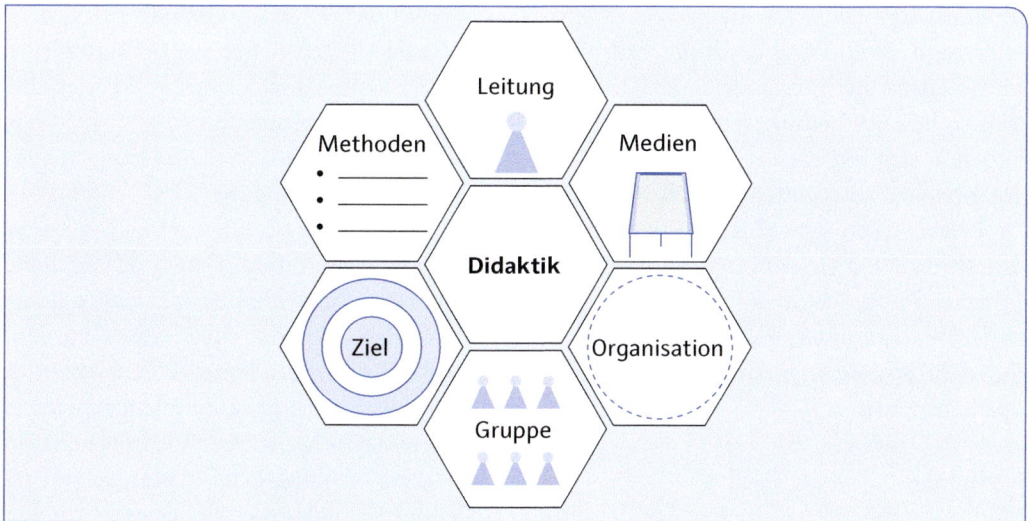

Abb. 14: Komponenten der Wissensvermittlung.

Gruppenleitung

Von einer Gruppenleitung werden fachliche, soziale, didaktische und persönliche Kompetenzen erwartet. Fachliche Kompetenz meint, dass die Leitung über die Thematik entsprechendes Fachwissen besitzt. Soziale Kompetenz ist die Fähigkeit, Gruppenprozesse zu steuern, jeden einzelnen Teilnehmer mit seinen Fähigkeiten zu fördern und Konflikte konstruktiv zu lösen. Die didaktischen Kompetenzen erstrecken sich auf die gesamte Wissensvermittlung und deren adäquate Aufbereitung. Persönliche Kompetenz fordert Authentizität im Auftreten und die konstruktive Annahme von Kritik.

Gruppe

Gruppe impliziert alle Personen, die aktiv am Lernprozess beteiligt sind, außer der Leitung. Gruppendynamische Prozesse wirken sich positiv und negativ auf den Lernprozess aus und benötigen ein Regulativ (Methoden in der Arbeit mit Gruppen).

Lernziele

Lernziele werden in Richt-, Grob- und Feinziele unterteilt. Richtziele sind von der Institution vorgegeben, für die gearbeitet wird. Meist sind die Richtziele mit der Aufgabenstellung der Einrichtung identisch. Grobziele werden von der Leitung selbst festgelegt. Sie beziehen sich auf die eigene Thematik und die Inhalte, die vermittelt werden sollen. Die Grobziele stellen eine Hilfe dar, eine eigene Struktur zu entwickeln und zu verfolgen. Feinziele dienen dazu, die Grobziele zu verfeinern und zu untergliedern. Ziel ist es, die Feinziele überprüfbar zu machen, d. h. zu operationalisieren.

Methoden

Methoden motivieren, bieten Abwechslung in der Umsetzung, schließen ab und implizieren ein Feedback. Sie regeln den gesamten Lern- und Arbeitsprozess und strukturieren ihn. Entsprechend der methodischen Kompetenz der Leitungskraft können sie sehr vielseitig eingesetzt werden (s. Moderation).

Medien

Der Einsatz von Medien ist auf die Gruppengröße abzustimmen und entsprechend zu planen. Medien helfen, Inhalte zu visualisieren und sichtbar zu machen. Zusätzlich unterstützen sie die Arbeit mit Gruppen, um gemeinsames Lernen zu erleichtern. Sie fördern den Prozess der Informationsaufnahme und der Mitbeteiligung am Lerngeschehen. Je nach Gruppengröße werden Medien eingesetzt wie Flipchart, Pinnwand, PC-Projektion, Arbeitsblätter, et.

Organisation

Die äußeren Rahmenbedingungen, die auf den Lernprozess einwirken, sind wichtige Faktoren und bedürfen der Abklärung:

- Welche Räumlichkeiten sind vor Ort?
- Gibt es eine festgelegte Sitzordnung?
- Wer übernimmt die Bewirtung?
- Welche Pausen sollen eingeplant werden?
- Wie ist der zeitliche Rahmen?
- Welche Medien stehen zur Verfügung?
- Gibt es die Möglichkeit der Vervielfältigung von Arbeitsblättern?
- Stehen Räumlichkeiten für Kleingruppenarbeiten zur Verfügung?

Zur Organisation gehört auch der zeitliche Rahmen, der einzuhalten ist. Dabei ist es unerheblich, ob eine Tagesveranstaltung, eine Besprechung oder eine Übergabe zu planen ist. Eine exakte Zeitplanung ist für alle Beteiligten ein klarer Orientierungsrahmen, d. h. der pünktliche Beginn einer Veranstaltung ist ebenso erstrebenswert wie der exakte Abschluss.

> **Fazit**
>
> Ein gelungenes Zusammenspiel aller Faktoren ermöglicht einen effektiven Lernprozess. Natürlich ist es nicht immer leicht, alle Dinge im Blick zu haben. Doch durch diese Art des vielseitigen Lehrens und Lernens wird ein effektiver Lernprozess in Gang gesetzt, eine Verhaltensänderung möglich und somit das Ziel der Erwachsenenbildung erreicht.

Lernende Erwachsene

In der Erwachsenenbildung wird davon ausgegangen, dass das Lernen bis ins hohe Alter möglich ist. Wie schnell ein Lernzuwachs vonstatten geht, wie lange etwas Neues behalten wird und wie bleibend es sich verankert, ist von Mensch zu Mensch unterschiedlich.

Wie lernen Erwachsene?

Unterschieden wird in erster Linie zwischen dem funktionalen Lernen und dem intentionalen Lernen. Funktional ist das Lernen, das nebenbei geschieht, z. B. durch Zeitung, Fernsehen, Hobbys, durch Nachahmen, Ausprobieren und Beobachten.

Intentionales Lernen ist beabsichtigtes Lernen wie z. B. Weiterbildungsmaßnahmen, Vorlesungen und Einarbeiten in ein neues Arbeitsfeld.

Gemeinsam sind dem intentionalen und funktionalen Lernen ein Wissenszuwachs, neue Einsichten und Fertigkeiten, die oft auch ein verändertes Verhalten zur Folge haben.

Welche Lerntypen gibt es?

Beim Lernprozess werden neue Reize aufgenommen, die im Gehirn gespeichert, verarbeitet und bei Bedarf abgerufen werden. Je nach Lerntyp braucht dieser Prozess verschiedene Anreize. Der visuelle Lerntyp benötigt Anregungen für das Auge, wohingegen der auditive Lerntyp am besten durch Sprechen und Zuhören lernt. Der haptische Lerntyp braucht Informationen, die er handelnd nachempfinden kann. Aus dem Bereich der Kinästhetik hat es sich gezeigt, dass mit einer verknüpfenden Körperbewegung sehr hohe Lernleistungen erreicht werden. Der kognitive Lerntyp liebt die Abstraktion und das theoretische Lernen. Anhand dieser verschiedenen Lerntypen wird deutlich, dass gerade in der Erwachsenenbildung diesen vier Lerntypen Rechnung getragen werden muss.

Welche Lernzielbereiche spreche ich an?

Bei jeder Art von Vermittlung ist es nötig, sich die Ziele vor Augen zu führen und festzulegen. Lernzielbereiche sind kognitiver, affektiver und psychomotorischer Art. Der kognitive Lernzielbereich bezieht sich auf das Faktenwissen sowie dessen Anwendung und der affektive, auch genannt emotionale, beinhaltet den Komplex der zwischenmenschlichen Kommunikation. Gefragt ist hier Empathie, Konfliktfähigkeit und Kooperation. Der psychomotorische Lernzielbereich beinhaltet das Zusammenspiel von Wahrnehmung und Bewegung.

Wie kann ich eine optimale Wissensvermittlung garantieren?

Eine optimale Wissensvermittlung findet dann statt, wenn es Ihnen gelingt, allen vier Lerntypen bei einer Informationsweitergabe Rechnung zu tragen.

Beispiel: Sie wollen den Begriff »AUTO« erklären!
- **Visueller Lerntyp:** Dieser Lerntyp benötigt optische Anreize. Dazu schreiben und malen Sie den Begriff »Auto« auf einen

Flipchart. Zusätzlich können Sie Bilder von verschiedenen Autotypen (Personenwagen, Lastwagen, Feuerwehrauto etc.) in der Gruppe zum Ansehen weiterreichen.
- **Auditiver Lerntyp:** Für diesen Lerntyp haben Sie auf einer CD Autogeräusche mitgebracht. Gemeinsam hören Sie sich diese an (Anschalten des Motors, Autobahngeräusche etc.). Zusätzlich bieten Sie diesem Lerntyp eine kleine Gesprächsrunde über Autos an mit folgender Fragestellung: »Welche Geräusche haben Sie erkannt?« »Welches Auto bevorzugen Sie?«
- **Haptischer Lerntyp:** Sie haben zur praktischen Erfahrung Spielzeugautos dabei. Sie zeigen und erläutern sie. Anschließend hat die Gruppe die Möglichkeit, die Autos anzufassen. Eine kleine Exkursion in ein Autohaus schließt die Thematik ab.
- **Kognitiver Lerntyp:** Dem kognitiven Lerntyp bieten Sie theoretisches Wissen. Sie bringen die Definition eines Autos. »Ein Automobil, kurz Auto (auch Kraftwagen, früher Motorwagen), ist ein mehrspuriges Kraftfahrzeug, das von einem Motor angetrieben wird und zur Beförderung von Personen und Frachtgütern dient.« (wikipedia). Anschließend führen Sie eine Diskussion über die verschiedenen Autotypen.

Hier wird deutlich, auf welchen Ebenen eine Wissensvermittlung möglich ist. Fragen Sie sich einmal, welchem Lerntyp Sie vorrangig Nahrung geben und welchen Lerntyp Sie vollkommen außer Acht lassen. Es ist das Ziel im Rahmen der Lern- und Arbeitsprozesse allen Lerntypen Rechnung zu tragen.

Literatur
Fiederle, X. (1996). Train the trainer. Unveröffentlichtes Fortbildungsmanuskript, Freiburg
Krämer, S. &Walter, K.D. (1998). Effektives Lehren in der Erwachsenenbildung, Hueber-Holzmann, Ismaning
Neuland, M. (1995). Neuland-Moderation. Neuland, Eichenzell
Rabenstein, R. (1992). Lernen kann auch Spaß machen. Verlag Ökotopia, Darmstadt

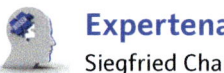

Expertenansatz
Siegfried Charlier

Das Gegenstück zum Entwicklungsansatz des »Y-Bildes« ist bei McGregor der Expertenansatz des »X-Bildes«. Auch hier bestimmt die Grundhaltung der Führungskraft das Resultat der Arbeitsleistung der Mitarbeiter mit. Im Gegensatz zum Entwicklungsansatz herrscht hier allerdings eine Misstrauenshaltung gegenüber den Mitarbeitern. Während sich die Führungskraft

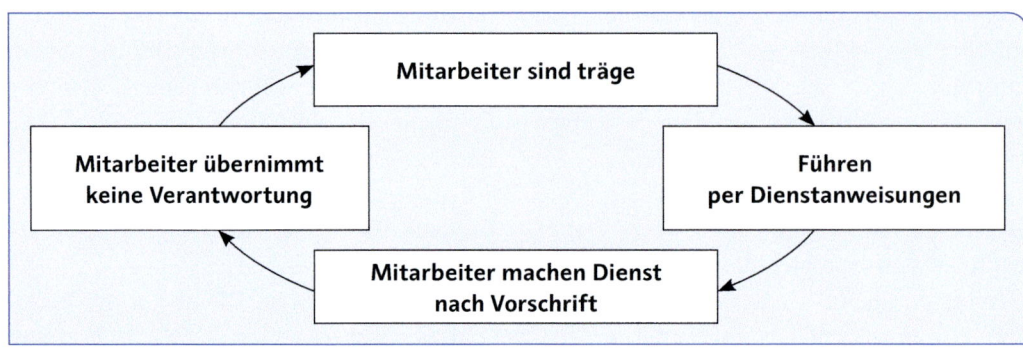

Abb. 15: Das X-Bild des Entwicklungsansatzes.

selbst für einen Experten hält, hält sie von den Mitarbeitern wenig.

Die Vorerfahrung der Führungskraft hat sich zu der Grundhaltung verdichtet: »Meine Mitarbeiter sind träge und desinteressiert.« Aus diesem Vorurteil resultiert ein Führungsverhalten von Dienstanweisungen. Kompatibel mit dem autoritären Führungsstil (s. Autorität) schreibt der Vorgesetzte seinen Mitarbeitern detailliert vor, wie und in welchen Schritten sie zu arbeiten haben. Er lässt ihnen keinerlei persönlichen Entscheidungsspielraum, weil er ihnen nicht zutraut, dass sie damit kompetent und verantwortlich umgehen können. Auch hier passen sich die Mitarbeiter an das Vorurteil Grundhaltung an. Sie machen Dienst nach Vorschrift, indem sie die Dienstanweisungen so penibel wie möglich umsetzen und die Vorschriften einhalten.

So ergibt sich ein negativer Regelkreis, ein Teufelskreis: Der Vorgesetzte fühlt sich auch hier in seiner Vorannahme bestätigt, dass seine Mitarbeiter nicht zu selbstständigem Arbeiten fähig sind, dass er ihnen alles vorgeben und dann auch noch kontrollieren muss.

Hier bleibt zum einen jede Menge Potenzial der Mitarbeiter ungenutzt; zum anderen muss die Führungskraft doppelt arbeiten. Effektive Arbeit kommt so leider nicht zustande.

Literatur
McGregor, D. (1982). Der Mensch im Unternehmen. Econ Verlag, München
Adorno, T.W. (1995). Studien zum autoritären Charakter. Suhrkamp Verlag, Frankfurt/Main

Expertenstandards
Nicole Meyer

Das Deutsche Netzwerk für Qualität in der Pflege (DNQP) erhebt Anspruch auf eine Entwicklung der Wissensbasierung in der Pflege. Es wird finanziert über das Bundesgesundheitsministerium. Hervorgegangen ist das DNQP 1992 aus dem europäischen Netzwerk EuroQuan (European Quality in Nursing Network). Das DNQP ist ein Zusammenschluss von Fachexperten der Pflege, die sich mit dem Thema Qualitätssicherung auseinandersetzen. Es besteht eine Kooperation mit dem Deutschen Pflegerat, dem Zusammenschluss der Berufs- und Fachverbände.

Zentrale Aufgabenschwerpunkte (vgl. www.dnqp.de)
- Einrichtung und Begleitung von Expertengruppen gemeinsam mit wissenschaftlichen Literaturanalysen zur Entwicklung von wissensbasierten (evidence-based) Expertenstandards
- Durchführung von Konsensus-Konferenzen auf nationaler Ebene, um in einer öffentlichen Fachdiskussion einen Beschluss über den spezifischen Beitrag und die relevanten Qualitätsmerkmale der Pflege zu ausgewählten Themen der stationären und ambulanten Gesundheitsversorgung herbeizuführen
- Durchführung von Workshops, um einen kontinuierlichen Austausch über richtungsweisende Qualitätsprojekte und -themen aus dem In- und Ausland zu gewährleisten
- Erstellung und Verbreitung eines Netzwerk-Katalogs über den aktuellen Stand der Qualitätsaktivitäten in den Mitgliedseinrichtungen auf der Grundlage schriftlicher Befragungen, um den beteiligten Institutionen eine gezielte Kontaktauf-

nahme zu ermöglichen, den Fachdiskurs zu aktuellen Qualitätsfragen zu forcieren und die Verbreitung effektiver Methoden der Qualitätsentwicklung zu beschleunigen.

Die wissensbasierten Expertenstandards sind von den Einrichtungen der Altenpflege in internes Wissen zu adaptieren und in den Pflegeprozess einzuflechten. Sie gelten als vorweggenommene Expertengutachten und spielen im Haftungsrecht eine gewichtige Rolle. Seit 1998 wurden bislang sieben Nationale Expertenstandards zu zentralen pflegerischen Themen entwickelt. Diese Expertenstandards bilden eine wesentliche Weiterentwicklung der Versorgung von Menschen mit Pflegeerfordernissen. Mit der Implementierung werden alte, pflegebedürftige Menschen nach dem neuesten Stand der pflegewissenschaftlichen Erkenntnissen gepflegt und betreut.

Veröffentlichte Expertenstandards
1. Dekubitusprophylaxe
2. Entlassungsmanagement
3. Schmerzmanagement bei akuten Schmerzen
4. Sturzprophylaxe
5. Förderung der Harnkontinenz
6. Pflege von Menschen mit chronischen Wunden
7. Ernährungsmanagement

Sie dienen als Assesment-Grundlage und sind somit als Einschätzung von Pflegesituationen zur Informationssammlung und Erkennen von Probleme und Ressourcen anzuwenden. Ebenso geben sie weitere Interventionen innerhalb des Pflegeprozesses vor, sodass der Pflegeprozess überprüfbar wird.

Literatur
Kerres, A. Seeberger, B. & Mühbauer, B. (2003). Lehrbuch Pflegemanagement III. Springer Verlag, Berlin
www.dnqp.de
Altenpflege spezial – Sonderheft Kolleg: Expertenstandards (2011)

F

Fahrlässigkeit
Sabine Sappke-Heuser

Fahrlässigkeit liegt vor, wenn jemand eine objektive Pflichtwidrigkeit begeht, die er nach seinen eigenen (beruflichen) Kenntnissen und Fähigkeiten vorhersehen und vermeiden konnte. Bei der Urteilung, ob Fahrlässigkeit vorliegt, sind immer die konkrete Situation und die individuellen Umstände zu berücksichtigen. Strafrechtlich wird zwischen bewusster und unbewusster Fahrlässigkeit unterschieden. Bei der bewussten Fahrlässigkeit rechnet der Handelnde mit dem möglichen Eintritt, vertraut aber pflichtwidrig und vorwerfbar darauf, dass der Schaden nicht eintreten wird. Der Handelnde darf den Erfolg aber nicht billigend in Kauf genommen haben, sonst liegt bedingter Vorsatz vor. Die unbewusste Fahrlässigkeit ist dadurch gekennzeichnet, dass der Handelnde den Erfolg nicht voraussieht, aber ihn doch bei der im Verkehr erforderlichen und ihm zumutbaren Sorgfalt hätte voraussehen und verhindern können.

(s. OLG Karlsruhe, Beschluss vom 06.09. 2004, AZ.: 1 Ss 84/04 – Verurteilung eines Heimleiters wegen fahrlässiger Körperverletzung einer Schlaganfallpatientin, bei der sich ein Durchliegegeschwür 3. Grades auf Grund unzureichender Versorgung (Lagerung) gebildet hatte. Die strafrechtliche Verantwortlichkeit des Angeklagten ergebe sich daraus, dass er über alle Geschehnisse im Zusammenhang mit der Patientin ständig durch die im Heim tätigen Pfleger unterrichtet gewesen sei und er als Heimleiter und deren direkter Vorgesetzter die Verantwortung trage für die ordnungsgemäße Pflege. Wenn Vorgesetzte ihre Mitarbeiter nicht ausreichend überwachen, kein qualifiziertes Personal einsetzen oder wie in diesem Fall trotz Kenntnis nichts unternehmen, sind sie selbst für die Folgen verantwortlich.)

Literatur
Großkopf, V. & Klein, H. (2011). Recht in Medizin und Pflege. Spitta Verlag, Balingen

Fahrtkosten
Sabine Sappke-Heuser

Gem. § 670 BGB muss der Arbeitgeber, der einen Bewerber einlädt, die notwendigen und verhältnismäßigen Ausgaben ersetzen, die im Zusammenhang mit dem Vorstellungsgespräch anfallen (z. B. Fahrtkosten, Übernachtungs-, Verpflegungskosten, Verdienstausfall). Diese Verpflichtung gilt unabhängig davon, ob sich derjenige auf eine Stellenanzeige oder initiativ (streitig) beworben hat und ob am Ende ein Arbeitsverhältnis zustande kommt oder nicht (BAG, Urteil vom 14.02.77, DB 1977, 1193). Der zukünftige Arbeitgeber kann die Kostenübernahme in der Einladung ausschließen und muss dann nicht zahlen. Er darf die Erstattung jedoch nicht erst beim Bewerbungsgespräch vor Ort ablehnen.

Literatur
Bundesministerium für Arbeit und Soziales (2012). Übersicht über das Arbeitsrecht 2012/2013. Bw Verlag Nürnberg

Fallbesprechung
Herbert Müller

Es kann sinnvoll sein, insbesondere in komplexen Pflege- und Betreuungssituationen, dass die verantwortliche pflegerische Bezugsperson mit allen am Pflegeprozess Beteiligten (ggf. aus internen und externen Bereichen) die mit dem Pflegebedürftigen vereinbarten Ziele und Maßnahmen vorstellt, Erfahrungen, Informationen und Meinungen mit den am Pflegeprozess Beteiligten interdisziplinär erfragt und diskutiert, Verhaltens- und Vorgehensweisen mit allen Beteiligten abstimmt usw. Es ist wichtig, ein bewohnerbezogenes Ergebnisprotokoll der Fallbesprechung anzufertigen.

Literatur
Rogall-Adam, R., Joskus, H., Adam, G. & Schleinitz, G. (2011). Professionelle Kommunikation in Pflege und Management. Ein praxisnaher Leitfaden. Schlütersche Verlagsgesellschaft, Hannover
Arbeitsgruppe »Pflege und Ethik« der Akademie für Ethik in der Medizin e.V. (2009). Für alle Fälle. Brigitte Kunz Verlag, Hannover

Tabelle 4: Kritik vs. Konfrontation (Sprenger 2002).

Kritik	Konfrontation
Person	Problem
Allgemein	Spezifisch
Beschuldigen	Ändern
Vergangenheit	Zukunft
Eigener Vorteil	Gemeinsamer Vorteil

Feedback-Kultur
Siegfried Charlier

Moderne Führung in einer extrem arbeitsteiligen Welt hängt viel mehr von der Kommunikation ab als früher, wo der oberste Vorgesetzte noch Experte auf allen Gebieten war. Aufgabe von Führungskräften ist auf der einen Seite, die Leistungsbereitschaft der Mitarbeiter zu fördern und ihnen Vertrauen zu schenken (s. Führen, dialogisches); auf der anderen Seite, resultierend aus der Kontrollpflicht, die Rückmeldung, das Feedback. Sprenger unterscheidet hier zwei unterschiedliche Unternehmenskulturen: eine Kultur des Misstrauens und der daraus folgenden negativen Kritik sowie eine Kultur des Vertrauens und des positiven Feedback des Konfrontation.

Person – Problem
Kritik von autoritären Chefs an Mitarbeitern macht sich primär an Charaktereigenschaften und Persönlichkeitsmerkmalen fest. In der Wirkung fühlt sich der ganze Mensch in ein schlechtes Licht gestellt.

Im partnerschaftlichen Führungsstil geht es aber um die fehlerfreundliche Konfrontation. Fehler machen kann jeder, der arbeitet. Allerdings muss die Bereitschaft gefordert werden, aus Fehlern zu lernen. Dazu wird im Feedback das Verhalten des Mitarbeiters beschrieben (s. Feedback-Regeln), das aus der subjektiven Sicht der Führungskraft problematisch bzw. verbesserungsbedürftig erscheint.

Allgemein – Spezifisch
Beliebte Wendungen bei einer allgemeinen Kritik sind Worte wie »immer«, »nie«, »schon wieder« etc. Oft liegt diese unselige Verallgemeinerungskultur daran, dass nicht aktuelle Probleme aufgegriffen werden, sondern »Erbsünden«-Strichlisten geführt werden.

Konfrontation hingegen versucht, so zeitnah und konkret wie möglich ein bestimmtes Verhalten von Mitarbeitern anzusprechen, um nach einer gemeinsamen Lösung zu suchen.

Beschuldigen – Ändern

Das Anliegen von Kritik bei einem Beschuldigen ist nicht die Verbesserung der Situation, sondern der Versuch, die Oberhand zu gewinnen bzw. zu behalten. Der Kritiker will dem Gegenüber Schuld zuweisen und sich selbst aus der Mitverantwortung nehmen. Konfrontation ist nicht an Schuldzuweisungen und Rechtfertigungen interessiert. Es geht darum, eine unbefriedigende Situation zu verbessern. Dazu muss konfrontiert und klar und deutlich kommuniziert werden.

Vergangenheit – Zukunft

Kritik kann sich in alten Geschichten und Verfehlungen der Vergangenheit verlieren und darin suhlen. Präzise wird hier das Erbsündenbuch der Schuld geführt. Konfrontation ist an solchen Spielen nicht gelegen. Sie konfrontiert in der Gegenwart, schaut nach vorne um über konstruktive Kritik für die Zukunft eine Verbesserung zu erreichen.

Eigener Vorteil – Gemeinsamer Vorteil

Kritik ist egoistisch am eigenen Vorteil orientiert und kann den natürlich nur auf Kosten des Gegenübers realisieren. Hier geht es um »Gewinner-Verlierer-Spiele«.

Konfrontation dagegen will die zukünftige Zusammenarbeit nicht gefährden. Weil die Beziehung auf dem Spiel steht, wird nach einer Lösung, einem von beiden Seiten tragbaren Kompromiss gesucht. Der gemeinsame Vorteil, der Teil der gemeinsamen Bedürfnisse und Interessen steht im Mittelpunkt.

Literatur
Fengler, J. (1998). Feedback geben. Strategien und Übungen. Beltz Verlag Weinheim und
Sprenger, R. (2002). Das Prinzip Selbstverantwortung. Campus Verlag, Frankfurt/Main

Feedback-Regeln

Siegfried Charlier

In der Kommunikation bedeutet Feedback wörtlich die Rückmeldung des Empfängers einer Nachricht an den Sender. Feedback erfüllt zwei Funktionen: zum einen dient es dazu, Missverständnisse zu klären, die entstehen, weil der Empfänger hört, was er hören will; zum anderen kann man Feedback im Dienste der Meta-Kommunikation, also der Kommunikation über das »Wie mit einander geredet wird«, einsetzen.

Das Feedback sollte empfängerzentriert sein, damit nicht neue Missverständnisse entstehen. Dazu sind einige Regeln formuliert worden:

Ich-Botschaft statt Du-Botschaft

Wegen der sog. »Selbstoffenbarungsangst« (Schulz v. Thun) scheuen viele Menschen die selbstbewusste Form der Ich-Äußerung und nehmen Zuflucht zur Du-Botschaft. Die Wirkung ist jedoch folgenschwer: Der Empfänger der Du-Botschaft fühlt sich angegriffen und reagiert entweder mit einem Gegenangriff oder zieht sich beleidigt zurück. Beide normalen Reaktionen auf einen empfundenen Angriff sind für den Fortgang der Kommunikation wenig hilfreich. Außerdem lenkt die Form der Du-Botschaft von der eigenen Beteiligung und Verantwortung für das Gelingen der Kommunikation ab.

Respekt vor dem Anderen

Achten Sie Ihren Kommunikationspartner und greifen Sie ihn nicht in seiner Person oder Kompetenz an, sonst reagiert er mit Gegenangriff oder Rückzug.

Verhalten und nicht Eigenschaften kritisieren

Verhaltenskritik ist oft nötig und angebracht, vor allem als Vorgesetzter. In der Kritik sollten Sie sich aber auf Verhalten beschränken, weil Verhalten veränderbar ist. Kritik an Eigenschaften muss persönlich genommen werden, weil Eigenschaften zum Charakter, zur Person gehören und demzufolge akzeptiert werden müssen.

Statt Verhalten zu bewerten lieber die eigene Reaktion auf Verhalten anderer beschreiben

Wertungen sind immer subjektiv und damit strittig. Sie können schnell als Abwertung ankommen und schon reagiert das Gegenüber wieder mit Gegenangriff oder Rückzug.

Feedback sollte so konkret wie möglich sein

Durch Verallgemeinerungen versucht man in der Kommunikation oft unbewusst die eigene Position zu verbessern und den Anderen klein zu machen. Die eine Ebene der Verallgemeinerungen ist durch Formulierungen wie »man«, »alle«, »wir« etc. bestimmt. Die andere Ebene meint Unheil stiftende Füllsel wie »immer«, »nie«, »schon wieder« etc. Sie laden geradezu ein, das Gegenteil zu beweisen und schon landen wir im bekannten Rechtfertigungsstreit von Beziehungen.

Dreier-Schritt der Kritik

Im Kritikfall, als Sonderform der Kommunikation, hat sich der sog. »Dreier-Schritt« bewährt:
a. Ich-Botschaft
b. Begründung (weil der Andere das »Fettnäpfchen« oft gar nicht kennt)
c. konstruktive Kritik als Wunsch für Verhaltensänderung formuliert

Literatur

Charlier, S. (Hrsg.) (2007). Soziale Gerontologie. Thieme Verlag, Stuttgart
Schultz von Thun, F. (2011). Miteinander reden. Bd. 1 -3. Rowohlt Verlag, Reinbek bei Hamburg

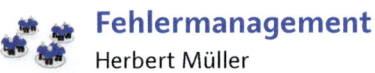

Fehlermanagement
Herbert Müller

Ein Fehler ist ein nicht beabsichtigtes, oft auch nicht erwartetes unerwünschtes Ereignis einer bewusst oder unbewusst ausgeführten oder auch unterlassenen Maßnahme. Fehler sollen in erster Linie als Chance und nicht als Katastrophe betrachtet werden. Jeder Fehler beinhaltet die Möglichkeit, die eigene Dienstleistungsqualität zu verbessern.

Systematische und zufällige Fehler

Wenn sich Fehler in einer Pflegeeinrichtung häufen, liegen oft systematische Fehler vor, z. B. häufige Beschwerden über das Essen, fehlende Beschreibung der Wirksamkeit der pflegerischen Maßnahmen im Pflegebericht usw.

Systematische Fehler hängen oft eng zusammen, sind oft vorhersehbar, einfach zu analysieren und zu korrigieren. Eine Vorbeugung ist gut möglich.

Wenn der Fehler wie ein Blitz aus heiterem Himmel auftritt, liegen häufig zufällige Fehler vor, weil z. B. die Festplatte des PC's kaputt geht. Zufällige Fehler sind weit verteilt, nicht vorhersehbar, schwer zu analysieren und eine Vorbeugung ist nur schwer möglich.

In den Pflegeeinrichtungen stehen Menschen, Organisation und Technik in einer ständigen Wechselbeziehung. Daraus können Fehlerursachen und Fehler entstehen. Wissenschaftliche Untersuchen kommen zu dem Ergebnis, dass 60 bis 80 % aller Fehler durch menschliches Versagen (human failure) verursacht werden (Kohn 1999). Deshalb: Fehlermanagement geht alle Ebenen in der Pflegeeinrichtung an.

In den wesentlichen Leistungsprozessen »Betreuung/Pflege« und »Hauswirtschaft« kommen immer wieder Fehler vor. Wichtig ist, die Fehler in diesen Bereichen frühzeitig zu erkennen und zu minimieren.

Häufige Fehlerarten in Pflegeeinrichtungen (beispielhafte Aufzählung):
- Fehler im Umgang mit Informationen: voreilige Schlüsse, zu schnelle Festlegung auf eine Interpretation, falsche Gewichtung von Informationen, widersprüchliche Informationen
- Organisations- und Kommunikationsfehler: »Überkontrolle« und mangelnde/fehlerhafte Delegation, Aufgaben/Arbeit delegieren, aber keine Kompetenzen; mangelnde Koordination von Aktivitäten (z. B. Bezugspersonenpflege, Pflegeprozesssteuerung)
- Planungs- und Strategiefehler: unzureichende Projektplanung, mangelnde Kontrolle der Aktivitäten, mangelnde Flexibilität

Aus der Analyse der Fehler ergeben sich konkrete Korrektur- und Vorbeugemaßnahmen. Zeigen sich z. B. in der Analyse Fehler auf der Wissensebene, können Fortbildungen sinnvolle Maßnahmen sein. Durch die erfolgreiche Umsetzung der geplanten Maßnahmen wird verhindert, dass sich Fehler in der Pflegeeinrichtung zu Risiken entwickeln.

Oft stufen Mitarbeiter Fehler als Bagatelle ein und erfassen sie nicht. Aber auch ein Bagatellfehler muss ernst genommen werden und darf sich nicht häufen, bevor entsprechende Korrektur- oder Vorbeugemaßnahmen überlegt werden. Wurde der Fehler aber nicht erfasst, werden in der Regel auch keine entsprechenden Maßnahmen eingeleitet.

Beispiele

Verbandsbuch: Die Mitarbeiterin hat sich geringfügig verletzt. Aus dieser Kleinigkeit kann sich beim nächsten Mal möglicherweise ein größeres Schadensereignis ergeben. Da es aber im Verbandsbuch nicht notiert wurde, war sich niemand des Risikos bewusst. Es wurden keine Korrektur- bzw. Vorbeugemaßnahmen ergriffen.

Sturzrisiko: Wenn Beinahe-Sturzereignisse von Bewohnern im Rahmen der Sturzprophylaxe nicht systematisch erfasst und analysiert werden, kann es in der Folge zu einem deutlich schlimmeren Schadensereignis kommen, da keine Korrektur- oder Vorbeugemaßnahmen eingeleitet und das Risiko nicht erkannt wurde.

Bei der Einführung eines Fehlermanagements stellt das Meldesystem einen Knackpunkt dar. Um Fehler überhaupt behandeln zu können, müssen alle Mitarbeiter verpflichtet werden, diese systematisch zu erfassen und zu melden. Die Bewertung von Fehlern, die Sichtweise und der Umgang des Managements damit wirken sich entscheidend auf die Fehlerkultur in der Einrichtung aus. Denn bei der Analyse der Fehlerursachen treten häufig individuelles Fehlverhalten von Mitarbeitern, aber auch Mängel bei den Arbeitsbedingungen, strukturelle und systemische Mängel auf. Mitarbeiter sollten ermuntert werden, offen mit Fehlern umzugehen.

Aspekte einer zeitgemäßen Fehlerkultur
- Nicht nach Schuldigen suchen
- Klare Vorgaben machen – welche möglichen Konsequenzen sind zu erwarten,

- Geeignete Instrumente schaffen (z. B. Vordruck zur Erfassung von Fehlern),
- Vermitteln, dass es gewünscht ist, Fehler zu thematisieren und daraus keine negativen Folgen entstehen,
- Nicht nur Fehler erfassen, sondern auch Lob und Anerkennung.

Literatur
Morlet, S. Aus Fehlern lernen, Kapitel 1/13.1 in: Qualitätsmanagement in der Altenpflege erfolgreich umsetzen. Verlag WEKA MEDIA, Kissing.
Müller, H. (2011). Arbeitsorganisation in der Altenpflege. Schlütersche Verlagsgesellschaft, Hannover

Finanzierung der Pflegeeinrichtungen (§ 82 SGB XI)
Herbert Müller

§ 82 SGB XI sieht vor, dass Pflegeeinrichtungen (ambulant und stationär) eine leistungsgerechte Vergütung für die allgemeinen Pflegeleistungen erhalten und im Bereich der stationären Pflegeeinrichtungen auch für Unterkunft und Verpflegung. Bei stationärer Betreuung enthält die Pflegevergütung auch die soziale Betreuung und in der Regel auch die medizinische Behandlungspflege.

Finanzierung stationärer Leistungen aus Sicht der Bewohner
Herbert Müller

Die Frage der Finanzierung eines Heimaufenthalts belastet Bewohner und Angehörige häufig gleichermaßen. Eltern wollen oft nicht, dass ihre Kinder für sie zahlen, haben Angst, den Aufenthalt nicht zahlen zu können, wollen im Alter nicht von Sozialhilfe abhängig werden usw.

Grundsätzlich kann jeder ältere Mensch auf Wunsch in ein Alten- oder Pflegeheim einziehen, sofern er zur Zielgruppe der Altenhilfeeinrichtung gehört und ein Platz frei ist. Sobald der ältere Mensch die Kosten für den Heimaufenthalt aber nicht aus eigenem Einkommen und Vermögen bezahlen kann, ist er auf weitere Kostenträger angewiesen.

Ist eine Heimunterbringung nicht erforderlich und reichen ambulante Leistungen aus, erhält der Bewohner im Heim lediglich die Beträge, auf die er auch im Rahmen der ambulanten Versorgung Anspruch hat.

Neben den Kosten für Pflege, Unterkunft, Verpflegung und Investitionskosten können dem Bewohner weitere Aufwendungen entstehen, z. B. Zuzahlung zu Leistungen der Krankenversicherung (wenn nicht befreit), persönliche Körperpflegeartikel, Friseur usw.

Soziale und private Pflegeversicherung
Sofern der ältere Mensch vom MDK oder einem anderen Gutachterunternehmen (z. B. Medicproof) in eine Pflegestufe eingestuft wird und Heimunterbringung notwendig ist, bezuschusst die Pflegeversicherung die pflegebedingten Aufwendungen (§ 43 SGB XI). Ist ein Bewohner beihilfeberechtigt, teilen sich die Beihilfestelle und die Pflegeversicherung den Zuschussbetrag. Auf dem Versicherungsmarkt werden inzwischen auch private »Pflege-Zusatzversicherungen« angeboten.

Wenn der Bewohner auch unter Berücksichtigung des Kostenzuschusses der Pflegeversicherung ein unzureichendes Einkommen oder Vermögen hat, muss er ggf. beim Sozialamt einen Antrag auf Übernahme der nicht gedeckten Kosten stellen.

Andere Versicherungen
Wurde die Pflegebedürftigkeit durch einen Arbeits- bzw. Verkehrsunfall verursacht,

zahlen bzw. bezuschussen auch die Berufsgenossenschaft oder Versicherungen die pflegebedingten Aufwendungen.

Pflegewohngeld/bewohnerorientierter Aufwendungszuschuss

Dieser Zuschuss zu den Investitionsfolgekosten (z. B. Pflegewohngeld) ist häufig abhängig vom Einkommen und/oder Vermögen des Bewohners oder von der Erfüllung der Voraussetzungen durch die Einrichtung. Das Pflegewohngeld kann dazu beitragen, dass Heimbewohner nicht zusätzlich auf Sozialhilfe angewiesen sind.

Wohngeldanspruch

Bewohner stationärer Pflegeeinrichtungen haben häufig auch einen Wohngeldanspruch. Es handelt sich dabei um eine staatliche Leistung, deren Anspruch vom Einkommen, von der Höhe der zuschussfähigen Kaltmiete sowie von der Zahl der zum Haushalt gehörenden Familienmitglieder abhängt. Im Rahmen der Anspruchsvoraussetzungen auf Wohngeld liegt die Einkommensgrenze regional unterschiedlich zurzeit (2012) bei ca. 700 € bis 800 € monatlich. Bei Schwerbehinderten erhöht sich dieser Betrag. Für Sozialhilfeempfänger stellen die meisten Sozialämter den Antrag automatisch. Alle anderen Bewohner müssen den Antrag bei der Wohngeldstelle der Kommune, in der die Pflegeeinrichtung liegt, stellen. Bei Erfüllung der Voraussetzungen besteht ein Rechtsanspruch auf Wohngeld ab dem Monat der Antragstellung.

Blindengeld/Blindenhilfe

In den Bundesländern ist der Anspruch auf Blindengeld (Landesblindengesetze) unterschiedlich geregelt. Blindengeld wird je nach Bundesland nach unterschiedlichen Kriterien und in unterschiedlicher Höhe, oft unabhängig vom Einkommen und vom Vermögen, zum Ausgleich der durch die Erblindung entstehenden Mehrausgaben gewährt. Die Höhe des Blindengeldes liegt zurzeit (2012) zwischen 332,50 € und ca. 620 € (in NRW derzeit bei 614,99 €) nach Vollendung des 18. Lebensjahres. Ab dem vollendeten 60. Lebensjahr liegt das Blindengeld bei 473 €. Erhalten blinde Menschen Leistungen der Pflegekasse, privater Pflegeversicherung oder Beihilfe wegen häuslicher Pflege, Tages-, Nacht- oder Kurzzeitpflege, wird das Blindengeld um 164,50 € (Pflegestufe 1) bzw. 154 € (Pflegestufen 2 und 3) gekürzt. Diese Anrechnungsregelung hat der Gesetzgeber getroffen, weil der durch die Blindheit bedingte Mehraufwand teilweise bereits durch die Pflege- und Betreuungsleistungen abgedeckt wird.

Für Blinde und Menschen mit einer hochgradigen Sehschwäche von mehr als 1/50 der beidäugigen Gesamtsehschärfe, die keinen Anspruch auf Blindengeld nach dem Landesblindengesetz ihres Bundeslandes haben, sieht das SGB XII Blindenhilfe (§ 72) als »Hilfe in anderen Lebenslagen« vor. Wenn Einkommen und Vermögen bestimmte Grenzen nicht überschreiten, erhalten diese Personen den Differenzbetrag von 141,99 € als ergänzende Blindenhilfe nach dem SGB XII

Grundsicherung

Die bedarfsorientierte Grundsicherung im Alter und bei Erwerbsminderung (§§ 41 bis 46 SGB XII) ist eine Leistung, die u. a. das Ziel verfolgt, verschämte Altersarmut zu bekämpfen. Der wesentliche Unterschied zu anderen Leistungen der Sozialhilfe liegt darin, dass kein Unterhaltsrückgriff erfolgt, wenn das Gesamteinkommen je unterhaltsverpflichtetem Kind unter 100.000 € im Jahr liegt. Die Leistungen der Grundsicherung umfassen den Regelsatz der »Hilfe zum Lebensunterhalt« (§ 28) sowie die angemessenen Aufwendungen für Unterkunft, Verpflegung und Heizung (§ 29). Der genaue Wert kann beim örtlichen Sozialhilfeträger erfragt werden. Es ist davon auszugehen, dass zurzeit alleinstehende Personen mit einer Rente unterhalb von ca. 650 € einen Anspruch haben. Dieser Betrag erhöht sich geringfügig bei Schwerbehinderten mit dem Merkzeichen »G«, und massiv bei Ehepaaren, von denen ein Partner ins Heim zieht und der andere in der Häuslichkeit verbleibt.

Für Heimbewohner, für die ein Sozialhilfeantrag gestellt wird, ermittelt der Sozialhilfeträger den Anteil seiner Leistungen, der der Grundsicherung zuzurechnen ist. Dieser Betrag kann bei Unterhaltsrückgriffen nicht gefordert werden.

Sozialhilfe (SGB XII)
Reichen Vermögen und regelmäßiges Einkommen, der Zuschuss der Pflegeversicherung und alle weiteren Möglichkeiten zur Deckung der Kosten nicht aus, muss in der Regel ein Antrag beim Sozialamt auf Leistungen der Sozialhilfe gestellt werden. Sofern Heimpflegebedürftigkeit vorliegt und keine sonstigen Unterhaltsverpflichteten existieren, übernimmt der Sozialhilfeträger die nicht gedeckten Kosten (siehe hierzu § 61 bis 66). Leistungen der Sozialhilfe werden immer nachrangig nach allen anderen Leistungen gewährt (§ 2). Liegen die Voraussetzungen für Leistungen der Sozialhilfe vor, wird diese immer von dem Tag an geleistet, von dem an dem Sozialhilfeträger die »Notlage« des Heimbewohners bekannt ist, in der Regel ist das der Tag der Antragstellung (§ 18).

Bevor die Leistungen allerdings tatsächlich einsetzen, muss das Einkommen und Vermögen, z. B. Bargeld, Guthaben auf Spar- und Girokonten, Wertpapiere, Bausparverträge, Genossenschaftsanteile, Lebensversicherungen (Überschussleistungen und Rückkaufswerte), PKW, Haus- und Grundbesitz des Hilfeempfängers zur Bedarfsbefriedigung eingesetzt werden.

Der Begriff des Einkommens ist dabei nicht im steuerrechtlichen Sinn zu verstehen. Als Einkommen im Sozialhilferecht gelten alle Einkünfte in Geld oder Geldeswert, insbesondere Renten/Pensionen und sonstiges Erwerbseinkommen, Miet- und Pachteinnahmen, Einkünfte aus Kapitalvermögen, Einkünfte aus vertraglichen Ansprüchen, Zuwendungen Dritter, Wohngeld, Beihilfeansprüche. Kein Einkommen, also auch nicht vorrangig einzusetzen, sind folgende Leistungen: Kindererziehungsleistungen an Mütter der Geburtsjahre vor 1921, Blindengeld nach Landesgesetzen, Grundrente nach dem Bundesversorgungsgesetz (BVG), Leistungen nach dem Bundesentschädigungsgesetz (BEG) bis zur Höhe der Grundrente nach dem BVG. Die genauen Regelungen finden sich in den §§ 85–89. Der Einsatz des Vermögens ist in § 90 geregelt. Es ist zu beachten, dass dem Bewohner ein Selbstbehalt von zurzeit 2.600 € verbleibt (Vermögensschongrenze), bei Ehegatten gilt ein gemeinsamer Schonbetrag von 3.214 €. Nicht eingesetzt werden müssen unter anderem: Haus- und Grundbesitz, wenn er durch den Ehegatten des Heimbewohners als Wohnung genutzt wird und angemessen ist, PKW der durch den Ehegatten genutzt wird und angemessen ist, Familien- und Erbstücke, soweit ihre Veräußerung eine besondere Härte bedeuten würde. Ist eine Verwertung zurzeit nicht, oder nicht zu einem angemessenen Preis möglich, oder würde eine Härte darstellen, kann Sozialhilfe als Darlehen gewährt werden. Dieses Darlehen wird bei der späteren Veräußerung durch den Veräußerungserlös getilgt (§ 91).

Das Nachrangprinzip bedeutet nicht nur, dass andere Leistungen der Sozialhilfe vorgehen, sondern auch, dass alle sonstigen Ansprüche des Bewohners (Leistungsempfängers) Vorrang haben und gegenüber Dritten durchgesetzt werden müssen. Hierzu können z. B. gehören:
- Rückforderung von Schenkungen (die nicht älter als zehn Jahre sind)
- Ansprüche aus Übertragungen von Haus- und Grundbesitz (z. B. auch Wohnrechte)
- Ansprüche auf Unterhalt.

Eine Frage, die immer wieder zu Unsicherheiten führt: Wer ist unterhaltspflichtig? Im Gegensatz zum BGB ist im Sozialhilferecht (§ 94) geregelt, dass der Sozialhilfeträger nur Unterhaltsansprüche gegen Verwandte ersten Grades, also von Eltern gegenüber Kindern und umgekehrt, geltend machen darf.

Kriegsopferfürsorge
An Beschädigte und Hinterbliebene der Weltkriege werden neben der Regelversorgung nach dem Bundesversorgungsgesetz (BVG) individuelle Leistungen der Kriegsopferfürsorge gezahlt, um eine angemessene wirtschaftliche Versorgung sicherzustellen. Leistungen werden immer dann gezahlt, wenn die betroffene Person nicht in der Lage ist, ihren Lebensbedarf aus eigenem Einkommen und den Leistungen nach dem Bundesversorgungsgesetz zu decken. In allen Fällen, in denen zukünftige Bewohner Leistungen nach dem BVG erhalten, ist der Anspruch auf Kriegsopferfürsorge zu überprüfen.

Literatur
Heiber, A. (2010). Das SGB XI-Beratungshandbuch. Vincentz network, Hannover
Müller, H. (2011). Arbeitsorganisation in der Altenpflege. Schlütersche Verlagsgesellschaft, Hannover

Fixkostendegression
Bernhard Rappenhöner

Zur Darstellung der Fixkostendegression (s. Abb. 16) muss zunächst der der Begriff Fixkostenproportionalisierung geklärt werden. Hierunter versteht man innerhalb der betriebswirtschaftlichen Kostenrechnung die Aufteilung der fixen Kosten (s. Kosten) auf die Ausbringungsmenge (Produktionsmenge), um so die gesamten Stückkosten pro Produkteinheit zu erhalten. Demnach sind mathematisch die Gesamtkosten je Stück k gleich den variablen Kosten je Stück $k(v)$ plus die gesamten Fixkosten $K(f)$

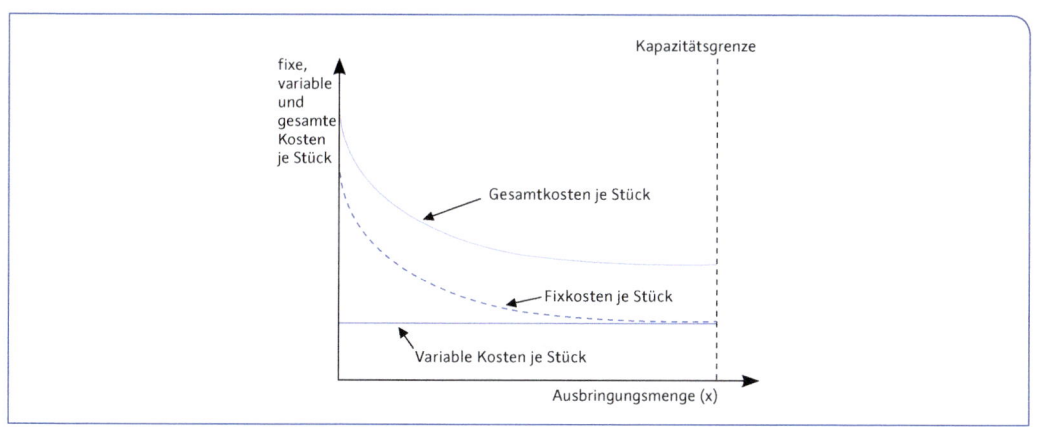

Abb. 16: Darstellung der Fixkostendegression.

durch die entsprechende Stückzahl **x**. Es lässt sich also für die Gesamtkosten je Stück die Formel

$k = k(v) + K(f)/x$

herleiten.

Berechnet man anhand obiger Formel nun für beliebige Ausbringungsmengen die Fixkosten je Stück und somit die Gesamtkosten je Stück, ergibt sich, dass diese Kosten bei jeder mehr hergestellten Produktionseinheit abnehmen. Sie nähern sich den variablen Kosten an. Sowohl die Fixkostenfunktion je Stück als auch die Kostenfunktion je Stück verlaufen also degressiv, wobei im Beispiel das produzierte Stück eine Pflegestunde ist. Dieser Effekt wird auch als Fixkostendegression bezeichnet.

Kritisch muss man an dieser Stelle anmerken, dass die Fixkosten unberechtigterweise den einzelnen Produkteinheiten zugerechnet werden, obwohl sie ja schon per Definition mit deren Entstehung und insbesondere der Ausbringungsmenge in der Regel in keinem Zusammenhang stehen. Ist beispielsweise ein neuer Mitarbeiter eingestellt, so müssen dessen Lohn- und Lohnnebenkosten getragen werden, unabhängig davon, wie viele Pflegestunden er nun letztendlich leistet. Also werden durch die Fixkostendegression die Stückkosten mit jeder neu produzierten Einheit nur scheinbar geringer. Es werden vielmehr aus Leerkosten Nutzkosten. Faktisch waren die Fixkosten schon geplant oder sind sogar schon ausgegeben (s. o.). Dieser Sachverhalt der sinkenden Stückkosten wird auch als Gesetz der Massenproduktion bezeichnet. Grafisch lassen sich die beschriebenen Kostenverläufe wie in Abbildung 16 darstellen.

Flex-Arbeitszeit-Modell
Bernhard Rappenhöner

Das Flex-Arbeitszeit-Modell ist eine arbeitsvertragliche Regelung zur Flexibilisierung der Arbeitszeit. Hierbei wird mit dem Mitarbeiter eine feste monatliche Arbeitszeit vereinbart. Über diese feste monatliche Arbeitszeit hinaus wird ein bestimmtes Ausdehnungskontingent vereinbart, das von der Einrichtung abgerufen werden kann. Selbstverständlich gilt auch für dieses Modell das Arbeitszeitgesetz. Somit ist bei der festen monatlichen Arbeitszeit von einer Teilzeitbeschäftigung auszugehen. Abb. 17 zeigt das Modell.

Aufgrund der Ausprägung dieses Modells, was eine Flexibilisierung der Arbeitszeit nur nach oben hin ermöglicht, eignet sich dieses Modell insbesondere für stationäre Einrichtung, weil die Gesamtkapazität der Einrichtung von vornherein gegeben ist. Es ergibt sich aus betrieblicher Sicht aufgrund von Krankheit oder sonstiger Arbeitsverhinderung nur Anpassungsbedarf nach oben hin.

Führen (statt Verführen)
Siegfried Charlier

Führung wahrnehmen ist eine anspruchsvolle Aufgabe. Gewachsen sein wird ihr nur eine Führungskraft, die neben den Instrumenten der Führung über eine stabile Persönlichkeit verfügt. Es gibt nichts Schlimmeres für die Arbeitsatmosphäre in einer Organisation als nicht wahrgenommene Führung. »Bei uns machen alle alles«, hört man manchmal als Supervisor und weiß aus Erfahrung, dass dann jeder das macht, was er will. Das ist nicht wahrgenommene Führung.

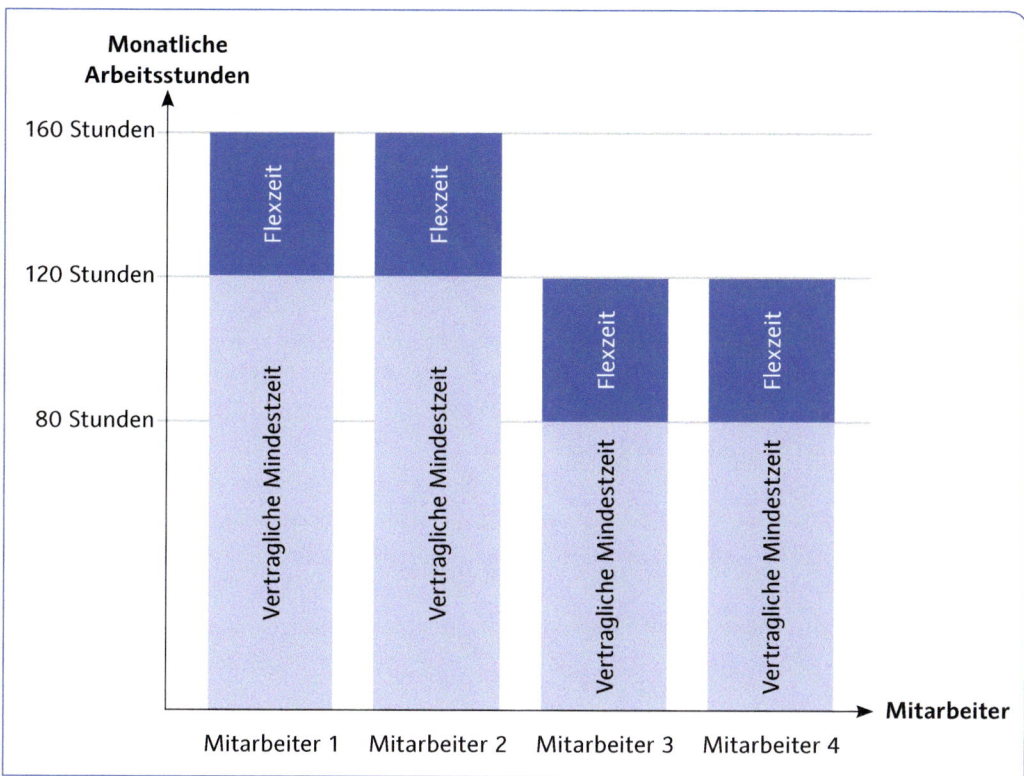

Abb. 17: Flex-Arbeitszeit-Modell.

Eine Führungskraft hat nach Sprenger die Aufgabe, die Rahmenbedingungen zu organisieren und zu gewährleisten, dass die Mitarbeiter ihre Arbeit tun können. Das geht nur mit dem »Prinzip Selbstverantwortung«. Alle Strategien von Bonus-Systemen, Führen durch Lob und Anerkennung etc. sind seiner Meinung nach Verführungsstrategien der Manipulation. Dabei dreht sich alles um die Frage: Wie bringe ich Mitarbeiter dazu, eine Leistung zu erbringen, die sie von sich aus nicht einsehen und erbringen wollen?

Wirkliche Führung gelingt nur über Leistungseinforderung. Eine Führungskraft ist kein Leithammel! Wenn sich Führungskräfte über Lob und Tadel in die Eltern-Position bringen, dürfen sie sich nicht wundern, wenn sich ihre Mitarbeiter sich wie Kleinkinder gebärden. Auch Führungskräfte als Vorbilder fordern zur Nachahmung bzw. zum Nachäffen auf und keineswegs zu eigenverantwortlicher Tätigkeit. Vorbilder und Autoritäten werden vom Mitarbeiter selbst gewählt und können nicht vorgesetzt bzw. erzwungen werden. Das »Modell Vorgesetzter« ist alt (s. Autorität), das »Modell Führungskraft« ist neu. Belebt wird es allerdings nur im Prinzip Selbstverantwortung, wenn die Führungskraft das selbst beherrscht, vorlebt und den entsprechenden Entfaltungsspielraum der Mitarbeiter gewährt (s. Führen, dialogisches). Die Führungskraft muss den Mitarbeitern eine Ermächtigung zur Selbstverantwortung geben. Das bedeutet einen Vertrauensvorschuss an die Mitarbeiter.

Hintergrund der Annahme der positiven Wirkung des Prinzips Selbstverantwortung ist das humanistische Menschenbild Sprengers. Er unterscheidet in der Selbstverantwortung zwischen dem aktiven Teil der Aufgabenverantwortung und dem passiven Teil der Rechenschaftsverantwortung (Selbstkontrolle des Mitarbeiters und Fremdkontrolle durch die Führungskraft). Sprenger geht von drei existenziellen Dimensionen der Handlungsfähigkeit des Menschen aus:

1. **Das Wählen:** Der Mensch wägt ständig zwischen Handlungsalternativen ab. Das ist Ausdruck seiner Entscheidungsfreiheit, die immer durch unterschiedliche Abhängigkeiten eingegrenzt ist. Es gibt keine Sachzwänge. Sie sind alle von Menschen mit geschaffen und können auch wieder verändert werden. Einige Menschen flüchten sich allerdings in die Illusion der Unabänderlichkeit, weil Leiden leichter ist als Handeln.
2. **Das Wollen:** In der Abwägung von Alternativen orientieren wir uns an unseren Bedürfnissen und Interessen. Das am Wollen orientierte Handeln ist damit immer eigennützig. Wir müssen aus einem eigenen, inneren Antrieb heraus wollen, was wir tun (s. Motivation). Unser Wählen bzw. Auswählen muss mit unserem Wollen übereinstimmen.
3. **Das Antworten:** Wir antworten immer auf Erwartungen von außen, von anderen (s. Rolle). Wenn wir herausgefunden haben, was wir wollen, müssen wir unsere Bedürfnisse äußern und kommunizieren. Damit fängt im Übrigen alles erst an, denn wir wissen als Erwachsene, dass wir nicht alles bekommen können. Wir gleichen unsere Bedürfnislagen mit denen der Mitmenschen ab, um herauszufinden, ob es sich dabei um ein egoistisches, einmaliges oder um ein verallgemeinerungsfähiges Bedürfnis handelt. Dieser Dialog der Verhandlung um Bedürfnisbefriedigung erweitert und vergrößert die Welt. Der Monolog des Versuchs der Bedürfnisdurchsetzung auf Kosten anderer verkleinert die Welt. Der Dialog ist wichtig, weil unsere Bedürfnisse zuerst subjektiv sind. Erst im Dialog finden eine Überprüfung dieser Subjektivität und damit der Kontakt zum anderen statt.

Das Prinzip Selbstverantwortung beinhaltet also: Ich antworte (auf Erwartungen anderer); ich entscheide, wie ich fühle und denke und handle dann entsprechend. Verantwortung kann nur individuell, von jedem selbst, wahrgenommen werden.

Folgende Fehler sollte die Führungskraft nach Sprenger vermeiden:

a. **Ratschläge geben:** Diese werden immer aus der Position des Überlegenen, des Besserwissers gegeben. Sie entmündigen damit einerseits den Mitarbeiter und laden ihn andererseits dazu ein, »das Haar in der Suppe« zu finden, um den Ratschlag und damit die Rolle des Ratgebers zu entwerten.
b. **Samariter-Spiele** nach dem Sanitäter-Modell: Zu schnelles, stellvertretendes Helfen lässt die vorhandenen Selbsthilfekräfte einschlafen und verkümmern.
c. **Fürsorgliche Belagerung:** Im »caritativen« Führungsstil wird oft zu viel des Guten getan, weil zu viele Hilfsangebote seitens der Führungskraft gemacht werden. Gut gemeint bewirkt oft das Gegenteil, denn der Mitarbeiter wird in seinen Lösungsversuchen nicht ernst genommen und geachtet.
d. **Retter-Rolle:** Durch das rettende Hilfeangebot versucht die Führungskraft entweder die Kontrolle zu behalten und/oder die Abhängigkeit zu verlängern (s. Hilfe).

Das Prinzip Selbstverantwortung bei Sprenger kann in dem Lehrsatz für Führungskräfte zusammen gefasst werden: »Tun Sie nichts, was der Mitarbeiter selbst tun könnte!«

Führungskraft und -aufgaben

Das neue Modell »Führungskraft« setzt auf die Erreichung der Ziele durch »dialogisches Führen« (s. Führen, dialogisches), gemeinsam mit den Mitarbeitern. In diesem Sinne ist eine Führungskraft nicht identisch mit einem Manager, wie Tabelle 5 zeigt.

Tabelle 5: Führungskraft vs. Manager (s. Warren Bennis 1992).

Manager	Führungskräfte
... verwalten	... führen Neuerungen ein
... sind Kopien	... sind Originale
... bewahren	... entwickeln
... verlassen sich auf Kontrolle	... setzen auf Vertrauen
... haben eine begrenzte Sichtweise	... haben eine Langzeitperspektive
... fragen »wie« und »wann«	... fragen »was« und »warum«
... fixieren ihren Blick auf die Zahlen unterm Strich	... richten ihren Blick auf den Horizont
... akzeptieren den Status quo	... kämpfen gegen den Status quo
... sind die klassischen braven Soldaten	... sind eigene Persönlichkeiten
... führen die Dinge richtig aus	... tun das Richtige

Die moderne Führungskraft muss durch Leistungsforderung motivieren. Dabei werden drei Dimensionen der Leistung differenziert:
1. **Leistungsbereitschaft:** Grundmotivation. Dafür ist jeder Mitarbeiter selbst verantwortlich. Sie muss von der Führungskraft vorausgesetzt werden. Hier geht es um das Wollen (Führen statt verführen);
2. **Leistungsfähigkeit:** Können, Knowhow und Fachwissen. Hier liegt die eigentliche Aufgabe der Führungskraft im Sinne von Personalentwicklung
3. **Leistungsmöglichkeit:** Dürfen, Kultur und Arbeitsatmosphäre der Organisation. Darf der Mitarbeiter selbstständig denken, arbeiten, sich einbringen? In Abwandlung des »Peter-Prinzips« gibt es manchmal die unbewusste Regel: »Stell niemanden ein, der klüger ist als Du.« Eine wirkliche Führungskraft regt die Mitarbeiter zur Übernahme von Selbstverantwortung an. Dazu ist ein entsprechender partnerschaftlicher Führungsstil nötig (dialogisches Führen).

Instrumente der Führung

Die Grundhaltung einer Führungskraft beeinflusst die Arbeitseffizienz ihrer Mitarbeiter (s. Entwicklungs- und Expertenansatz). Aus der Grundhaltung des Vertrauens ergeben sich selbstständiges Arbeiten, oder negativ formuliert: Misstrauen führt zu angeleitetem Arbeiten der Mitarbeiter. Hier muss jede Führungskraft eine eindeutige Position beziehen. Erst danach kommt die Wahl der Instrumente zur Umsetzung des Führungsanspruchs. Führungsanspruch und Instrumente der Führung dürfen sich nicht widersprechen.

Nach Erhebungen und Erfahrungen aus der Wirtschaft sollte jede Führungskraft, der mehr als 15 Mitarbeiter unterstellt sind, 60 % ihrer Arbeitszeit auf die Aufgaben der Mitarbeiterführung verwenden. Von diesem Schwerpunkt der Führungsaufgaben ist die Pflegebranche meilenweit entfernt. Oft soll Führung, jedenfalls auf der Ebene von Wohnbereichs- bzw. Stationsleitung, irgendwie nebenbei erledigt werden. Das kann nicht funktionieren.

Zum favorisierten Führungsanspruch nach dem Prinzip Selbstverantwortung passen folgende Instrumente der Führung:

- **Delegation:** Eigenmotivierte Mitarbeiter fühlen sich am wohlsten, d. h. sie arbeiten am effektivsten, wenn sie eine übertragene Aufgabe mit den dazu nötigen Kompetenzen selbstverantwortlich erledigen können (s. Aufgabe-Kompetenz-Verantwortung). Selbstständiges Arbeiten steigert am meisten die innere Zufriedenheit. Zur Delegation kann auch die eigenständige Verwaltung eines Budgets gehören.
- **Partizipation:** Mitarbeiter sind in Entscheidungsprozesse einzubeziehen, wo sie betroffen sind, weil sie in diesen Bereichen eine hohe Fachkompetenz besitzen. Der Leitsatz lautet: »Betroffene zu Beteiligten machen«.
- **Information:** Nur ein informierter Mitarbeiter ist ein motivierter Mitarbeiter. Daher muss die Führungskraft sicherstellen, dass der Mitarbeiter alle zur Erledigung seiner Arbeit notwendigen Informationen erhält. Außerdem sind die Rahmenbedingungen für Informationsaustausch innerhalb der Kollegen zu schaffen, wenn diese im Schichtdienst arbeiten. Dieser Informationsaustausch kann nicht auf Dokumentation oder Intranet beschränkt werden, weil dadurch zu viele weiche Informationen verloren gehen.
- **Kommunikation:** Der Führungsalltag besteht heute viel mehr als früher aus Gesprächen. Soziale Kommunikationsfähigkeit gehört daher zu den wichtigsten soft skills einer Führungskraft. Im dialogischen Führen werden delegierte Aufgaben koordiniert und kontrolliert; Ziele müssen dialogisch verhandelt werden; Feedback-Gespräche sind hilfreich zur gemeinsamen Lösungssuche und Grundlage von Bewertung; Vorsicht ist geboten bei Bewertungsgesprächen, weil Bewertungen immer auch einen subjektiven, selbstbiografischen Anteil haben; Förderung in Personalentwicklungsgesprächen; Coaching bzw. Mentoring von einzelnen Mitarbeitern, die Schlüsselpositionen im eigenen Verantwortungsbereich besetzen, z. B. Wohnbereichs- und Stationsleitungen für die PDL; Kontraproduktiv sind Führungsinstrumente wie Befehl und Gehorsam, Bonussysteme als Anreiz zur Leistungssteigerung, widersprüchliche Zielvorgaben und Bewertungsmaßstäbe.

Autoritäres Führen
(s. Autorität)

Demokratisches Führen
Kurt Lewin »entdeckte« den demokratisch-partnerschaftlichen Führungsstil quasi in einer Auftragsforschung der amerikanischen Regierung, die beweisen wollte, dass das demokratische System der USA besser sei als das autoritär-sowjetische System. Der demokratische Führungsstil will die Mitarbeiter beteiligen und einbeziehen. Sachliche Diskussionen über Ziele und Methoden sind erwünscht. Auf dieser Ebene sind alle Mitglieder einer Organisation gleich und gleichberechtigt. Das Besondere an der Führungsposition ist lediglich die Entscheidungskompetenz nach Diskussion. Der

Vorgesetzte hat darüber hinaus natürlich die Aufgabe der Personalauswahl und der -führung. Wenn er kritisieren muss, und das ist Teil seiner Kontrollaufgabe, darf er dies nur sachlich auf der Ebene von Verhaltensbeschreibungen. Er darf keinesfalls persönlich verletzend, »unterhalb der Gürtellinie« Mitarbeiter kritisieren und bloß stellen. Die demokratisch-partnerschaftlich agierende Führungskraft wird versuchen, über Delegation möglichst viel Fachwissen und Engagement ihrer Mitarbeiter einzubinden. Voraussetzung dafür ist allerdings ein Vertrauensvorschuss in die Mitarbeiter und der Verzicht auf ein engmaschiges Kontrollsystem.

In der Wirkung auf die Mitarbeiter setzt dieser Führungsstil durch die damit verbundene Wertschätzung eine Menge kreatives Potenzial frei. Das Vertrauen der Führungskraft ist ein Geschenk, das durch (Gegen-) Leistung ausgeglichen wird. Selbstverantwortliches Arbeiten führt zur hohen Zufriedenheit bei den intrinsisch motivierten Mitarbeitern (s. Motivation). Das Klima des Miteinanders, die Arbeitsatmosphäre, ist kollegial und sozial.

Die Kritik an diesem (s. o.) »ideologischen« Führungsstil setzt daran an, dass nicht alle Mitarbeiter mit diesem Stil erreicht und motiviert werden, vor allem nicht die, die auf Anordnungen warten, weil sie nicht selbstverantwortlich handeln können. An dieser Stelle kommt dann der »situative Führungsstil« (s. u.) zum Tragen.

Dialogisches Führen

Dialog ist das Gegenteil von Monolog. Während es im Monolog eher um die einseitige Durchsetzung geht, versucht der Dialog zu einem Konsens, zu einer Lösung, zu kommen. Es geht um Kommunikation statt Information.

Das »dialogische Prinzip«, von Martin Buber eingeführt, setzt auf die Beziehungsgestaltung zum »Du« als dem anderen, in dessen Augen wir Bedeutung haben bzw. erlangen wollen. Nur im Dialog liegt die Möglichkeit zur Überwindung von Subjektivität und zur Annäherung an Objektivität. Der Philosoph Liliental formulierte: »Objektivität liegt in dem Versuch unsere Subjektivität zu klären.« Wenn wir uns also der »Wahrheit« nähern wollen, sind wir auf den Dialog, den Austausch, die Informationsanreicherung etc. angewiesen.

Voraussetzung ist eine Grundhaltung der Neugier und Offenheit für andere Positionen und Handlungsmöglichkeiten. Bedingung für das Gelingen des Dialogs ist die Gesprächssymmetrie: Man begegnet sich auf Augenhöhe, als Partner (demokratischer Führungsstil). Ziel ist ein Konsens zwischen den Vertragspartnern, an den sich beide Seiten gebunden fühlen. Es geht um Argumentation und Überzeugung. Einseitige Entscheidungen polarisieren, weil sie alternative Möglichkeiten ausschließen. Konsens versucht Integration: nicht »entweder/oder« sondern »sowohl als auch«. Das dialogische Führen wird daher oft auch mit Konsens-Management gleichgesetzt. Es geht um gemeinsam erarbeitete Einsichten. In schwierigen Veränderungsprozessen (s. Change Management) ist dies Voraussetzung für das Gelingen.

Situatives Führen

Die klassischen Führungsstile »autoritär, anti-autoritär und demokratisch« sind heute veraltet. Bei der Pflegequalität kann nicht autoritär geführt werden, weil es hier um »weiche« zwischenmenschliche Qualitäten geht, die nur schwer messbar sind. Neben dem grundsätzlichen Paradigma des Prinzips Selbstverantwortung hat sich vor allem das Konzept des »situativen Führens« herauskristallisiert. Situativ meint dabei: der Motivation, dem Reifegrad und den Kompetenzen der Mitarbeiter angemessen. Die Reifegrade der Mitarbeiter werden von Harder & Ammermann (s. Abb. 18) wie folgt eingeteilt:

- **Reifegrad 1:** nicht willig/nicht fähig. Mit einem solchen Mitarbeiter kann man nichts anfangen, der muss entlassen werden
- **Reifegrad 2:** willig/aber nicht fähig. Hier setzt die Personalentwicklung und das Fortbildungsangebot an
- **Reifegrad 3:** unsicher/fähig oder nicht willig/fähig. Das ist die hohe Kunst der Mitarbeiterführung. Hier muss mit Vertrauensvorschuss Leistungsbereitschaft eingefordert werden
- **Reifegrad 4:** willig/fähig. Das Idealbild des intrinsisch motivierten und kompetenten Mitarbeiters.

Auf diese unterschiedlichen Reifegrade der Mitarbeiter bezogen muss die Führungskraft situationsgerecht, d.h. angemessen reagieren und unterschiedlich führen:

Beim Reifegrad 1 nützt nur, jenseits der Frage, ob das Beschäftigungsverhältnis fortgeführt werden soll, das Diktieren, der autoritäre Führungsstil (s. Autorität). Beim Reifegrad 2 kann Argumentieren, also sachliche Auseinandersetzung hilfreich sein, um Fachwissen zu erlernen. Beim Reifegrad 3 kann das Delegieren von Tätigkeitsbereichen hilfreich zum selbstständigen Arbeiten sein. Beim Reifegrad 4 kann die Führungskraft auf das Partizipieren vertrauen.

Literatur
Blanchard, K. u. a. (2000). Kursbuch Selbstverantwortung. Campus Verlag Frankfurt/Main
Buber, M. (1995). Ich und Du. Reclam Verlag, Leipzig
Buber, M. (1954). Die Schriften über das dialogische Prinzip. Verlag Schneider, Heidelberg
Harder, J. & Ammermann, L. (2005). Die Praxis der Mitarbeiterführung. Situationsgerechtes Führen. Vincentz Network, Hannover
Hillengaß, H. (1994). Ressource Mitarbeiter. Klett Verlag, Stuttgart
Leuzinger, A. & Luterbacher, T. (2000). Mitarbeiterführung im Krankenhaus. Verlag Hans Huber, Bern
Lück, H. (2001). Kurt Lewin. Eine Einführung in sein Werk. Beltz Verlag, Weinheim
McGregor, D. (1982). Der Mensch im Unternehmen. Econ Verlag, München

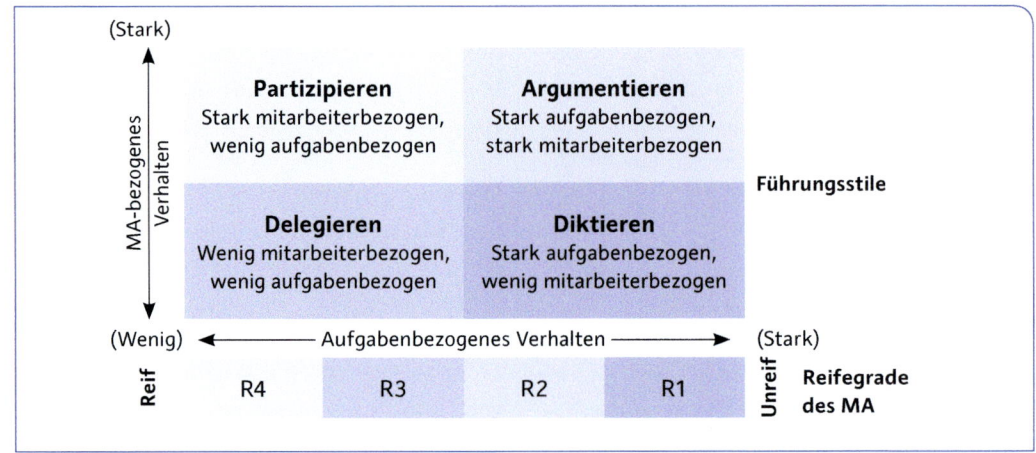

Abb. 18: Das Modell Reifegrad ruft Führungsstil (nach Harder & Ammermann).

Sprenger, R. (2002). Das Prinzip Selbstverantwortung. Campus Verlag, Frankfurt/Main
Sprenger, R. (2004). Aufstand des Individuums. Warum wir Führung komplett neu denken müssen. Campus Verlag, Frankfurt/Main
Crainer, S. (1999). Managementtheorien, die die Welt verändert haben. Falken Verlag, Niedernhausen

Führungskräfte, Profile
Siegfried Charlier

Neben der Position und dem Fachwissen kommt es bei Führungskräften vor allem auf ihre Persönlichkeit an, die im Interaktionsgeschehen wirkt (s. Autorität). Kälin & Müri haben ein phänomenologisches Anforderungsprofil für Führungskräfte beschrieben:

1. Der notwendige Blick über die Grenzen: jenseits der Detailverliebtheit eines arbeitsteilig orientierten Spezialisten muss eine Führungskraft langfristig und über die eigene Organisation hinaus allgemein wirtschafts- und gesellschaftspolitische Fragen bedenken.
2. Die kleinen Dinge, die großen Linien aufdecken: Während die kleinen Dinge des Alltags delegiert werden müssen, muss der Überblick, die große Linie, behalten werden.
3. Das unternehmerische Risiko, das oft keines mehr ist: Jede Entscheidung birgt das Risiko einer Fehlentscheidung. In einer immer komplexer werdenden Welt nimmt dieses Risiko noch zu. Davor können auch noch so gewaltige Mengen von Daten, Zahlen und Fakten nicht schützen. Der Mut zum Risiko von Entscheidungen kann nur aus einer stabilen Persönlichkeit wachsen.
4. Die innere Stille, die zu Kreativität führt: So wichtig es ist, ein offenes Ohr für Mitarbeiter zu haben, so wichtig ist auch der eigene Rückzugsraum, die Stille. In der Hektik des Alltags gibt es keinen Raum für neue Ideen. Dazu braucht es die Gelassenheit der inneren Stille, des in sich Ruhens.
5. Das Gespür für ungenutztes Potenzial: Eine Führungskraft kann heute nicht mehr allein alles wissen und machen. Sie braucht die Fähigkeit Mitarbeiter zu begeistern, ihre Fähigkeiten in den Dienst der Organisation zu stellen. Dazu müssen Führungskräfte Vertrauen in die Fähigkeiten ihrer Mitarbeiter entwickeln und setzen. Sie sollten lernen zuzuhören und positives Feedback zu geben, um den Einsatz der Mitarbeiter wertzuschätzen.
6. Das ewige Lernen: Auch Führungskräfte müssen ihre Persönlichkeit weiter entwickeln und bereit sein, dazu zu lernen. Vor allem die Selbstkritikfähigkeit gegenüber den eigenen Stärken und Schwächen ist wichtig. Je höher Führungskräfte in der Hierarchie aufsteigen, umso einsamer werden sie. Daher sind sie gut beraten, sich coachen zu lassen (s. Coaching);
7. Der Mut zur Klarheit: Führen heißt, nicht alles in Watte packen und glätten, sondern Situationen und Menschen klar und realistisch einzuschätzen, um daraus Entscheidungen abzuleiten. Mitarbeiter müssen wissen, woran sie sind.
8. Und die Menschlichkeit? Im Führungsalltag geht es nicht um das falsch verstandene »Schonen« von Mitarbeitern, sondern um das ganzheitliche Leben auch des Führungspersonals. Dazu gehören auch die Intuition, die Gefühle, Sympathie und Antipathie und der Kontaktwunsch. Eine Führungskraft, die diese Menschlichkeit selbst lebt, wird auch gegenüber den Mitarbeitern menschlich sein und sich nicht auf deren Kosten »ausleben«.

Literatur
Kälin, K. & Müri, P. (2010). Sich und andere führen. Psychologie für Führungskräfte, Mitarbeiterinnen und Mitarbeiter. Ott Verlag, Thun

Fürsorgepflicht des Arbeitgebers
Sabine Sappke-Heuser

Die Fürsorgepflicht des Arbeitgebers bezeichnet seine Pflicht, zum Wohlergehen seiner Mitarbeiter Sorge zu tragen. Die allgemeine Fürsorgepflicht des Arbeitgebers ist nicht ausdrücklich gesetzlich geregelt. Sie ergibt sich grundsätzlich aus den §§ 241 Abs. 2, 242, 617 bis 619 BGB als Nebenpflicht aus dem Arbeitsvertrag. Danach ist der Arbeitgeber verpflichtet, Arbeitsbedingungen zu schaffen, die seine Arbeitnehmer vor Gefahren für Leib, Leben und Gesundheit schützen. Gesetzliche Regelungen zu besonderen Fürsorgepflichten finden sich u. a.:

- in der Arbeitsstättenverordnung
- im Arbeitsschutzgesetz
- im Arbeitssicherheitsgesetz

Darüber hinaus hat der Arbeitgeber z. B. die Pflicht:

- zur Krankenfürsorge als Dienstherr für erkrankte Hausangestellte (§ 617 BGB)
- zur Entrichtung von Sozialabgaben gem. SGB
- gem. § 618 BGB, die Räume, Vorrichtungen und Gerätschaften so einzurichten und zu unterhalten, dass der Arbeitnehmer gegen Gefahren für sein Leben und seine Gesundheit geschützt ist,
- zum Schutz vor sexueller Belästigung (§ 1 Beschäftigtenschutzgesetz)
- zum Gesundheitsschutz des ANs insbesondere durch die Arbeitsstätten- und die Bildschirmarbeitsverordnung
- zum Schutz vor Mobbing (= »systematisches Anfeinden, Schikanieren oder Diskriminieren von Arbeitnehmern untereinander oder durch Vorgesetzte«, BAG, Beschluss vom 15.01.1997, AZ.: 7 ABR 14/96)
- zum Schutz vor Benachteiligungen im Sinne des Allgemeinen Gleichbehandlungsgesetzes (§ 12 AGG)

Literatur
Bundesministerium für Arbeit und Soziales (2012). Übersicht über das Arbeitsrecht 2012/2013. Bw Verlag Nürnberg

G

Gebührenordnung für ambulante Pflegedienste (§ 90 SGB XI)

Bernhard Rappenhöner

(1) Das Bundesministerium für Gesundheit wird ermächtigt, im Einvernehmen mit dem Bundesministerium für Familie, Senioren, Frauen und Jugend und dem Bundesministerium für Arbeit und Soziales durch Rechtsverordnung mit Zustimmung des Bundesrates eine Gebührenordnung für die Vergütung der ambulanten Pflegeleistungen und der hauswirtschaftlichen Versorgung der Pflegebedürftigen zu erlassen, soweit die Versorgung von der Leistungspflicht der Pflegeversicherung umfaßt ist. Die Vergütung muß leistungsgerecht sein, den Bemessungsgrundsätzen nach § 89 entsprechen und hinsichtlich ihrer Höhe regionale Unterschiede berücksichtigen. § 82 Abs. 2 gilt entsprechend. In der Verordnung ist auch das Nähere zur Abrechnung der Vergütung zwischen den Pflegekassen und den Pflegediensten zu regeln.

(2) Die Gebührenordnung gilt nicht für die Vergütung von ambulanten Pflegeleistungen und der hauswirtschaftlichen Versorgung durch Familienangehörige und sonstige Personen, die mit dem Pflegebedürftigen in häuslicher Gemeinschaft leben. Soweit die Gebührenordnung Anwendung findet, sind die davon betroffenen Pflegeeinrichtungen und Pflegepersonen nicht berechtigt, über die Berechnung der Gebühren hinaus weitergehende Ansprüche an die Pflegebedürftigen oder deren Kostenträger zu stellen.

Gemeinkosten

Bernhard Rappenhöner

Im Sinne der Kostenträgerrechnung sind Gemeinkosten die anfallenden Kosten, die einem Kostenträger nicht direkt zugeordnet werden können. Somit sind die Gemeinkosten allgemeine Ressourcen, die für die Produktion von Gütern und Dienstleistungen benötigt werden. Dazu gehören beispielsweise Kosten für Gebäude und für allgemein benötigte Maschinen. Auch Personalkosten fallen unter die Gemeinkosten, wenn sie nicht dem Produkt oder der Dienstleistung direkt zugerechnet werden können. Typische Lohnkosten, die Gemeinkosten sind, sind diejenigen für die Verwaltung oder die Pflegedienstleitung, die nicht in der Versorgung der Pflegekunden tätig ist. Weitere Gemeinkosten können die Kosten für Energieversorgung, Versicherungen, Beiträge zu Verbänden oder gewinnunabhängige Steuern sein. Das Gegenteil der Gemeinkosten sind die Einzelkosten.

Literatur
Sirokay, M. (2007). Das Problem der Zurechenbarkeit der Gemeinkosten. Überblick und Lösungsmodelle. Grin Verlag, München

Gemeinkostenplanung

Herbert Müller

Ein Unternehmen, das auf Dauer in der Verlustzone steckt, wird am Markt nicht überleben können. Mehr noch: Die Leistungen müssen auch konkurrenzfähig sein. Das bedeutet, möglichst viel und gute Leistung zum möglichst niedrigen Preis zu erbringen. Daher müssen Pflegeeinrichtungen unter Kostengesichtspunkten immer wieder alle Aktivitäten und Aufgaben in den Blick nehmen und Ansatzpunkte zur Optimierung finden. Besondere Aufmerksamkeit muss den Gemeinkosten der Pflegeeinrichtung geschenkt werden.

Hauptziele der Gemeinkostenplanung
1. Reduzierung der Gemeinkosten durch die Beseitigung von unnötigen bzw. die Einschränkung von nicht wichtigen Aufgaben (Tätigkeiten, Funktionen)
2. Erhöhung der Effizienz der Arbeitsabläufe unter Kosten-, Zeit- und Qualitätsaspekten
3. Verstärkung von unterentwickelten, aber strategisch bedeutsamen Aufgaben

Der Personalbereich ist in Pflegeeinrichtungen der kostenintensivste Bereich. Daher muss auch hier jede Möglichkeit zur Kostenoptimierung genutzt werden, z. B.:
- Überstunden durch den Einsatz von »Aushilfen« oder anderem flexibel einsetzbarem Personal abzubauen (Teilzeitkräfte)
- Teilnehmerkreis bei Besprechungen auf die unbedingt notwendigen Personen (auch bei Übergaben) beschränken. Insbesondere bei Teilzeit- oder geringfügig beschäftigten Mitarbeitern fallen Besprechungszeiten besonders ins Gewicht
- Doppelarbeiten durch eine systematische Arbeitsorganisation (z. B. mit Stellenbeschreibungen) vermeiden
- Leistungsorientiertes Entlohnungssystem einführen. Die Leistung jedes Mitarbeiters wird kontrolliert und die Ergebnisse regelmäßig mit den betroffenen Mitarbeitern diskutiert
- Innerbetriebliche und unternehmensspezifische Weiterbildungsmaßnahmen anstelle von externen Weiterbildungen. Diese sind oft günstiger und vor allem meistens sinnvoller, weil sie auf die spezifischen Belange des eigenen Unternehmens zugeschnitten und dadurch die Abwesenheitszeit der Mitarbeiter vom Arbeitsplatz reduziert werden können
- Sorgfältige Bewerberauswahl bei Neueinstellungen. Neue Mitarbeiter müssen so gründlich eingearbeitet werden, dass diese die von ihnen erwartete Leistung möglichst schnell erbringen können. Jede Neueinstellung ist für das Unternehmen eine große Investition
- Aufgaben durch »Outsourcing« durch andere, spezialisierte Unternehmen kostengünstiger erbringen lassen. Zu überlegen ist auch, welche externen Leistungen ggf. intern kostengünstiger erbracht werden können
- Mitarbeiter entsprechend ihrer Qualifikation einsetzen. Das Erbringen von hauswirtschaftlichen (Hilfs)tätigkeiten durch Pflegefachpersonen verbietet sich dann.
- auf vorübergehende Mehr- oder Minderarbeit durch entsprechende Rahmenbedingungen flexibel zu reagieren
- Überprüfen und Beurteilen der Arbeitsabläufe und Aufgabenverteilung, um unnötig gewordene oder nicht mehr effizient durchgeführte Aufgaben zu erkennen. Eine Gemeinkosten- und eine Geschäftsprozessanalyse sollte mindestens alle 2 Jahre durchgeführt werden
- Überprüfen, ob nach Ausscheiden eines Mitarbeiters dessen Stelle wirklich neu besetzt werden muss oder ob die Aufgaben auch von anderen Mitarbeitern mit wahrgenommen werden können. Auch der Einsatz von Teilzeitbeschäftigten anstelle einer Vollzeitkraft ist zu prüfen
- Erfassen von Verspätungen und Krankheitszeiten. Erfahrungsgemäß lässt sich der Krankenstand erheblich reduzieren, wenn allen Mitarbeitern klar ist, dass ihr Fehlen registriert wird. Regelmäßige

Rückkehrgespräche können hier eine wertvolle Hilfe sein
- Frühzeitige und konsequente Urlaubsplanung, damit der Mitarbeiterurlaub möglichst gleichmäßig über das Jahr verteilt werden kann und in der Hauptreisezeit keine zusätzlichen Aushilfskräfte eingestellt werden müssen

Gesamtrechtsnachfolge
Sabine Sappke-Heuser

Mit dem Tod des Erblassers (des Verstorbenen) geht die Erbmasse (sein Vermögen) als Ganzes auf den oder die Rechtsnachfolger (Erben) über, mit allen Rechten und Pflichten (sog. Gesamtrechtsnachfolge, § 1922 BGB). Die Erben übernehmen damit die Rechtsposition, die der Erblasser vor seinem Tod eingenommen hat. Sind mehrere Personen zugleich Erben, so bilden sie eine Erbengemeinschaft (§ 2032 BGB). An der Erbmasse sind sie gemeinsam beteiligt. Einzelne Nachlassgegenstände werden also nicht für sich vererbt (z. B. die Erben eines Hauses werden gemeinsam im Grundbuch als Eigentümer eingetragen, §§ 2033 BGB).

Geschäftsfähigkeit
Sabine Sappke-Heuser

Geschäftsfähigkeit ist die Fähigkeit, durch eigenes Handeln wirksam Rechte und Pflichten erwerben zu können. Das Gesetz geht grundsätzlich von der Geschäftsfähigkeit aller Menschen aus. Die §§ 104 ff. BGB enthalten Ausnahmen von diesem Grundsatz.

Geschäftsunfähig ist
- wer das 7. Lebensjahr nicht vollendet hat (§ 104 Nr. 1 BGB) und

- wer sich nicht nur vorübergehend in einem die freie Willensbildung ausschließenden Zustand krankhafter Störung der Geistestätigkeit befindet, § 104 Nr. 2 BGB (z. B. senile Demenz, Alzheimersche Krankheit, Schizophrenie, Manie, Alkoholkrankheit)

Gem. § 105 Abs. 1 BGB ist die Willenserklärung eines Geschäftsunfähigen absolut nichtig, ebenso wie die Willenserklärung eines nur vorübergehend Geschäftsunfähigen, § 105 Abs. 2 BGB (Vertragsabschluss im Vollrausch, unter Drogeneinfluss). Ausnahmen bilden die sog. Geschäfte des täglichen Lebens (§ 105 a BGB), die der Geschäftsunfähige rechtswirksam allein abschließen kann.

Beschränkt geschäftsfähig sind
- Minderjährige ab vollendetem 7. Lebensjahr bis zur Volljährigkeit (§ 106 BGB)

Schließt ein Minderjähriger einen Vertrag ab, hängt die Wirksamkeit von der Einwilligung seines gesetzlichen Vertreters ab § 107 BGB. Ohne Zustimmung des gesetzlichen Vertreters kann der Minderjährige Verträge abschließen, wenn er die Leistungen mit eigenen Mitteln bewirkt, § 110 BGB (früher Taschengeldparagraph).

Gesellschaft
Siegfried Charlier

Die Gesellschaft, z. B. der Bundesrepublik Deutschland, umfasst alle Menschen, die hier leben. Damit Gesellschaft funktionieren kann, muss sie strukturiert sein (s. Abb. 19).

Das Individuum ist die kleinste Einheit der Gesellschaft. Mit seinen Bedürfnissen, Inte-

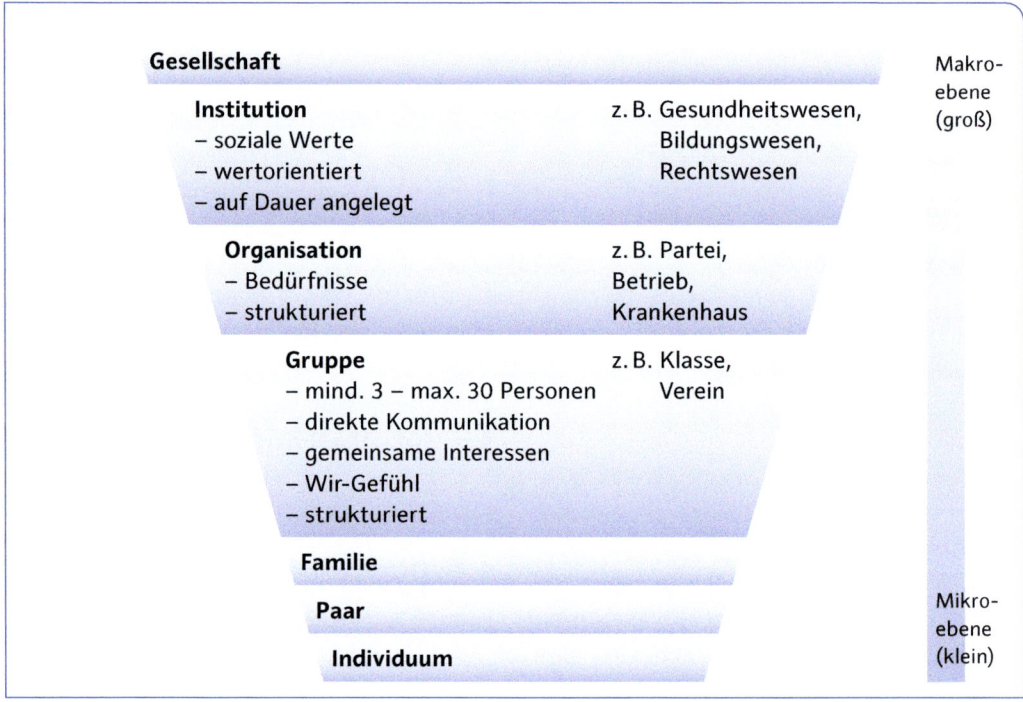

Abb. 19: Aufbau der Gesellschaft (Charlier 2001).

ressen und Einstellungen (s. Persönlichkeit) formt es Gesellschaft mit. Der Mensch ist nicht identisch mit dem Staatsbürger. Deutscher Staatsbürger ist nur, wer hier geboren bzw. nach bestimmten Kriterien die Staatsbürgerschaft beantragt hat. Nur der Staatsbürger kann wählen und ist wählbar. Neben den deutschen Staatsbürgern leben noch weitere Menschengruppen in der bundesrepublikanischen Gesellschaft: Asylbewerber und Bürgerkriegsflüchtlinge, »Gastarbeiter«, Visums berechtigte Touristen und Illegale Flüchtlinge. Sie alle sind individuelle Menschen mit Bedürfnissen und Interessen, aber auch Menschenrechten.

Die zweite Strukturebene der Gesellschaft meint das Paar, also zwei Individuen, die sich auf Grund gemeinsamer Bedürfnisse, Interessen und Einstellungen zusammen getan haben.

Die dritte Ebene umfasst die Gruppe, mindestens drei bis maximal ca. 30 Menschen, die aufgrund gemeinsamer Bedürfnisse zusammen gefunden haben. Die Anzahl der Menschen einer Gruppe ist dadurch begrenzt, dass jeder mit jedem jederzeit kommunizieren kann. Man spricht von homogenen Gruppen, die viele gemeinsame Bedürfnisse haben und von heterogenen Gruppen, die wenige, manchmal nur ein gemeinsames Bedürfnis vereint. Gruppen sind auf Zeit angelegt und entwickeln bestimmte Gruppen-Rollen, z.B. Anführer, Clown, Sündenbock etc. Es gibt schwache und starke Gruppe. Schwache Gruppen entwickeln ihr »Wir-Gefühl«, indem sie sich von anderen Gruppen abgrenzen. In starken Gruppen werden Meinungsunterschiede als belebend und bereichernd wertgeschätzt. Beispiele für Gruppen: Familie (Ehepaar plus mindestens ein Kind, also drei Menschen), Schulklasse, Arbeitsgruppe, Verein etc.

Die vierte Ebene der Struktur von Gesellschaft ist die Organisation. In einer Organisation werden Bedürfnisse und Interessen organisiert. Um Bedürfnisse zu organisieren werden Organisationen strukturiert. Es gibt eine horizontale Struktur des Nebeneinanders, z. B. von Abteilungen im Krankenhaus. Daneben gibt es eine vertikale Struktur, d. h. eine Linie der Unter- und Überstellung von Positionen und Stellen. Das ist der Dienstweg der Hierarchie, die Rangordnung. Beispiele von Organisationen sind Unternehmen, Gewerkschaften, politische Parteien, Unternehmen, Vereine etc.

Die fünfte und letzte Ebene der Struktur von Gesellschaft sind die Institutionen. Sie sind auf Dauer angelegt, haben alle Merkmale einer Organisation, sind darüber hinaus aber dadurch gekennzeichnet, dass sie soziale Bedürfnisse organisieren und wertgebunden sind. Institutionen sind gesellschaftsgründend, d. h. ohne Institutionen kann keine Gesellschaft existieren.

Es gibt drei grundlegende Institutionen einer Gesellschaft:
1. Rechtswesen (Bedürfnis nach Gerechtigkeit)mit den horizontalen Bereichen der Legislative, Richtern, Rechtspflegern, Rechtsanwälten, Polizei etc.
2. Gesundheitswesen (Bedürfnis nach Gesundheit) mit den horizontalen Bereichen der Krankenhäuser, Ärzten, Krankenkassen, Heilberufen, Apotheken etc.
3. Bildungswesens (mit dem Bedürfnis nach Bildung) mit den horizontalen Bereichen der Hochschulen, Schulen, Kindergarten etc.

Vertikal, also von oben nach unten, ist die Institution ebenfalls strukturiert. Beispiel Gesundheitswesen: an der Spitze steht der Bundesminister für Gesundheit und Soziales, dann kommt der entsprechende Landesminister, dann die Bezirksregierung oder die Regierungspräsidien mit den entsprechenden Fachleitungen, dann der Dezernent für Gesundheit des Kreises oder der kreisfreien Städte. Das ist die föderale Struktur des Gesellschaftssystems der Bundesrepublik.

Literatur
Charlier, S. (2001). Grundlagen der Psychologie, Soziologie und Pädagogik für Pflegeberufe. Thieme Verlag, Stuttgart
Claessens, D. & Tyradellis, D.(1997). Konkrete Soziologie. Verständliche Einführung in das soziologische Denken. Westdeutscher Verlag, Opladen
Corsten, M. (2011). Grundfragen der Soziologie. UTB Basics Konstanz
Neckel, S., Mijic, A.; Scheve, C. von & Titton, M. (Hrsg.) (2010). Sternstunden der Soziologie. Modelle des soziologischen Denkens. Campus Reader, Frankfurt/M.

Gesprächsführung
Siegfried Charlier

Gesprächsführung ist eine bewusste Methode der Kommunikation. Sie wurde von dem früheren Psychoanalytiker Carl Rogers für die Gesprächstherapie entwickelt, kann aber auch für den Alltag genutzt werden. Gesprächsführung nutzt das »selektive Hören« auf dem Selbstoffenbarungs-Ohr (s. Kommunikation). Wie jemand etwas sagt, ist, neben Mimik, Gestik und Haltung, immer auch eine »Selbstoffenbarung«. Der Sprecher zeigt etwas von seinen Emotionen. Gesprächsführung ist das »Hören auf dem Selbstoffenbarungs-Ohr« mit dem Ziel der Gefühlsklärung. Sie wird auch als das »helfende Gespräch« beschrieben.

Durch Zuhören und Nachfragen kann der Hörende einen Beitrag zur Gefühlsklärung leisten, damit Gefühle durch Nachfragen und Reden konkret und präzise werden.

Rogers fordert für die Gesprächsführung eine »partnerzentrierte Grundhaltung«. Dazu muss der Hörende sich zurück nehmen, um dem anderen »sein Ohr zu leihen«, er muss »passiv« werden, um »aktiv« zuhören und nachfragen zu können. Voraussetzung der partnerzentrierten Grundhaltung sind Akzeptanz, Toleranz und Respekt.

In der Technik der Gesprächsführung wird zwischen positiven, das Gespräch öffnenden Reaktionen und negativen, blockierenden, das Gespräch abbrechenden Reaktionen unterschieden.

Positive Reaktionen
- Interesse zeigen, d. h. Zeit haben, neugierig sein, Blickkontakt suchen und das Gespräch unterstützende Bemerkungen machen
- Das mitschwingende, angedeutete Gefühl als Feedback »spiegeln«. Die Metapher »spiegeln« meint bei Rogers nicht einfaches Wiederholen, sondern Zuspitzung des Angedeuteten
- Wenn wir dies in Form wahrnehmungsüberprüfender Fragen tun, dann liegen wir richtig oder der Gesprächspartner wird uns korrigieren
- Wichtiges Interventionsinstrument in der Gesprächsführung sind Fragen: Wenn wir uns noch nicht sicher in unserer Wahrnehmung sind, stellen wir sog. »offene, informationssuchende Fragen« im Gegensatz zu »geschlossenen Fragen«, auf die nur einsilbig mit Ja oder Nein geantwortet werden kann. Offene Fragen sind die sog. W-Fragen: Was, Wann, Wer, Wie, Wo und eingeschränkt die Warum-Frage.
- Mitteilung der eigenen Gefühle weckt zum einen das Vertrauen des Gegenübers, zum anderen kann der Zuhörer sich an dieser Stelle auch einbringen und nicht nur passiv (»Müllschlucker) bleiben.

Negative Reaktionen
- Desinteresse zeigen, keine Zeit, keine Neugier, Abbrechen von Blickkontakt etc.
- Themenwechsel: ein deutliches »Stopp-Signal«
- Verneinung der Gefühle. Gefühle müssen angenommen werden, weil sie immer subjektiv sind. Werden Gefühle verneint, verschließt sich der Gesprächspartner, weil er sich abgelehnt fühlt
- Ratschläge. Wir raten in der Regel aus unserer eigenen Lebenserfahrung, die die Situation des Gegenübers eher nicht trifft. Außerdem vermitteln wir den Eindruck, dass wir für den Anderen das Beste wüssten
- Interpretationen sind Unterstellungen und müssen erst überprüft werden. Sie kommen meist in Form einer »Du-Botschaft« daher und bewirken beim Anderen, dass er sich »schuldig« fühlt
- Frühere Äußerungen als Kampfmittel einsetzen. Alles was in vertraulichen Gesprächen gesagt wurde, wurde in der Hoffnung geäußert, dass es gelten gelassen und nicht gegen einen verwendet wird
- Emotionale Verpflichtungen versuchen, den Gesprächspartner zu vereinnahmen, ihn emotional zu binden, in dem ihm ein »schlechtes Gewissen« eingeredet wird

Literatur
Poimann, H. (2000). Vier Ebenen der Idiolektik. Huttenscher Verlag, Würzburg
Rogers, C. (1996). Entwicklung der Persönlichkeit. Verlag Klett-Cotta, Stuttgart
Schwäbisch & Siems (1974). Anleitung zum sozialen Lernen für Paare, Gruppen und Erzieher. Rowohlt Verlag, Reinbek bei Hamburg
Schulz von Thun, F. (20119). Miteinander reden, Bd. 1–3. Rowohlt Verlag, Reinbek bei Hamburg

Gewalt

Siegfried Charlier

Eine allgemeine, abstrakte Gewaltdefinition geht auf den norwegischen Friedensforscher Galtung zurück: »Gewalt wird hier definiert als die Ursache für den Unterschied zwischen dem Potenziellen und dem Aktuellen, zwischen dem, was hätte sein können, und dem, was ist. Gewalt ist das, was den Abstand zwischen dem Potenziellen und Aktuellen vergrößert oder die Verringerung dieses Abstandes erschwert.«

> **Beispiel**
>
> Lt. Weltgesundheitsorganisation (WHO) wäre es potenziell möglich, ein Mehrfaches der existierenden Weltbevölkerung zu ernähren – aktuell sterben täglich tausende Menschen in den »Entwicklungsländern« an Hunger. Potenziell möglich wäre die bessere Ernährungssituation aller Menschen, wenn die Nahrungsressourcen gleich verteilt wären, aktuell besteht ein großer Unterschied im Zugang zu den Nahrungsmitteln, der auf Macht beruht. Galtung nennt dies strukturelle Gewalt bzw. soziale Ungerechtigkeit.

Zentral für Galtung, die Friedensforschung, aber auch die Psychologie ist die Wachstumsentwicklung des Menschen vom aktuell Verwirklichten (IST-Situation) zum potenziell Verwirklichbaren (SOLL-Situation). Verständlich wird diese Definition von Gewalt allerdings nur auf dem Hintergrund der europäischen Menschenrechtsdiskussion, wenn »alle Menschen gleich sind«, d. h. die gleichen Rechte auf Verwirklichung ihrer Menschenrechte, politisch und sozial, haben, dann darf niemand sich auf Kosten anderer durchsetzen. Das Wachstum alles Lebendigen und eben auch des Menschen ist das Ziel der humanistischen Psychologie. Dieses Ziel erfordert »Ehrfurcht vor dem Lebendigen« (Albert Schweitzer).

Wenn wir uns Gewalt als Einfluss auf Möglichkeiten der Lebensverwirklichung vorstellen, trifft Galtung folgende Differenzierungen:

- Unterscheidung von physischer und psychischer Gewalt; in der Pflege wären das Fixierung (körperlich) und Ignorieren, Vernachlässigen (psychisch)
- Unterscheidung von negativer und positiver Einflussnahme. Hier geht es um den Unterschied von Belohnen und Bestrafen
- Unterscheidung in Bezug auf das Objekt: Gibt es ein Objekt, eine Person oder Sache, die beeinträchtigt bzw. beschädigt wird
- Unterscheidung in Bezug auf das Subjekt: Gibt es kein persönlich handelndes Subjekt = Täter, spricht Galtung von »struktureller Gewalt«, die in den Strukturen eines gesellschaftlichen Systems, z. B. Nord-Süd-Konflikt, einzementiert ist. Galtung nennt dies auch soziale Ungerechtigkeit in Bezug auf den Zugang zu Ressourcen der Lebensverwirklichung, z. B. Nahrung, Gesundheit und Bildung
- Unterscheidung zwischen intendierter (beabsichtigte) und nicht intendierter (unbeabsichtigter) gewaltsamen Einflussnahme. Hier geht es um den juristischen Unterschied in der Schuldfrage bzw. der Übernahme von Verantwortung bei Mord (Absicht und Planung) und Totschlag (Todesfolge ohne Absicht)
- Unterscheidung hinsichtlich der Erscheinungsform von Gewalt: manifeste Gewalt, im Sinne von direkt feststellbar und präsent, und latente Gewalt, im Sinne von indirekt und versteckt bzw. angelegt.

Die Gewalt zwischen Pflegenden und Pflegebedürftigen resultiert meist aus der Abhängigkeitsstruktur (s. Abhängigkeit), d. h. aus der Interaktion von Macht und Ohnmacht. Da Gewalt nicht nur als Herrschafts- und Machtsicherungsinstrument eingesetzt wird, sondern sehr oft auch aus Ohnmacht resultiert, sind die Pflegenden aufgerufen alles zu tun, um Ohnmacht und Hilflosigkeit der ihnen anvertrauten Pflegebedürftigen zu vermeiden.

Literatur
Bojak, B. (2001). Gewaltprävention in der Pflege. Verlag Urban & Fischer, München
Charlier, S. (1983). Wenn du den Frieden willst …, Köln
Galtung, J. (1971). Gewalt, Frieden und Friedensforschung, in: Senghaas, D. (Hrsg.) Kritische Friedensforschung. Suhrkamp Verlag, Frankfurt/M.
Kühnl, R. (Hrsg.) (1972). Formen bürgerlicher Herrschaft II. Der bürgerliche Staat der Gegenwart. Rowohl Verlag, Reinbek
ZAG Altenpflege der DBfK (Hrsg.) (1994). Gewalt in der Pflege. Eschborn 1994
ZAG Altenpflege der DBfK (Hrsg.) (1995). Gewaltprophylaxe in der Altenpflege. Eschborn

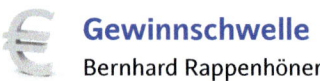

Gewinnschwelle
Bernhard Rappenhöner

Die Gewinnschwelle ist der deutsche Begriff für den Break-even-Point.

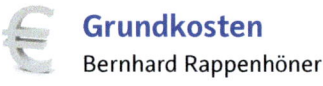

Grundkosten
Bernhard Rappenhöner

Grundkosten sind betriebsbedingter Güter- und Dienstleistungsverzehr dem Aufwand in gleicher Höhe gegenübersteht.

Gruppe
Ursula Schmitt

Ganz allgemein ist unter Gruppe eine Anzahl von Personen (mindestens drei) zu verstehen, die beruflich oder privat miteinander in Kontakt treten. Die Gruppe hat in der heutigen Gesellschaft an Bedeutung gewonnen. Gab es früher eher die Familie als Gruppenhalt, so ist an diese Stelle die Lauftreffgruppe, der Französischkurs, die Männerkochgruppe usw. getreten. Diese Beispiele machen die Vielfältigkeit der Gruppenzusammensetzungen deutlich. Gruppen können verbindlich, aber auch sehr offen gestaltet sein.

Gruppenarbeit
Ursula Schmitt

In Weiterbildungsmaßnahmen und im Arbeitsprozess sprechen wir von Lern- und Arbeitsgruppen, die dauerhaft oder kurzfristig gebildet werden. Eine solche Gruppe braucht Regeln und klare Vorgaben. Alle Gruppenmitglieder werden entsprechend ihrer Qualifikation integriert. Diese Aufgabe erfüllt die Leitung einer Gruppe mit ihrer didaktischen Kompetenz.

Arbeitsauftrag an die Gruppe
Alle Arbeitsformen benötigen Sie eine verbale und visualisierte Aufgabenstellung an Flipchart oder Pinnwand.

Es werden Kleingruppen gebildet, die Arbeitsphase beginnt. Durch eine kontinuierliche Betreuung stellen Sie sicher, dass die Gruppe die Aufgabenstellung verstanden hat und den vorgegebenen Zeitrahmen einhalten kann. Präsentationen aller erarbeiteten Ergebnisse finden im Plenum statt und werden miteinander besprochen.

> **Beispiel für einen systematischen Arbeitsauftrag an die Gruppe**
> - Begründen Sie, warum Sie diese Arbeitsform gewählt haben.
> - Erklären Sie das Ziel.
> - Erläutern Sie die einzelnen Schritte, die auf die Gruppe zukommen (Gruppenbildung, Arbeitsphase, Präsentation im Plenum)
> - Legen Sie die Zeiten für die einzelnen Schritte fest.
> - Stellen Sie den konkreten Arbeitsauftrag, die formulierte Arbeitsfrage.
> - Sichern Sie sich das Verständnis bei den Teilnehmenden.

Arbeitsformen für die Gruppe

Für Gruppen gibt es die Arbeitsformen Einzelarbeit, Partnerarbeit, Kleingruppenarbeit und das Plenum. Eine Abwechslung dieser Arbeitsformen gewährleistet eine optimale Informationsaufnahme. Da sich die Fähigkeit, neues Wissen aufzunehmen, auf ca. 30 Minuten beschränkt, ist danach ein Wechsel der Arbeitsform nötig. Diese methodische Kompetenz der Leitung wird auch Intervalltechnik genannt.

Plenum

Mit Plenum ist die gesamte Gruppe gemeint. Informationen werden weitergegeben, Präsentationen gehalten, Arbeitsaufträge vergeben, Gruppenergebnisse reflektiert und neue Lösungen erarbeitet. Das Plenum ist ein wichtiges Instrument für Inhalte, die für alle von Belang sind.

Einzelarbeit

Es gibt Aufgabenstellungen, die eine Einzelarbeit erfordern, z. B. Aneignung von neuem Wissen, Auseinandersetzung mit einem schwierigen Thema, Vorbereitung einer Präsentation etc. Die einzelne Person mit ihren Kompetenzen, ihrer Leistungsbereitschaft und Selbstständigkeit tritt in den Vordergrund. Ein Nachteil der Einzelarbeit ist der fehlende soziale Kontext und die fehlende Kontrolle während der Erarbeitungsphase. Dies kann zu einer großen emotionalen Bindung an das Erarbeitete führen und erschwert Verbesserungs- oder Änderungsvorschläge durch die Großgruppe. Der Vorteil der Einzelarbeit liegt jedoch gerade in der eigenen Auseinandersetzung mit einer Thematik und dem daraus resultierenden, nicht zu unterschätzenden Lernzuwachs. Einzelarbeit ist punktuell sinnvoll, unerlässlich und effektiv.

Partnerarbeit

Für viele Themenstellungen ist die Partnerarbeit eine ideale Arbeitsform. Zu zweit finden sich leichter Lösungen, einer ergänzt den anderen, gemeinsame Präsentation mindern den Stressfaktor und schaffen eine entspannte Atmosphäre. Nachteile ergeben sich, wenn die beiden Personen keinen gemeinsamen Konsens finden und das Ergebnis darunter leidet. Demgegenüber steht aber ein in der Regel konstruktives und soziales Miteinander.

Kleingruppenarbeit

Eine Kleingruppe besteht meist aus drei bis fünf Personen. Bei einer größeren Gruppenanzahl ist damit zu rechnen, dass sich einzelne Gruppenmitglieder zurückziehen und die anderen »arbeiten« lassen. Die Kleingruppe bietet interessante Arbeitsformen:

Parallele Kleingruppenarbeit: Jeweils zwei Gruppen erhalten denselben Arbeitsauftrag. Eine direkte Vergleichbarkeit ist bei der Präsentation im Plenum gegeben und führt bei beiden Gruppen mit derselben Thematik zu einer Vervollständigung des Themas.

Additive Kleingruppenarbeit: Jede Gruppe erhält einen anderen Arbeitsauftrag. Eine komplexe Thematik wird aus unterschiedlichen Blickwinkeln beleuchtet. Additiv meint in diesem Zusammenhang »zusammengefügt«, d.h. Aspekte eines Themas erreichen »zusammengefügt« ihre Vollständigkeit.

Gleiche Kleingruppenarbeit: Jede Gruppe erhält den gleichen Arbeitsauftrag. Im Plenum wird bei der Präsentation sichtbar, wie unterschiedlich jede Gruppe ihren Arbeitsauftrag ausgearbeitet hat. Das ist sehr interessant und demonstriert die Vielfalt von Arbeitsergebnissen.

Paare oder Kleingruppen bilden

Die Vorbereitung einer jeden Gruppenarbeit ist die Paar- und Kleingruppenbildung. Sie lenkt die Aufmerksamkeit auf das Thema und macht neugierig. Paar- oder Gruppenbildung geschieht zufällig oder gelenkt. Spielerisch zählt das Zufallsprinzip und hat den Vorteil, dass die Zuordnung zufällig erfolgt und die Leitung keine Steuerung ausüben kann. Bei der gelenkten Paar- oder Gruppenbildung gibt die Leitung die Zusammengehörigkeit vor. Das ist notwendig, wenn entsprechende Personen zusammen arbeiten sollen oder eine genaue Anzahl an Themen erarbeitet werden müssen.

Zufällige Paarbildung

Sprichwörter (Was Hänschen nicht lernt … lernt Hans nimmer mehr etc.) werden auf zwei Charts aufgeschrieben. Jede Person zieht eine Karte und versucht, das entsprechende Gegenstück zu finden.

Ähnliches geht auch mit Wortsilben, mit Bonbons etc.

Gelenkte Paarbildung

Arbeitsblätter werden in einer vorgegebenen Reihenfolge an alle ausgeteilt. Zuvor wurden die Arbeitsblätter mit Symbolen zum Thema versehen. Dieselben Symbole finden sich als Paar zusammen.

Jeweils zwei gleiche Bilder zum Thema werden ausgeteilt und bilden ein Paar. Hier ist eine Lenkung einfach, indem die Leitung die Bilder austeilt.

Bevor die Teilnehmenden den Raum betreten, werden unter die Tische oder Stühle farbige Punkte geklebt. Wenn die Teilnehmenden Platz nehmen, ist die Paarbildung bereits festgelegt (dieselben Farben bilden ein Paar). Natürlich geht dies nur, wenn die Sitzordnung bekannt ist.

Generell ist bei der Paarbildung zu berücksichtigen, dass die Teilnehmeranzahl unerwartet eine ungerade Zahl sein kann. Daher ist immer eine Dreiergruppe zusätzlich mit einzuplanen.

Kleingruppenbildung

Die Kleingruppenbildung erfolgt ähnlich der Paarbildung. Als Ergänzung folgende Ideen: Postkarten zur Thematik werden in drei, vier oder fünf Teile zerschnitten, je nachdem wie groß die Kleingruppe werden soll. Jede Person zieht sich ein Puzzleteil. Gemeinsam versuchen die Teilnehmenden, die Postkarten richtig zusammen zusetzen. Nun ist die Gruppe gefunden.

Blumenstrauß: Verschiedene Blumen werden an alle verteilt und die gleichen Blumen finden sich als Kleingruppe zusammen. Dies ist eine nette Geste, ein Dankeschön oder eine Anerkennung für die Gruppe.

Steine als Symbol: Alle Personen erhalten einen Stein, die gleichen Formen oder Farben finden sich als Kleingruppe zusammen. Steine können symbolisch eingesetzt werden: Stein des Anstoßes, Steine als Weg, Steine als Mauerbau, Steine zum Überspringen.

Einzelne Themen werden der Großgruppe vorgestellt. Jede Person wählt für sich ein Thema aus und anhand der Themen finden sich die Teilnehmenden zu Kleingruppen zusammen.

Von der Gruppenarbeit ins Plenum zurück

Die Rückführung einer Gruppenarbeit ins Plenum ist sehr wichtig, da diese ohne Austausch der Ergebnisse nutzlos bliebe. Die Arbeit der Gruppe fände keine Wertschätzung und die Gruppenmitglieder fühlten sich nicht anerkannt.

In welcher Form Sie die Gruppenarbeit zurückführen, haben Sie beim Arbeitsauftrag bereits bekannt gegeben und die Gruppe konnte sich darauf einstellen. Auch eine Zeitvorgabe erfolgte von Ihrer Seite. Planen Sie bei der Rückführung einen Zeitpuffer ein. Die Gruppen selbst schätzen manchmal die Zeit, die sie benötigen, falsch ein und darauf müssen Sie reagieren können. Es darf auf keinem Fall passieren, dass eine Gruppe nicht mehr zu Wort kommt. Sie wird sich den anderen Gruppen gegenüber benachteiligt fühlen. Als Erfahrungswert ist ein Puffer von zehn bis 15 Minuten nötig. Entweder brauchen die Gruppen länger und Sie müssen dafür etwas anderes kürzen oder sie sind schneller fertig und Sie haben noch eine Thematik in der Hinterhand.

Visualisierung der Gruppenergebnisse

Die einzelnen Gruppen präsentieren ihre Ergebnisse im Plenum. Als Medien eignen sich in erster Linie Flipchart und Pinnwand. Die Medien werden während der Gruppenarbeit aufbereitet. Sind die technischen Voraussetzungen gegeben, eignet sich auch eine Beamer-Projektion. Entweder entscheidet die Gruppe, wie viele Personen die Ergebnisse präsentieren oder Sie legen es fest. Manchmal kann es Sinn machen, dass an der Präsentation wirklich alle beteiligt sind, damit sich einzelne Gruppenmitglieder nicht zurückziehen können. Nach jeder einzelnen Präsentation findet ein Austausch im Plenum statt. Fragen und Anregungen werden mit der Gruppe geklärt. Eine Ergebnissicherung findet über eine Digitalkamera statt. Alle erhalten von allen Gruppen die Ergebnisse.

Ausstellung der Gruppenergebnisse

Die Gruppen bereiten ihre Arbeitsergebnisse an Pinnwänden vor. Zu einer vereinbarten Zeit werden alle Pinnwände in einem Raum aufgebaut. Jeweils eine Person einer jeden Gruppe bleibt an der eigenen Pinnwand stehen, alle anderen Personen bewegen sich im Raum und gehen durch die »Ausstellung«. Fragen werden an die Personen, die bei den Pinnwänden stehen gerichtet und ein reger Austausch findet statt, evtl. mit Musik untermalt. Nach einer festgelegten Zeit wechseln die Personen an den Pinnwänden und sehen sich ebenfalls um. Auf diese Art und Weise findet über die Gruppenmitglieder ein reger Austausch der Ergebnisse statt. Es ist eine ganz andere Form als das übliche Plenum. Grundvoraussetzung ist, dass die Gruppen in Präsentationen geübt sind, ansonsten wird der Austausch nicht effektiv genug sein.

Gruppentausch im Plenum

Alle Gruppen treffen sich im Plenum. Nun werden diese neu gemischt, indem in jeder Gruppe Mitglieder aus allen vertreten sind. In diesen neuen Gruppen werden die Arbeitsergebnisse ausgetauscht. Jeder erfährt in kurzer Zeit, was in den anderen Gruppen besprochen wurde. Diese Methode eignet sich besonders für Themen, die Gesprächsbedarf haben. Auf diese Art werden auch stillere Personen mit einbezogen, da sie über ihre Gruppe berichten.

Gruppenausschnitt

Im Plenum stellt jede Gruppe einen Ausschnitt ihres Gruppenprozesses dar. Nicht das gesamte Ergebnis wird mitgeteilt, sondern nur Facetten, Einblicke, die wichtigsten Aussagen. Gegebenenfalls eignet sich auch eine Pro – Contra Demonstration. Rollenspiele und Pantomimen sind ebenfalls geeignet. Bei dieser Art der Rückführung ist Kreativität gefragt.

> **Fazit**
>
> Die beschriebenen Methoden der Rückführung einer Gruppenarbeit ins Plenum bieten ein kleines Spektrum dessen, was machbar ist. Varianten sind erlaubt und erforderlich. Aus diesen Methoden lassen sich neue entwerfen und auf die jeweiligen Gruppen anpassen und modifizieren. Falls passend, lassen Sie als Anerkennung für die Arbeitsergebnisse Applaus zu. Das ist eine nette Art der Wertschätzung und unproblematisch umzusetzen.

Methodenwahl

Methoden im Umgang mit Gruppen regen an, machen neugierig, fördern den Lernprozess und schaffen Gemeinschaft. Sie strukturieren den Lernprozess und bringen Abwechslung. Sie motivieren als Einstieg, dienen zur Entspannung, sorgen für einen gelungenen Abschluss, bieten eine effektive Informationseinheit, lockern bei Konzentrationsschwächen auf, strukturieren ein Feedback, geben eine Planungshilfe. Diese Aufzählung ließe sich auf Hunderte Beispiele ausweiten. Die Möglichkeiten sind unerschöpflich.

Welche Methode ist für Sie und Ihre Gruppe geeignet?

Wählen Sie für sich Methoden aus die Ihnen gefallen, die Sie ansprechen, die Sie leicht umsetzen können und füllen Sie Ihren persönlichen Methodenkoffer. Überlegen Sie sich Einteilungsraster für Ihre Methoden, z. B. leicht durchführbar, schnell einsetzbar, wenig Vorbereitungszeit, zur Auswertung, als Einstieg, zur Erarbeitung von Themen, als Reflexion, als Entspannung oder Auflockerung. Jede Leitungskraft hat andere Fähigkeiten und besitzt eine andere Persönlichkeit. Deshalb sollte Ihre Wahl zu Ihrem Arbeitsstil und Ihrer Person passen. Dann wird der Gesamteindruck stimmen und Ihre Methoden entsprechende Wirkungen zeigen (s. Moderation).

Literatur

Hartmann, M., Rieger, M. & Pajonk, B. (1997). Zielgerichtet moderieren. Beltz Verlag, Weinheim
Lahninger, P. (1998). leiten, präsentieren, moderieren. Ökotopia, Münster
Neuland, M. (1995). Neuland-Moderation. Neuland, Eichenzell

Gruppenkonflikte
Siegfried Charlier

In der arbeitsteiligen Welt von heute erfordern Arbeit und Tätigkeit meist Zusammenarbeit mit internen Kollegen und externen Schnittstellen. In den internen Arbeitsgruppen wird der Arbeitsalltag häufig durch drei Störungsfelder erschwert: Konflikte, Interesselosigkeit und Unentschlossenheit. Führungskräfte sollten ein Frühwarnsystem entwickeln, um rechtzeitig auf Anzeichen für diese drei Störungsfelder zu achten und angemessen reagieren zu können.

4. **Konflikte:** »Konflikte in einer Gruppe äußern sich in Meinungsverschiedenheiten, affektgeladenem Argumentieren, Spannung, Ungeduld, Anklagen, mangelnder Bereitschaft zuzuhören, einzulenken und auf Kompromisse einzugehen.«(Kälin & Müri) Mögliche Ursachen können in Überforderung, Statuskämpfen oder Wertkonflikten liegen. Die Interventionen der Führungskraft müssen entsprechend differenziert ausfallen: gemeinsame Überprüfung des Arbeitsauftrages, positive Wertschätzung und Anerkennung der individuellen Arbeitsleistungen (s. Feedback-Kultur) und Moderation der Ziele und des »Sinns« der Arbeit, um größere Toleranz zu erreichen

5. **Interesselosigkeit:** »Man ist nicht bei der Sache: Das Problem ist entweder banal und heikel, oder man hat auf Größen, die für eine Entscheidung wichtig wären, keinen Einfluss.«(Kälin & Müri) Mögliche Ursachen können mangelnde Motivation, mangelndes Methodenwissen zur Bewältigung der Aufgaben oder mangelnde Einflussnahme auf Entscheidungsprozesse sein. Hier deutet alles auf den Führungsstil hin. Interesselosigkeit kommt meist im Zusammenhang mit der »autoritären« Führung auf. Die Alternative liegt im »dialogischen Führen« zum Prinzip Selbstverantwortung

6. **Unentschlossenheit:** »Man kann sich nicht entscheiden, weil man sich nicht einigen kann, weil man vor den Konsequenzen Angst hat oder weil die Grundlagen für einen Entscheid nicht ausreichen. Die Gruppenaktionen kommen zum Erliegen oder beschränken sich auf wenige Gruppenmitglieder, welche die Macht an sich reißen.«(Kälin & Müri) Mögliche Ursachen sind zu hoher Schwierigkeitsgrad der Entscheidung, zu geringer Gruppenzusammenhalt, sodass Angst vor den Konsequenzen von Entscheidungen um sich greift. Auch hier ist die Führungskraft gefordert, die Selbsthilfekräfte der Mitarbeiter zu stärken, z. B. durch die konsequente Bündelung von Aufgabe, Kompetenzen und Verantwortung, durch Delegation und einen partnerschaftlichen Führungsstil.

Leistungsstarke und -schwache Gruppen

Die Gruppe ist der Ort des »sozialen Lernens«, wo grundlegende zwischenmenschliche Verhaltensregeln gelernt werden müssen, ohne die die Gesellschaft nicht funktionieren kann. In der Gruppe werden die beiden Extrempositionen der Konkurrenz und der Kooperation ausgeglichen und gemildert. Die Gruppe, in der diese grundlegenden, gesellschaftsstiftenden Regeln des Zusammenlebens gelernt werden, ist in der Regel die Familie.

Die Gruppe ist gegenüber dem Einzelnen aus drei Gründen um Längen leistungsstärker:

- Die Gruppe ist klüger als der einzelne: 4 Augen sehen mehr als 2 Augen und 20 bzw. 40 Augen sehen entsprechend mehr als der einzelne. Die subjektive Aufmerksamkeit ist immer begrenzt durch unsere Erfahrungen/Prägungen. Dinge, die uns nicht passen, übersehen wir gerne. Hier

kann die Gruppe zu einem deutlich höheren Wissen führen
- Die Gruppe regt an: Jede vom einzelnen Gruppenmitglied geäußerte Meinung wird von den anderen Mitgliedern der Gruppen aufgegriffen und weiter gedacht. Durch die gegenseitige Anregung wird Wissen abgesichert
- Die Gruppe gleicht aus: In »starken Gruppen«, die unterschiedliche Meinung nicht als Abweichung ausgrenzen, führt die kontroverse Diskussion zur gemeinsamen Suche nach einem Kompromiss. Im Konsens werden die widersprüchlichen Ausgangspositionen so ausgeglichen, dass alle miteinander leben und auskommen können

Der amerikanische Unternehmensberater McGregor hat folgende Gegenüberstellung »schwacher und starker« Gruppen zusammengestellt (s. Tabelle 6).

Tabelle 6: Starke und schwache Gruppen (Kälin & Müri 1999).

Kennzeichen	Starke Gruppe	Schwache Gruppe
Gruppenklima	Unbürokratisches und entspanntes Gruppenklima Spannungen sind selten. Es herrscht eine Arbeitsatmosphäre, die Menschen zu engagieren und zu interessieren vermag. Keine Anzeichen von Langeweile.	Das Gruppenklima ist von Gleichgültigkeit und Langeweile gekennzeichnet. Häufige Spannungen. Die Aufgaben sprechen nicht wirklich an.
Aufgaben und Ziele	Aufgaben und Ziele sind allen in der Gruppe klar und alle stimmen zu. Strittige Punkte werden offen diskutiert, es wird nach Lösungen gesucht.	Kaum jemand weiß, welche Ziele und Aufgaben die Gruppe hat. Es ist unklar, ob alle die Aufgaben und Ziele verstanden haben oder bereit sind, ein gemeinsames Ziel zu akzeptieren.
Kommunikation	Spontan, offen in alle Richtungen. Jeder hört dem anderen zu, Ideen werden gehört, keiner hat Angst, seine Meinung zu sagen, wenn sie weiterhelfen könnte.	Vorsichtig und zurückhaltend oder gar blockiert. Niemand weiß, woran er ist. Kaum einer hört zu. Meinungsäußerungen sollten v.a. die eigene Position stärken.
Meinungsverschiedenheiten	Sind akzeptiert, man geht Konflikten nicht aus dem Weg, sondern nimmt sie als Anstoß zur Diskussion, betrachtet sie als weiterführend	Meinungsverschiedenheiten bringen keinen Nutzen. Konflikte blockieren die ganze Gruppe. Daher werden Konflikte unterdrückt oder arten in persönlichen Fehden aus.
Entscheidungen	Werden übereinstimmend gefällt. Bedenken dürfen geäußert werden und fließen in die Entscheidungen ein.	Entscheidungen werden getroffen, ohne dass deren Konsequenzen durchdacht wurden. Anschließend kommt es zu Unmutsäußerungen und auch zu Sabotage.
Anordnungen	Werden klar getroffen und akzeptiert.	Keiner weiß, was er zu tun hat. Auch wenn Verantwortlichkeiten feststehen, werden sie angezweifelt.

Kennzeichen	Starke Gruppe	Schwache Gruppe
Kritik	Offen und angstfrei, gilt nicht als persönlicher Angriff, sondern ist konstruktiv und soll Hindernisse abbauen.	Führt zu Spannungen, ist oft persönlich, wird nach Kräften vermieden, weil die Angst vor Konflikten groß ist.
Gefühle	Werden offen gezeigt, sofern sie zur Problemlösung beitragen; jeder weiß von anderem, was er denkt.	Werden kaum geäußert, wie sich niemand entblößen will. Vieles wird geheim gehalten.
Führung	Führung wechselt, kaum Prestige- oder Machtkämpfe. Die Lösung steht immer im Vordergrund.	Die Führung wird möglichst nicht aus der Hand gegeben. Die Macht entscheidet und setzt sich stets durch.
Selbstkritik	Es wird stets offen diskutiert und nach Lösungen gesucht.	Wird nicht geübt, man hält sich für unfehlbar und kritisiert v.a. andere Gruppen

Literatur
McGregor, D. (1982). Der Mensch im Unternehmen. Econ Verlag, München
Hofstätter, P.R. (1986). Gruppendynamik. Rowohlt Verlag, Reinbek bei Hamburg
Kälin, K. & Müri, P. (1999). Sich und andere führen. Psychologie für Führungskräfte, Mitarbeiterinnen und Mitarbeiter. Ott Verlag, Thun
Richter, H.E. (1995). Die Gruppe. Psychosozial Verlag, Gießen
Sprenger, R. (1996). Das Prinzip Selbstverantwortung. Frankfurt/New York
Stanjek, K. (Hrsg.) (2001). Sozialwissenschaften. Elsevier, München

Gruppenphasen
Siegfried Charlier

Gruppen werden zwar entlang von Bedürfnislagen ihrer Mitglieder konstituiert, entwickeln sich aber nach bestimmten Gesetzmäßigkeiten. Gruppen sind also weniger statisch als dynamisch. Da auch Gruppen auf Zeit hin angelegt sind, also eine innere Festigkeit anvisieren, können folgende »typische« Entwicklungsphasen beobachtet und unterschieden werden:

Orientierung
Die Mitglieder sind sich nicht bekannt, es herrscht Unsicherheit, ob man mithalten kann mit den anderen. Vorherrschend in dieser noch offenen und ungeklärten Gruppenstruktur sind Ich-Denken und Unverbindlichkeit. Die Mitglieder schwanken zwischen ihrem Nähe-Wunsch und dem Distanz-Wunsch. Aus der eigenen Unsicherheit heraus wird eine starke Orientierung am Leiter gesucht.

Machtkampf
Jetzt geht es darum, seinen Platz zu finden. Die Gruppenmitglieder »rangeln« miteinander, es gibt einen schnellen Wechsel von Sympathie und Antipathie. Es herrscht Chaos und weiterhin Unsicherheit. Die Stimmung ist aggressiv und emotionsgeladen. Im Bemühen um Platzfinden findet jeder seine Rolle und sichert damit seinen Status ab. Machtkämpfe mit dem Leiter werden gesucht und genutzt, um den eigenen Platz zu finden. In dieser Phase ist die Gefahr des »Abspringens«, des Verlustes von einzelnen Gruppenmitgliedern am Größten.

Vertrauen

Jetzt beginnt die Arbeitsfähigkeit der Gruppe. Die Beziehungen untereinander stabilisieren sich, indem man sich gegenseitig öffnet und aufeinander einlässt. Es kommt zu verstärktem zwischenmenschlichem Engagement und ein Wir-Gefühl beginnt. In »schwachen Gruppen« besteht die Gefahr des Gruppendrucks: Zugehörigkeit und eigene Sicherheit werden unter Preisgabe der eigenen Identität erkauft. Hier finden sich oft eine Abschottung nach außen und eine Abgrenzung gegenüber Minderheiten. Durch Abwertung anderer, oft von Konkurrenzgruppen, wird die eigene Aufwertung betrieben. Interne Konflikte werden unterdrückt bzw. über »Feindbilder« (Vorurteile) nach außen abgeleitet.

Differenzierung (bei starken Gruppen)

Die Stärke der Gruppe resultiert hier aus ihrer Unterschiedlichkeit und gegenseitigen Ergänzung und Unterstützung. Konflikte sind normal und Ausdruck der Unterschiede. Der Einzelne gewinnt durch seine speziellen Fähigkeiten und individuellen Besonderheiten an Bedeutung. Aus der gegenseitigen Anerkennung wächst Sicherheit und Zusammenhalt. Voraussetzung dazu ist eine gute gleichberechtigte Kommunikation und fehlender Machtanspruch des Leiters. Die Gruppe wird so selbstständig und erwachsen. Der Leiter ist Teil der Gruppe und die Leitung wird zur gemeinsamen Aufgabe.

Abschluss

Wenn die Gruppe ihr gemeinsames Ziel erreicht hat, löst sie sich auf und jedes Mitglied muss wieder für sich seine Interessen organisieren. Neue Außenkontakte werden nötig und gesucht. Oft wird das nahende Ende geleugnet durch Beschwörung der Vergangenheit und ihrer gemeinsamen Erlebnisse bzw. durch Wiederholen von gemeinsamen Aktivitäten. Nach der Selbstständigkeit der Gruppe wird dem Leiter wieder mehr Verantwortung zugeschoben, um die aufkommende Unsicherheit und den Orientierungsverlust zu minimieren.

Für den Leiter der Gruppe bzw. die Führungskraft ist dieses gruppendynamische Grundwissen hilfreich, weil er seine eigenen Interventionen besser wählen kann. Zu Anfang, bei der Findung, und am Ende, bei der Auflösung, wächst ihm eine größere Bedeutung zu und er muss mehr intervenieren und leiten. In der Phase des Vertrauens und der Arbeitsfähigkeit einer »starken Gruppe« kann er viel Verantwortung delegieren (s. Delegation).

H

Haftung, zivilrechtliche
Sabine Sappke-Heuser

Die zivilrechtliche Haftung regelt die Frage, wer für einen Schaden aufzukommen hat (§§ 280 ff. BGB). Die Verpflichtung zum Schadensersatz kann sich aus einer schuldhaften Vertragsverletzung (**vertragliche Haftung**) oder aus einer unerlaubter Handlung (**deliktische Haftung**, § 823 BGB – Leben, Körper, Gesundheit, Eigentum, Freiheit oder ein sonstiges Recht) ergeben. Die vertragliche Haftung richtet sich ausschließlich gegen den Vertragspartner, die deliktische Haftung gegen den Schadensverursacher.

Vertragliche Haftung
Durch einen Vertrag können für eine oder beide Vertragsparteien Verpflichtungen begründet werden. Für die Verletzung einer aus Vertrag bestehenden Verpflichtung haften beide Seiten gem. §§ 280 ff. BGB für den Ersatz des hierdurch entstanden Vermögens- und Nichtvermögensschadens, § 253 Abs. 2 BGB (Nichtvermögensschadens wirkt sich nicht auf das Vermögen aus, z. B. Schmerzensgeld, Schadensersatz bei Verletzung der Persönlichkeitsrechte wie der gute Ruf oder die Ehre).

Der vertragliche Haftungsanspruch kann sich erstrecken auf
- Schadensersatz neben Leistung (§ 280 Abs. 1 S. 1 BGB)
- Verzugsschaden, Verzugszinsen (§§ 286 ff. BGB)
- Schadensersatz neben Leistung (§ 280 Abs. 1 S. 1 BGB)
- Schadensersatz statt Leistung (§ 280 Abs. 1 und 3, § 281 BGB)
- Schadensersatz wegen nicht leistbarer Nebenpflichten (§ 280 Abs. 1 und 3, § 282 BGB)
- Schadensersatz wegen Unmöglichkeit (§ 280 Abs. 1 und 3, § 283 BGB)
- Nichtvermögensschaden (§ 253 Abs. 2 BGB)

Die regelmäßige Verjährungsfrist beträgt 3 Jahre (§ 195 BGB)

Deliktische Haftung
Gesetzliche Schadensersatzansprüche sind in entsprechenden Gesetzen (z. B. §§ 823 ff, § 847 BGB, §§ 1 ff. ProdHaftG, §§ 7, 18 StVG) normiert. Der deliktische Anspruch richtet sich ausschließlich gegen den Verursacher, Hersteller, Fahrer etc. Dieser muss nicht notwendigerweise der Vertragspartner sein. Die wichtigste – weil am häufigsten zur Anwendung kommende – Anspruchsgrundlage ist § 823 BGB. Danach muss Schadensersatz geleistet werden, wenn die in § 823 Abs. 1 BGB aufgezählten Rechtsgüter – Leben, Körper, Gesundheit, Freiheit, Eigentum oder ein sonstiges Recht – rechtswidrig und schuldhaft verletzt wurden. Die Aufzählung der Rechtsgüter in § 823 Abs. 1 BGB (sog. Enumerationsprinzip) ist grundsätzlich abschließend, um eine uferlose Ausdehnung der Schadensersatzpflichten zu unterbinden.

Gem. §§ 823 Abs. 1, 844 Abs. 1 BGB muss derjenige, der schuldhaft den Tod eines Menschen verursacht, die Beerdigungskosten zahlen. Weiterhin schuldet er nach § 844 Abs. 2 BGB demjenigen Schadensersatz, der Unterhaltsansprüche gegen den Getöteten verliert. Bei Verletzung der Gesundheit oder des Körper verpflichtet § 823 BGB den Verursacher zum Ersatz aller materieller Folgekosten (z. B. Krankenhaus-, Behandlungs-, Rehabilitationskosten, Verdienstausfall, Kosten für die Arzneimittel, bzw. Rezeptgebühren). Unter Freiheit i. S. d. § 823 Abs. 1

BGB ist die körperliche Bewegungsfreiheit zu verstehen (z. B. entsteht jemanden ein finanzieller Schaden durch eine Untersuchungshaft aufgrund einer falschen Aussage, kann er diesen Schaden gem. § 823 Abs. 1 BGB einfordern). Jede Beschädigung oder Beeinträchtigung von Eigentum verpflichtet den Schädiger zum Ersatz. Zu den sonstigen Rechten i. S. d. § 823 Abs. 1 BGB gehören u. a. der Besitz, Urheberrechte, das Recht am eigenen Bild, Namensrechte, der gute Rufe oder die Ehre einer Person oder sonstige allgemeine Persönlichkeitsrechte.

Gemäß § 823 Abs. 2 BGB ergibt sich eine Schadensersatzpflicht auch gegenüber demjenigen, welcher gegen ein Gesetz verstößt, das den Schutz eines anderen bezweckt. Ein sog. Schutzgesetz ist jede Rechtsnorm, die nicht nur der Allgemeinheit, sondern unmittelbar den Schutz eines einzelnen bezwecken. Schutzgesetze sind u. a.:
- ApoG, AMG, BtMG, IfSG
- AZG, MSchuG, JArbSchG, JSchG
- HeimMinBauVO
- Zahlreiche Vorschriften des StGB (über den Schutz der Ehre gegen Beleidigungen, Körperverletzungen, Betrug oder Eigentum)

Neben §§ 823 ff. BGB sind Schadensersatzansprüche u. a. im §§ 1 ff. Produkthaftungsgesetz (ProdHaftG) gesetzlich geregelt. Produkthaftung bezeichnet die Haftung auf Schadensersatz gegen den Hersteller eines Produktes für Schäden, die beim Endabnehmer infolge eines fehlerhaften Produkts entstanden sind. Weitere wichtige gesetzliche Anspruchsgrundlagen für Schadensersatz ergeben sich u. a. aus dem Straßenverkehrsgesetz (StVG). Nach § 7 StVG haftet der Halter für bestimmte Gefahren, die sich beim Betrieb eines Kraftfahrzeugs ergeben. § 18 StVG regelt die Haftung des Fahrzeugführers.

Schadensumfang
Die Schadensersatzforderung ist nicht durch Haftungsgrenzen beschränkt: Der Verursacher haftet in unbeschränkter Höhe (außer es sind spezielle Höchsthaftungsgrenzen bestimmt). Wer zum Schadensersatz verpflichtet ist, hat den Zustand herzustellen, der bestehen würde, wenn der zum Ersatz verpflichtende Umstand nicht eingetreten wäre, sog. Grundsatz der Naturalrestitution (§ 249 Abs. 1 BGB).

Die Herstellung dieses Zustandes kann bei Vermögensschäden, aber auch bei Schäden jeder Art (z. B. auch Gesundheitsschäden, Körperschäden) verlangt werden, s. d. Instandsetzung- oder Heilungskosten zu ersetzen sind. Statt **Naturalrestitution** kann der Geschädigte bei Personen- und Sachschäden von vornherein Schadensersatz in Geld beanspruchen (§ 249 Abs. 2 BGB, z. B. der geschädigte Kfz-Halter will sein Auto selbst oder gar nicht reparieren). Nach h. M. kann die Naturalrestitution auch durch Ersatzbeschaffung einer vergleichbaren Sache erfolgen (s. d. der Wiederbeschaffungswert einer beschädigten Sache verlangt werden kann).

Ein wichtiger Fall des Ausgleichs von Schäden, die nicht Vermögensschäden sind, ist das Schmerzensgeld. Bis zum Schadensersatzänderungsgesetz von 2002 konnten derartige Ansprüche nur über den deliktischen Schadensersatzanspruch nach §§ 823, 847 BGB geltend gemacht werden. Seit dieser Änderung können Ärzte, Krankenhausträger oder Pflegeeinrichtungen auch aus vertragliche Haftung bei Körperverletzungs- und Gesundheitsschäden auf Schmerzensgeld in Anspruch genommen werden (§ 253 Abs. 2 BGB.

Literatur
Creifeld, C. & Weber. K. (2011). Rechtswörterbuch. Beck Juristischer Verlag, München

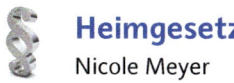

Heimgesetz
Nicole Meyer

Die Heimgesetzgebung unterliegt dem Föderalismusprinzip und ist somit Ländersache. In der Bundesrepublik Deutschland existieren zukünftig, nach vollständiger Umsetzung der Föderalismusreform von 2006, 16 verschiedene Heimgesetzgebungen. Zu den länderspezifischen Heimgesetzgebungen gesellt sich noch das WBVG (Wohn- und Betreuungsvertragsgesetz) auf Bundesebene als gesetzliche Grundlage für die Heimgesetzgebung hinzu.

Literatur
www.biva.de

Tabelle 7: Heimgesetze der Bundesländer.

Bundesland	Bezeichnung und Abkürzung	Inkrafttreten
Baden-Württemberg	Landesheimgesetz – Heimgesetz für Baden-Württemberg (LHeimG)	01.07.2009
Bayern	Pflege- und Wohnqualitätsgesetz (PfleWoqG)	01.08.2008
Berlin	Wohnteilhabegesetz (WtG)	01.07.2010
Brandenburg	Brandenburgisches Pflege- und Betreuungsgesetz (BbgPBWoG)	01.01.2010
Bremen	Bremische Wohn- und Betreuungsgesetz (BremWoBeG)	05.10.2010
Hamburg	Hamburgisches Wohn- und Betreuungsqualitätsgesetz (HmbWBG)	01.01.2010
Hessen	Hessisches Betreuungs- und Pflegegesetz (HBPG)	16.02.2012
Mecklenburg-Vorpommern	Einrichtungsqualitätsgesetz (EQG M-V)	29.05.2010
Niedersachsen	Niedersächsisches Heimgesetz (NHeimG)	06.07.2011
Nordrhein-Westfalen	Wohn- und Teilhabegesetz (WTG)	10.12.2008
Rheinland-Pfalz	Landesgesetz über Wohnformen und Teilhabe (LWTG)	01.01.2010
Saarland	Landesheimgesetz Saarland (LHeimGS)	19.06.2009
Sachsen-Anhalt	Wohn- und Teilhabegesetz (WTG LSA)	25.02.2011
Schleswig-Holstein	Selbstbestimmungsstärkungsgesetz (SbStG)	01.08.2009

Tabelle 8: Stand der Gesetzentwürfe und Eckpunktepapiere.

Bundesland	Bezeichnung und Abkürzung	Entwürfe
Sachsen	Gesetz zur Regelung der Betreuungs- und Wohnqualität im Alter, bei Behinderung und Pflegebedürftigkeit (SächsBeWoG)	21.09.2009; 01.04.2010
Thüringen	Hier gilt weiterhin das Bundesheimgesetz	–

Helfer-Syndrom
Siegfried Charlier

Bei den Motiven zum Helfen wird zwischen bewussten und unbewussten Motiven unterschieden. Bewusste Motive sind uns zugänglich, darüber können wir z. B. in Bewerbungsgesprächen, warum wir den Beruf der Pflege erlernen oder ausüben wollen, reden: zukunftssicherer Beruf, Nächstenliebe, gute Vereinbarkeit von Familie und Beruf wegen Teilzeitarbeit, gute Fortbildungsmöglichkeiten etc. Unbewusste Motive dagegen werden als »Zwang, helfen zu müssen« erlebt. Diese unbewusste Motivation wird Helfer-Syndrom genannt.

Nach Schmidbauer, dem Schöpfer des Begriffs, wird unter dem Helfer-Syndrom eine frühkindliche Prägung verstanden. Es ist also nicht zufällig entstanden, sondern Resultat der Sozialisation. Das Helfer-Syndrom ist nach Schmidbauer ein Puzzle von unterschiedlichen Aspekten, die alle vorhanden sein müssen, um den Begriff zu rechtfertigen. Es geht aber nicht darum, das Helfen zu diskreditieren, sondern um die Selbsterkenntnis der eigenen Motivation:

1. Das »ungeliebte«, übersehene Kind, das sich, um wahrgenommen zu werden mit den elterlichen (Über-Ich bei Freud) Erwartungen überidentifiziert. Das Kind wird »brav«, um durch die Erfüllung der Erwartungen Anerkennung zu erreichen. Das gelernte Muster, wenn dies funktioniert, lautet dann, »sich durch Aufopferung für Andere Anerkennung erarbeiten«
2. Eigene Bedürfnisse werden nicht geäußert: Dahinter steckt die Erfahrung, dass die Äußerung eigener Bedürfnisse entweder nicht gewünscht ist (»kleine Kinder, die was wollen, kriegen was auf die Bollen«) oder eben nicht erfolgreich ist (»wünschen kannst du dir viel, kriegen tust du nichts«). Wer hilft, hat schon die Erwartung einer Gegenleistung. Wird diese aber nicht geäußert, wird sie oft enttäuscht
3. Wenn eigene Wünsche nicht in Erfüllung gehen, entwickelt sich aber nicht die von Lerntheoretikern erwartete Aggressivität, weil das Kind sich mit dem »Gut-Mensch-Sein« der elterlichen Erwartungen überidentifiziert hat. Es hat einen »Mutter-Teresa-Komplex« entwickelt. Also bleibt ihm im Falle, dass »heimliche (nicht geäußerte) Wünsche unheimlich selten in Erfüllung gehen«, nur die indirekte Aggressivität. Der Helfer versucht andere zu manipulieren, indem er ihnen ein »schlechtes Gewissen« der Undankbarkeit ein zu reden versucht, um so wenigstens einen Teil seiner verdeckten, nicht geäußerten Erwartungen zu erfüllen
4. Der Helfer-Syndrom Geschädigte versucht sich durch die Wahl eines schwächeren, unterlegenen Partners selbst als leistungsstark zu erleben. So wehrt er unbewusst die eigene Schwäche ab (s. Hilfe).

Die Folgen einseitiger Hilfe ohne entsprechende Gegenleistung ist das Burnout-Syndrom: wie eine »Batterie«, die ständig nur gibt und dadurch ihre Energie verbraucht, ist der Akku des Helfers irgendwann leer, er ist ausgebrannt. Dagegen gilt es vorzubeugen und sich zu schützen (s. Burnout-Syndrom)

Literatur
Charlier, S. (2001). Grundlagen der Psychologie, Soziologie und Pädagogik für Pflegeberufe. Thieme Verlag, Stuttgart
Fengler, J. (1994). Süchtige und Tüchtige. Begegnung und Arbeit mit Abhängigen. Pfeiffer Verlag, München
Schmidbauer, W. (2007). Die hilflosen Helfer. Über die seelische Problematik der helfenden Berufe. Rowohlt Verlag, Reinbek bei Hamburg

Hierarchie
Siegfried Charlier

Wörtlich übersetzt bedeutet Hierarchie die »heilige Ordnung«. Gemeint ist damit die Positions-Rangordnung in Organisationen, die sog. Linie. Im Organigramm einer Organisation ist genau ablesbar, wer der Chef, Stellvertreter, Abteilungsleiter etc. ist. Hier ist geregelt, wer wem über- bzw. unterstellt ist, d.h. wer wem was zu sagen hat. Im Alltag verknüpft ist damit meist der »Dienstweg« von »oben nach unten« im Sinne von Informationsweitergabe, Dienstanweisungen etc. Besondere Bedeutung hat der Dienstweg (s. Abb. 20) im Konfliktfall, weil er dann von »unten nach oben« gilt. Ein Mitarbeiter, der mit seinem Vorgesetzten einen Konflikt hat, muss erst mit diesem Vorgesetzten den Konflikt zu klären versuchen. Erst wenn hier keine Lösung möglich ist, darf er die nächsthöhere Hierarchieebene betreten.

In der Diskussion um das sog. »Lean Management« ging es vor allem um die »flache Hierarchie«. Unnötige Zwischenstufen, wie Stellvertretungen, sollten abgeschafft werden, um eine direktere und effektivere Kommunikation zu ermöglichen.

Während in der Wirtschaft hier einige Fortschritte zu beobachten sind, hat sich im Krankenhausbereich die alte Hierarchie erhalten.

Aber auch in der Wirtschaft gibt es eine Diskussion um die Abschaffung der vielen Zwischenstufen der Hierarchien. Es geht mit der Abschaffung dieser Stellen nicht nur jede Menge Sachverstand verloren. Es fehlen plötzlich auch Anreize für Beförderungen, die im klassischen System des Modells Vorgesetzter (s. Führen) nötig sind, um das Gesamtsystem von Über- und Unterordnung aufrecht zu erhalten. Das zeigt nachhaltig, dass Organisationen keinen Selbstzweck erfüllen, sondern an ihrer Aufgabenerfüllung der Bedürfnisbefriedigung ihrer Mitarbeiter und Kunden gemessen werden müssen.

Literatur
Klenke, K. (2002). Kontrolle in flacher Hierarchie. Campus Verlag, Frankfurt/Main
McCarthy, K. u.a. (2001). Effektiver im E-Business. Gute Ideen schnell umsetzen. Finanzbuch, München

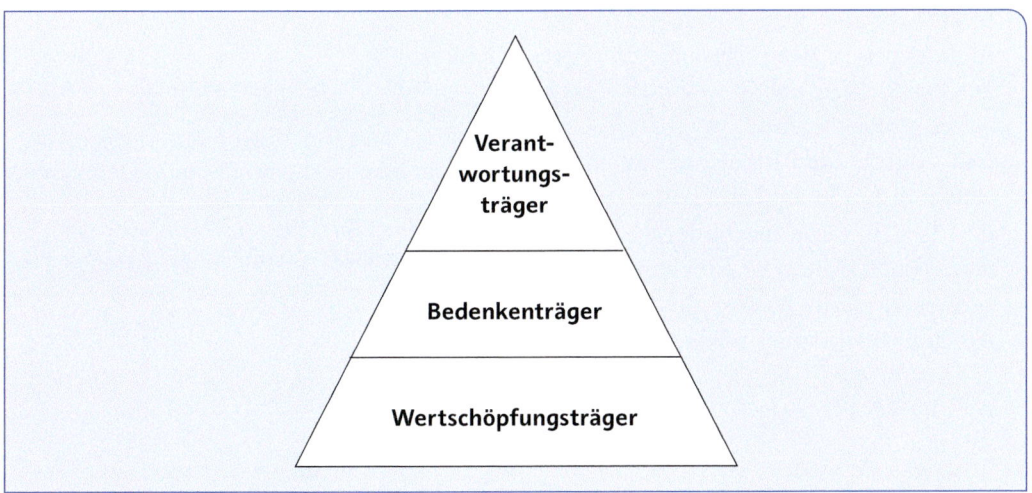
Abb. 20: Hierarchie-Kritik (nach Sprenger).

Hilfe
Siegfried Charlier

Hilfsbedürftig ist eine Person, wenn sie Dinge, die ihr wichtig sind, nicht selbstständig erledigen bzw. ausführen kann. Sie ist dann auf eine andere Person angewiesen, sie ist von Hilfe abhängig. Pflege von Menschen ist immer Beziehungspflege, d.h. sie muss jeweils neu in der Pflegebeziehung ausgehandelt werden. Dabei gibt es auch Grenzen der Hilfe, die von beiden Seiten beachtet werden müssen. Neben den situativen Grenzen (zu wenig Zeit, zu wenig Körperkraft etc.) liegen die Grenzen auch in der Grundhaltung zum Thema Hilfe. In der Diskussion um Hilfe werden fünf verschiedene Grundhaltungen unterschieden:

- **Der »Starke« hilft dem »Schwachen«:** Hier ist die geleistete Hilfe eine Art Abwehrmechanismus: der, der hilft, wehrt durch das Helfen seine eigene Schwäche ab. An der Schwäche anderer kann er sich immer wieder als (leistungs-) stärker erleben. Er hilft sich also auch selbst, in dem er sich für andere einsetzt
- **Durch Hilfe abhängig machen:** Dies ist die soziologische Problematik des »Helfer-Syndroms«. Der Helfer sucht sich (unbewusst) einen schwächeren Partner, dem er aber nur so weit hilft, dass er weiter gebraucht wird
- **Hilfe durch Identifikation:** Indem der Helfer sich die Probleme des Hilfebedürftigen zu eigen macht, leistet er stellvertretende Hilfe. Die Problematik liegt zum einen darin, dass er sich mit dieser Art der Hilfeleistung selbst stark in den Vordergrund spielt (»ich bin wichtig«), zum anderen ist es sehr die Frage, ob es tatsächlich geht, dem Anderen Dinge abzunehmen. Stellvertretende Hilfe macht träge und passiv, die Anspruchshaltung an den Helfer wird immer größer, während die möglichen Selbsthilfekräfte geschont werden
- **Hilfe ist die Sonnenseite der Kontrolle:** Hilfe ist erst einmal positiv besetzt. Dahinter kann sich allerdings auch das Kontrollbedürfnis verstecken. Dann werden über die Hilfe eben auch die eigenen Ordnungsvorstellungen durchgesetzt. Selbstständigkeit wird so eingeschränkt und behindert
- **Hilfe zur Selbsthilfe:** In der aktivierenden Pflege geht es darum, den Grat zwischen notwendiger, angebrachter und unnötiger, manchmal sogar schädlicher Hilfe zu finden. Ruth Cohn formulierte: »Wenn wir zu viel helfen, sind wir Mörder, wenn wir zu wenig helfen, sind wir Räuber«. Soll heißen: Wenn ich zu viel helfe, »morde« ich die Selbsthilfekräfte des Hilfebedürftigen und wenn ich zu wenig helfe, »raube« ich ihm den mitmenschlichen Beistand

Literatur
Herriger, N. (2002), Empowerment in der sozialen Arbeit. Kohlhammer Verlag, Stuttgart
Norwood, R. (1986). Wenn Frauen zu sehr lieben. Die heimliche Sucht gebraucht zu werden. Rowohlt Verlag, Reinbek bei Hamburg
Schmidbauer, W. (1992). Helfen als Beruf. Die Ware Nächstenliebe. Rowohlt Verlag, Reinbek bei Hamburg

Ich, starkes
Siegfried Charlier

Das starke Ich im Sinne eines Selbstbewusstseins ist das Ziel der Freudschen Persönlichkeitstheorie. In seinem Strukturmodell (s. Abb. 21) der Persönlichkeit (ab 1920) hat Freud die verschiedenen Schichten der Person als Reife-Entwicklungsmodell beschrieben.

Die Menschen starten alle als kleine Babys und Kinder auf der Entwicklungsstufe des »ES«.

Das »ES« arbeitet nach dem Lust-Prinzip des »ich will«. So heißt denn auch das Zauberwort der Kinder »flott«. Sie wollen alles sofort und plötzlich, ohne Kompromisse, egoistisch. Das dürfen wir den Kindern allerdings nicht vorwerfen, weil es ihrem »Reifestand« entspricht. Zum »ES« gehören auch die unbewussten Triebimpulse.

Für das Menschenbild von Freud ist dabei wichtig, dass er den Menschen weder nur »gut« (positiv) noch nur »schlecht« (negativ) betrachtet. Die positiven Anteile ordnet er der Libido als Lebensenergie zu. Dazu gehören alle Wachstumsimpulse, u. a. auch die Sexualität. Die negativen Anteile ordnet er der Destrudo, der Zerstörungskraft, zu, wozu er Aggressivität und Destruktivität zählt. Der Charakter des Menschen ergibt sich in diesem Zusammenhang als Ergebnis der Erziehung.

Je älter die Kinder werden, ab ca. dem vierten Lebensjahr, wenn das logische, explizite Denken beginnt, tritt als Gegenspieler des ES das sog. »Über-Ich« als Kontrollprinzip auf. Es handelt nach dem Motto »ich darf, ich soll«. Zu dieser Persönlichkeitsschicht zählt Freud das Gewissen. Die elterlichen Gebote und Verbote der Erziehung werden quasi verinnerlichte gesellschaftliche Normen und Werte. Neben dem Gewissen gehört noch das »Ich-Ideal« auf dieselbe Ebene. Die Kinder suchen und brauchen ein Idealbild ihrer Entwicklung. Wenn Erziehung gelingt, können das die Eltern sein, mit denen sich das Kind identifiziert. Bieten sich die Eltern nicht als Ideal an, können auch Ersatz-Ideale, Idole gewählt werden.

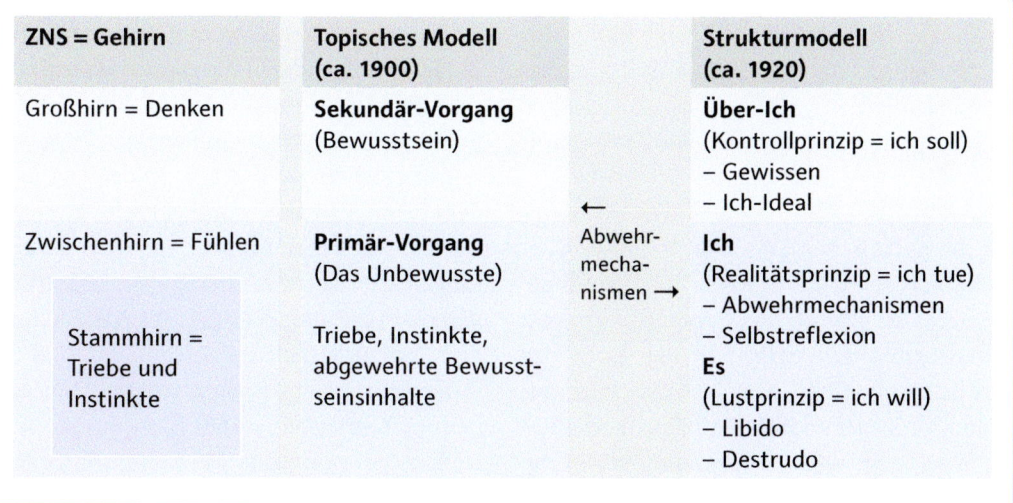

Abb. 21: Entwicklung der Persönlichkeitstheorie nach Freud (Charlier 2001).

Das »Ich« bei Freud, als mittlere Instanz oder Schicht der menschlichen Person, versucht nach dem Realitätsprinzip des »ich tue, ich handle« einen Kompromiss zwischen dem kindlichen »ich will« (ES) und dem erwachsenen »ich soll/darf« (Über-Ich) zu bilden. Als Hilfsmittel verfügt das Ich in Überforderungssituationen über die sog. Abwehrmechanismen als »Krücken des schwachen Ichs« und über die Selbstkritikfähigkeit. Mit Selbstkritikfähigkeit ist gemeint, sich selbst als Teil von Interaktionsgeschehen mit einzubeziehen: wenn Fehler passieren, sind nicht immer nur die Anderen »schuld«, sondern es könnte auch am eigenen Handeln liegen. Je besser der Kompromiss zwischen »ES und Über-Ich« gelingt, umso stärker wird das Ich im Sinne des Selbstbewusstseins. Ein selbstbewusster Mensch ist demnach ein Mensch, der weiß, was er will (ES) und gleichzeitig weiß, dass er auf andere angewiesen ist (Über-Ich)

Zur Ich-Stärke gehören im Einzelnen:
a. Angsttoleranz
b. Frustrationstoleranz im Sinne der Fähigkeit, Bedürfnis – nicht – Befriedigung auszuhalten
c. die soziale Urteilsfähigkeit im Sinne der Abwägung von egoistischen und sozialen Bedürfnissen
d. die Impulskontrolle der ES-Kräfte und Triebe

Im therapeutischen Sinne hat Freud als Ziel formuliert:«, wo ES war, soll ICH werden«. Gemeint ist damit die Umwandlung von unbewussten Teilen (ES) in das Licht des Bewusstseins (Ich). Das »starke Ich« bei Freud ist in der modernen Gleichgewichtstheorie (Kybernetik und Systemtheorie) die Überwindung der Extreme: auf der einen Seite der Egoist, der immer nur an sich denkt (ES = ich will) und auf der anderen Seite der Mitläufer (Über-Ich = ich soll), der nur an andere und nie an sich denkt. Die Extreme sind immer ungesund. Zur psychischen Gesundheit gelangt der Mensch nur, wenn er hier ein Gleichgewicht findet (s. Psychosomatik). Insofern ist das Freudsche Modell nach wie vor aktuell. Es handelt sich allerdings bei den Schichten der Persönlichkeit um keine Stofflichen oder »Organe«. Es sind Hypothesen zu den unterschiedlichen Strukturen des Bewusstseins.

Literatur
Freud, S. (1996). Gesammelte Werke in 18 Bänden. Band 11: Vorlesungen zur Einführung in die Psychoanalyse. Fischer Verlag, Frankfurt/Main

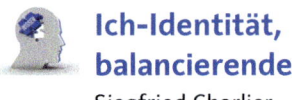

Ich-Identität, balancierende
Siegfried Charlier

Im Kontext der Frankfurter Schule in der Soziologie entwickelte Lothar Krappmann eine kritische Rollentheorie (s. Rolle). Rolle ist in der Soziologie über die Erwartungen der Anderen, von außen, definiert. Krappmann geht es darum, in den daraus resultierenden, notwendigen Erwartungskonflikten eine Balance zu finden, um die Ich-Identität im Sinne des psychologischen Selbstbewusstseins zu sichern. Sein Ziel ist in der Tradition der Aufklärung der mündige, reflektierende Bürger, der durch Hinterfragen der Erwartungen der Mitmenschen seine Selbstständigkeit begründet. Konflikt im Allgemeinen und Rollenkonflikte im Besonderen, sind für ihn positiv besetzt, weil durch das Verhandeln in Konflikten, durch Kompromiss und Konsens, immer eine Verbesserung gegenüber der Ausgangssituation erreicht werden kann.

Unter »balancierender Ich-Identität« versteht Krappmann konkret das Gleichgewicht auf drei Ebenen:
1. **Balance auf der Ebene des Inter-Rollenkonflikts:** Hier muss der Einzelne für sich herausfinden, was er will. Er darf sich in seinen unterschiedlichen Rollen (Pflegemitarbeiter, Elternteil, Partner, Freund, Kind in der Ursprungsfamilie etc.) nicht verzetteln (Inter-Rollenkonflikt)
2. **Balance auf der Ebene des Intra-Rollenkonflikts:** Hier geht es um einen aushaltbaren Kompromiss zwischen widersprüchlichen und damit nicht gleichzeitig erfüllbaren Erwartungen, meist innerhalb der Berufsrolle (Intra-Rollenkonflikt)
3. **Balance zwischen dem Bedürfnis nach Individualität und der Anschlussfähigkeit an Andere:** Auf der einen Seite hat jeder das Bedürfnis, sich in seiner Besonderheit und Einmaligkeit zu präsentieren, darf dies aber gleichzeitig nicht übertreiben, weil er sonst von anderen als arrogant abgelehnt und ausgegrenzt wird.

Mit diesem Modell der »balancierenden Ich-Identität« beschreibt Krappmann ähnlich wie Freud einen Kompromiss zwischen »ich will für mich (ES und Inter-Rollenkonflikt)« und »ich soll Erwartungen anderer erfüllen (Über-Ich und Intra-Rollenkonflikt)«.

Krappmann beschreibt vier günstige Voraussetzungen zur Erreichung der »balancierenden Ich-Identität«:
1. **Rollen-Distanz:** Bevor das Individuum ohne Prüfung der Erwartungen gehorsam ist, muss es in kritische Distanz zu den Erwartungen gehen und sie hinterfragen; sind die Erwartungen normal, legitim, logisch aus der Aufgabe resultierend etc.? In der Philosophie wird das Reflexion genannt;
2. **Role-taking, Empathie:** Zur Prüfung der Frage, ob meine Erwartungen an Andere normal oder berechtigt sind, ist es hilfreich, mich in die Rolle des Anderen hinein zu fühlen bzw. zu denken. Empathie als Einfühlungsvermögen erleichtert die Prüfung, weil ich von Anderen nichts erwarten und fordern sollte, was ich selbst als unangenehm bzw. unangemessen empfinden würde, wenn es von mir erwartet würde
3. **Ambiguitätstoleranz:** Die Vieldeutigkeit der modernen Welt gilt es auszuhalten. Die Komplexität der Welt und der Erwartungslagen erfordern immer mehr Kompromissfähigkeit des Einzelnen
4. **Identitätsdarstellung**: Von einem Erwachsenen muss erwartet werden können, dass er sagt, wer er ist und was er will. Ohne diese Identitätsdarstellung gelingt keine Verhandlung von unterschiedlichen, individuellen Bedürfnislagen.

Soziologische Dimensionen der Ich-Identität, so der Originaltitel von Krappmann, verweisen darauf, dass die oben genannten günstigen Voraussetzungen des Verhandelns nicht bei allen Gesellschaftsmitgliedern anzutreffen sind. Privilegiert ist hier das sog. Bildungsbürgertum mit »elaboriertem Sprachcode« und intrinsischem Gewissen (s. Motivation).

Literatur
Joas, H. (1986). Die gegenwärtige Lage der soziologischen Rollentheorie. Aula Verlag, Frankfurt/Main

Haug, F. (1982). Kritik der Rollentheorie und ihrer Anwendung in der bürgerlichen deutschen Soziologie. Fischer Taschenbuch Verlag, Frankfurt/Main

Krappmann, L. (2010). Soziologische Dimensionen der Ich-Identität. Strukturelle Bedingungen für die Teilnahme am Interaktionsprozess. Verlag Klett-Cotta, Stuttgart

Individual-Psychologie
Siegfried Charlier

Alfred Adler, ein Zeitgenosse Freuds und Begründer der Individualpsychologie, wird in seiner Bedeutung für das Verständnis des Menschen oft unterschätzt bzw. übersehen. Eigentlich ist Adler einer der Begründer der sog. Sozial-Psychologie, weil er den Menschen erstens als soziales Wesen definiert, das nach Gemeinschaft strebt, und zweitens den Menschen immer in dieser Bezogenheit auf das Ganze, Gemeinschaft bis Kosmos, sieht. In diesem Sinne ist der Begriff Individual-Psychologie irreführend, weil der Mensch eben nicht als vereinzeltes Wesen, sondern als Teil eines größeren Ganzen gesehen wird.

Für Adler fühlt der Mensch sich existenziell minderwertig, weil fehlerhaft und unvollständig. Aus diesem Minderwertigkeitsgefühl heraus wächst aber gleichzeitig sein Antrieb, durch Kompensation als Ausgleich dieser empfundenen Unvollkommenheit Fähigkeiten zu erwerben, um das Leben zu meistern. Dabei ist der Mensch auf drei Aufgabenfelder verwiesen: die Gemeinschaft, die Arbeit und die Liebe. Als lebendiges Wesen will der Mensch wachsen und sich weiterentwickeln. Er strebt nach Vollkommenheit. Dies gelingt ihm jedoch nur, wenn er ein positives Gemeinschaftsgefühl, quasi ein soziales Verhalten, entwickelt. Im individuellen Streben nach Wachstum als Mitglied eines größeren Ganzen, der Gemeinschaft, Gesellschaft bis hin zum Kosmos bzw. Gott als Symbol der Vollkommenheit sieht Adler den »Sinn des Lebens«.

Literatur
Adler, A. (2008). Der Sinn des Lebens. Anaconda Verlag, Köln
Hoffmann, E. & Adler, A. (1997). Ein Leben für die Individualpsychologie. München
Sperber, M. (1987). Individuum und Gemeinschaft. Versuch einer sozialen Charakterologie. Dtv, München

Inneres Team
Siegfried Charlier

Die Metapher des »inneren Teams« umschreibt, dass es angesichts der Bewertung von Personen, Situationen, aber auch Sachentscheidungen immer unterschiedliche innere Stimmen im Menschen gibt. Grob gliedern sie sich in Pro und Contra-Stimmen. In der Psychologie wird von Ambivalenzen, also Zwei- bzw. Doppeldeutigkeiten, in der Soziologie von Ambiguitätsaspekten der Vieldeutigkeit gesprochen.

Es gibt immer verschiedene Seiten bzw. Aspekte, die es zu berücksichtigen gilt, um verantwortliche Entscheidungen zu treffen.

Diese inneren Stimmen repräsentieren sowohl Gefühlsaspekte und Gedanken als auch Erfahrungen bzw. Prägungen unserer Sozialisation (s. Antreiber). Da wir in unserer Entscheidungsfreiheit immer abwägen, welche Handlungsalternative wir wollen (s. Führen), ist es hilfreich, diese inneren Stimmen anzuhören. Denn in jeder dieser inneren Stimmen steckt ein Teil Wahrheit bzw. ernst zu nehmende Bedenken. Aus dem Psychodrama von Moreno ist bekannt, dass diese inneren Stimmen, wenn sie in Rollenspielen auf die Bühne geholt und gehört werden, hilfreich für die Entscheidungsfindung sein können.

Schulz von Thun hat die Metapher des »inneren Teams« vorgeschlagen, um diese Entscheidungsfindungsprozesse zu verdeutlichen, zu strukturieren und zu verbessern. Das ist besonders für Führungskräfte interessant, da ihre Kernaufgabe darin liegt, Entscheidungen zu treffen. Es geht Schulz von Thun darum, das alltägliche »Gegeneinander (Rivalität, Feindseligkeit), Durcheinander (Mangel an Struktur), Nebeneinander (Mangel an Kontakt und Koordination)« zu beheben.

Eine Führungskraft erkennt man daran, dass sie aktiv gestaltet, Entscheidungen trifft, interveniert etc. Es geht also darum, diese innere Entscheidungsfähigkeit des »starken Ichs« oder des »Selbst« zu stärken. Schulz von Thun nennt diese Instanz das »innere Oberhaupt«, das nach ausreichender Diskussion und Anhörung der Teilstimmen letztendlich die Entscheidung treffen muss. Seine Aufgaben sind im Einzelnen:

- »Kontrolle: Selbstkontrolle, Selbstbeherrschung
- Moderation: Für geordnete und kreative innere Teambesprechungen sorgen
- Integration: Aus dem »Haufen« ein Team machen, die Einzelbeiträge synergetisch zusammenführen
- Konfliktmanagement: Verfeindeten Mitgliedern aus ihrer Polarisierung heraus helfen
- Personal- und Teamentwicklung: Die Förderung einzelner Mitglieder sowie die Förderung eines kooperativen Gesamtklimas, zum Beispiel durch Integration von Außenseitern
- Personalauswahl und Einsatzleitung: Für eine gegebene Aufgabe/Situation die richtige »Mannschaft« aufstellen«

Literatur

Ameln, F. von u. a. (2009). Psychodrama. Springer Verlag, Berlin

Schulz von Thun, F. (2010). Miteinander reden. Bd.3: Das »innere Team« und situationsgerechte Kommunikation. Rowohlt Verlag, Reinbek bei Hamburg

J

Jahresarbeitszeitkonten
Bernhard Rappenhöner

Das Jahresarbeitszeitkonto ist eine arbeitsvertragliche Regelung zur Flexibilisierung der Arbeitszeit. Hierbei wird mit dem Mitarbeiter nicht wie sonst üblich eine monatliche Arbeitszeit, sondern eine jährliche Arbeitszeit vereinbart. Diese jährliche Arbeitszeit wird dann mit monatlich unterschiedlichen Stunden, so wie sie betrieblich benötigt werden, vom Mitarbeiter geleistet. Basis für den Monat ist dabei ein Zwölftel der jährlichen Arbeitszeit als Richtwert.

Dieses Zwölftel der jährlichen Arbeitszeit erhält der Mitarbeiter als zugesicherte Lohnleistung. Die jeweiligen Plus oder Minusstunden eines Monats werden entsprechend dem Jahresarbeitszeitkonto gutgeschrieben oder abgezogen. Am Ende des Jahres sollte das Jahresarbeitszeitkonto (s. Abb. 22) ausgeglichen sein. Ist dies nicht möglich so sollten Regelungen getroffen werden, wie der Mitarbeit über sein Zeitguthaben auf dem Jahresarbeitszeitkonto verfügen kann und wie mit etwaigen Plus- und Minusstunden am Ende des Jahres verfahren werden soll, wenn der Ausgleich des Kontos nicht möglich war. Hier ist eine Auszahlung bzw. Einbehalt dieser Stunden wie auch die Übertragung auf das Folgejahr denkbar.

In der Praxis hat es sich bewährt, sowohl die monatliche Arbeitszeit als auch das Jahresarbeitszeitkonto nach oben und unten zu begrenzen. Diese Begrenzungen werden auch als Korridor, in dem sich das Jahresarbeitszeitkonto bewegen kann, bezeichnet.

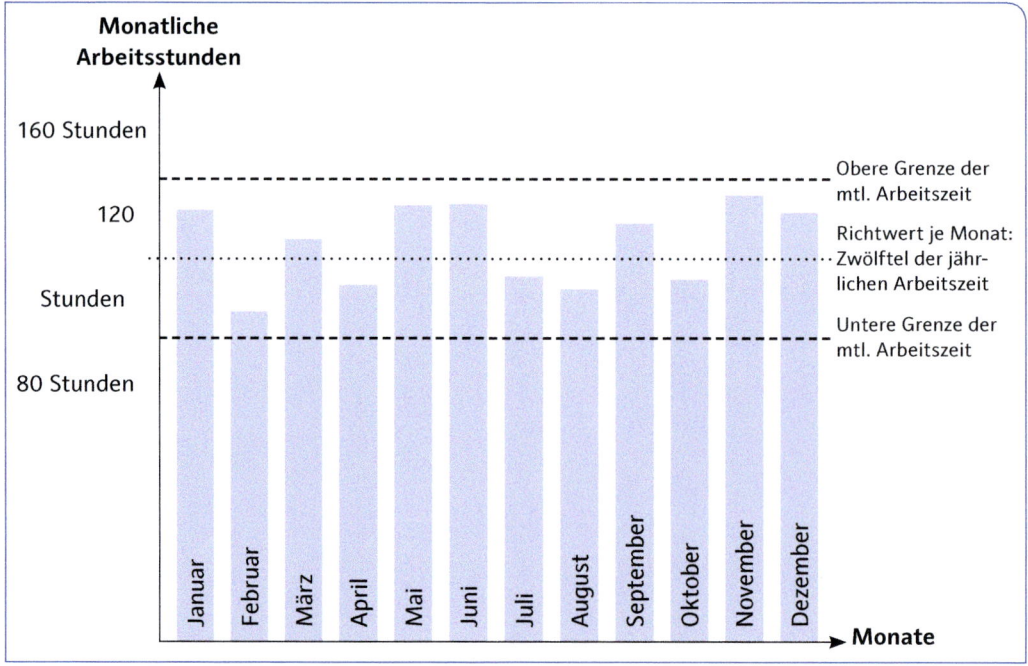

Abb. 22: Arbeitszeit bei der Anwendung eines Jahresarbeitszeitkontos.

Jugendarbeitsschutzgesetz
Sabine Sappke-Heuser

Den Jugendarbeitsschutz regelt das Jugendarbeitsschutzgesetz (JArbSchG). Es enthält Regelungen zur Arbeitszeit, Ruhepausen und Urlaub sowie Beschäftigungsverbote für arbeitende Kinder und Jugendliche.

Die Wochenarbeitszeit für Kinder und Jugendliche beträgt 40 Stunden bei einer Fünf-Tage-Woche. Gem. § 8 JArbSchG kann die Arbeitszeit auf maximal 8,5 Stunden verlängert werden, wenn die Arbeitszeit an einzelnen Werktagen verkürzt wird. Die Arbeitszeit ist grundsätzlich auf den Zeitraum zwischen 6 und 20 Uhr begrenzt, es gibt jedoch eine Reihe von Ausnahmen für Gaststätten, kulturelle Veranstaltungen, Pflegeeinrichtungen usw. Bei einer Arbeitszeit von 4,5 bis 6 Stunden stehen dem Jugendlichen 30 Minuten, bei mehr als sechs Stunden täglicher Arbeitszeit 60 Minuten Ruhepause zu. Die erste Pause muss spätestens nach 4,5 Stunden eingelegt werden, mindestens 15 Minuten dauern und darf frühestens eine Stunde nach Beginn und spätestens eine Stunde vor Ende der Arbeitszeit liegen (§ 11 JArbSchG).

Je nach Alter (Stichtag ist jeweils der 1. Januar des Kalenderjahres) hat ein Jugendlicher Anspruch auf unterschiedlich viel Urlaub (s. Ausbildungsvertrag). Für Sonn- und Feiertage gilt ein grundsätzliches Beschäftigungsverbot. In der Alten- und Krankenpflege oder für ambulante Pflegedienste gelten zahlreiche Ausnahmen, mindestens 15 Sonntage im Jahr müssen aber generell beschäftigungsfrei bleiben. Ferner dürfen Jugendliche am 24. und 31. Dezember nicht mehr nach 14 Uhr beschäftigt werden, § 18 Abs. 1 JArbSchG, der 1. Weihnachts- und Osterfeiertag sowie der 1. Mai und 1. Januar sind arbeitsfrei zu halten (§ 18 Abs. 2 JArbSchG).

Die Vorschriften des JArbSchG sind unabdingbar, d. h. abweichende Regelungen im Arbeits-/Ausbildungsvertrag sind nichtig und Verstöße gelten als Ordnungswidrigkeiten. Wer die Gesundheit oder die Arbeitsfähigkeit des Kindes, Jugendlichen oder Heranwachsenden vorsätzlich gefährdet oder schädigt, begeht eine Straftat nach § 59 Abs. 5 und 6 JArbSchG.

Jugendlicher
Jugendlicher ist, wer 15, aber noch nicht 18 Jahre alt ist (§ 2 Abs. 2 JArbSchG). Auf Jugendliche, die der Vollzeitschulpflicht unterliegen, finden die für Kinder geltenden Vorschriften Anwendung (§ 2 Abs. 3 JArbSchG).

K

Karriere-Anker
Siegfried Charlier

Der amerikanische Unternehmensberater Ed Schein unterscheidet bei Führungskräften acht unterschiedliche Karriere-Anker und meint damit unterschiedliche Motivationen zur Übernahme einer Berufs- und auch Führungsaufgabe.

1. Die technisch-funktionale Kompetenz

Hier ist die arbeitsteilige Spezialisierung eines Experten gemeint. Um sich mit der Arbeit identifizieren zu können, muss die Arbeit eine Herausforderung darstellen, aus der die Experten auch ihre Selbstachtung beziehen. Die Experten binden sich zwar an eine Organisation, vereinbaren gemeinsame Ziele, beanspruchen bei der Durchführung ihrer Arbeit aber einen hohen Grad an Eigenständigkeit. Führungsaufgaben sind bei ihnen eher unbeliebt, weil sie mit zu viel Verwaltung behaftet sind. Bei der Entlohnung richten sie sich nach Gleichbehandlung in der Branche und nach der eigenen Grundqualifikation. Basis der Anerkennung ist für sie die Wertschätzung ihrer fachlichen Kompetenz. Fortbildungen zur Weiterentwicklung ihrer Kompetenzen, Freistellung für Fortbildung, die Zurverfügungstellung von eigenständig zu verwaltenden Budgets, auch für Fachliteratur, zählen für sie zu Formen der Anerkennung.

2. Befähigung zum Generalmanagement

Menschen mit diesem Karriereanker fühlen sich durch Spezialisierung zu sehr eingeengt. Sie zieht es zum Vorankommen auf der Karriereleiter, zum Aufstieg in höhere Ebenen der Verantwortlichkeit. Sie wollen Zugang zu den wichtigen und strategischen Entscheidungen, wo von ihrem persönlichen Einsatz der Erfolg und Misserfolg der Organisation abhängt. Dazu brauchen sie eine Mischung aus Talenten und Kompetenzen in verschiedenen Bereichen:

a. analytische Kompetenz als Grundlage von Entscheidungsfähigkeit. Ständig muss abgewogen werden, was wichtig und weniger wichtig ist;
b. soziale Kompetenz zur Gestaltung zwischenmenschlicher und gruppendynamischer Beziehungen: sie müssen Mitarbeiter motivieren und Teilarbeitsleistungen koordinieren können. Dazu müssen sie eine kooperative Arbeitsatmosphäre schaffen;
c. emotionale Kompetenz: je höher Manager auf der Karriereleiter kommen, umso einsamer werden sie. Daneben müssen sie ständig in Konflikten ihren Mann stehen. Beides erfordert eine große emotionale Stabilität im Umgang mit den eigenen Gefühlen und denen von Mitarbeitern. Konfliktfähigkeit ist ein Teil von Beziehungsfähigkeit. Der Charme des Generalmanagements liegt in der Vielfältigkeit der Aufgaben und in der hohen Verantwortung für den Erfolg des Unternehmens, der dann dem eigenen Erfolg zugerechnet wird. Daher ist die absolute Höhe des Einkommens wichtig, das allerdings eher im internen Maßstab gemessen wird. Bringen sie gute Ergebnisse im Management, wollen sie auch befördert werden und einen noch größeren Verantwortungsbereich übernehmen. Das ist für sie das Höchstmaß an Anerkennung.

3. Selbstständigkeit/Unabhängigkeit

Dieser Karriereanker steht für das Streben nach selbstständigem, unabhängigem Handeln, das durch kein Korsett von Vorschriften, Verfahrensweisen, Arbeitszeiten etc. eingeengt ist. Die geforderte Selbstständigkeit bezieht sich auf die Freiheit des eigenen Bewertungsmaßstabs. In Unternehmen ist diese Art der Tätigkeit am ehesten in Stabsstellen, aber auch im Außendienst oder in der Forschung zu finden. Ein autoritärer Führungsstil kann von diesen Menschen aber nicht ertragen werden. Die eigene Selbstständigkeit oder freiberufliche Tätigkeit als Berater etc. sind dann die einzige Alternative. In Unternehmen fühlen sich selbstständig arbeitende Mitarbeiter am ehesten in zeitlich begrenzten Projektgruppen und evtl. im Projektmanagement gut aufgehoben.

4. Sicherheit/Beständigkeit

Hier geht es im Klischee um die »Beamtenmentalität«. Gewünscht wird der »goldene Käfig« der dauerhaften Beschäftigung, der kalkulierbaren Beförderungen, am besten nach Zeit und nicht unbedingt nach Leistung, des im Vergleich guten Gehalts. Für die Loyalität gegenüber dem Arbeitgeber will man anerkannt werden. Dafür lässt man sich dann auch einiges vorschreiben. Die Arbeitsumgebung ist wichtiger als der Inhalt der Arbeit.

5. Unternehmerische Kreativität

Für Menschen dieses Karriereankers ist es existenziell wichtig, etwas Eigenes auf die Beine zu stellen, sei es eine Firma oder ein Patent. Sie wollen sich damit einen Namen machen. Es geht ihnen weniger um Unabhängigkeit als um den Beweis, dass sie etwas geschaffen haben. Sie verwenden daher gerne den eigenen Namen für Firmengründungen bzw. Produktbezeichnungen. Ist dies gelungen, verliert das Objekt der Begierde schnell seinen Reiz und eine neue Herausforderung wird gesucht. Diese Menschen sind rastlos und brauchen immer wieder neue kreative Möglichkeiten, um aus dem Nichts etwas aufzubauen. Bei der Entlohnung geht es diesen Menschen nicht um die Höhe, aber um die Kontrolle, also mindestens 51 % der Anteile. Ein selbst geschaffenes Vermögen wird aber auch nicht verschmäht.

6. Dienst oder Hingabe für eine Idee oder Sache

Menschen mit diesem Karriereanker wollen die Welt verbessern und finden sich vor allem in den Berufen des Dienstleistungsbereichs, Medizin, Pflege, Pädagogik, Psychotherapie und Sozialarbeit. Ihnen geht es um die Arbeit mit Menschen, den Dienst an der Menschheit oder für die Menschenrechte. Sie suchen eine Arbeit, in der sie auf ihren Arbeitgeber und dessen Sozialpolitik Einfluss nehmen können, um ihre persönlichen Werte umsetzen zu können. Sie wollen fair bezahlt werden. Das Einkommen steht allerdings nicht an oberster Stelle. Eine Form der Anerkennung ist für diese Menschen, dass ihre Werte von der Führungsebene gesehen und geteilt werden. Gibt es hier zu große Diskrepanzen von Anspruch/Leitbild und Wirklichkeit, bleibt nur noch der Weg in die Selbstständigkeit, um die eigenen Werte nicht verraten zu müssen.

7. Totale Herausforderung

Für Menschen dieses Karriereankers stellt der Beruf einen täglichen Kampf dar, indem es um Sieg oder Niederlage geht. Die Art der Herausforderung ist ihnen dabei fast nebensächlich. Für sie ist Erfolg das Überwinden unüberwindbarer Hindernisse, das Lösen unlösbarer Probleme oder das Bezwingen überlegener Gegner. Im sozialen Feld kann das die Arbeit mit den schwierigsten Klienten, z. B. verhaltensauffälligen Jugendlichen oder mit den schwierigsten Krankheitsbildern, z. B. Autismus oder Wachkoma Patienten, Hospizarbeit etc. sein. Die Gefahr, zum Workaholic zu werden, ist hier besonders groß.

8. Lebensstilintegration

Für Menschen dieses Karriereankers steht an erster Stelle, dass sich der Beruf in ihren gesamten Lebensstil integrieren lässt. Der Beruf steht immer an zweiter oder dritter Stelle. Sie fordern hohe Flexibilität seitens des Arbeitgebers und suchen daher nach einer Organisation mit einer speziellen Haltung zur Frage von Arbeit und Leben und zur Vereinbarkeit von Familie und Beruf. Arbeit geht also nur, wenn sie mit Kindern, Haushalt, Freizeitinteressen etc. vereinbar ist. Für viele, gerade soziale Organisationen, wird es einerseits zunehmend wichtig, Rahmenbedingungen so zu gestalten, dass Frauen die Vereinbarkeit von Familie bzw. Kindern und Beruf möglich wird; andererseits sind dem Einsatz von Aushilfen enge organisatorische Grenzen gesetzt, soll sich das nicht negativ auf die Qualität auswirken. Die Frage, ob der Dienstplan ein Arbeits- oder Freizeitplan ist, ist hier anzusiedeln.

Literatur
Schein, E. (1998). Karriereanker. Die verborgenen Muster in ihrer beruflichen Entwicklung. Frankfurt/Main

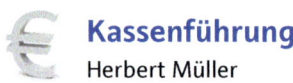

Kassenführung
Herbert Müller

Der Umgang mit Bargeld und Barkassen muss in der Praxis eindeutig geregelt sein, um einen größtmöglichen Service für die Bewohner/Angehörigen und die größtmögliche Sicherheit für die Mitarbeitenden und die Einrichtung zu gewährleisten.

Folgende Grundsätze müssen beachtet werden:
- Auszahlungen müssen immer betrieblich veranlasst sein und bestimmungsgemäß erfolgen
- Es werden ggf. auch Einzahlungen für die Einrichtung vereinnahmt
- Die Barbestände und Kassen müssen sicher und vor dem Zugriff Dritter geschützt verwahrt werden
- Ein Kassenbuch und entsprechende Belege müssen ordnungsgemäß geführt werden. Buchungen sind im Kassenbuch aktuell und zeitnah vorzunehmen und werden anschließend in die Finanzbuchhaltung übernommen
- Es gibt eine Hauptkasse und ggf. nach Festlegung der obersten Leitung auch Nebenkassen
- Der Hauptkassenführer ist für den Tresorschlüssel verantwortlich. Die Kassenführer sind für die Kassenschlüssel verantwortlich
- Der Kassenführer der Hauptkasse ist auch für die Führung der Nebenkasse/n verantwortlich und, falls die Führung von Nebenkassen an andere Personen delegiert wurde, diesen in diesem Punkt weisungsbefugt
- Der Kassenführer der Hauptkasse führt das Kassenbuch. Nebenkassen führen geeignete Nachweise, die zu einem späteren Zeitpunkt (in der Regel am Monatsende) in die Hauptkasse überführt werden
- Schlüssel dürfen weder offen noch versteckt am Arbeitsplatz aufbewahrt werden und sind von den Kassenführern persönlich sicher zu verwahren
- Von der obersten Leitung/Heimleitung werden keine Bargeldkassen geführt, eine ordnungsgemäße Kassenführung ist

jedoch sicherzustellen und wird verantwortet
- Die oberste Leitung regelt schriftlich die Verantwortung und das Verfahren der Kassenführung, z. B. Hauptkassen, Nebenkassen, Kassenführer, wer über welche Ausgaben in welcher Höhe entscheiden darf, Kassen-Höchstbestände, Abrechnungszeiträume usw.
- Die oberste Leitung/Heimleitung ist verpflichtet, die Kassenführung zu überprüfen. Insbesondere gehören zu den Pflichten, das Kassenbuch zu sichten, zu überprüfen und abzuzeichnen (monatlich), Belege zu sichten und abzuzeichnen (monatlich), zu prüfen, ob der Kassenbestand mit dem Kassenbuch übereinstimmt (monatlich), unvermutete Überprüfungen der Bargeldkasse durchzuführen (mindestens viermal jährlich), zu prüfen, ob der Kassenhöchstbestand eingehalten wurde, die Kassenprüfung zu protokollieren
- Prüfungen des Kassenbestands sind immer von zwei Personen gemeinsam durchzuführen, zu protokollieren und abzuzeichnen (Vier-Augen-Prinzip)
- Ein sachverständiger Dritter muss jederzeit kurzfristig in der Lage sein, den Sollbestand aus dem Kassenbuch zu ersehen und mit dem Istbestand zu vergleichen
- Keine Buchung darf ohne Beleg erfolgen
- Unbare Vorgänge sind nicht Gegenstand der Erfassung im Kassenbuch
- Das Kassenbuch ist ein Dokument. Die Seiten des Kassenbuchs müssen fortlaufend nummeriert sein. Es ist nicht gestattet, Eintragungen unkenntlich zu machen (z. B. durch Überkleben). Fehleintragungen sind so durchzustreichen, dass sie lesbar bleiben, und mit Handzeichen des Kassenführers zu versehen

Das Kassenbuch enthält mindestens folgende Angaben: Anfangsbestand, Datum, Belegnummer, Textspalte, Betragsspalten für Einnahmen, Ausgaben und Saldo, Endbestand.

Alle baren Einnahmen und Ausgaben sind zu erfassen, die Buchungen und Eintragungen im Kassenbuch und die geeigneten Nachweise der Nebenkassen sind an jedem Arbeitstag einzutragen. Als bare Vorgänge werden auch die Bewegungen zur Verwaltung der Briefmarkenbestände angesehen, die ggf. in einem Portobuch erfasst werden.

Alle Vorgänge werden in der Reihenfolge ihres Entstehungsdatums erfasst und mit einer fortlaufenden Nummer versehen. Die Nummern sind auch auf den Belegen zu vermerken. Stornobuchungen werden im Kassenbuch erfasst. Die Stornobuchung erhält dasselbe Belegdatum und dieselbe Belegnummer wie die Ursprungsbuchung. Jede Aufzeichnung im Kassenbuch ist durch einen Beleg zu begründen.

Als Kassenbelege sind nur Originalbelege zugelassen. Die Belege für alle Ein- und Auszahlungen müssen folgende Einzelangaben enthalten: Betrag in Ziffern und Worten; Name und Anschrift des Einzahlers bzw. des Zahlungsempfängers; Grund, Zuordnung, Verwendungszweck der Einnahme bzw. Zweck der Auszahlung; Datum; Unterschrift des Zahlungsempfängers bzw. Einzahlers.

Auszahlungsbelege müssen auch vom Kassenführer unterschrieben werden und das Handzeichen des Mitarbeiters enthalten, der berechtigt ist, die Auszahlung zu veranlassen. Gleichartige Belege können in einem Sammelbeleg zusammengefasst werden. Die Belege sind in der Reihenfolge ihrer Nummerierung fortlaufend und lückenlos abzuheften. Die Nummerierung beginnt am Jahresbeginn bei »1«. Die Belege und das Kassenbuch sind sicher aufzubewahren.

Bei Auszahlungen an Mitarbeiter, die Einkäufe tätigen sollen, ist vor der Auszahlung, die zeitnah zum Einkauf erfolgen soll, ein vorläufiger Auszahlungsbeleg zu erstellen. Dieser Beleg kann bis zum übernächsten Werktag ohne Kassenbuchung zusammen mit dem Bargeld aufbewahrt werden. Bis zu diesem Zeitpunkt hat der Zahlungsempfänger den Betrag unter Vorlage der Originalkaufbelege abzurechnen. Diese Belege lösen dann die Kassenbuchung aus und der vorläufige Auszahlungsbeleg wird vernichtet.

Alle Nebenkassen werden zum Monatsende (vor dem Monatsabschluss) mit der Hauptkasse abgerechnet und die Bestände/Belege dort vereinnahmt. Zum Monatsende wird ein Monatsabschluss durchgeführt. Dabei werden der Sollbestand und der Istbestand an Bargeld aufgenommen und protokolliert (einschließlich der Abrechnung der Portokassen). Das Kassenbuch wird nach Prüfung durch die oberste Leitung/Heimleitung unverzüglich (z. B. bis spätestens zum sechsten Werktag des neuen Monats) an die Finanzbuchhaltung weitergeleitet.

Vor Abwesenheit eines verantwortlichen Kassenführers (Haupt- und/oder Nebenkasse) wird die Kasse an einen Stellvertreter ordnungsgemäß übergeben. Dazu ist der Kassenbestand aufzunehmen, zu protokollieren und von beiden mit Datum und Unterschrift zu bestätigen. Hierzu wird ein Übergabeprotokoll gefertigt, das aufbewahrt wird.

Literatur
Schima, N. (1990). Dienstanweisung für Finanzwesen, Kassenwesen, Zahlstellen und Handvorschüsse

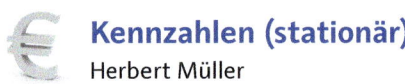

Kennzahlen (stationär)
Herbert Müller

Der Einsatz geeigneter Kennzahlen (s. Abb. 23) ist unverzichtbar, um unternehmerische Zusammenhänge, Chancen und Risiken besser und frühzeitiger zu erkennen. Mit Kennzahlen lassen sich betriebliche Vorgänge messen, betriebliche Sachverhalte beurteilen, komplexe Sachverhalte kurz und prägnant darstellen und Maßstäbe für die Zukunft festlegen.

Kennzahlen machen häufig solche Sachverhalte sichtbar, die aus den üblichen Betriebsdaten nicht sofort erkennbar sind. Sie sollten zeitnah erhoben und berichtet werden, sodass wirkungsvolle Reaktionen überhaupt möglich sind, um ggf. gegen Soll-Ist-Abweichungen vorzugehen. Es ist verbindlich festzulegen, was wann wie oft an wen berichtet wird. Die kontinuierliche Beobachtung macht Kennzahlen zu einem brauchbaren Instrument. In Pflegeeinrichtungen unterscheiden wir (finanz) wirtschaftliche Kennzahlen und Kennzahlen, die auch die Erreichung der Sachziele in den Blick nehmen, z. B. Erreichung der Ziele, Kundenzufriedenheit usw.

Ausgangsbasis für Kennzahlen sind Zahlen des eigenen Rechnungswesens und einzelner Abteilungen (Kosten- und Leistungsrechnung), vergleichbare Daten anderer Unternehmen und Statistiken und Kennzahlen, die aus PLAN-Daten abgeleitet sind. Wirtschaftliche Kennzahlen sind quantitative (harte) Daten, die als bewusste Verdichtung der komplexen Realität über zahlenmäßig erfassbare betriebswirtschaftliche Sachverhalte informieren sollen und messbar sind.

Kennzahlen sind absolute Zahlen oder Verhältniszahlen für innerbetriebliche oder zwischenbetriebliche Vergleiche. Absolute

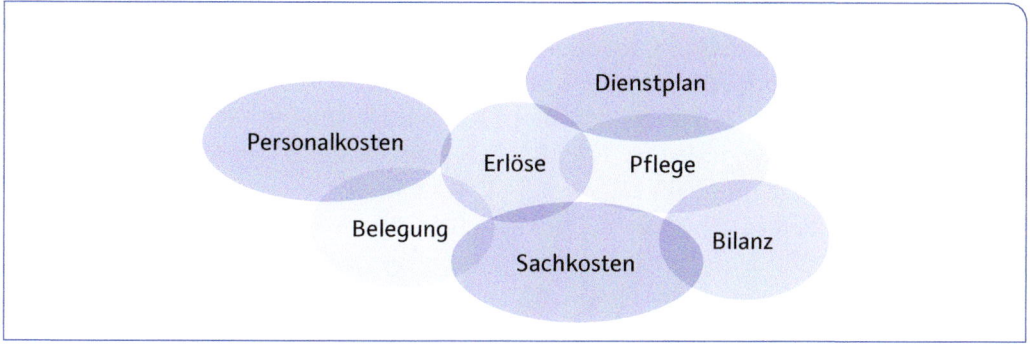

Abb. 23: Individuelles Kennzahlensystem.

Zahlen sind Einzelzahlen, Summenzahlen, Differenzen und Mittelwerte. Verhältniszahlen können unterschieden werden in:
- **Gliederungszahlen:** Bei Gliederungszahlen wird ein Teil des Ganzen zum Ganzen ins Verhältnis gesetzt, z. B. Personalkosten zu Sachkosten.
- **Beziehungszahlen:** Bei Beziehungszahlen werden zwei Anteile aus verschiedenen Gruppen ins Verhältnis gesetzt. Der zwischen den beiden Gruppen bestehende oder vermutete ursächliche Zusammenhang soll durch Berechnungen aufgedeckt werden, z. B. Kosten je Berechnungstag.
- **Veränderungszahlen (Index):** Bei Veränderungszahlen werden die einzelnen Zahlen derselben Gruppe, die zu unterschiedlichen Zeitpunkten anfallen, zueinander in Beziehung gesetzt, um damit das Maß ihrer Änderung zu bestimmen.

Kennzahlen dienen u. a. der Operationalisierung von Zielen (z. B. Rentabilitätskennzahlen) und Initiierung von Steuerungsmaßnahmen (z. B. Kennzahlen zur Verdeutlichung von Soll-Ist-Analysen), haben Vorgabecharakter (z. B. Budgetierung) oder dienen als Vergleichskennzahlen zum internen oder externen Betriebsvergleich.

Vor dem Arbeiten mit bzw. dem Erheben von Kennzahlen sollten Sie prüfen, welche Informationen Ihnen die Kennzahlen liefern sollen. Je nach Stärken und Schwächen, nach Konkurrenz- oder finanzieller Situation können für Sie andere Kennzahlen von Interesse sein als für eine andere Einrichtung. Deshalb müssen Sie die Ziele kennen, denn daraus lassen sich operationalisierbare Unterziele ableiten. Über den Zielerreichungsgrad geben Ihnen die Kennzahlen wichtige Informationen.

Fangen Sie lieber mit einigen wenigen Kennzahlen an, die Sie monatlich erheben. Sie müssen die Werte auf ihre Aussage und ihre Einflussfaktoren prüfen und einordnen können. Ein »Zahlenfriedhof« hilft in der Regel niemandem weiter.

Zur Berechnung von Kennzahlen ist es wichtig, dass diese eine gewisse Konstanz aufweisen. Werden Kennzahlen häufig gewechselt, fehlt die Vergleichbarkeit zu den Vorperioden und Trends werden verzerrt abgebildet. Wollen Sie z. B. den Personalaufwand je Vollkraft ermitteln, müssen Sie entscheiden, ob Sie den sonstigen Personalaufwand oder den personalbezogenen Sachaufwand mit einbeziehen oder nur das Arbeitgeber-Bruttogehalt als Basisgröße betrachten wollen. Ein »Richtig« oder »Falsch« gibt es hier genauso wenig wie eine allgemeine und einheitliche Kennzahlenberechnung. Definieren Sie für jede Kennzahl eine SOLL- oder Zielgröße. Natürlich können Sie auch ohne SOLL-Größe die Entwicklung einer Kennzahl im Periodenvergleich verfolgen. Ohne SOLL-Größe fehlt aber der Bezug zum betrieblichen Erfolg. SOLL-Größen können Sie teilweise z. B. aus Ihrem Wirtschaftsplan ableiten. Darüber hinaus kann die Differenz zwischen IST und SOLL berechnet werden. Zum Teil wird in der Praxis auch nur mit SOLL/IST-Abweichungen gearbeitet und nicht mit dem eigentlichen Kennzahlenwert.

Sie müssen die Kennzahlen interpretieren, bewerten und die entsprechenden Rückschlüsse ziehen und konkrete Maßnahmen ableiten und umsetzen. Das Controlling ist ein wesentlicher Teil des Managements und kann in der Regel nicht von einer Person bewältigt werden. Die meisten Stellenbeschreibungen für Pflegedienstleitungen enthalten deshalb konkrete Aufgaben der betrieblichen Steuerung des Pflegebereichs. Personalkosten auf der einen Seite und die Einnahmen auf der anderen Seite sind zentrale Bereiche, die es in den Blick zu nehmen gilt. Durch das Ergebnis der Pflegesatzverhandlung sind die betriebswirtschaftlichen Rahmendaten weitgehend festgelegt. In der Regel hat die Pflegeeinrichtung für die kommende Pflegesatzperiode eine geplante Bewohnerstruktur, die Zahl der Pflegefachpersonen, Pflegepersonen usw., die Pflegesätze für die unterschiedlichen Pflegestufen etc. mit den Kostenträgern vereinbart.

Kennzahlen im Detail (Auswahl)
- **Umsatz/Erlöse:** Erlöse in den verschiedenen Pflegestufen, durchschnittlicher Erlös/Berechnungstage, Zusatzleistungen, Noch nicht abgerechnete Leistungen/Außenstände,
- Soll-Ist-Pflegestufen usw.

- **Belegung:** Bewohneranzahl/in den verschiedenen Pflegestufen, Auslastung (in Bezug auf die Kapazität der Einrichtung)/durchschnittliche Belegung, Berechnungstage/Pflegetage/Abwesenheitstage, in den verschiedenen Pflegestufen, Bewohnerwechsel Kurzzeitpflege/stationär usw.
- **Gesamtauslastung der Einrichtung:** Als erstes ist festzustellen, welche Anzahl von Plätzen im Versorgungsvertrag vereinbart ist. Diese Zahl ist der Divisor. Nicht berücksichtigt werden Besonderheiten, wie z. B. das so genannte »Verfügungszimmer«. Wie viele Plätze können maximal belegt werden? Verträge sind die Grundlagen der Planungen. Kalendertäglich ist nun festzustellen, wie viele Menschen in der Pflegeeinrichtung leben. Unerheblich ist dabei, ob die Personen anwesend oder abwesend sind.
- **Verhältnis der Pflegestufen:** Es ist selbstverständlich, dass einerseits in Pflegestufe drei höhere Erträge generiert werden, als in Pflegestufe eins. Andererseits sind natürlich auch höhere Personalkosten zu kalkulieren, da der Pflegebedarf eben auch höher ist. Die Kennziffer ist also die Grundlage der Personalbemessung und des Personaleinsatzes in den jeweiligen Schichten.
- **Personal:** Fachkraftquote, Kosten der Mitarbeiter (aufgeteilt nach den verschiedenen Bereichen), Anzahl Mitarbeiter in Relation zu den Pflegestufen (aufgeteilt nach den verschiedenen Bereichen) – Personalüberhang/Personalunterdeckung, Vollzeitkräfte/ Teilzeitkräfte usw.
- **Dienstplan:** Arbeitsstunden (in den verschiedenen Bereichen), Soll/Ist, Mehrstunden/Minderstunden, Urlaub, Krankheit, Fortbildung, Zuschlagsstunden,

Anzahl Mitarbeiter, Vollzeitkräfte/Teilzeitkräfte usw.
- **Personalkosten:** Absolute Höhe der Kosten je Vollzeitstelle, Relation der Personalkosten zu den Pflegeerlösen, Kosten für Pflegefachpersonen/Pflegepersonen/Betreuungskräfte im Sinne des § 87b SGB XI, Kosten der Hauswirtschaftskräfte, Kosten der Leitungs- und Verwaltungskräfte usw.
- **Umlagen für zentrale Dienste:** Werden Leistungen zentral erbracht, sind die Kosten vor Ort umzulegen und hinzuzurechnen.
- **Sachkosten:** Medizinischer Bedarf, Betreuungsbedarf, Fahrzeugkosten, Lebensmittel/Beköstigung, Energie, Wasser, anderer Wirtschaftsbedarf, bezogene Leistungen, Verwaltungsbedarf, Wartungsaufwand, Steuern, Abgaben, Versicherungen, Zinsen und ähnliche Aufwendungen, Sonstige Aufwendungen, Abschreibungen, Instandhaltung, Miete, Pacht, Leasing usw.
- **Pflege:** Anteil Bewohner mit diagnostizierter Demenz (§ 87 b SGB XI Abrechnung), Anteil Bewohner Inkontinenzversorgung (Inkontinenzabrechnung), Anzahl Schlaganfallpatienten, Bewohneranzahl mit Wunden/neu entstandenen Wunden, Bewohneranzahl mit bestehenden Dekubiti/neu entstanden Dekubiti, Bewohneranzahl mit diagnostizierter Diabetes, Anzahl Sturzereignisse, Pflegezeit/Bewohner, Pflegezeit/Mitarbeiter usw.

Literatur
Block, S. (2007. Betriebswirtschaft – Grundlagenwissen, Praxisbeispiele, Tipps. Verlag Vincentz Network, Hannover
Kern, N. & Müller, H. Kennzahlen in der Pflege erfassen und auswerten, Kapitel 3/8.6 in: Qualitätsmanagement in der Altenpflege erfolgreich umsetzen. Verlag WEKA MEDIA, Kissing.

Kommunikation

Siegfried Charlier

Nach Watzlawik kommunizieren wir immer, indem wir Zeichen (mimische und gestische), Nachrichten, Schweigen etc. austauschen. Für die Kommunikation bzw. ihr Gelingen sind immer alle Beteiligten verantwortlich.

In der Kommunikation gibt es immer Sender und Empfänger: Der Sender übermittelt dem Empfänger einen »Ausdruck« seiner Lage, Befindlichkeit, Wünsche etc., dazu verschlüsselt er dies in eine Nachricht, die der Empfänger als »Eindruck« empfängt. Er muss sie nun wiederum entschlüsseln, wobei es zu Fehlern und Missverständnissen kommen kann. Obwohl beide die gleiche Sprache/Signalebene sprechen, hört der Empfänger, was er hören will, weil er selektiv hört, die Nachricht filtert. Unterschiedliche Faktoren nehmen Einfluss auf das, was beim Empfänger ankommt:
- Emotionale Situation des Empfängers (entspannt oder gereizt)
- Situation des Empfängers (zwischen »Tür und Angel«, zu Beginn oder am Ende der Arbeit)
- Beziehung zum Sender
- Position des Senders in Bezug zum Empfänger (Chef oder Kollege)
- biografisch geprägte Hörgewohnheiten (z. B. weibliches Hören auf dem Appell-Ohr, männliches Hören auf dem Sach-Ohr)

Der Empfänger gibt dem Sender Rückmeldung über das, was bei ihm angekommen ist. Dieses Feedback dient dazu, Missverständnisse zu klären, und zur sog. Meta-Kommunikation, d. h. der Kommunikation über die Art und Weise der gerade stattfindenden

Kommunikation. Dies ist vor allem hilfreich, wenn es auf der Beziehungsebene Unklarheiten gibt. Der Sender kann Einfluss auf das Gelingen der Kommunikation nehmen, indem er so klar wie möglich formuliert. Hier ist Selbsterfahrung des Senders hilfreich. Wenn er seine Wirkung beim Empfänger verbessern will, dann haben wir es mit der sog. Rhetorik zu tun.

Im Zentrum der Kommunikation steht die Nachricht, bzw. nach Schulz von Thun die vier Seiten der Nachricht (s. Abb. 24):
1. **Sach-Ebene:** Zahlen, Daten, Fakten
2. **Appell-Ebene:** Immer, wenn wir etwas sagen, wollen wir damit beim Zuhörer etwas erreichen. Er soll uns zustimmen bzw. etwas für uns tun
3. **Beziehungs-Ebene:** Was hält der Sender vom Empfänger?
4. **Selbstoffenbarungs-Ebene:** Der Ton, in dem der Sender etwas sagt, sagt auch etwas über seine emotionale Befindlichkeit aus (s. Gesprächsführung).

Kompliziert wird Kommunikation dadurch, dass der Sender auf vier »Kanälen« sendet und der Empfänger auf vier »Ohren« hört. Das sind also 16 Möglichkeiten für Missverständnisse. Damit kommen wir im Alltag aus.

Kommunikation enthält immer drei grundsätzliche unterschiedliche Aspekte:
1. **Aktion:** Der Sender agiert, er ist aktiv und damit »Täter«
2. **Reaktion:** Der Empfänger reagiert, ist passiv und damit »Opfer«
3. **Verstärkung:** Wie die Kommunikation begonnen hat, so setzt sie sich fort

In der Kommunikation sind Sender und Empfänger gleichermaßen betroffen und verantwortlich für Gelingen bzw. Misslingen.

Literatur
Charlier, S. (2001). Grundlagen der Psychologie, Soziologie und Pädagogik für Pflegeberufe. Stuttgart
Schulz von Thun, F. (2010). Miteinander reden. Bd. 1 und 2. Rowohlt Verlag, Reinbek bei Hamburg
Walker, W. (2010). Abenteuer Kommunikation. Verlag Klett-Cotta, Stuttgart
Watzlawick, P. (2000). Menschliche Kommunikation. Verlag Hans Huber, Göttingen
Watzlawick, P. (2005). Wie wirklich ist die Wirklichkeit? München

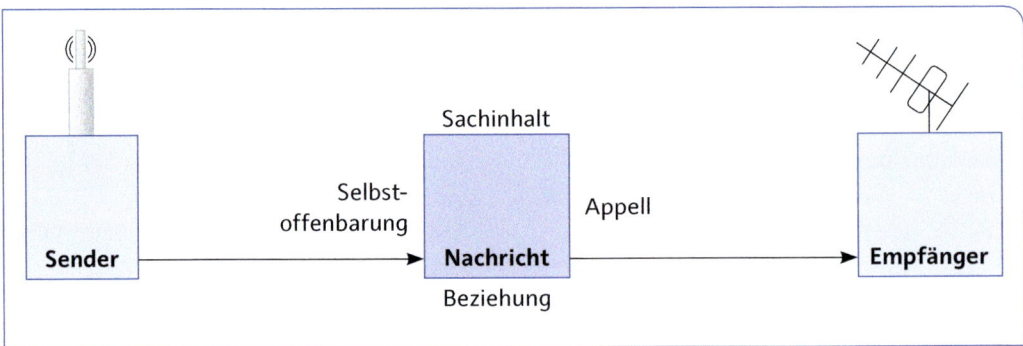

Abb. 24: Die vier Seiten einer Nachricht (Charlier 2001).

Kommunikationspolitik
Bernhard Rappenhöner

Kommunikationspolitik kann man als die strategische Planung und Umsetzung aller Maßnahmen zur Gestaltung und Vermittlung beziehungsweise Gewinnung von Information verstehen. Die Kommunikationspolitik dient damit der Gestaltung eines zielgerichteten Dialogs. Zu diesem Dialog gehört auch die gegenseitige Beeinflussung zur Veränderung von Wissen, Einstellungen, Erwartungen und Verhaltensweisen der am Dialog Beteiligten sowie unbeteiligter Dritter. Die Kommunikationspolitik beinhaltet die strategische Planung der internen und externen Kommunikation, die Auswahl der Kommunikationsinhalte und der Kommunikationswege, die Kommunikationsinstrumente und schließlich die Zielgruppen. Für eine sachgerechte Kommunikationspolitik ist klar zugeordnete Verantwortlichkeit notwendig.

Die Kommunikationspolitik baut auf einem Stufenplan auf, der sich wie folgt darstellt:
1. Situationsanalyse und Prognose für das Unternehmen
2. Unternehmensziele vereinbaren
3. Marketingziele ableiten
4. Kommunikationsziele und Zielgruppen definieren
5. Kommunikationsstrategie entwickeln, Kommunikationsbotschaft kreieren
6. Budget bestimmen, Medien wählen
7. einzelne Kommunikationsmaßnahmen planen
8. Vortest, Kontrolle der Wirkung, Resultat an Schritt 7 zurückgeben, um Verbesserungen durchzuführen
9. Kommunikationsmaßnahmen umsetzen
10. Wirkung messen, Resultat an die Schritte 5 bis 9 zurückgeben, um Verbesserungen und Korrekturen durchzuführen

Die Kommunikationspolitik nach diesem Stufenschema wird also nach dem allgemeinen Managementprinzip von Planung, Durchführung und Kontrolle vorgenommen.

Kompetenzen, in der Pflege
Siegfried Charlier

Die amerikanische Pflegewissenschaftlerin Patricia Benner hat fünf unterschiedliche Leistungsstufen der Pflegetätigkeit differenziert, die für die Einstellung bzw. Bewertung von Fachkräften durch Führungskräfte interessant und hilfreich sind. Der Entwicklungsfortschritt, den sie beschreibt, wird in drei Einzelfacetten deutlich: eine Entwicklung von abstrakt Gelerntem zu konkret Erfahrenem; die Betrachtung der Gesamtsituation, die mehr ist, als die Summe der einzelnen Teile; der Fortschritt von der Beobachtung zum aktiven Handeln.

Tabelle 9: Kompetenzbereiche (nach Patricia Benner, zit. n. Lauber 2001).

Wirkungsvolles Handeln bei Notfällen	• Kompetent handeln in lebensbedrohlichen Situationen: Problem schnell erfassen • Unvorhersehbares bewältigen: Handlungsbedarf und Ressourcen in Notfällen rasch aufeinander abstimmen. • Kritische Zustände erkennen und damit umgehen, bis der Arzt eintrifft.
Diagnostik und Patientenüberwachung	• Bedeutsame Veränderungen des Gesundheitszustandes erkennen und dokumentieren. • Früh Alarm auslösen: Komplikationen und Verschlechterungen vorausahnen, ehe noch messbare diagnostische Anzeichen vorliegen • Zukünftige Probleme erahnen, vorausschauend denken • Besondere Probleme und Erfahrungen bei Krankheiten kennen: Bedürfnisse entsprechend erahnen • Möglichkeiten des Klienten einschätzen: Wie kann er gesund werden? Auf welche Behandlungsstrategie spricht er an?
Helfen	• Heilendes Klima schaffen • Dem Klienten die Lage so angenehm wie möglich gestalten, ihn in seiner Menschenwürde bestätigen. • Da sein. • Klienten befähigen, an seiner Genesung mitzuwirken, seine Verantwortung anzunehmen • Schmerzen einschätzen und geeignete Maßnahmen zum Umgang und zur Linderung ergreifen. • Trösten und körperliche Berührung geben. • Angehörige emotional und informativ unterstützen • Klienten durch emotionale Krisen und Entwicklungsprozess führen, bei der Aufgabe von alten Gewohnheiten unterstützen: Leiten, Lehren, Vermitteln (auch psychologisch und kulturell), Ziele therapeutisch einsetzen
Organisation und Zusammenarbeit	• Bedürfnisse des Klienten priorisieren. • Therapeutisches Team aufbauen und funktionsfähig halten. • Folgen von Personalmangel und Fluktuation bewältigen: Krisenmanagement, Überbelastungen voraussehen und vermeiden, fürsorgliche Haltung gegenüber dem Klienten erhalten
Beraten und Betreuen	• Erkennen, wann ein Klient sich auf Neues einlassen kann. • Klienten helfen, die Krankheit ins Leben zu integrieren • Krankheitsverständnis des Klienten erkennen und nachvollziehen können. • Deutung des Zustandes anbieten und Eingriffe erklären. • Betreuung: kulturell heikle Aspekte der Krankheit verständlich machen.

Durchführen und Überwachen von Behandlungen	• Infusionen möglichst risiko- und komplikationsarm durchführen. • Medikamente sorgfältig und risikoarm verabreichen. • Folgen von Immobilität bekämpfen • Beweglichkeit fördern bzw. wiederherstellen • Atemfunktionsstörungen verhindern • Wundversorgung state of the art durchführen.
Überwachen und Sicherstellen der qualitätsvollen medizinischen Versorgung	• Maßnahmen auf medizinische und pflegerische Sicherheit überprüfen • Behandlungsplan überprüfen: Was kann gestrichen oder muss hinzugefügt werden? • Ärzte ansprechen, damit notwendige Schritte eingeleitet werden.

Die Entwicklung der einzelnen Stufen ist linear, d. h. auf einander aufbauend:
1. Neuling: Pflegeschüler oder Pflegende in einem noch unbekannten Praxisfeld. Die fehlende eigene Praxis macht diese Kräfte unflexibel. Sie sind noch nicht in der Lage, Handlungsprioritäten abzuleiten
2. Fortgeschrittener Anfänger: Berufsanfänger, die in der Lage sind, sich wiederholende Tätigkeiten selbstständig auszuführen. Bei der Prioritätenableitung brauchen sie nach wie vor Hilfestellung;
3. Kompetenter: Pflegepersonen mit zwei- oder dreijähriger Berufserfahrung. Sie sind in der Lage, das bloße Reagieren aufzugeben und ihre Tätigkeiten planvoll zu organisieren. Sie können Prioritäten setzen und haben das Gefühl, der Lage gewachsen zu sein (s. Stress);
4. Erfahrener: Pflegepersonen mit mehr als dreijähriger Erfahrung in einem speziellen Pflegebereich. Sie sind in der Lage, sich vom Detail zu lösen und eine Gesamtsituation zu erfassen. Sie erkennen sofort das eigentliche Problem, in dem sie Nebensächlichkeiten abtrennen;
5. Experte: Pflegepersonen mit vielen Jahren Berufserfahrung und der Kompetenz des selbstreflexiven beruflichen, d h. professionellen Handelns. Sie sind in der Lage ohne Rückgriff auf allgemeine handlungsanleitende Regeln und weitere diagnostische, absichernde Untersuchungen den Kern des aktuellen Problems zu erfassen und die erforderlichen Pflegemaßnahmen einzuleiten. Sie haben den Blick für das Wesentliche und ein Gefühl für die Gesamtsituation

Die Differenzierung dieser Kompetenzstufen ist auch für das Modell des »situativen Führens« wichtig.

Literatur
Benner, P. (1994). Stufen zur Pflegekompetenz. Verlag Hans Huber, Bern
Lauber, A. (Hrsg.) (2001). Grundlagen der beruflichen Pflege. Thieme Verlag, Stuttgart

Konflikt
Siegfried Charlier

In einem Konflikt geht es zum einen um unterschiedliche und widersprüchliche Bedürfnisse, Interessen, Werte, Haltungen, Meinungen etc. und zum anderen versucht die eine Partei, im Konflikt die andere Partei »über den Tisch zu ziehen«. In der Psychologie nennen wir das Gewalt, in der Soziologie Macht. Die Durchsetzungsabsicht auf Kosten des Gegenübers führt dazu, dass der Konflikt auf der emotionalen Ebene meist negativ eingeschätzt wird. Auf der rationalen Ebene gibt es allerdings auch einen positiven Aspekt des Konflikts, denn es kommt zu Reibungsverlusten, die aus unterschiedlichen und widersprüchlichen Bedürfnissen etc. entstehen. Wird der Konflikt mit einer Lösungsabsicht angegangen, kann es nur besser werden als vorher.

Dazu bedarf es auf der individuellen Ebene aber der sog. Konfliktfähigkeit, die ein Teil der Beziehungsfähigkeit ist.

Konfliktdiagnose
Siegfried Charlier

Bevor es darum geht, einen Konflikt zu managen, kommt es erst einmal auf die Diagnose an. Nach Glasl geht es dabei um fünf verschiedene Ebenen:
1. Konflikt-Issues: Worum geht es im Fokus des Konfliktes, was sind die Konfliktpunkte und die Streitgegenstände?
2. Konflikt-Verlauf: Wann hat der Konflikt begonnen, wie ist die Geschichte der Entstehung und der Spannungssteigerung;
3. Konflikt-Parteien: Welche Individuen, Gruppen, Organisationen, Staaten etc. sind am Konflikt beteiligt?
4. Positionen und Beziehungen der Konfliktparteien: Welche formellen und informellen Beziehungen gibt es zwischen den Parteien, welche Rollenkonstellation gibt es (z. B. Vorgesetzter/Angestellter)?
5. Grundeinstellung zum Konflikt: Inwiefern halten die Parteien die Differenzen für lösbar bzw. welche Lösungserwartungen haben sie dabei?

Die Grundeinstellungen zum Konflikt sind besonders wichtig, weil sie Einfluss auf den Konfliktverlauf und die Eskalation nehmen. Hier unterscheidet Glasl wiederum vier unterschiedliche Haltungen:

1. Materialismus: Konflikte sind immer und nur materiell bedingt. Es geht in ihnen um die Verteilung von Gütern bzw. Geld. Das kann durch Verhandlungen mit dem Ziel eines Kompromisses angegangen werden, z. B. der Tarifkonflikt zwischen Arbeitgeber und Arbeitnehmern
2. Spiritualismus: Konflikte haben meistens geistige Hintergründe. Es geht in ihnen um Werte, um Recht und Unrecht. Das kann allerdings schnell gefährlich werden, denn wenn es ums Recht haben geht, kann nur einer gewinnen
3. Realismus: Konflikte sind eine Realität des Lebens und werden immer wieder neu auftreten. Sie gehören zum Führungsalltag dazu und sie erfordern ein hohes Maß an Konfliktfähigkeit, inneren Friedens und die Akzeptanz der Unterschiedlichkeit. Nur dann liegen gute Voraussetzungen vor, um über Verhandlungen nach einer Kompromisslösung zu suchen
4. Idealismus: Konflikte sind Ausdruck von Reibungsverlusten durch widersprüchliche Interessen, wo einer versucht den anderen »über den Tisch zu ziehen«. Gelingt es über Verhandlungen einen Konsens der Lösung zu finden, sind Konflikte Geburtshelfer (Hebamme) für geistige, soziale und materielle Entwicklung. Ohne Konflikte gäbe es nur Stillstand und keinen Entwicklungsfortschritt.

Konflikteskalation
Siegfried Charlier

Ein Konflikt liegt dann vor, »wenn zwei Parteien (Personen, Gruppen, Institutionen) unvereinbare Ziele verfolgen, so dass eine Partei nur dann ihre Ziele erreichen kann, wenn die andere Partei ihr Ziel nicht erreicht« (Billmann). Die hier beschriebene einseitig-egoistische Grundhaltung kann im Alltag ganz schnell zur Eskalation, zur Verschlimmerung von Konflikten führen. Glasl beschreibt einige Basismechanismen, die zur Eskalation von Konflikten beitragen:

1. Die Konfliktparteien neigen dazu, die jeweils andere Seite als Ursache all ihrer Probleme und Frustrationen zu sehen
2. Die Konfliktparteien ziehen immer mehr Punkte in den Konflikt hinein, sie weiten den Konflikt aus
3. Zunehmende Vermischung von subjektiven und objektiven Streitpunkten
4. Ausweitung des sozialen Umfangs des Konflikts durch Einbeziehung eines immer größer werdenden Personenkreises; wobei der direkte Kontakt zwischen den Konfliktparteien abnimmt
5. Durch Erhöhung der Gewaltandrohung zur Durchsetzung der eigenen Interessenstandpunkte kommt es zur Verstärkung der Gegenwehr

Glasl beschreibt die zunehmende Eskalation des Konflikts als Stufen in den Abgrund. Im Konfliktmanagement wird versucht den Konfliktverlauf so zu beeinflussen, dass Eskalation vermieden bzw. gestoppt wird.

Tabelle 10: Eskalationsstufen eines Konflikts (n. Glasl 1999).

1. Verhärtung	• Standpunkte verhärtten, prallen aufeinander • Zeitweilige Ausrutshcer und Verkrampfung • Überzeugung. Spannungen durch Gespräch lösbar • Noch keine starren Lager oder Parteien
2. Debatte	• Polariasation im Denken, Fühlen, Wollen, Schwarz-Weiß-Denken • Taktiken. Quasi-rational, verbale Gewalt • Reden zur Tribüne, über Dritte »Scores« gewinnen • Zeitliche Subgruppen um Standpunkte • Diskrepanz »Oberton und Unterton« • Überlegener gegenüber Unterlegenem TA-Modell
3. Taten	• »Reden hilft nicht mehr« • Also: Taten! Strategie der vollendeten Tatsachen • Diskrepanz verbales, nonverbales Verhalten, nonverbales Verhalten dominiert • Gefahr: Fehlinterpretation • »pessimistische Antizipation«: Misstrauen, Akzeleration • Gruppenhaut, Kohäsion, Rollen-Kristallisation • Empathie verloren
4. Images Koalitionen	• Stereotypen, Klischees, Image-Kampagnen, Gerüchte. Auf Wissen und Können! • Einander in negative Rollen manövrieren und bekämpfen • Werben um Anhänger, symbiotische Koalitionen • Self-fulfilling prophecy durch Perzeptionsfixierung • Dementierbares Strafverhalten • Doppelte Bindungen durch paradoxe Aufräge

5. Gesichts- verlust	• Öffentlich und direkt: Gesichtsangriffe! • Inszenierte »Demaskierungsaktion«, Ritual • Demasqué: »Enttäuschung« Aha-Erlebnis rückwirkend • Engel-Teufel als Bild, Doppelgänger • Ausstoßen, Verbannen • Isolation • Echo-Höhle, sozialer Autismus • Ekel • Ideologie, Werte, Prinzipien • Rehabilitierung!
6. Droh- strategien	• Drohung und Gegendrohung • Glaubwürdigkeit: Proportionalität, Selbstbindungsaktivitäten, Stolperdrähte • »second move« • Stress • Akzerelation durch Ultimata, Scherenwirkung
7. Begrenzte Vernichtungs- schläge	• Denken in »Dingkategorien« • Keine menschliche Qualität mehr • Begrenzte Vernichtungsschläge als »passende Antwort« • Umkehren der Werte ins Gegenteil: relativ kleinerer eigener Schaden = Gewinn
8. Zersplitterung	• Paralysieren und Desintegrieren des feindlichen Systems • Abschnüren der Exponenten vom Hinterland • Vitale System-Faktoren zerstören, dadurch System unsteuerbar, zerfällt gänzlich
9. Gemeinsam in den Abgrund	• Kein Weg mehr zurück! • Totale Konfrontation • Vernichtung zum Preis der Selbstvernichtung, Lust am Selbstmord, wenn auch der Feind zugrunde geht

Während die drei ersten Eskalationsstufen von Verhärtung, Debatten und Taten schon fast zum betrieblichen Alltag gehören, bieten diese »Vorbereitungsstufen« noch die gute Möglichkeit, durch Kompromisse eine »Win-Win-Situation« zu schaffen. Hier kann jede Konfliktpartei ohne Gesichtsverlust das Kampffeld verlassen. Die Basis für weitere Zusammenarbeit ist erhalten geblieben.

Auf den nächsten Eskalationsstufen von Koalitionen, Gesichtsverlust und Drohstrategien hat sich der Konflikt schon so weit verstärkt, dass nur noch Gewinner-Verlierer-Situationen bleiben. In der Spieltheorie wird dies ein »Nullsummen-Spiel« genannt: Was der Gewinner gewinnt, gewinnt er auf Kosten des Verlierers. Die Problematik der Eskalation liegt darin, dass der aktuelle Verlierer im weiteren Interaktionsgeschehen versuchen wird, den Spieß umzudrehen, um vom Verlierer zum Gewinner zu werden. Die Eskalation des Konflikts ist programmiert und fast unvermeidbar.

Auf den drei letzten Stufen der Eskalation von Konflikten, also bei begrenzten Vernichtungsschlägen, Zersplitterung und »Gemeinsam in den Abgrund«, gibt es dann nur noch Verlierer.

Fatal wird es am Ende der Eskalation: Wenn eine Konfliktpartei schon alles verloren hat, bleibt ihr als letzter Triumph, den Gegner mit in den Abgrund zu nehmen. Es wird aber nicht nur versucht, den Gegner mit in den Abgrund zu ziehen, auch die eigenen Bündnisgenossen sind hoch gefährdet.

Konfliktfähigkeit
Siegfried Charlier

Der Mensch ist als soziales Wesen auf seine Verbindung zum Ganzen, zur Gesellschaft, angewiesen. Dazu muss er in Beziehung zum Mitmenschen treten. Interessenkonflikte sind dabei einerseits in der sozialen Welt unausweichlich, weil jeder für sich erst einmal unterschiedliche, egoistische, Ausgangsinteressen hat, die manchmal auch in Widerspruch zu den Interessen der Mitmenschen stehen. Andererseits besteht berechtigte Hoffnung auf einen möglichen Interessenausgleich in den normalen Alltagskonflikten, weil wir als Menschen eben doch mehr ähnlich als verschieden sind (s. Menschenbild).

Im Einzelnen bedeutet Konfliktfähigkeit im Verlauf des Konfliktgeschehens die Fähigkeit:
1. die eigenen Bedürfnisse anzumelden,
2. die Bedürfnisse des Gegenübers zu interpretieren, sozial abzuwägen und zu verhandeln, ob es sich um ein alleiniges, egoistisches, oder um ein verallgemeinerbares, soziales Bedürfnis handelt,
3. die gemeinsamen Bedürfnisse zu organisieren. Dazu braucht es eine gute soziale Kommunikationsfähigkeit,
4. die Frustrationstoleranz, dass wir nicht alles sofort bekommen können, sondern uns in kleinen Schritten dem größeren Ziel nähern müssen. Das »starke Ich« von Freud oder ein gesundes Selbstbewusstsein ist dazu eine gute Voraussetzung. Dies ist Teil unserer Persönlichkeit und damit unserer Beziehungsfähigkeit. Die Soziologen nennen dies »Ich-Identität«.

Konfliktmanagement
Siegfried Charlier

Da Konflikte zum täglichen Leben dazu gehören und ein wesentliches Element des sozialen Lebens sind, geht es im Konflikt-Management darum, diese Konflikte so zu beeinflussen, dass sie einen guten Verlauf nehmen. Es geht also darum, Eskalation zu verhindern und Lösungen zu ermöglichen. Konkret geht es darum auf die jeweiligen Eskalationsgrade des Konflikts (s. Abb. 25) bezogen die angemessenen, richtigen Interventionen zu ergreifen. Konflikt-Management ist Führungsaufgabe und kann nicht delegiert werden.

Glasl unterteilt die Interventionen zur Konfliktbehandlung in sechs Instrumente des Konfliktmanagements:
1. **Moderation** (Stufe 1–3, Verhärtung, Debatte, Taten): Der Moderator, z. B. die Führungskraft, vertraut darauf, dass die jeweiligen Konfliktparteien nach einigen Interventionen wieder in der Lage sind, selbstverantwortlich nach einer Lösung zu suchen. Im Mittelpunkt seiner Interventionen stehen der Konfliktverlauf und vor allem die Beziehungen der Konfliktparteien zueinander. Es geht darum, die unterschiedlichen Interessenstandpunkte zu Wort kommen zu lassen. Die Interventionen richten sich auf das Verhalten der Beteiligten. Ziel ist »Hilfe zur Selbsthilfe«, wobei der Moderator auch als Ratgeber auftreten kann. Der Moderator selbst muss neutral bleiben und von den Konfliktparteien akzeptiert sein

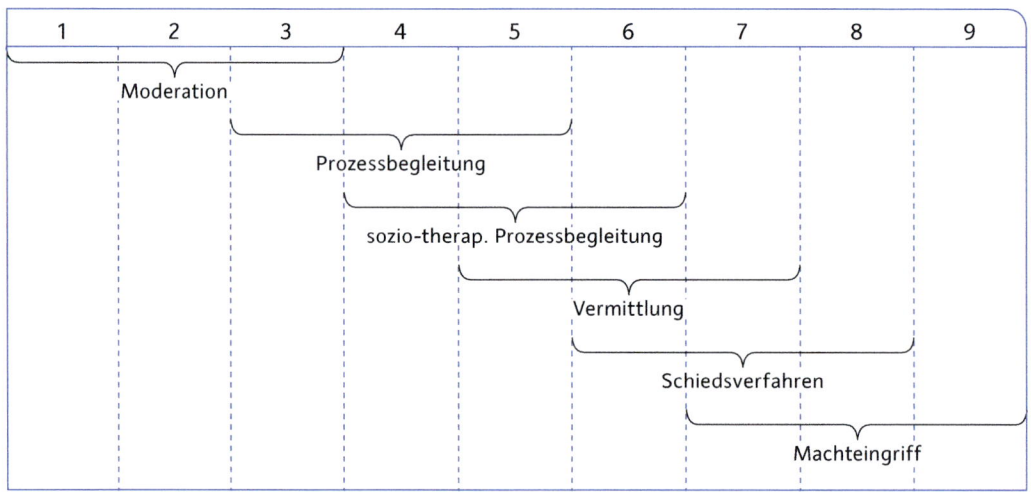

Abb. 25: Eskalationsgrade (nach Glasl 1999).

2. **Prozessbegleitung** (Stufe 3–5, Taten, Koalitionen und Gesichtsverlust): In der Supervision geht es um die Reflexion der Konfliktursachen und -mechanismen, um in Zukunft Konflikte wieder weitgehend selbstständig zu bewältigen. Es ist sinnvoll, als Supervisor einen externen Berater zu engagieren, weil er weder betriebsblind noch in den emotionalen »Grabenkämpfen« der Organisation eingebunden ist. Die Rolle des Supervisors ist begleitend (s. Entwicklungsansatz), er hat keine Durchsetzungsmacht. Er wirkt kurativ in dem er unterstützt, stimuliert, fokussiert (worum geht es überhaupt) und Methoden der Bearbeitung vorschlägt. Der Supervisor muss auch neutral bleiben und ist der Organisation als Ganzem verpflichtet;
3. **Soziotherapeutische Prozessbegleitung** (Stufe 4–6, Koalitionen, Gesichtsverlust und Drohstrategien): Im Coaching geht es um das Durchbrechen neurotischer Rollenbindungen und von sozialem Autismus, sprich: Rückzug aus sozialen Beziehungen. Der Coach, der auch von außen kommen muss, ist Berater, Therapeut und Trainer in einer Person. Sein Ziel ist die Anbahnung von Verhaltensalternativen der Beteiligten, um den Teufelskreis der Eskalationsdynamik in Konflikten zu durchbrechen. In diesem Sinne wirkt er auch kurativ
4. **Mediation** (Stufe 5–7, Gesichtsverlust, Drohstrategien und begrenzte Vernichtungsschläge): In der Mediation geht es um ein faires Streit-Schlichtungs-Verfahren, in dem zwischen den Konfliktparteien ein Kompromiss angestrebt wird, der den Interessen aller Beteiligten gerecht wird und eine weiter Koexistenz ermöglicht. Der »Rosenkrieg« in intimen Beziehungen bzw. der »Abteilungskrieg« in Organisationen muss durch einen fairen Ausgleich der widersprüchlichen Interessen beendet werden. Der Mediator kann eigene Vorschläge einbringen und Druck auf die Beteiligten ausüben, in dem er auf die Folgekosten der Eskalation hinweist. In der Regel ist der Mediator ein externer Berater und Begleiter
5. **Schiedsverfahren** (Stufe 6–8, Drohstrategien, Begrenzte Vernichtungsschläge und Zersplitterung): Hier geht es um die Annahme einer verbindlichen Entscheidung zur Konfliktlösung unter zugrunde

Legung anerkannter Normen, der sich die Konfliktparteien unterwerfen. Der Schiedsrichter/Arbiter muss neutral und unabhängig sein. Er ist unparteiisch und an der Gleichheit der Parteien orientiert. Er wirkt akut in aufgetretenen und bereits eskalierten, heißen, Konflikten;

6. **Machteingriff** (Stufe 7–9, Begrenzte Vernichtungsschläge, Zersplitterung und Gemeinsam in den Abgrund): **Durchsetzung** von Maßnahmen gegen den Widerstand der Konfliktparteien. Dazu muss eine Machtinstanz vorhanden sein, die die langfristige Beherrschung der Folgekosten des Machteingriffs garantiert. Das kann z. B. im Fall einer nötigen Kündigung, um den Betriebsfrieden wiederherzustellen, der oberste Vorgesetzte oder das höchste Aufsichtsorgan in Organisationen sein. Voraussetzung für einen Machteingriff ist die Unterwerfung der Konfliktparteien unter die Macht bzw. deren Anerkennung.

Konfliktpotenzial in Dienstleistungsorganisationen
Siegfried Charlier

Für den Anthroposophen Glasl müssen die Organisationen der Dienstleistungsbranche dem Gleichheitsgrundsatz verpflichtet sein. Weil Dienstleistungen nur im Kontakt von Mensch zu Mensch geleistet werden können, muss ihre Beziehungsgestaltung von der Gleichheit der Partner ausgehen. In der Dienstleistungsbranche geht es um psychische Bedürfnisse. Eine Vorratsproduktion ist schlechterdings unmöglich. Weil Dienstleistung als Beziehungsgestaltung im Hier und Jetzt erbracht wird, spürt der Bewohner/Patient oder Kunde am eigenen Leibe, ob die Organisation stimmt. Ein schlechtes Betriebsklima beeinträchtigt unmittelbar die Qualität der Dienstleistung beim Endabnehmer. Hier gilt umso mehr: Nur mit zufriedenen Mitarbeitern sind zufriedene Kunden zu erwarten.

Voraussetzung dazu ist, dass die Haltung gegenüber Mitarbeitern wie Kunden kongruent sein muss. Für eine Führungskraft ist auch der Mitarbeiter als Kunde zu betrachten, den es zu binden gilt. Gefordert ist auf allen Ebenen ein Service-Bewusstsein: Der Bewohner/Patient macht uns keine Arbeit, er ist unsere Arbeit. Pflege ist eine Dienstleistung am Menschen, die allerdings auch bezahlt werden muss.

Nach Glasl gibt es in der Dienstleistungsbranche ein spezifisches Konfliktpotenzial das Führungskräfte im Blick haben sollten, um frühzeitig reagieren zu können:

1. Zum Zwecke der Rechtssicherheit werden Tätigkeiten übernormiert. Das führt dazu, dass der persönliche, situative Verhaltensspielraum der Mitarbeiter oft zu sehr eingeengt wird
2. Eine zu weit gehende Arbeitsteilung und Aufsplitterung der Dienstleistung gegenüber dem Kunden, wie es klassisch in der Funktionspflege umgesetzt wurde
3. Interesseloses, routiniertes Verhalten der Mitarbeiter
4. »Ad-hoc-Dienstleistungen« oder Gefälligkeiten führen oft zu Kapazitätsengpässen. Das macht den Mitarbeitern zusätzlichen Stress, den sie dann beim Kunden abladen, indem sie sich dort beklagen

Konfliktstrategien
Siegfried Charlier

Der Begriff »Strategie« kommt aus dem Militär und meint ein gezieltes, geplantes Vorgehen. In Konfliktsituationen ist dabei die erste strategische Frage die Frage nach den Potenzialen der Konfliktgestaltung bzw. des Drohpotenzials. Verfügen die Konfliktparteien über vergleichbare Potenziale, empfiehlt sich eine sog. »assoziative Konfliktstrategie« der Austragung des Konfliktes, um eine Lösung zu suchen. Sind die Potenziale völlig unterschiedlich und ungleich, weil die eine Seite mächtig und die andere Seite ohnmächtig ist, empfiehlt sich eine sog. »dissoziative Konfliktstrategie«. Hierbei geht es darum, dass die unterlegene Konfliktpartei sich erst einmal aus dem Konflikt zurückzieht, um ihre eigenen Ressourcen zu kräftigen. Erst nach Angleichung der Potenziale macht es Sinn, einen Interessenausgleich im Konflikt zu suchen, weil sonst von vornherein klar ist, wer gewinnt und verliert. Es wäre unklug, in ungleichen Machtsituationen (s. Macht) auch noch, »die andere Wange« hinzuhalten.

Ein Beispiel für eine dissoziative Konfliktstrategie ist der Feminismus: So lange Frauen im Patriarchat grundsätzlich den Kürzeren ziehen, macht es keinen Sinn, immer wieder neu Niederlagen zu erfahren. Also ist es strategisch erst einmal wichtig, das eigene Potenzial, die eigenen Fähigkeiten zur Auseinandersetzung zu stärken. Der Rückzug aus ungleichen Beziehungen kann hier sehr hilfreich sein: Frauencafés, -universitäten, -läden, -netzwerke etc. Wenn es gelungen ist, die Selbsthilfekräfte zu stärken, geht es darum, in die assoziative Konfliktstrategie zu wechseln und den eigentlichen Machtkampf zu wagen: die Veränderung der Arbeitsteilung, die gut bezahlte Vollzeitstellen für Männer und schlecht bezahlte Halbtagsstellen für Frauen vorsieht. Ziel ist die gerechte Verteilung der knapper werdenden Arbeit für alle, also Teilzeitarbeit für Männer und Frauen, damit auch für beide noch Zeit für Nachwuchs und Familie bleibt.

Das Ziel der assoziativen Konfliktstrategie sind »Win-Win-Situationen« (s. Abb. 26) des fairen Kompromisses, wo beide Konfliktparteien, ohne Gesichtsverlust das Kampffeld der Auseinandersetzungen verlassen können. Nur so ist eine weitere friedliche Koexistenz und Kooperation möglich. Die meisten Konflikte werden heute, begründet durch ungleiche Machtverhältnisse, im Sinne von »win-lose«, von »Gewinner/Verlierer« ausgetragen.

Win-Win-Strategie
Konflikte werden im Alltag meist immer noch nach der »Gewinner-Verlierer« Me-

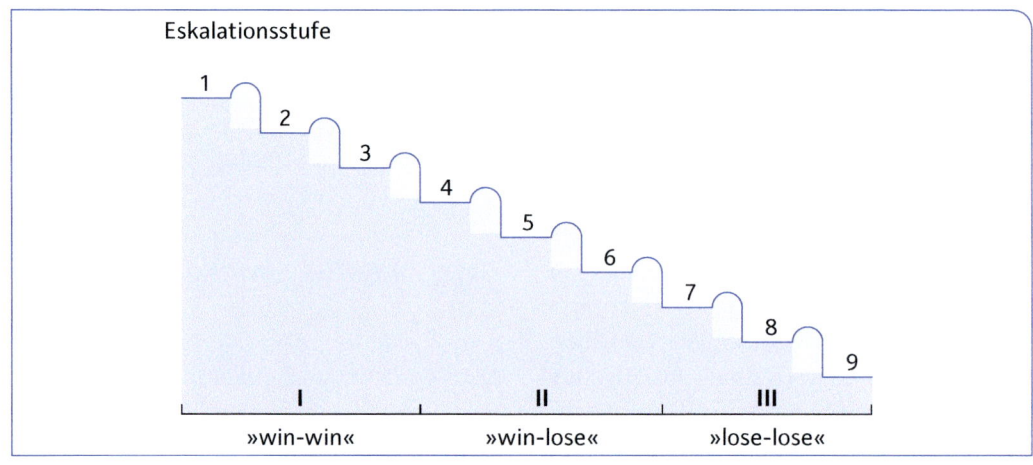

Abb. 26: Stufen und Schwellen der Eskalation (nach Glasl, 1999).

thode ausgetragen (s. Konfliktstrategien). Begünstigt wird diese Strategie durch einen Machtvorteil, der aus der überlegenen Position in der Hierarchie oder aus überlegenen Ressourcen resultiert. Um aus diesem Teufelskreis herauszukommen und zu langfristig haltbaren Beziehungen zurückzukommen, brauchen wir eine andere Konfliktlösungsstrategie.

In der afrikanischen Stammeskultur gab es das Prinzip des »Palaver«. Es wurde so lange diskutiert und alle Einzelstandpunkte angehört, bis alle dem Konsens als Interessenausgleich zustimmen konnten. Voraussetzung war und ist allerdings die Gleichheit der Diskussionsteilnehmer.

Mit dem Instrument des »Dialogischen Führens« und einer partnerschaftlichen Grundhaltung ist es möglich, nach gemeinsamen Lösungen zu suchen. Der Konsens ist auch erfolgversprechender, weil er wegen der inneren Zustimmung der Beteiligten tragfähiger ist als jede mit Macht oder Gewalt durchgesetzte Entscheidung. Es gilt Betroffene zu Beteiligten werden zu lassen. Wenn alle in einem Konflikt Beteiligten am Ende, nach gemeinsamer Lösungssuche, ohne Gesichtsverlust, als »Mit-Gewinner« den Ring verlassen können, ist damit die Grundlage für ein weiteres gemeinsames Arbeiten und Auskommen gesichert.

Jeder einseitige, kurzfristige Gewinn fordert zur Revanche heraus und wird sich mittelfristig in einen Verlust umwandeln. Wenn Demokratie ernst genommen werden soll, brauchen wir »Win-Win-Strategien«, um die erforderlichen Eigenschaften zu stärken: Akzeptanz des Mitmenschen, Toleranz gegenüber seiner Individualität und Unterschiedlichkeit und Respekt vor der Menschenwürde eines jeden Menschen.

Literatur

Charlier, S. (2001). Grundlagen der Psychologie, Soziologie und Pädagogik für Pflegeberufe. Thieme Verlag, Stuttgart

Coser, L.A. (2009). Theorie sozialer Konflikte. VS Verlag für Sozialwissenschaften, Wiesbaden

Etzioni, A. (1965). Der harte Weg zum Frieden. Vandenhoeck & Ruprecht, Göttingen

Fuller, G. (2000). Win-Win-Management. Führen mit Gewinn. Verlag Moderne Industrie, Landsberg

Glasl, F. (2011). Konfliktmanagment. Ein Handbuch für Führungskräfte, Beraterinnen und Berater. Verlag freies Geistesleben, Stuttgart

Jiranek, H. & Erdmüller, A. (2007). Konfliktmanagement. Konflikte vorbeugen, sie erkennen und lösen. Haufe Verlag, Planegg

Krysmanski, H.J. (1977). Soziologie des Konflikts. Materialien und Modell. Rowohlt Verlag, Reinbek bei Hamburg

Lumma, K. (2006). Strategien der Konfliktlösung. Ein Trainingspaket für systematische Krisenintervententionen mit Methoden der Humanistischen Psychologie. Verlag Windmühle, Eschweiler

Motamedi, S. (1999). Konfliktmanagement. Vom Konfliktvermeider zum Konfliktmanager. Gabal Verlag, Offenbach

Mücke, K. (2001). Probleme sind Lösungen. Potsdam

Kosten- und Leistungsrechnung

Bernhard Rappenhöner

Ein zentrales Element des internen Rechnungswesens ist die Kosten- und Leistungsrechnung. Dabei geht es um die Festsetzung der Leistungsentgelte; die Aufteilung des Pflegesatzes, die Kontrolle der Wirtschaftlichkeit und die Abgrenzung der einzelnen Betriebszweige.

Literatur

Schmidt, C. (2010). Betriebswirtschaft und Rechnungswesen für die Altenpflege. Schlütersche Verlagsgesellschaft, Hannover

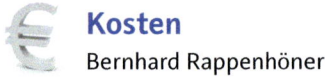

Kosten
Bernhard Rappenhöner

Kosten sind der bewertete Verzehr von Gütern und Dienstleistungen (einschließlich öffentlicher Abgaben), der zur Erstellung und zum Absatz der betrieblichen Leistungen sowie zur Aufrechterhaltung der Betriebsbereitschaft erforderlich ist. Es müssen also drei Voraussetzungen erfüllt sein:

- Es muss ein Verbrauch an Gütern und Dienstleistungen vorliegen
- Der Verbrauch ist in Geldeinheiten zu bewerten
- Der Verbrauch muss betriebsbedingt sein

Kosten lassen sich von anderen Aufwendungen wir in der nachfolgenden Abbildung abgrenzen.

Tabelle 16: Abgrenzung von Kosten und Aufwendungen.

Neutraler Aufwand	Zweckaufwand	
	Grundkosten	Zusatzkosten
	Anderskosten	

Als neutraler Aufwand werden Aufwendungen bezeichnet, die keine Kosten sind. Diese Aufwendungen sind nicht betriebsbedingter Güter- und Dienstleistungsverzehr, dem keine Kosten gegenüber stehen. Neutrale Aufwendungen sind entweder betriebsfremd, außerordentlich oder periodenfremd. Beispiele für neutrale Aufwendungen sind Spenden, der Verkauf einer Maschine unter Buchwert oder eine Steuernachzahlung.

Grundkosten oder Zweckaufwand sind Kosten, die Aufwendungen sind. Sie sind als betriebsbedingter Güter und Dienstleistungsverzehr die eigentlichen Kosten der Definition der Kosten- und Leistungsrechnung und ihnen steht Aufwand in gleicher Höhe gegenüber. Beispiele hierfür sind verarbeitete Roh-, Hilfs- und Betriebsstoffe, Gehälter oder Versicherungen.

Kosten, denen Aufwendungen in anderer Höhe gegenüber stehen, werden als Anderskosten bezeichnet. Sie sind betriebsbedingter Güter- und Dienstleistungsverzehr, der in der internen Erfolgsrechnung anders bewertet wird als in der externen Erfolgsrechnung. Beispiele hierfür sind kalkulatorische Abschreibung, kalkulatorisches Wagnis oder kalkulatorische Zinsen.

Schließlich sind Zusatzkosten Kosten, denen keine Aufwendungen gegenüberstehen. Beispiele hierfür sind der kalkulatorische Unternehmerlohn oder die kalkulatorische Miete.

Kosten, fixe
Die fixen Kosten sind ein Teil der Gesamtkosten. Sie werden auch Bereitschaftskosten, zeitabhängige Kosten oder beschäftigungsunabhängige Kosten genannt. Fixe Kosten sind dadurch definiert, das sie hinsichtlich der Änderung einer betrachteten Bezugsgröße (in der Regel Beschäftigung) in einem bestimmten Zeitraum konstant bleiben. Im Allgemeinen sind es Zeitabschreibungen auf das Anlagevermögen oder Miet- oder Zinsaufwendungen. Fixkosten können nicht verursachungsgerecht auf die Stückkosten umgelegt werden, da sie kurzfristig unabhängig von der Ausbringungsmenge anfallen. Beispielhaft nehmen wir einmal die Kosten

für Telefon und Internet. Es ist nicht möglich, diese Kosten verursachungsgerecht auf einen Pflegekunden umzulegen. Das Gegenteil der Fixkosten sind die variablen Kosten.

Der Begriff des Gesetzes der Massenproduktion beschreibt den Sachverhalt, dass bei steigender Ausbringungsmenge die fixen Kosten für die Herstellung eines Gutes oder einer Dienstleistung je Stück (z. B. Pflegestunde) sinken. Siehe hierzu weiter unter Fixkostendegression.

Kosten, variable

Die variablen Kosten sind derjenige Anteil an den Gesamtkosten, der sich in Abhängigkeit von der Änderung einer betrachteten Bezugsgröße (in der Regel Beschäftigung) in einem bestimmten Zeitraum ebenfalls verändern. Wie in der Betriebskalkulation eines ambulanten Pflegedienstes dargestellt, können dort bei entsprechender Flexibilisierung der Arbeitszeit die Pflegestunden der Mitarbeiter variable Kosten sein. Die variablen Kosten sind das Gegenteil der fixen Kosten. Sie lassen sich also verursachungsgerecht auf eine Produkteinheit (Pflegestunde, Pflegesatz je Tag) verteilen.

Kosten, sprungfixe

Sprungfixe Kosten (auch intervallfixe Kosten) sind Kosten, die innerhalb bestimmter Abschnitte der Ausbringungsmenge (Betriebskapazität) gleich bleiben, aber zwischen diesen Abschnitten auf ein anderes Niveau steigen oder fallen (»springen«). Die sonst angenommene lineare Funktion der gesamten Fixkosten wird in diesem Fall zu einer Funktion, die einen treppenartigen Verlauf annimmt. Sprungfixe Kosten entstehen dann, wenn ab einer bestimmten zu produzierenden Stückzahl die Kapazität der Produktion nicht mehr ausreichend ist, und es zu Neuinvestitionen kommt.

> **Beispiel**
>
> Ein Pflegemitarbeiter wird zu einem festen Gehalt mit einer bestimmten Stundenzahl eingestellt. Er verursacht durch seine Lohn- und Lohnnebenkosten fixe Kosten in Höhe von 1.500 Euro. Dieser Mitarbeiter kann monatlich 110 Stunden Pflegeleistungen erbringen. Wenn nun aber im Pflegedienst monatlich 111 Pflegestunden benötigt werden, so muss im Extremfall ein neuer Mitarbeiter eingestellt werden. Die Fixkosten für die Mitarbeiter steigen nun sprunghaft von 1.500 auf 3.000 Euro an. Solange jetzt die zu leistenden Pflegestunden unter 220 Stunden je Monat bleiben, müssen keine weiteren Pflegemitarbeiter eingestellt werden.

Die Anpassung der Betriebskapazität an eine notwendige höhere Auslastung, die zu einer Erhöhung der Fixkosten führt, kann zur sogenannten Fixkostenfalle führen: Werden durch Kapazitätserweiterungen zusätzliche Fixkosten verursacht, die aber nicht durch zusätzlichen Umsatz gedeckt werden, führen die zusätzlichen Fixkosten zu einer Verschlechterung des Ergebnisses. Es kann unter Umständen sogar zu einer Verlustsituation kommen. Daher ist es gerade für einen ambulanten Pflegedienst wichtig, für die Pflegemitarbeiter flexible Arbeitszeitsysteme zu finden, die eine kostenmäßige Anpassung an die Veränderung der Kapazitätsauslastung ermöglichen.

Literatur

Haberstock, L. & Breithecker, V. (2004). Kostenrechnung I. Einführung mit Fragen, Aufgaben, einer Fallstudie und Lösungen. Schmidt Erich Verlag, Berlin

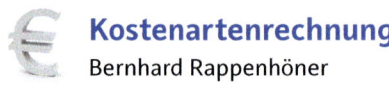
Kostenartenrechnung
Bernhard Rappenhöner

Die Kostenartenrechnung dient der Erfassung und Gliederung aller im Laufe einer Abrechnungsperiode entstehenden Kostenarten. Die Kostenartenrechnung steht somit am Anfang aller Kostenrechnungssysteme und ihre zentrale Frage lautet: Welche Kosten sind in der Abrechnungsperiode angefallen?

Somit handelt es sich bei der Kostenartenrechnung nicht um eine Rechnung im eigentlichen Sinne, sondern vielmehr um eine systematische Erfassung des betrieblichen, bewerteten Güter- und Dienstleistungsverzehr in einer Abrechnungsperiode. Dabei werden unterschiedliche Quellen, wie die Finanzbuchhaltung oder die Lohnbuchhaltung, zur Datenerhebung genutzt.

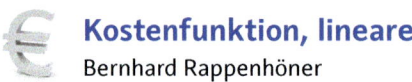
Kostenfunktion, lineare
Bernhard Rappenhöner

Der linearen Kostenfunktion liegt eine Verteilung der Gesamtkosten in fixe und variable Kostenbestandteile zugrunde (siehe auch fixe und variable Kosten). Hierbei sind die fixen Kosten unabhängig von der Ausbringungsmenge. Hingegen sind die variablen Kosten mit einem **festen** Wert abhängig von der Ausbringungsmenge. Die gesamten Kosten sind dann die Addition der fixen und der variablen Kosten.

Mathematisch lassen sich somit die fixen Kosten als fester Wert **K(f)** in die Kostenfunktion einfügen. Die variablen Kosten **k(v)** hingegen sind ja per Definition abhängig von der Ausbringungsmenge x. Also lassen sich die gesamten variablen Kosten mit der Formel $\mathbf{K(v)} = \mathbf{k(v)} \cdot \mathbf{x}$ berechnen. Da die Gesamtkosten die Summe aus Fixkosten und variablen Kosten sind, kann die nachfolgende allgemeine lineare Kostenfunktion aufgestellt werden:

K(gesamt) = k(v) · x + K(f)

Grafisch stellt Abb. 27 die lineare Kostenfunktion dar.

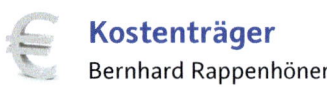
Kostenträger
Bernhard Rappenhöner

In der betriebswirtschaftlichen Definition sind Kostenträger betriebliche Leistungen, die die verursachten Kosten »tragen« müssen. Sieht man dies in Bezug auf den

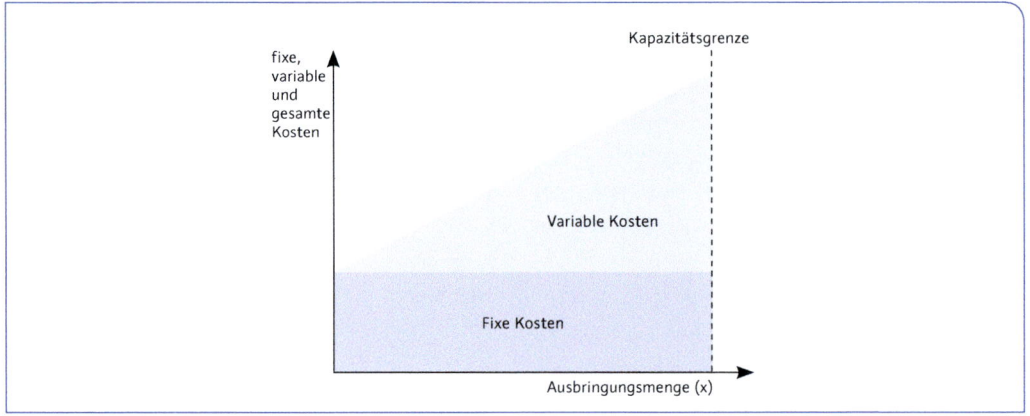
Abb. 27: Darstellung von fixen, variablen und gesamten Kosten bei linearem Kostenverlauf.

Absatz, so sind diese Kostenträger aus betriebswirtschaftlicher Sicht im Bereich der Pflege die Pflegestunden eines ambulanten Dienstes, der Pflegesatz einer vollstationären Pflegeeinrichtung, die Kosten für Unterkunft und Verpflegung oder der Pflegesatz in einer Tagespflegeeinrichtung.

Im Bereich der Pflege hat sich für den Begriff Kostenträger eine abweichende Begriffsbestimmung etabliert. Hier versteht man unter Kostenträger denjenigen, der spezielle Pflegeleistungen finanziert. Dies können Pflegekassen, Krankenkassen, Beihilfestellen, der örtliche Sozialhilfeträger oder der Pflegekunde selbst über Privatleistungen sein.

Literatur
Woll, A. (2008). Wirtschaftslexikon. Oldenbourg Wissenschaftsverlag, München
Schweitzer, M. & Troßmann, E. (1998). Break-even-Analysen: Methodik und Einsatz. Duncker & Humblot, Berlin
Olfert, K. (2010). Kostenrechnung. Kiehl Verlag, Ludwigshafen

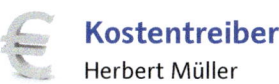

Kostentreiber
Herbert Müller

Der Umfang bestimmter Aufgaben (Tätigkeiten) und damit die Kosten werden durch sogenannte Kostentreiber beeinflusst. Die Kenntnis der Kostentreiber ist notwendig, um Ansatzpunkte für Kosten reduzierende Maßnahmen ableiten zu können. In sehr vielen Fällen lassen sich die Kostentreiber durchaus reduzieren.

Mögliche Kostentreiber können z. B. die Anzahl von Buchungen, Besprechungen, nicht abgerechnete Mehrleistungen, Reklamationen, Leistungsvielfalt, Nacharbeitsvorgänge, Bestellungen/Lieferungen, Lieferantenanzahl, Wege im Haus, Anzahl der Bewohnerwechsel, durchschnittliche Verweildauer der Bewohner, Mitarbeiterfluktuation usw. sein (s. Tabelle 19).

Literatur
Grüning, T. (2010). Prozesskostenrechnung und Kostentreiberanalysen: Darstellung, Anwendung und Gebrauch eines prozessorientierten Kostenrechnungskonzeptes. Diplomice Verlag, Hamburg
Hungenberg, H. (2004). Strategisches Management in Unternehmen. Ziele, Prozesse, Verfahren. Gabler/GWV Fachverlage, Wiesbaden

Tabelle 19: Kostentreiber in Alten-/Pflegeheimen.

Kostentreiber	Anmerkungen, Begründung	Kennzahl, Messbarkeit
Qualifikation des Personals	zu hoher Anteil von examinierten Kräften	%-Anteil examiniertes Personal am Gesamtpersonal
Beschäftigungsverhältnisse der Mitarbeiter	zu hoher Anteil an vollbeschäftigten Mitarbeitern keine Flexibilität hinsichtlich der Kundenorientierung ungenügende Beachtung der Arbeitsspitzen	Anzahl d. Überstunden Arbeitszeitkonten Personalmix (Beschäftigungsumfang)
Tariforientierung	keine Leistungsorientierung	Durchschnittsgehalt

Ständige Erbringung und Abarbeiten von Über- und Mehrarbeitsstunden	in Zeiten d. Unterauslastung große Gefahr der Ineffizienz trotz des Abarbeitens werden die Überstunden nicht weniger Personaleinsatzplanung ist sehr wichtig	schlechtes Klima, die MA haben d. Eindruck sie arbeiten zu viel Fluktuation der MA hoher %-Anteil an Zuschlägen für Überstd. Anteil der Ausfallzeiten
Zu hohe Gemeinkosten (Umlagen) durch den Träger oder Verband	es wurden zu hohe Gemeinkosten eingerechnet	%-Anteil im Vergleich z. anderen Einrichtungen Vergleichskosten: Vergabe d. Dienstleistung extern
Verspätete Abrechnung der Leistungen	Verzögerungen Zinsverluste	Termin, bis zu welchem alle Rechnungen abgeschlossen sind
Nicht betriebswirtschaftlich orientierte Personaleinsatzplanung	Welcher MA wird mit welcher Qualifikation, mit welcher Zeitvor-gabe zu welchem Bewohner, zu welchen Leistungen eingeplant? die optimale Betriebsgröße ist von Bedeutung Anhalts- oder Vorgabewerte für die MA	Anteil der Ausfallzeiten Anteil der reinen »Netto Pflegezeit« Durchschnittliche Zeit pro Bewohner pro Monat
Zu hoher Anteil an internen Wegezeiten durch mangelhafte Personaleinsatzplanung	eingef. Gewohnheiten zu viel Eigenständigkeit der MA, keine Vorgaben Bauliche Probleme	Anteil der »internen Wegezeiten«
Übergabe/n	warum sind diese überhaupt noch in dieser Form notwendig, wenn die Pflegedokumentation und die Pflegeplanung ordentlich geführt wird?	Anteil der Zeiten für Übergaben
Zu hoher Anteil an Besprechungen der MA, zu lange Dienstbesprechungen	Strukturierung der Besprechung fehlende Tagesordnungspunkte	Anteil der Organisationszeiten (Zeit-/Leistungserfassung)
Ständige Berechnung von Zuschlägen und Überstundenzuschlägen	hoher Verwaltungsaufwand möglich wäre eine Umrechnung auf alle MA (pauschal) Voraussetzung ist eine Zustimmung der MA	Zeitaufwand für Ermittlung, Dokumentation und Abrechnung der Zeitzuschläge

Kunde

Siegfried Charlier

In der jüngeren Managementgeschichte ist die Kundenorientierung zentral. Erst seit alles vom Kunden als dem Auftraggeber her gedacht wird, rückt der Qualitätsgedanke und die damit verbundene Kundenzufriedenheit in den Fokus der Aufmerksamkeit. Der Kunde soll möglichst langfristig gebunden werden, um Kalkulationsmöglichkeiten zu haben. Ohne den Kunden gibt es keine Aufträge, ohne Aufträge keine Arbeit, ohne Arbeit keinen Arbeitsplatz.

Der Patient/Bewohner macht Ihnen keine Arbeit, er ist Ihre Arbeit!
Im Kern ist ein Kunde dadurch definiert, dass er bei der Auswahl des Produktes bzw. der gewünschten Dienstleistung die Wahlfreiheit hat. Diese Wahlfreiheit kann durch Abhängigkeit stark eingeschränkt sein. Das Angewiesensein auf Hilfeleistung bei der Körperpflege, der Haushaltsführung oder der Mobilität schränkt die Auswahlmöglichkeit ein. Die Einschränkung ist in der stationären Einrichtung als »reduzierter Lebensform« größer als in der ambulanten Versorgung.

Nur zufriedene Mitarbeiter ergeben zufriedene Kunden!
Für Führungskräfte wird es zunehmend wichtig, auch die eigenen Mitarbeiter als Kunden zu betrachten und zu behandeln, weil der Hilfebedürftige sofort spürt, ob die Dienstleistung für ihn zufriedenstellend ist. Er spürt am eigenen Leib, ob der Mitarbeiter der Pflege gestresst ist oder so viel Freiheit hat, auf individuelle oder situative Besonderheiten Rücksicht zu nehmen.

Um die Abhängigkeit des Pflegekunden von der gebrauchten Pflege- bzw. Unterstützungstätigkeit zu mildern, ist es hilfreich, mit dem »Kunden« zu verhandeln. Da Pflege immer Beziehungspflege ist, bedeutet dies, dass die Pflegepersonen mit »Leib und Seele«, einem auf Hilfe angewiesenem »ganzen Menschen« gegenüber treten. Das bedeutet aber auch, dass der Kunde nicht immer Recht hat. Wenn es sich auch nicht lohnt, mit einem »Kunden« zu streiten, so gilt doch, mit ihm in Bedürfnisverhandlungen zu treten. Servicebewusstsein in der Pflege bedeutet, sich zuständig fühlen für die Ermittlung und Verhandlung des Bedürfnisse nach Hilfe bzw. Begleitung. »So viel Hilfe wie nötig und so wenig Hilfe wie möglich«. Das erhält die Identität des Hilfe suchenden Menschen, weil er die noch vorhandenen Fähigkeiten und Ressourcen mit einbringen kann.

»Der Kunde hat immer Recht«-Standpunkt einiger Führungskräfte gegenüber ihren Mitarbeitern fordert die Unterwerfung unter die Kundenwünsche. Dies wird abgeleitet aus dem Verständnis, dass der »Kunde König ist« ist. Zumindest offiziell leben wir heute in einer Demokratie, wo gleichberechtigt verhandelt werden muss, was der eine braucht und der andere anbieten kann. Pflegefachpersonen müssen lernen, den geäußerten Bedürfnissen die entsprechenden Kosten gegenüberzustellen, um in Verhandlungen eintreten zu können. Pflege ist nicht mehr eine ehrenamtliche Tätigkeit von Gemeindeschwestern bzw. Nonnen, sondern eine bezahlte Dienstleistung, die viel Herzenswärme erfordert.

Literatur
Fuchs, J. (1999). Fit für den Kunden: LEAN-Management statt LEAN-Management. In: Papmehl & Sievers (Hrsg) (1999). Wissen im Wandel. Verlag Ueberreuter, Wien

Schmidbauer, W. (1992). Helfen als Beruf. Die Ware Nächstenliebe. Rowohlt Verlag, Reinbek bei Hamburg

Staminski, W. (1998). Mythos Kundenorientierung. Was Kunden wirklich wollen. Campus Verlag, Frankfurt/Main

Kunde oder Interessenpartner in stationären Pflegeeinrichtungen

Herbert Müller

Der Begriff »Kunde« (s. o.) führt bei Mitarbeitern in Pflegeeinrichtungen gelegentlich immer noch zu Irritationen. Alternativ für den Begriff »Kunde« kann auch der Begriff »Interessenpartner« gewählt werden. Nicht nur der Gesetzgeber fordert Kundenorientierung von den Einrichtungen. Für Dienstleistungsunternehmen wie die Altenhilfe sollte die Erfüllung dieser Forderung eine Selbstverständlichkeit sein. Es stellt sich die Frage, wer ist/sind überhaupt unsere Kunden oder Interessenpartner und was erwarten diese von der Einrichtung?

Kunden/Interessenpartner der Einrichtungen

1. Bewohner erwarten u. a. eine individuelle Betreuung und Pflege auf dem anerkannten Stand der pflegerischen Erkenntnisse, ein angemessenes Preis-/Leistungsverhältnis, weitgehende Selbstständigkeit und -bestimmung, Kontinuität und Zuverlässigkeit bei der Leistungserbringung in allen Dienstleistungsbereichen, ausgewogene und schmackhafte Speisen und ein hohes Maß an Wohnqualität
2. Angehörige und Betreuer erwarten u. a. eine zuverlässige Versorgung der hilfebedürftigen Angehörigen, Information und Beratung, ein angemessenes Preis-/Leistungsverhältnis und kompetente Ansprechpartner in der Einrichtung
3. Mitarbeiter erwarten u. a. klare Regelungen für die Übernahme von Aufgaben, Kompetenzregelungen und das Übertragen von Verantwortung, angemessene Rahmenbedingungen (Ausstattung, Dienst- und Einsatzplanung usw.), Wertschätzung (Bezahlung, Lob, Beteiligung etc.), Entwicklungs- und Fördermöglichkeiten, Transparenz, ständige Verbesserung der Organisation und Arbeitsabläufe.
4. Pflegekassen, Kostenträger und die Heimaufsicht erwarten u. a. die Einhaltung des Versorgungsvertrages und der zugesagten Leistungen (Leistungsbeschreibungen), einen Leistungs- und Qualitätsnachweis und viel und gute Leistung zu niedrigem Preis (Wirtschaftlichkeit), die Einhaltung der gesetzlichen Bestimmungen und qualifizierte Mitarbeiterinnen, Pflegedienstleitungen und Heimleitungen.
5. Die »Öffentlichkeit« schlechthin, die Bürger, das Gemeinwesen erwarten u. a. Zielgruppen orientierte, erreichbare Angebote zu einem akzeptablen Preis mit einem entsprechenden Qualitätsniveau.

So wird deutlich, wie anspruchsvoll und vielschichtig sich die Arbeit in den Einrichtungen gestaltet. Einen dieser Kunden-/Interessenpartner mit seinen Erwartungen nicht ernst zu nehmen, kann sich negativ auf den Erfolg der Arbeit in den Einrichtungen auswirken. Das bedeutet: Die Interessen, Erwartungen und Wünsche der Kunden/Interessenpartner müssen sich in unseren Zielen widerspiegeln!

Literatur
Garms-Homolova, V.; von Kardorff, E.; Theiss, K.; Meschnig, A. (2008). Teilhabe und Selbstbestimmung von Menschen mit Pflegebedarf. Mabuse Verlag, Frankfurt
Quernheim, G. (2010). Arbeitgeber Patient – Kundenorientierung in Gesundheitsberufen. Springer Verlag, Berlin

Kunden-Lieferanten-Verhältnis, internes
Herbert Müller

Die einzelnen Arbeitsbereiche erbringen ihre Leistungen im Rahmen einer internen Kunden-Lieferanten-Beziehung und nehmen je nach Situation die Rolle des Kunden oder des Lieferanten ein. So können Reibungsverluste vermieden und die Qualität verbessert werden (s. Abb. 28).

Literatur
Müller, H. (2006). 100 Fehler bei der Arbeitsorganisation und was Sie dagegen tun können. Brigitte Kunz Verlag, Hannover

Kündigung
Sabine Sappke-Heuser

Die Kündigung ist die einseitige empfangsbedürftige Erklärung des Arbeitgebers oder -nehmerss, dass das dem Arbeitsvertrag zugrunde liegende Arbeitsverhältnis beendet werden soll. Voraussetzung hierfür ist eine wirksame Kündigungserklärung. Gemäß § 623 BGB muss diese schriftlich erfolgen und unterzeichnet sein.

Erforderlich für eine wirksame Kündigung ist außerdem, dass die Kündigungserklärung der anderen Partei auch zugeht. Das ist erst dann anzunehmen, wenn die Kündigung so in den Herrschaftsbereich des Empfängers gelangt, dass er unter normalen Verhältnissen die Möglichkeit der Kenntnisnahme hat (wann er tatsächlich von der Kündigung Kenntnis nimmt ist unerheblich). Der Zugang der Kündigung ist vor allem für den Beginn der Kündigungsfristen von Bedeutung und der Zugang muss vom Kündigenden bewiesen werden.

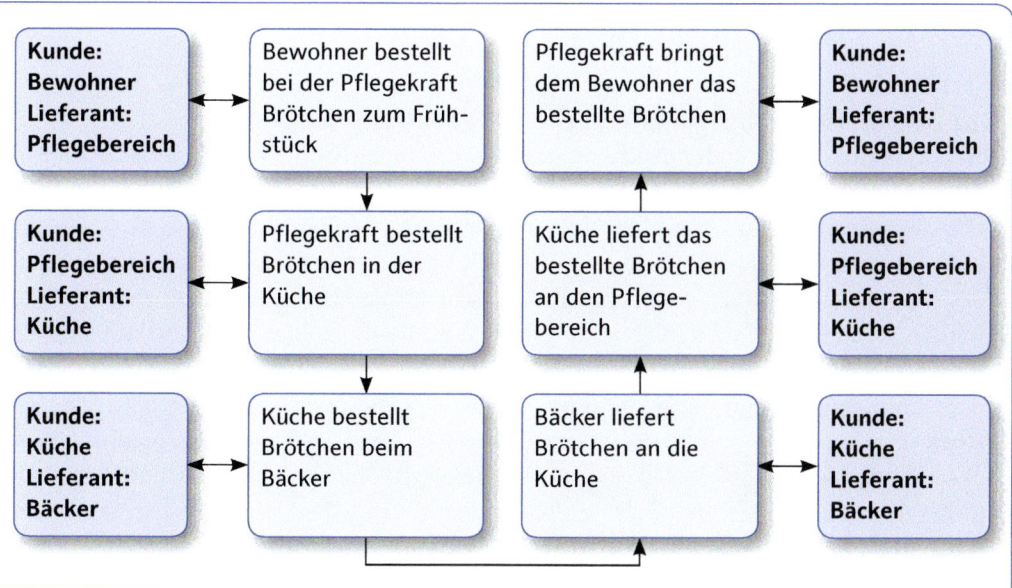

Abb. 28: Internes Kunden-Lieferanten-Verhältnis.

Inhaltlich muss die Kündigung hinreichend bestimmt sein. Das Wort Kündigung muss nicht zwingend genannt werden, aber die Erklärung muss eindeutig auf die Beendigung des Arbeitsverhältnisses gerichtet sein. Der Vertrag kann grundsätzlich nur insgesamt gekündigt werden, Teilkündigungen sind nicht zulässig. Sollen nur einzelne Teile des Vertrages geändert werden, so bedarf es einer sog. Änderungskündigung (s. u.). Es wird zwischen der **außerordentlichen** und der **ordentlichen** Kündigung unterschieden.

Außerordentliche Kündigung

Die außerordentliche Kündigung ist die einseitige Beendigung des Arbeitsverhältnisses für die Zukunft ohne Einhaltung der gesetzlichen Kündigungsfrist. Die außerordentliche Kündigung ist sowohl bei befristeten als auch bei unbefristeten Arbeitsverträgen möglich.

Voraussetzungen für die Wirksamkeit der außerordentlichen Kündigung eines Arbeitsvertrages sind:
- Es muss ein wichtiger Grund vorliegen.
- Es muss dem Kündigenden unzumutbar sein, das Arbeitsverhältnis bis zum Ende der gesetzlichen Kündigungsfrist oder zum vereinbarten Beendigungszeitpunkt fortzuführen, § 626 Abs. 1 BGB.
- Die Kündigung muss innerhalb einer Zwei-Wochen-Frist (nach Bekanntwerden des wichtigen Grundes) ausgesprochen werden, § 626 Abs. 2 Satz 1 BGB.
- Besteht ein Betriebsrat, so ist dieser vor der Kündigung zu hören, § 102 Abs. 1 BetrVG.

Ein wichtiger Grund liegt z. B. vor: bei schwerer Beleidigung, unbegründeter Arbeitsverweigerung, Diebstahl, sexueller Belästigung, Gewalt gegen Bewohner/Patienten.

Unzumutbar ist die Fortsetzung des Arbeitsverhältnisses im Einzelfall nur, wenn ein Erfolg versprechendes milderes Mittel (s. Abmahnung) nicht in Betracht kommt. Außerdem muss die Kündigung verhältnismäßig sein. Bei der Frage der Verhältnismäßigkeit der Kündigung sind die bisherige Dauer des Arbeitsverhältnisses, die Schwere des Verschuldens und die Folgen des Verhaltens des Arbeitnehmer zu berücksichtigen und ob eine Zusammenarbeit in der Zukunft unzumutbar wäre.

Die zweiwöchige Frist für die Kündigungserklärung beginnt mit dem Zeitpunkt, in dem der Kündigende von den zur Kündigung berechtigenden Tatsachen Kenntnis erhält. Mit Ablauf dieser Frist verfällt das Recht zur außerordentlichen Kündigung, danach kann jedoch noch eine ordentliche Kündigung ausgesprochen werden.

Der Gekündigte kann verlangen, dass ihm die Kündigungsgründe unverzüglich schriftlich mitgeteilt werden, § 626 Absatz 2 Satz 3 BGB. Der Arbeitnehmer kann gegen die außerordentliche Kündigung eine Kündigungsschutzklage vor dem Arbeitsgericht erheben.

Ordentliche Kündigung

Eine ordentliche Kündigung ist eine Kündigung, die das Arbeitsverhältnis unter Beachtung einer Kündigungsfrist beendet. Bei befristeten Arbeitsverhältnissen ist eine ordentliche Kündigung nicht möglich, § 620 Abs. 2 BGB, sondern nur eine außerordentliche Kündigung, § 626 BGB. Eine ordentliche Kündigung kann aus betriebs-, personen- und verhaltensbedingtem Grunde erfolgen. Die ordentliche Kündigung durch den Arbeitgeber bedarf keines sachlichen Grundes, wenn das Arbeitsverhältnis nicht dem Kündigungsschutz unterliegt (§§ 1, 23 KSchG findet Anwendung nach sechsmonatige Zugehörigkeit und zehn oder weniger Arbeitnehmer in dem Betrieb).

Die ordentliche Kündigung ist an die Einhaltung bestimmter Fristen gebunden, § 622 BGB (mindestens vier Wochen zum Fünfzehnten oder zum Ende eines Kalendermonats). Wird eine ordentliche Kündigung mit einer kürzeren als der vorgesehenen Frist ausgesprochen, so gilt sie als Kündigung zum nächst zulässigen Zeitpunkt. In vielen Tarifverträgen wird die ordentliche Kündigung ausgeschlossen, das Recht zur außerordentlichen Kündigung bleibt aber bestehen.

Für gewisse Personengruppen ist per Gesetz die ordentliche Kündigung ausgeschlossen:
- Betriebsratsmitglieder (§ 15 KschG)
- Wahlvorstände und Wahlbewerber bei Betriebsratswahlen (§ 15 KschG)
- Personalratsmitglieder, Wahlvorstände, Wahlbewerber (§ 47 BPersVG)
- Jugend- und Auszubildendenvertreter (nach Betriebsverfassungs- bzw. Personalvertretungsrecht)
- Vertreter der Schwerbehinderten (§ 96 SGB IX)
- Schwerbehinderte nur mit Zustimmung des Integrationsamtes (§ 85 SGB IX)
- Betrieblicher Datenschutzbeauftragte (§ 4 f Abs.3 S. 4 BDSG)
- Immissionsschutzbeauftragter (§ 58 Abs.2 BImSchG)
- Schwangere und Mütter bis vier Monate nach der Entbindung (§ 9 MuSchG)
- Personen in Elternzeit (§ 18 BEEG)
- Personen in Pflegezeit (§ 5 Pflegezeitgesetz)
- Auszubildende nach der Probezeit (§ 22 BBiG)
- Inhaber politischer Wahlämter, z. B. Art. 48 Abs. 2 S. 2 GG für Bundestagsabgeordnete

Kündigungsschutzgesetz
Sabine Sappke-Heuser

Gegen eine Kündigung kann der Arbeitnehmer eine Kündigungsschutzklage einreichen. Damit das Kündigungsschutzgesetz Anwendung findet, muss der Arbeitnehmer bei Zugang der Kündigungserklärung mindestens sechs Monate bei dem Arbeitgeber beschäftigt sein, (§ 1 Abs. 1 KSchG) und in dem Betrieb müssen mindestens zehn Arbeitnehmer beschäftigt werden (§ 23 KSchG). Das Arbeitsgericht überprüft, ob die Kündigung sozial gerechtfertigt ist. Sozial ungerechtfertigt ist die Kündigung, wenn sie nicht durch Gründe, die in der Person oder in dem Verhalten des Arbeitnehmers liegen, oder durch dringende betriebliche Erfordernisse, die einer Weiterbeschäftigung des Arbeitnehmers in diesem Bereich entgegenstehen, bedingt ist (§ 1 Abs. 2 KSchG). Das Kündigungsschutzgesetz gibt also drei Gruppen von Gründen vor, die eine Kündigung sozial rechtfertigen können: betriebsbedingte, verhaltensbedingte und personenbedingte Gründe.

Der Arbeitgeber kann betriebsbedingt kündigen, wenn er aufgrund dringender betrieblicher Erfordernisse beschlossen hat, Arbeitsplätze abzubauen oder seinen Betrieb ganz oder teilweise stillzulegen. Betriebsbedingt gerechtfertigt sein kann eine Kündigung auch, wenn sich die Arbeitsmenge reduziert hat, dadurch ein Arbeitsplatz wegfällt und der Arbeitnehmer auf keinem anderen Arbeitsplatz eingesetzt werden kann. Eine wirksame betriebsbedingte Kündigung setzt neben diesen Erfordernissen zusätzlich eine vorherige sorgfältige Sozialauswahl voraus (Kriterien: Lebensalter, Dauer der Betriebszugehörigkeit, unterhaltsberechtigte Kinder).

Gerechtfertigt ist eine verhaltensbedingte Kündigung, wenn sich der Arbeitnehmer – trotz Erhalts einschlägiger Abmahnungen – weiterhin schuldhaft vertragswidrig verhält (Handgreiflichkeiten, Brutalität, dauernde Unpünktlichkeit, Annahme von Schmiergeldern, Beleidigung des Arbeitgeber).

Personenbedingte Gründe liegen in der Person des Arbeitnehmers, sie sind von ihm nicht steuerbar, im Gegensatz zur verhaltensbedingten Kündigung. Deshalb ist eine vorherige Abmahnung nicht erforderlich (langandauernde Krankheit, häufige Kurzerkrankungen, Entzug des Führerscheins im ambulanten Pflegedienst, fehlende Eignung, Nichtbestehen einer notwendigen Prüfung, Trink- und Drogensucht).

Die Kündigung ist dann sozial ungerechtfertigt, wenn sie gegen die Richtlinie des § 95 BetrVG verstößt und/oder der Arbeitnehmer an einem anderen Arbeitsplatz im selben Betrieb oder in einem anderen Betrieb des Unternehmens weiterbeschäftigt werden kann und der Betriebsrat aus einem dieser Gründe der Kündigung innerhalb der Frist des § 102 Abs. 2 S. 1 BetrVG (eine Woche) schriftlich widersprochen hat.

Literatur
Bundesministerium für Arbeit und Soziales (2012). Übersicht über das Arbeitsrecht 2012/2013. Bw Verlag Nürnberg

L

Lean Management
Herbert Müller

»Lean« (also: schlank) bedeutet Steigerung von Effizienz, um den Kunden Leistungen zu bieten, die er wirklich will, was zur richtigen Qualität und zu einem möglichst niedrigen Preis führt. Erreicht werden soll das durch eine schlanke Unternehmensführung und flache Hierarchien, durch eine intelligente Organisation, innovative Veränderungen der unternehmensinternen und -externen Organisation und ein neues Selbstverständnis von führenden und ausführenden Akteuren.

Im Prinzip geht es darum, mit einem minimalen Einsatz von Personal, Zeit und Investitionen ein vorgegebenes Ergebnis (Kundenerwartung) bzw. bei gegebenem Einsatz ein maximales Ergebnis (eine optimale Dienstleistung für den Kunden) zu erzielen.

Die Strategie besteht nicht in einer besonderen Maßnahme, sondern in einem komplexen Ansatz, der u. a. aus folgenden zentralen Elementen besteht:

- **Kundenorientierung.** Der Kunde wird als gleichberechtigter Partner gesehen. Die Leistungen und alle Tätigkeiten orientieren sich an der Frage: »Welche Lösung/Leistung braucht gerade dieser Bewohner/Kunde für seine Probleme?« Das führt zur Individualisierung des Leistungsangebots und die Arbeitsabläufe werden flexibel an die jeweilige Situation angepasst. Konkret kann das bedeuten: Der Kunde bestimmt u. a. die Dienst-/ Personaleinsatzplanung indirekt mit
- **Profilierung.** Die Einrichtungen müssen sich von der Konkurrenz durch die Besonderheit und Unverwechselbarkeit ihres Leistungsangebots unterscheiden, wollen sie erfolgreich sein. Stellen Sie sich z. B. folgende Fragen: Warum ist Ihre Einrichtung für den Kunden interessant? Warum sollte er ausgerechnet bei Ihnen einziehen oder ihren Pflegedienst beauftragen? Was ist das Unverwechselbare, was können sie besonders gut? Überlegen sie, ob sie in ihrer Einrichtung (zumindest in einem Teilbereich) einen Schwerpunkt anbieten können.
- **Konzentration auf das Wesentliche.** Konzentrieren sie sich bei der Leistungserbringung auf die primären Leistungsprozesse, also auf das Wesentliche. Mit welchen Leistungen werden die wesentlichen Ziele erreicht? Optimieren sie die Leistungsprozesse ständig und hinterfragen sie immer wieder die Wertschöpfung, z. B.: Welchen Nutzen und Mehrwert bringt dieser Leistungsprozess bzw. diese Tätigkeit für den Kunden und/oder die Einrichtung?
- **Qualitätsmanagement.** Die Qualität aller Abläufe rückt in den Mittelpunkt des innerbetrieblichen Geschehens. Qualitätsentwicklung und -verbesserung, Qualitätskontrolle und -sicherung brauchen verlässliche interne Strukturen und sind Aufgaben aller Mitarbeiter. Qualitätsmerkmal ist der kontinuierliche Verbesserungsprozess (KVP).
- **Interne Kundenorientierung als Leitprinzip.** Das Element der Kundenorientierung wird auch auf die unternehmensinternen Kooperationszusammenhänge übertragen. Zwischen den einzelnen Arbeitsbereichen der Einrichtung besteht ein »Kunden-Lieferanten-Verhältnis«, die je nach Situation die Rolle des Kunden oder des Lieferanten einnehmen.

- **Flache Hierarchien.** Weniger Hierarchie führt zu kürzeren Dienstwegen und direkteren Kontakten zwischen Vorgesetzten und Mitarbeitern. Diese kurzen Wege können dafür genutzt werden, Schwierigkeiten vor Ort direkt und unbürokratisch anzugehen.
- **Neues Führungskonzept.** Vorgesetzte sind Dienstleister und Coach ihrer Mitarbeiter und müssen durch entsprechende Rahmenbedingungen dafür sorgen, dass die Mitarbeiter ihre Arbeit so gut und effizient wie möglich tun können. Führen wird als Serviceleistung am und für die Mitarbeiter verstanden. Teamarbeit und Empowerment (Beteiligungsmanagement) sind Bestandteile des neuen Führungskonzepts.
- **Teilautonome Teams.** Teams sind die Basis des Lean Management. Zu den Kernaufgaben der Teams gehört, neben der Erfüllung der Kundenbedürfnisse und der zugesagten Leistungen, die Sicherung der Qualität und der Wirtschaftlichkeit. Sie sind selbst verantwortlich für die Planung und Festlegung, Durchführung und Kontrolle ihrer Arbeitsaufgaben
- **Offene Kommunikation und Feedback-Prozesse.** Wirksame Kommunikationsstrukturen sind wichtig und Informationen müssen jederzeit zur Erfüllung der Aufgaben zu Verfügung stehen. Feedback-Prozesse sind eine konstruktive Möglichkeit, sich weiter zu entwickeln und die Leistung permanent zu verbessern.
- **Permanente Qualifizierung.** Eine wesentliche Anforderung ist die Bereitschaft zu kontinuierlichem und berufsbegleitendem Lernen. Insbesondere müssen die Fähigkeiten zur Selbstorganisation, Kooperations-, Kommunikations-, Konsens-, Konflikt- und Entscheidungsfähigkeit weiter entwickelt werden. Ein wesentlicher Lernort ist der Arbeitsplatz bzw. die Arbeitssituation selbst.

Lean Management bietet die Chance, Wirtschaftlichkeit und Pflegequalität mit der Motivation und der Zufriedenheit der Mitarbeiter zu verbinden und einen Beitrag zur Mitarbeiter- und Leitungskräfteentwicklung, Stärkung der Mitverantwortung des Einzelnen, Verbesserung des Betriebsklimas, Überprüfung und Festlegung von Leistungsbeschreibungen, Weiterentwicklung des gesamten Unternehmens usw. zu leisten.

Literatur
Dahm, M. & Haindl, C. (2011). Lean Management und Six Sigma – Qualität und Wirtschaftlichkeit in der Wettbewerbsstrategie. Erich Schmidt Verlag, Berlin

Müller, H. (2011). Arbeitsorganisation in der Altenpflege. Schlütersche Verlagsgesellschaft, Hannover

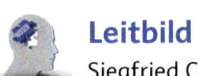

Leitbild
Siegfried Charlier

Im Rahmen des Qualitätsmanagements wird in den Qualitätshandbüchern auch ein Leitbild des Unternehmens gefordert. Das Leitbild soll nach innen und außen, gegenüber den Abnehmern, aber auch Lieferanten, wie gegenüber den Mitarbeitern gelten. Es beschreibt die leitenden Werte für das alltägliche Handeln und gilt auf allen Hierarchie-Ebenen.

Dabei muss das Leitbild auf der SOLL-Ebene Ziele/Visionen beschreiben, die noch nicht verwirklicht sind, wobei die Kluft zur IST-Ebene nicht zu groß sein darf, weil sonst jede Glaubwürdigkeit verloren geht.

Bei der Entwicklung eines Leitbildes werden meist zwei Strategien unterschieden: »Top-down« kontra »Bottom-up«. Einige

Führungskräfte kaufen ein Leitbild ein und verordnen es ihren Mitarbeitern. Die Nachhaltigkeit einer solchen Implementierung ist allerdings sehr gering. Da das Leitbild »gelebte Kultur« abbilden soll, müssen die Mitarbeiter dahinter stehen. Damit dies möglich wird, muss der langwierigere und auch teurere Weg des »Bottom-up«, beschritten werden.

Als Kompromiss zwischen diesen beiden Strategien gibt es noch den Weg, das Leitbild im Qualitätszirkel als Projekt zu erarbeiten. Dann können Vertreter aus allen Abteilungen bzw. Fachdisziplinen mit vertretbarem Personal- und Zeitaufwand eine solche Vision erarbeiten.

Literatur
Olins, W. (1990). Corporate Identity. Strategie und Gestaltung. Campus Verlag, Frankfurt/Main

M

Macht
Siegfried Charlier

Macht ist soziologisch definiert als »das Vermögen, sich auf Kosten anderer durchzusetzen«. Es handelt sich um etwas Ähnliches wie beim psychologischen Begriff der Gewalt. Das »Vermögen« ist zum einen wörtlich gemeint, also Geld, Eröffnung von Karrieremöglichkeiten etc. und zum anderen rhetorisch. Bei Macht geht es immer um Gewinner/Verlierer-Spiele (s. Konfliktstrategien).

Die Position des Vorgesetzten gibt Macht in unterschiedlichen Facetten. Harder & Ammermann unterscheiden:

1. Sanktions-Macht: Die Macht, auf Regelverstöße mit Abmahnungen, Verweisen bis hin zur Kündigung zu reagieren
2. Beziehungs-Macht: meint hier die leichteren, weil direkteren Beziehungen des Vorgesetzten zur nächst höheren Führungsebene
3. Fach-Macht: beruht auf Fachkenntnissen und Knowhow (s. Autorität)
4. Informations-Macht: Wissen ist Macht, weil dadurch ein Informationsvorsprung gesichert wird. In der Praxis der Organisationen sind hier die sog. »informellen Beziehungen« des Informationsaustauschs wichtig;
5. Positions-Macht: ergibt sich aus der Stellenbeschreibung im Organigramm. Die Positions-Macht ist umso größer, je mehr Mitarbeitern unterstellt sind
6. Persönlichkeits-Macht: meint die Ausstrahlung, das Charisma des Vorgesetzten
7. Belohnungs-Macht: hängt von der Möglichkeit zu befördern, Gratifikationen zuzuteilen etc. ab

Die Nutzung dieser unterschiedlichen Instrumente macht den Unterschied des Modells »Vorgesetzter« oder des Modells »Führungskraft«. Nach Herzberg macht es einen großen Unterschied, ob mehr auf die klassische, äußere Motivation gesetzt wird oder auf die innere Motivation.

Literatur
Harder, J. & Ammermann, L. (2005). Die Praxis der Mitarbeiterführung. Situationsgerechtes Führen. Vincentz network, Hannover
Greene, R. (2001). Power. Die 48 Gesetze der Macht. Dtv Verlag, München
Thich Nhat Hanh (2007). Die Kunst mit Macht richtig umzugehen. Verlag Herder Spektrum, Freiburg

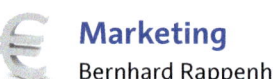

Marketing
Bernhard Rappenhöner

Nehmen wir für die Betrachtung des Marketing die Definition von Bidlingmaier, da sie in besonderer Weise den handlungsweisenden Charakter des Marketings herausstellt: »Marketing ist eine Konzeption der Unternehmensführung, bei der im Interesse der Erreichung der Unternehmensziele alle betrieblichen Aktivitäten konsequent auf die Erfordernisse der gegenwärtigen und zukünftigen Märkte ausgerichtet werden« (Bidlingmaier 1973, S. 15)

Betrachten wir die wesentlichen Inhalte dieser Definition und ihre Inhalte

- **Konzeption der Unternehmensführung:** Marketing ist ein geistiger Entwurf zur Führung des Unternehmens

- **Unternehmens- und Marketingziele:** Marketing betrachtet alle Unternehmensziele wie Gewinn, Umsatz, Marktanteil, Image, Kostensenkung usw.
- **Alle betrieblichen Aktivitäten:** Alle Ebenen des Unternehmens wie Beschaffung, Produktion, Absatz, Finanzierung, Investition und auch die Personalwirtschaft werden vom Marketing betrachtet
- **Gegenwärtige und zukünftige Erfordernisse:** Marketing betrachtet nicht nur die derzeitige Situation, sondern bezieht sich durch Projektion und Prognose auch auf die Zukunft
- **Märkte:** Marketing hat alle Marktteilnehmer wie Konsumenten (Nachfrager), Absatzmittler und auch Wettbewerber zum Gegenstand

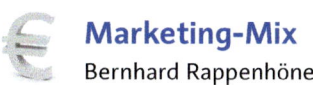

Marketing-Mix
Bernhard Rappenhöner

Unter Marketing-Mix versteht man die wirksame Mischung der einzelnen absatzpolitischen Instrumente (s. Abb. 29).

Literatur
Bidlingmaier, J. (1973). Betriebswirtschaftslehre – Marketing 1 +2. Rowohlt Verlag, Reinbek

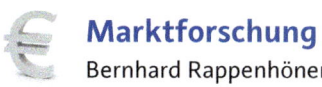

Marktforschung
Bernhard Rappenhöner

Als Marktforschung bezeichnet man die systematische Erfassung aller am Markt wirksamen Faktoren, die für die betrieblichen Entscheidungen relevant sind, um die betrieblichen Beziehungen zum Markt regeln und letztlich zu beeinflussen.

Dabei bedient sich die Marktforschung wissenschaftlicher Erhebungsmethoden. Da Unternehmen sowohl über den Beschaffungsmarkt als auch über den Absatzmarkt mit den jeweiligen Märkten verbunden ist, erstreckt sich die Marktforschung einerseits auf die Erforschung der Beschaffungsmärkte und andererseits auf die Erforschung der Absatzmärkte.

Voraussetzung für das Treffen absatzpolitischer Entscheidungen sind Informationen über absatzbeeinflussende Marktdaten. Das Ziel der Marktforschung ist einerseits die Feststellung bestimmter am Markt gegebener Tatsachen, die in der Regel mit statistischen Verfahren ermittelt werden können. Zum anderen will die Marktforschung auch die verschiedenen Meinungen der potenziellen Nachfrager in Erfahrung bringen. Diese Meinungen können sich auf die vom

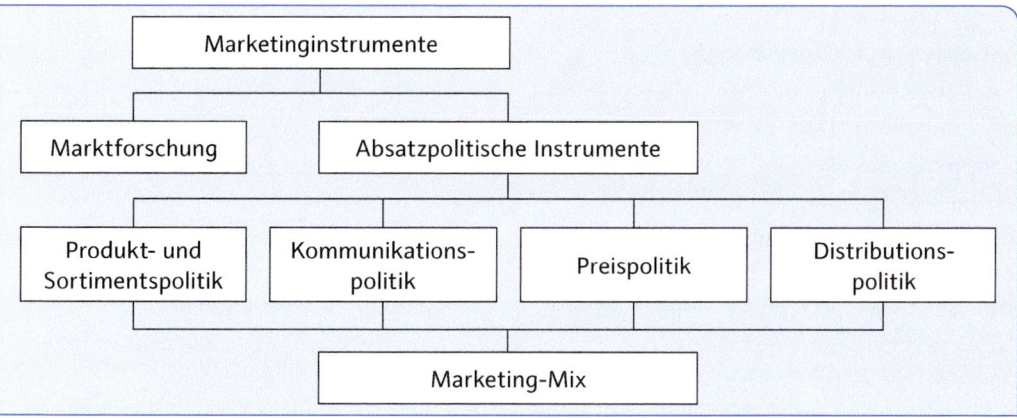

Abb. 29: Darstellung des Marketing-Mix.

Unternehmen angebotenen Güter- und Leistungen sowie die Motive, die zum Kauf oder zur Ablehnung oder zur Bevorzugung von Konkurrenzprodukten Veranlassung geben, erstrecken. Zur Beschaffung und Verarbeitung der benötigten Informationen werden insbesondere Methoden der empirischen Sozialforschung, der Psychologie und der Mathematik und Statistik eingesetzt.

Primäre Marktforschung
Sind die Daten der sekundären Marktforschung für die eigenen Zwecke qualitativ oder quantitativ nicht ausreichend, muss das Unternehmen die erforderlichen Daten für die Marktforschung erheben oder erheben lassen (Primär- oder Feldforschung). Die Primärforschung setzt dort ein, wo die Sekundärforschung nicht mehr weiterkommt. Dabei richtet sich die primäre Marktforschung nicht nur auf die Datenerhebung absatzwirtschaftlicher Tatsachen, sondern insbesondere auch auf die Feststellung des Verhaltens, der Meinungen, der Absichten und der Motive der potenziellen Nachfrager. Als Methoden der Informationsgewinnung dienen erstens die Befragung von Konsumenten, Wiederverkäufern und Weiterverarbeitern und zweitens die Beobachtung.

Sekundäre Marktforschung
Bei der sekundären Marktforschung wird für die beschriebene Zielsetzung der Marktforschung auf bereits vorhandene Daten zurückgegriffen. Es handelt sich also um die Auswertung von Daten, die für einen anderen Zweck erstellt wurden und nun für die Zwecke der Marktforschung verwendet werden (Sekundärforschung).

Außerdem wird zwischen der Herkunft der Daten nach innerbetrieblicher und außerbetrieblicher Marktforschung unterschieden. Beispiele für innerbetriebliche Datenquellen sind Auswertung von Buchhaltung, Kostenrechnung, Absatzstatistik, Werbestatistik sowie Erfahrungsberichte des Außendienstes. Beispiele außerbetriebliche Datenquellen sind amtliches statistisches Material, wie die Veröffentlichung des Statistischen Bundesamtes und der Statistischen Landesämter, oder Veröffentlichungen in Tages- und Wirtschaftszeitungen, Veröffentlichungen der von Verbänden, der Marktforschungs- und Konjunkturforschungsinstituten, Branchenadressbücher oder Preislisten und Kataloge der der Wettbewerber.

Die Vorteile der sekundären Marktforschung liegen darin, dass die verwendeten Daten bereits vorliegen und man sie in der Regel kostenfrei oder zumindest kostengünstig erhalten kann. Nachteilig ist zu bewerten, dass die Motive und die Methoden der Erhebung des sekundären Datenmaterial wurde unbekannt sind und möglicherweise die Daten, die benötigt werden nicht vorhanden sind oder nicht beschafft werden können (s. Kosten- und Leistungsrechnung des Wettbewerbers).

Literatur
Bidlingmaier, J. (1973). Betriebswirtschaftslehre – Marketing 1 +2. Rowohlt Verlag, Reinbek
Nolden, R.; Körner, P. & Bizer, E. (2012). Industriebetriebslehre. Bildungsverlag Eins, Troisdorf
Bruhn, M. (2010). Kommunikationspolitik: Systematischer Einsatz der Kommunikation für Unternehmen. Vahlen Verlag, München
Hesse, J.; Neu, M. & Theuner, G. (2007). Marketing: Grundlagen. Berliner Wissenschafts-Verlag, Berlin

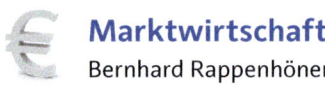

Marktwirtschaft
Bernhard Rappenhöner

Der Begriff »Marktwirtschaft« bezeichnet eine Wirtschaftsordnung, bei der die Koor-

dination der individuellen Wirtschaftspläne der einzelnen Individuen auf dem Markt durch die freie Preisbildung erfolgt. Auf den Märkten herrscht also Wettbewerb, weshalb diese Wirtschaftsordnung auch Wettbewerbswirtschaft genannt wird. Weitere Merkmale der Marktwirtschaft sind dabei:
- Privates Eigentum ist möglich
- Es besteht freie Konsum- und Arbeitsplatzwahl
- Der Staat ist lediglich Anbieter von kollektiven Gütern

Soziale Marktwirtschaft

Die soziale Marktwirtschaft ist eine Abwandlung der klassischen Marktwirtschaft. Die Theorie der klassischen Marktwirtschaft wurde durch einige Korrekturen und Ergänzungen abgewandelt. Zur Sicherstellung des Wettbewerbs wurden Instrumente der Rechtsordnung eingeführt. Es erfolgte eine Korrektur von sozial unerwünschten marktwirtschaftlichen Ergebnissen durch die Verhinderung einer allzu ungleichmäßigen Verteilung von Einkommen und Vermögen mithilfe aktiver staatlicher Verteilungspolitik. Insbesondere der Einbau von sozialen Komponenten wie die gesetzlichen Sozialversicherungssysteme prägen die seit 1948 in der Bundesrepublik Deutschland eingeführte soziale Marktwirtschaft.

Unter den Prinzipien des Wirtschaftens sind die unterschiedlichen Handlungsstrategien zu verstehen, mit denen man das günstigste Verhältnis zwischen Mitteleinsatz und Ertrag erzielen kann. Hierbei werden drei unterschiedliche Handlungsstrategien unterschieden:
- Maximalprinzip
- Minimalprinzip
- Optimalprinzip
- **Maximalprinzip.** Das Maximalprinzip ist ein Prinzip des wirtschaftlichen Handelns. Die Handlungsstrategie des Maximalprinzips lautet: Erreiche ein maximales Ziel mit bestimmten Mitteleinsatz erreichen. Ein Beispiel für die Anwendung wäre mit dem Zeitaufwand von täglich acht Stunden Lernen die bestmögliche Schulnote zu erreichen.
- **Minimalprinzip.** Das Minimalprinzip ist ein Prinzip des wirtschaftlichen Handelns. Die Handlungsstrategie des Minimalprinzips lautet: Erreiche ein bestimmtes Ziel mit minimalen Mitteleinsatz. Ein Beispiel für die Anwendung wäre die Schulnote vier mit minimalem Zeitaufwand zu erreichen.
- **Optimalprinzip.** Das Optimalprinzip ist ein weiteres Prinzip des wirtschaftlichen Handelns. Hierbei erfolgt die Auswahl von Mitteleinsatz und Zielerreichung danach, dass das günstigste Verhältnis zwischen Mitteleinsatz und Zielerreichung erreicht wird. Prinzipien des Wirtschaftens

Literatur

Nolden, R.; Körner, P. & Bizer, E. (2012). Industriebetriebslehre. Bildungsverlag Eins, Troisdorf
Woll, A. (2008). Wirtschaftslexikon. Oldenbourg Wissenschaftsverlag, München
Wöhe, G. & Döring, U. (2008). Einführung in die Allgemeine Betriebswirtschaftslehre. Vahlen Verlag, München

Maßregeln der Besserung und Sicherung (§§ 61 ff. StGB)

Sabine Sappke-Heuser

Maßregeln dienen nicht wie Strafen dem Ausgleich begangenen Unrechts, sondern der Vorbeugung durch Besserung des Täters oder der Sicherung der Gemeinschaft. Die Maßregeln kommen daher auch gegen

Schuldunfähige in Betracht. Folgende Maßregeln sind zugelassen:
- Unterbringung in einem psychiatrischen Krankenhaus (§ 63 StGB)
- Unterbringung in einer Entziehungsanstalt (§ 64 StGB)
- Unterbringung in der Sicherungsverwahrung (§ 66 StGB)
- Führungsaufsicht (§ 68 StGB)
- Entziehung der Fahrerlaubnis (§ 69 StGB)
- Berufsverbot (§ 70 StGB)

MDK-Qualitätsprüfung

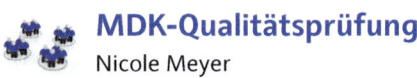

Nicole Meyer

Seit der Einführung der Pflegeversicherung (1995) hat sich die externe Qualitätssicherung durch den Medizinischen Dienst der Krankenversicherung (MDK) in den ambulanten und stationären Pflege- und Betreuungseinrichtungen als wichtige Kernaufgabe entwickelt. Innerhalb der Qualitätsprüfungen durch den MDK werden die erbrachten Leistungen und deren Qualität nach § 114 SGB XI überprüft.

Grundlage der Qualitätsprüfung sind zum einen die Qualitätsprüfungsrichtlinie (QPR) und zum anderen der zugehörige Erhebungsbogen zur Prüfung der Qualität nach den §§ 114ff SGB XI in der stationären und ambulanten Pflege. Zum Erhebungsbogen existiert jeweils eine entsprechende Anleitung, um eine einheitliche Prüfstruktur zu gewährleisten.

Die Themen der Qualität und deren Sicherung haben im SGB XI einen hohen Stellenwert. Die zugelassenen Pflegeeinrichtungen sind nach § 112 SGB XI verantwortlich für
- Qualität ihrer erbrachten Leistung
- Sicherung und Weiterentwicklung ihrer Qualität

Qualitätsprüfung in der stationären Pflege
Prüfungsbestandteile der Struktur- und Prozessqualität
- Angaben zur Einrichtung
- Allgemeine Angaben
- Aufbauorganisation Personal
- Ablauforganisation
- Konzeptionelle Grundlagen
- Qualitätsmanagement
- Pflegedokumentationssystem
- Hygiene
- Verpflegung
- Soziale Betreuung

Prüfinhalte der Prozess- und Ergebnisqualität
- Allgemeine Angaben
- Behandlungspflege
- Mobilität
- Ernährung und Flüssigkeitsversorgung
- Urininkontinenz
- Umgang mit Demenz
- Körperpflege
- Befragung der Bewohner

Qualitätsprüfung in der ambulanten Pflege
- Prüfungsbestandteile der Struktur- und Prozessqualität
- Angaben zum Pflegedienst
- Allgemeine Angaben
- Aufbauorganisation Personal
- Ablauforganisation
- Konzeptionelle Grundlagen
- Qualitätsmanagement
- Pflegedokumentationssystem
- Hygiene

Prüfinhalte der Prozess- und Ergebnisqualität
- Allgemeine Angaben
- Behandlungspflege
- Mobilität

- Ernährung und Flüssigkeitsversorgung
- Ausscheidung
- Umgang mit Demenz
- Körperpflege
- Zufriedenheit der Leistungsbezieher

Literatur
MDS/GKV-Spitzenverband (Hrsg.) (2009). Grundlagen der Qualitätsprüfungen in der stationären Pflege. Essen
MDS/GKV-Spitzenverband (Hrsg.) (2009): Grundlagen der Qualitätsprüfungen in der ambulanten Pflege. Essen
www.mds-ev.de

Mediation
Siegfried Charlier

Mediation ist ein Streitschlichtungsverfahren in Konfliktfällen (s. Eskalation von Konflikten). Es geht um einen fairen, am Ziel der Gleichheit der Konfliktparteien orientierten Interessenausgleich. Über eine »Win-Win-Strategie« (s. Konfliktstrategien) wird versucht, das weitere Zusammenleben von Konfliktparteien in sozialen Kontexten zu ermöglichen und zu gewährleisten.

Der Mediator muss neutral sein und von allen Konfliktparteien akzeptiert werden. Ziel der Mediation ist es, unterhalb der Gerichtsschwelle ein Verfahren der gütlichen Einigung durch Kompromisse zu finden. Der Mediator ist entweder ein Rechtsanwalt oder ein in diesem Verfahren ausgebildeter Berater.

In der Mediation wird am Ende der Schlichtung ein Vertrag aufgesetzt, in dem sich alle Parteien zur Einhaltung der jeweiligen Festlegungen des Interessenausgleichs verpflichten. Auf Gemeindeebene gibt es seit vielen Jahren das bewährte Verfahren mit Schiedsleuten, die von der Gemeinde öffentlich bestellt und gewählt sich um Nachbarschaftsstreitereien, wie »Maschendrahtzaun« etc. kümmern. In Institutionen sind hier die Ombuds-Stellen zu nennen.

Literatur
Friedman, G. (1996). Die Scheidungsmediation. Anleitungen zu einer fairen Trennung. Rowohlt Verlag, Reinbek bei Hamburg
Montada, L. & Kals, E. (2001). Mediation. Lehrbuch für Psychologen und Juristen. Beltz Verlag, Weinheim

Mensch
Siegfried Charlier

Der Mensch ist existenziell doppelt definiert:
a. der Mensch ist sterblich (im Gegensatz zu den unsterblichen Göttern)
b. der Mensch ist fehlerhaft, d.h. er ist »sündig« im Wortsinne des »getrenntseins« von dem (unfehlbaren) Gott.

In dem wir Menschen uns dem Mitmenschen in unserer Bedürftigkeit öffnen, zeigen wir uns auch in unserer Verletzlichkeit. Beziehungen beinhalten immer das Risiko der Verletzung und Kränkung, aber ohne Beziehung würde der Mensch vereinsamen und verelenden.

Als Mangelwesen, mit den Bedürfnissen als Antrieb, erlebt der Mensch die Welt als ungerecht, als nie rundum befriedigend. Nun sind die Ressourcen der Lebensbewältigung sowohl national als erst recht international im Sinne der »strukturellen Gewalt« (= soziale Ungerechtigkeit bei Galtung) extrem ungerecht, d.h. einseitig zu Gunsten der »Reichen« und zu Ungunsten der »Armen« verteilt. Wobei wir in Deutschland uns schon bei Geburt auf der »Sonnenseite des Lebens« wiederfinden.

Wir Menschen werden krank, weil wir leben und wir sterben, weil wir leben. Das

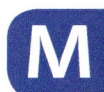

Leben ist durch ständigen Wandel und Veränderung gekennzeichnet. Alles im Leben ist vergänglich. Leben und Tod gehören zusammen oder um Goethe zu zitieren: das Leben ist das ständige »stirb und werde«, ein Kreislauf. Das Leben stellt uns die große Aufgabe, das »Loslassen« zu üben. Dabei geht es immer um unsere Identifizierungen mit der Form (und dem Körper) und dem Erkennen unserer formlosen Natur (Essenz des menschlichen Wesens als Teil eines größeren Ganzen).

Der Mensch muss im Wissen um seine Sterblichkeit dem Leben einen »Sinn« abringen. Dabei ist die »Sinnfrage« die Frage der zweiten Lebenshälfte. Während es in der ersten Lebenshälfte um die Expansion unserer Kräfte und die »Eroberung« der Welt geht, geht es in der zweiten Lebenshälfte um die Integration. In der sog. »Lebensbilanz« (nach Erikson) zieht der Mensch im Rückblick auf sein gelebtes Leben eine Bilanz: Was waren meine Ziele, was habe ich erreicht, kann ich damit zufrieden sein? Ist die Bilanz eher positiv, fällt es leichter, das Leben loszulassen und den Tod anzunehmen, als wenn wir über falsch gelebtes Leben am Ende verzweifelt sind und mit dem unaufhaltsamen Tod ringen. In der westlichen Welt geraten die Menschen dabei zunehmend in eine existenzielle Krise, wenn sie erst am Ende ihres Lebens merken, dass »das letzte Hemd keine Taschen« hat und unsere nur materielle Lebensorientierung des »Habens« sich als unsicherer und nicht tragfähiger Grund erweist. Wir brauchen dringend eine »spirituelle« Ergänzung unseres Lebens und des Lebenssinns. Hilfreich wäre hier ein neues »Grund-Vertrauen« in die Richtigkeit der Ordnung des kosmischen Geschehens.

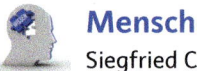

Menschenbild
Siegfried Charlier

Menschenbild und Gottesbild hängen untrennbar zusammen: erstens sind Gottesbilder immer von Menschen gemacht und zweitens ist der Mensch notwendigerweise umso kleiner, je größer der jeweilige Gott gedacht ist. Wenn Gott der allgewaltige Schöpfer des Universums ist, dann sind die Menschen logischerweise die »Erschöpften« im doppelten Sinne des Wortes. Gott als Subjekt und Mensch als Objekt. In diesem gegensätzlichen Verhältnis hat der Mensch nur eine sehr begrenzte Entwicklungschance. Daran entzündet sich die sog. antitheistische Religionskritik, die kritisiert, dass der so definierte Mensch von vornherein eine nur eingeschränkte Entwicklungschance hat.

In diesem Sinne ist das »negative Menschenbild« der westlichen Religionsgemeinschaften (Judentum, Christentum und Islam) die zwangsläufige, logische Folge des »positiven Gottesbildes« dieser Religionen. Im Einzelnen ist damit gemeint:
a. Der Mensch kann aus sich heraus das »Gute« nicht erkennen
b. Es muss ihm in Form von Geboten offenbart werden (durch Propheten)
c. Selbst wenn der Mensch versucht, moralisch »richtig« nach diesen Geboten zu leben, bleibt er doch sündig und fehlerhaft und ist am Ende immer auf die »Gnade Gottes« angewiesen.

Menschenbilder unterscheiden sich jenseits der religiösen, existenziellen Sicht aber auch noch in anderer Art und Weise. Hier geht es vor allem um den Gegensatz des naturwissenschaftlichen und geisteswissenschaftlichen Menschenbildes. Das naturwissenschaftliche Menschenbild geht in der Tradition von Descartes davon aus, dass der Mensch rational und kausal als Körper-Maschine zu erklären ist. Die stärkste dualistische Gegenkraft zu seinem Körper ist dabei seine Vernunft: ich frage, ich denke, ich zweifle, also bin ich (cogito ergo sum). Hier wird das Bewusstsein des Menschen der Moderne gegründet.

Die negativen bzw. positiven Menschenbilder bilden gewissermaßen die Basisbehauptung, aus der sich völlig gegensätzliche Behauptungen ableiten lassen im Sinne des Misstrauens bzw. Vertrauens zu den menschlichen Fähigkeiten und Möglichkeiten. Wenn ich mit Hobbes davon ausgehe, dass der »Mensch für den Mitmenschen der Wolf« ist, vor dem er sich schützen muss (negatives Menschenbild), dann bin ich viel mehr in Konkurrenz und skeptischer in Hinsicht auf mögliche Kooperation des Menschen mit dem Mitmenschen, als wenn ich mit Rousseau (von einem positiven Menschenbild ausgehend) auf den »allgemeinen Willen« (bzw. verallgemeinerungsfähigen Willen im Sinne der Demokratie) und seine Organisationsmöglichkeit setze.

Im geisteswissenschaftlichen Menschenbild geht es um die sog. Ganzheitlichkeit des Menschen, zusammengesetzt aus Körper, Fühlen und Denken. Dadurch wird der Mensch wesentlich komplexer gedacht als im Maschinenbild der Naturwissenschaft. Es geht um ein Gleichgewicht von Körper, Fühlen und Denken und letztendlich um eine Überwindung des Dualismus von Körper und Geist.

Literatur

Erikson, E. (2005). Kindheit und Gesellschaft. Verlag Klett-Cotta, Frankfurt/Main
Fetscher, I. (1975). Rousseaus politische Philosophie. Suhrkamp Verlag, Frankfurt/Main
Senghaas (Hrsg.) (1988). Kritische Friedensforschung. Suhrkamp Verlag, Frankfurt/Main
Jäger, W. (2011). West-östliche Weisheit. Kösel Verlag, Freiburg
Tönnies, F. (1971). Thomas Hobbes. Leben und Lehre. Stuttgart

Mindestlohn

Sabine Sappke-Heuser

Ein Mindestlohn ist ein Lohn, der dem Arbeitnehmer das Existenzminimum sichert.

Ein Mindestlohn ist jener Tariflohn, der die Untergrenze für die in den einzelnen Unternehmen tatsächlich gezahlten »Effektivlöhne« bildet. Die Abweichung zwischen Tarif- und Effektivlohn bezeichnet man auch als »Lohndrift«.

Mindestlohn ist auch ein durch Gesetz (Erlass, Verordnung) vorgeschriebenes Entgelt, das mindestens zu zahlen ist, also nicht unterschritten werden darf. Durch das Arbeitnehmerentsendegesetz (AentG) hat der Gesetzgeber für gewisse Branchen einen Mindestlohn festgelegt.

Dieser Branchen-Mindestlohn ist verbindlich für:
- alle Arbeitgeber mit Sitz in Deutschland und ihre im Geltungsbereich des Tarifvertrags beschäftigten Arbeitnehmer
- alle Arbeitgeber mit Sitz im Ausland und ihre in Deutschland im Geltungsbereich des Tarifvertrags beschäftigen Arbeitnehmer
- alle Verleih- und Leiharbeitgeber, wenn der Entleiher den Leiharbeitnehmer mit Tätigkeiten beschäftigt, die in den Geltungsbereich des Tarifvertrags fallen, § 8 Abs. 3 AentG

Für die Pflegebranche (Altenpflege und häusliche Krankenpflege) gilt ein einheitlicher Mindestlohn von 8,50 € im Westen,

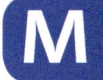

7,50 € im Osten. Am 1. Januar 2012 und am 1. Juli 2013 wird der Mindestlohn im Westen und Osten jeweils um 0,25 € ansteigen. (Für die Pflegebranche tritt nach dem 4. Abschnitt des AentG an die Stelle eines Tarifvertrags der Vorschlag einer Kommission, der neben den Gewerkschaften und den nicht-kirchlichen Arbeitgebern auch Vertreter der kirchlichen Pflege und der bei ihnen beschäftigten Arbeitnehmer angehören. Damit wird dem sogenannten Dritten Weg der Kirchen Rechnung getragen, die es unter Berufung auf ihr Selbstbestimmungsrecht ablehnen, Tarifverträge zu schließen oder sich Tarifverträgen zu unterwerfen.)

Literatur
Wissenschaftliche Dienste des Deutschen Bundestages, Der aktuelle Begriff, Nr.64/05 – Gesetzliche Mindestlöhne

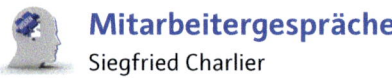

Mitarbeitergespräche
Siegfried Charlier

60 % des Führungsalltags von Vorgesetzten, die mehr als 15 Mitarbeiter unterstellt haben, wird nach Wirtschaftsdaten heute für Mitarbeitergespräche verwendet. Dabei gibt es recht unterschiedliche Formen der Mitarbeitergespräche, die in der Praxis oft miteinander kombiniert werden.

Beurteilungsgespräche
Mitarbeiter haben jederzeit das Recht auf ein qualifiziertes Zeugnis. Dazu müssen sie von ihren Vorgesetzten aber auch beurteilt werden. Die Kriterien der Beurteilung sollten transparent sein. In vielen Betrieben haben sich »LOB-Systeme« (Leistungsorientierte Beurteilung) etabliert, um die Motivation der Mitarbeiter zu steigern. Die hier versprochenen »Prämien« sollten aber zusätzliche Anreize bieten und nicht als Ausgleich für frühere »Gewohnheitsrechte«, wie Weihnachts- und Urlaubsgeld angeboten werden. Das minimiert die Leistungsmotivation ungemein.

Kritikgespräche
Neben der Anleitung ist und bleibt Kontrolle eine der Aufgabe der Vorgesetzten. In diesem Kontext ist es immer mal wieder notwendig, sachliche Kritik an unzureichendem Verhalten von Mitarbeitern zu üben. Kritik kann nicht delegiert werden, sondern ist Chefsache. Kritikgespräche müssen persönlich geführt werden. Der Vorgesetzte sollte den Mitarbeiter vorher über das Thema informieren, damit der Mitarbeiter sich vorbereiten kann. Der Vorgesetzte ist gut beraten, sich auf das sachliche Verhalten des Mitarbeiters zu konzentrieren, denn Verhalten lässt sich ändern. Sehr hilfreich dabei ist die sog. »konstruktive Kritik« (s. Feedback-Regeln).

Rückkehrgespräche
Langzeit kranke Mitarbeiter sind in jeder Organisation ein Führungsthema. Kollegen, die immer wieder über Wochen ausfallen, werden zu einer Zusatzbelastung des gesamten Arbeitsbereichs, weil ihr Ausfall durch die anderen Kollegen ausgeglichen werden müssen.

Das Thema Krankheit ist allerdings ein höchst sensibles Thema. Die gesellschaftliche Definition von Krankheit bedeutet erstens, dass der Kranke nicht »schuldig« ist, sondern Anspruch auf Unterstützung hat, weil er krank ist. Zweitens beinhaltet die Krankheitsdefinition aber auch, dass der Kranke alles, was ihm möglich ist, tun muss, um wieder gesund zu werden und damit eben auch die Kollegen zu entlasten. Es geht also um die Verantwortung, wie der Kranke mit seiner

Erkrankung umgeht und was er bereit ist für seine dauerhafte Gesundung zu investieren. Eine Mitarbeiterin z. B., die in Folge von Adipositas Rückenprobleme hat bzw. immer wieder bekommt und jedes Jahr Wochen lang ausfällt, muss nicht nur bereit sein, Kinästhetik zu lernen, um rückenschonend zu arbeiten, sondern auch abzunehmen.

Aus der Wirtschaft kommend, wird jetzt auch in der Pflege das Instrument der Kranken-Rückkehrgespräche als Sonderform des Mitarbeitergesprächs diskutiert. Nach längerer Krankheit wird der Mitarbeiter, der seine Arbeitskraft wieder anbietet, in den ersten Tagen zu einem Gespräch mit dem Vorgesetzten, Stationsleitung bzw. PDL, gebeten. Es wird ihm zuerst einmal wertschätzend mitgeteilt, dass man froh ist, ihn und seine Arbeitskraft wieder zur Verfügung zu haben. Danach erkundigt man sich im Gespräch, ob es auch organisatorische Aspekte gibt, die die Erkrankung begünstigt haben und die man evtl. abstellen könne, damit weiteren Erkrankungen vorgebeugt werden könne.

Ein solches Gespräch muss ernst gemeint sein. Es muss in Einklang stehen mit der gesamten Arbeitsatmosphäre und dem vorherrschenden Führungsstil. In einem autoritären Klima wird es wahrscheinlich als Drohinstrument wahrgenommen werden und keine positive Wirkung haben. Es kann nur funktionieren, wenn tatsächlich ein Bewusstsein seitens der Führungskräfte vorhanden ist, dass Krankheit nicht nur individuelle, sondern auch organisatorische also arbeitsbedingte, Ursachen haben kann. Es kann aber auch dann funktionieren, wenn das Prinzip Selbstverantwortung in der Organisation auf allen Ebenen gelebt wird.

Wenn ein Mitarbeiter über Jahre immer wieder einen viel höheren Krankenstand hat, also 6 Wochen und mehr, dann muss das als Führungsthema ernst genommen werden: Entweder muss der Mitarbeiter seine Arbeitszeit reduzieren und wenn dies auch nicht zielführend ist, ist er nicht mehr arbeitsfähig. Individuell ist das sicher schwierig bis tragisch, aber es ist auch keine Lösung, die Nicht-Arbeitsfähigkeit auf Kosten der Kollegen zu tolerieren, weil darunter das gesamte Betriebsklima und die gesamte Effektivität leiden. Grundlage der Zusammenarbeit ist schließlich der Arbeitsvertrag, in dem eine Arbeitstätigkeit zugesichert wird. Ist diese Grundlage nicht mehr gegeben, muss es Konsequenzen geben. An dieser Stelle fehlt oft die Konfliktfähigkeit von Führungskräften, die aber eben auch eine Fürsorgepflicht für die noch gesunden Kollegen haben.

Zielvereinbarungsgespräche

Führungskräfte müssen sehr viel Zeit auf Gespräche mit ihren Mitarbeitern verwenden. Nur mit zufriedenen Mitarbeitern sind zufriedene Kunden zu bekommen. In diesem Sinne muss das Qualitätsmanagement nach innen wie nach außen gleichermaßen gelten. Zufriedene Mitarbeiter sind Menschen, die informiert und, in die Ziele der Organisation eingebunden, selbstständig ihren Beitrag zum Erfolg des Unternehmens beitragen können. Eine der modernen Führungsaufgaben ist daher die Kommunikation. Es gibt unterschiedliche Formen des Mitarbeitergesprächs, wie Feedback-, Bewertungs-, Kritik- und Zielvereinbarungs-Gespräche. Es gibt aber auch eine mögliche Kombination dieser Teilaspekte in einem Mitarbeitergespräch.

Zielvereinbarungsgespräche sind ein Instrument und kein eigenständiges Managementkonzept. Konzept und Instrument müssen zusammen passen und dürfen sich nicht widersprechen. Am ehesten ist dies im Managementkonzept des »Prinzips Selbstverantwortung« gegeben (s. Führen, dialogisches). Klar formulierte Ziele bewirken einerseits ein besseres Verständnis für die Unternehmensplanung und andererseits ein besseres Verständnis für die Verantwortungsverteilung im Unternehmen. Sie erleichtern eine Prioritätensetzung.

Wenn Zielvereinbarungsgespräche als Instrument der Mitarbeiterführung eingeführt werden, müssen sie erstens für das ganze Unternehmen gelten und zweitens regelmäßig wiederholt und durchgeführt werden: Geschäftsleitung führt das Gespräch mit PDL, PDL mit Wohnbereich- bzw. Stationsleitung und die wiederum mit ihren Mitarbeitern. Aus der Praxis ergibt sich ein verantwortlicher, d. h. durchführbarer Modus der Zielvereinbarungsgespräche, einmal im Jahr.

Bevor sie als Führungskraft Ziele überlegen, müssen sie sich mit dem derzeitigen Arbeitspensum und Aufgabenbereich des Mitarbeiter beschäftigen: Wie sieht es mit seiner Zufriedenheit aus, ist er über- oder unterfordert, welche konkreten Aufgaben gehören zu seinem Arbeitsbereich, hat er die dazu nötigen Kompetenzen; wie sehen die persönlichen Ziele des Mitarbeiters aus?

Die Ziele dürfen auf keinen Fall »Topdown« gesetzt werden bzw. schon zu Anfang des Gesprächs feststehen. Sie müssen im Dialog verhandelt werden. Sie sollten SMART sein: spezifisch, messbar, akzeptabel, realistisch, termin- und ressourcenbezogen (s. Aufgabe-Kompetenz-Verantwortungs-Prinzip).

Ziele sollten anspruchsvoll in dem Sinne sein, dass sie mehr einfordern (SOLL) als aktuell (IST) verwirklicht ist. Der Mitarbeiter muss hinter den Zielen stehen und sie als seinen Beitrag zum Erfolg des ganzen Unternehmens sehen. Dazu muss er mit seinen Ideen einbezogen werden. Beim dialogischen Verhandeln der Ziele lohnt es sich das TZI-Gleichgewicht (s. TZI-Modell) zu beachten. Am Ende des Zielvereinbarungsgesprächs wird ein »Vertrag« bzw. Protokoll geschlossen und geschrieben, in dem die Ziele und eventuelle Zwischenschritte festgehalten und von beiden Vertragspartnern, Führungskraft und Mitarbeiter unterschrieben werden. Das Protokoll dient beim nächsten turnusmäßigen Mitarbeitergespräch als Grundlage, wird überprüft und neu formuliert, in dem es fortgeschrieben oder korrigiert oder ergänzt wird. Das Instrument der Zielvereinbarungsgespräche dient so einem kontinuierlichen Qualitäts- und Verbesserungsprozess.

Literatur
Berufsgenossenschaft für Gesundheitsdienst und Wohlfahrtspflege. Prävention und Rehabilitation. Hamburg
Breisig, T. (2001). Personalbeurteilung, Mitarbeitergespräch, Zielvereinbarungen. Grundlagen, Gestaltungsmöglichkeiten und Umsetzung in Betriebs- und Dienstvereinbarungen. Bund Verlag Frankfurt/Main
Hillengaß, H. (1994). Ressource Mitarbeiter. Klett Verlag, Stuttgart
Sprenger, R. (2002). Vertrauen führt. Worauf es im Unternehmen wirklich ankommt. Campus Verlag, Frankfurt

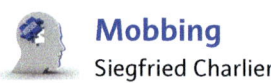

Mobbing
Siegfried Charlier

In Folge des zunehmenden Arbeitsstresses und der zunehmenden Angst um den Arbeitsplatz hat in den letzten Jahren das sog. Mobbing stark zugenommen. Dabei wird unter Mobbing (von »to mob«, engl. = anpöbeln, über jemand herfallen) eine konfliktbelastete Kommunikation am Arbeitsplatz unter Kollegen oder zwischen Vorgesetzten und Kollegen (Bossing) verstanden. Der Konflikt wird so ausgetragen, dass die unterlegene Person aus dem Arbeitsverhältnis heraus gedrängt wird. Bossing-Opfer sind oft besonders engagierte Kollegen, die nicht nur selbstständig arbeiten, sondern auch nachfragen und Argumente haben wollen. Damit machen sie sich weder bei Kollegen noch bei schwachen Vorgesetzten (denen das Selbstbewusstsein und/oder Fachwissen für sachliche Auseinandersetzung fehlt) beliebt. In letzter Zeit gibt es zudem Berichte, dass gerade ältere Mitarbeiter Bossing-Opfer werden, weil sie schlichtweg zu teuer für die Organisation sind und durch jüngere, billigere Mitarbeiter ersetzt werden.

Mittlerweile gibt es allerdings auch schon den Missbrauch des Mobbing-Vorwurfs. Jeder Mitarbeiter wird heute in seiner Leistung bewertet. Das ist normal. Wer sich seiner Leistungsbereitschaft und -fähigkeit nicht sicher ist, kann versuchen, seine schlechte Leistungsbilanz hinter dem Mobbing-Vorwurf zu verstecken.

Wenn es sich tatsächlich um Mobbing handelt, ist es für das »Opfer« ein äußerst zusetzender und zersetzender Angriff auf die ganze Person. Nach Leymann wird von Mobbing gesprochen, wenn es sich um einen Angriff auf mehreren, unterschiedlichen Ebenen handelt:
- auf die Möglichkeit sich mitzuteilen (Einschränkung der Kommunikation)
- auf die sozialen Beziehungen (soziale Ausgrenzung)
- auf das soziale Ansehen (Rufschädigung)
- auf die Qualität der Berufs- und Lebenssituation (durch Zuweisung von sinnlosen bzw. kränkenden und unterfordernden Aufgaben)
- auf die Gesundheit (Psychoterror etc.).

Leymann unterscheidet fünf Phasen der Eskalation von Mobbing am Arbeitsplatz bzw. der gesundheitlichen Reaktion und Beeinträchtigung:

1. Phase (Beginn): psychosomatische Reaktionen wie Kopfschmerzen, Schlafstörungen, Magenprobleme bis hin zur Niedergeschlagenheit und Antriebslosigkeit, sprich: Depression
2. Phase (nach ca. einem halben Jahr): nach Verlust des seelischen Gleichgewichts posttraumatische Stresssymptome
3. Phase (nach einem Jahr): allgemeine Angstzustände, gesteigert bis zum Panik-Syndrom
4. Phase (nach ca. zwei Jahren): chronische psychosomatische Beschwerden des Magen- und Verdauungstraktes und des Herz-Kreislauf-Systems
5. Phase: verfestigte Depression, Alkoholabusus, Verlust der Konzentrationsfähigkeit und erhöhte Suizidgefahr

Gefährdet als Mobbing-Opfer sind nicht nur persönlichkeitsschwache Mitarbeiter, sondern auch Mitarbeiter in speziellen Sonderstellungen, wie neue Mitarbeiter, die noch unsicher sind und sich orientieren müssen; auffällige Mitarbeiter, die als »Ausländer« oder auf Grund ihrer Sprache (z. B. Dialekt), Kleidung oder Körperlichkeit (z. B. Behinderung) aus der »Norm« fallen; herausragende Mitarbeiter, die den Neid der Kollegen hervorrufen, weil sie besonders intelligent oder kreativ sind; einmalige Mitarbeiter, die auf Grund ihrer Persönlichkeit oder ihrer besonderen Aufgabe aus einer ansonsten einheitlichen Mitarbeitergruppe herausragen.

Sobald ein Mobbing-Vorwurf erhoben wird, ist das Chefsache, d. h. dem Vorwurf muss nachgegangen werden und weiteres Mobbing muss verhindert werden. Da nach § 2 GG jeder Mensch/Mitarbeiter ein Recht auf »körperliche Unversehrtheit« hat, hat der Arbeitgeber daraus abgeleitet eine Fürsorgepflicht gegenüber seinen Mitarbeitern, die sich auch auf den Schutz gegen Mobbing/Bossing erstreckt. Verstößt er gegen diese Fürsorgepflicht, kann er sogar rechtlich belangt und verurteilt werden bzw. zu Schmerzensgeld herangezogen werden.

Worauf ist im Einzelnen bei einer Präventionsstrategie gegen Mobbing zu achten? Eine Vielzahl von unterschiedlichen Aspekten muss kombiniert werden:

- Aufklärungsoffensive und Begriffsklärung zum Thema Mobbing
- Betriebs- und Dienstvereinbarung zum Thema Mobbing mit entsprechenden Verhaltensregeln abschließen
- betriebliches Beschwerdesystem installieren
- Mobbingbeauftragten benennen
- Frühwarnsystem installieren (Krankenstand, Fluktuation, fehlendes Interesse an sozialen, betrieblichen Aktivitäten)
- Mobbing zum Bestandteil einer Gefährdungsbeurteilung machen
- flache Hierarchien einführen (um Rangeleien um Positionen zu minimieren),
- Vorgesetzte nach sozialer Kompetenz auswählen
- klare Stellenbeschreibungen
- Transparenz betrieblicher Ablauf- und Entscheidungsprozesse
- Neuerungen und Veränderungen kommunizieren und diskutieren
- Mitarbeiter zu Beteiligten machen bei den Dingen ihrer täglichen Arbeit
- Persönlichkeitsentwicklung der Mitarbeiter fördern und unterstützen
- Routine und Monotonie von Arbeitsabläufen vermeiden

Literatur
Esser, A. & Wolmerath, M. (2001), Mobbing – der Ratgeber für Betroffene und ihre Interessenvertretung, Frankfurt/M
Charlier, S. (Hrsg.) (2007). Soziale Gerontologie. Thieme Verlag, Stuttgart
Leymann, H. (Hrsg.) (1995). Der neue Mobbing-Bericht. Erfahrungen und Initiativen, Auswege und Hilfsangebote. Rowohlt Verlag, Reinbek bei Hamburg
Menschkutat, B.; Stachelbeck, M. & Langenhoff, G. (2002), Der Mobbing-Report. Repräsentative Studie der Bundesrepublik Deutschland, Dortmund
Zuschlag, B. (2001). Mobbing. Schikane am Arbeitsplatz. Erfolgreiche Mobbing-Abwehr durch systematische Ursachenanalyse. Hogrefe Verlag, Göttingen

Moderation
Ursula Schmitt

Die Moderation ist eine Arbeitstechnik, die Arbeitsprozesse unter Mitbeteiligung aller Mitarbeiter optimiert. Zwei Wörter liegen der Moderation zu Grunde: zum einen das lateinische Wort »moderari = mäßigen, lenken und regeln« und zum anderen »modus = Maß, Art und Weise«. In der zweiten Hälfte dieses Jahrhunderts hat sich das englische Wort » to moderate« durchgesetzt, d. h. ein Gespräch oder eine Versammlung leiten. Lernprozesse werden bei der Moderation strukturiert und Teilnehmende in den Erarbeitungsprozess aktiv mit einbezogen. Ein interaktionelles Arbeiten und Lernen wird möglich. Durch eine wertschätzende Haltung allen Beteiligten gegenüber wird eine demokratische Arbeitsweise erreicht. Ohne diese Grundhaltung würde Moderation zu einem Manipulationsobjekt und indiskutabel!

Moderator

Als Moderator einer Gruppe haben Sie eine große Verantwortung und sollten über viele methodische Möglichkeiten (Methodenkompetenz) verfügen. Ihr Verhalten hat

Vorbildcharakter und ist von Wertschätzung geprägt. Sogenannte Hilfsregeln, auch Axiome genannt, erleichtern das methodische Arbeiten. Einige seien an dieser Stelle erwähnt:

Den eigenen Standpunkt beziehen (»Ich« statt »man« oder »wir«)

Gerne wird in der zwischenmenschlichen Kommunikation das verallgemeinernde Wörtchen »man« oder »wir« verwendet. Dadurch unterbleibt eine persönliche Stellungnahme, die aber unerlässlich ist. Sprechen Sie nach Möglichkeit in der »Ich–Form«.

Authentizität

Als Moderator stehen Sie im Blickfeld der Gruppe. Ihre Haltung der Gruppe gegenüber, Ihre Einstellungen, Ihre Wertschätzung, Ihre Transparenz und Ihre gesamte Körpersprache werden von den Teilnehmern als Gesamteindruck wahrgenommen. Besteht eine Kongruenz zwischen verbaler und nonverbaler Kommunikation, wird Ihre Arbeit mit der Gruppe effektiv sein. Alles andere führt zu Verwirrung und mangelnder Bereitschaft, sich auf Ihren Arbeitsstil einzulassen. Ebenso wichtig ist es, dass Sie sich Ihre eigenen Stärken und Schwächen bewusst machen. Wenn Sie diese kennen, können Sie Ihre Defizite leichter umgehen und Ihre Stärken besser nutzen. Sie treten entsprechend selbstbewusster auf.

Konstruktive Arbeitsfragen

In der Moderation sind die Fragestellungen an die Gruppe von großer Bedeutung. Sie geben Impulse, setzen Prozesse in Gang, ermöglichen neue Denkstrukturen und bewirken ein konstruktives Miteinander.

Keine Bewertung

Die Aufgabe als Moderator beinhaltet eine Neutralität. Sie sind inhaltlich unbeteiligt und nur für die Strukturierung der Arbeitsweise verantwortlich. In Ihrer Funktion als Leitung einer Gruppe ist diese Neutralität nur bedingt möglich. Inhaltlich sind Sie in der Regel stark mit einbezogen und auch in der Verantwortung. Trotz allem können Sie sich hin und wieder neutral verhalten.

Rolle als Moderator

In der Funktion als Moderator einer Gruppe befinden Sie sich in verschiedenen Rollen, je nach Situation: Als Vorgesetzter unter Mitarbeitern, als Kollege unter Kollegen, als Wohngruppenleiterin unter Krankenpflegepersonal, als Teamleiter unter Mitarbeitern. Diese jeweiligen Rollen können Sie zwar nicht verändern aber transparent machen. Spiegeln Sie der Gruppe wider, in welcher Rolle Sie sich gerade befinden und welche Ziele Sie verfolgen.

Spielregeln

Es hat sich gezeigt, dass Spielregeln den Erarbeitungsprozess erleichtern. Legen Sie mit der Gruppe Regeln fest, die eingehalten werden sollen und machen Sie diese öffentlich. Entweder hängen Sie ein Plakat aus oder bedrucken Moderationskarten. Mögliche Regeln können sein: Redezeit pro Person maximal 45 Sekunden, alle Aussagen werden visualisiert, jeder sorgt für Ordnung, nichts wird aus der Gruppe herausgetragen, ich statt man, Zeitvorgaben werden beachtet, alle sind für das Gruppengeschehen verantwortlich und jeder bringt sich ein.

Moderationsmaterial

Der optische Reiz des Moderationsmaterials liegt in der Ausnutzung von Farben und Formen. Dies ergibt vielseitige Gestaltungsmöglichkeiten sowohl mit Karten als auch mit Stiften.

Farben

Moderationsmaterial gibt es in den sechs Farben rot, gelb, grün, blau, weiß, orange und je nach Hersteller auch in Pastelltönen. Eine Pinnwand wird mit braunem Papier bespannt, damit sich die Farben vom Untergrund besser abheben und dadurch mehr zur Geltung kommen. Je nach Einsatzgebiet werden die Farben ausgewählt, da sie unterschiedliche Wirkungen haben.

Gelb ist eine helle Farbe, hat erwärmenden Charakter, kann aber, je nach Helligkeit, auch aufdringlich wirken. Gelb eignet sich für eine Ideensammlung und beim Erfahrungsaustausch.

Grün ist ein Zeichen für Hoffnung, für Ruhe und kann ausgleichend wirken, aber auch kraftlos oder neutral. Es eignet sich bei Feedback, bei Konflikten und bei Zusammenfassungen.

Weiß dient häufig als Hintergrundfarbe, wirkt vergrößernd, klar, aber auch kalt, und leer. Weiß ist die Summe aller Farben und eignet sich für die Darstellung des organisatorischen Rahmens.

Rot hat eine starke Wirkung, von aktivierend über belebend bis hin zu Aggressivität. Rot zeigt Macht, Liebe, Tatkraft, Leidenschaft. Die Farbe Rot passt bei Gegenüberstellungen (Pro und Contra, Plus und Minus) mit einer anderen Farbe, z. B. grün.

Blau bewirkt unterschiedliche Reaktionen. Kalt und leer, aber auch Ruhe und Reiz. Es erinnert an Ferne, kann aber auch besänftigen. Es eignet sich bei der Weitergabe von Informationen.

Orange wirkt aktivierend, offen, gibt Licht und ist wärmend. Orange lässt Dinge nah erscheinen, gibt Freude und Energie. Es passt gut für Gruppenarbeit und um bei Themen in die Tiefe zu gehen.

Formen

Es gibt eine große Anzahl an Formen, die genutzt werden können. Kleine runde Karten eignen sich für Aufzählungen wie A, B, C oder 1., 2., 3. oder für Uhrzeiten. In Kombination mit Rechteckkarten lässt sich ein Tagesplan optisch sichtbar machen. Jeweils zur Uhrzeit ist die Methode notiert, die ausgeführt werden soll. Statt der Methoden können Sie auch die Themen benennen. Die Rechteckkarten eignen sich für Reihungen, Auflistungen, Tagespläne, Abfragen, Maßnahmenplanungen und Tabellen. Optisch hervorgehoben werden kann eine Karte, indem eine andere Karte hinterlegt wird.

Sie benötigen Material für die Pinnwandtechnik und eine Gruppe, die mit macht: Wenn Sie sich die Abbildungen genau anschauen, werden Sie feststellen, dass der Tagesplan und die Gruppe aus denselben Bausteinen bestehen, nur anders angeordnet sind. Das zeigt, wie vielseitig die Formen wirken.

Für Überschriften, Tätigkeiten, Sätze, Zitate, Fragen und Probleme benötigen Sie mehr Platz. Dafür gibt es die Überschriftstreifen, die etwas mehr als doppelt so lang wie eine Rechteckkarte sind. Zusätzlich stehen Wolken zur Verfügung, auf denen viel Platz zum Schreiben ist.

Mit den runden Karten werden Eindrücke von der Gruppe gesammelt und aufgeschrieben.

In der gleichen Größe wie die Rechteckkarten gibt es auch ovale Karten. Diese eignen sich für eine Ideensammlung, für Eindrücke, zum Sammeln von Erwartungen und Wünschen. Eine weitere Kartenform sind die Wabenkarten, zusehen auf der Flipchart zum Thema »Moderation« als Einstieg. Sie erinnern an Bienenwaben und eignen sich zum Darstellen von Zusammenhängen.

Stifte und Kreide
An Pinnwand und Flipchart werden Moderationsstifte verwendet, die zwei Stiftspitzen besitzen. Je nach Haltung des Stifts schreibt dieser dicker oder dünner. Andere Stifte haben meist nur eine runde Stiftspitze und schreiben nicht dick genug. Schließlich müssen beschriftete Karten, die an einer Pinnwand aufgehängt sind, von allen gut lesbar sein. Als Farben sind geeignet: schwarz, blau, grün und rot. Ölkreiden werden als Hintergrundfarbe genutzt. Größere Flächen lassen sich problemlos schraffieren und schaffen einen gelungenen optischen Effekt.

Pinnwandtechnik
Zur Anwendung der Pinnwandtechnik ist eine gewisse Übung in der Handhabung notwendig. Besonders das Anpinnen der Karten mit den Pinnnadeln macht meist anfangs große Probleme. Die Pinnwände sind aus einem Material gefertigt, das es erlaubt, mit Schwung Nadeln daran zu befestigen. Mit Schwung meint: Von schräg oben nach unten mit einem »Zack« in die Pinnwand stechen! Die Pinnwand brauchen Sie dazu nicht festzuhalten, sie wackelt zwar etwas beim Anpinnen, kippt aber auf keinen Fall um. Daran müssen Sie sich gewöhnen.

Die meisten Bildungseinrichtungen verfügen über ein Nadelkissen, auf dem die Nadeln befestigt werden. Dieses Nadelkissen klemmen Sie an Pullover oder Bluse und haben dadurch die Nadeln immer griffbereit. Zur Aufbewahrung der Pinnnadeln dient ein runder Behälter, der an einer Seite magnetisch ist. Dies erleichtert die Entnahme der Nadeln. Vor dem Einsatz der Pinnwandtechnik müssen Sie abklären, ob alles Material, das Sie dazu benötigen, auch vorhanden ist. In der Regel sind mindestens 2 Pinnwände notwendig.

Ergebnissicherung

Nutzen Sie die heutzutage verfügbaren digitalen Medien, indem Sie die Ergebnisse per Kamera aufnehmen und für jeden vervielfältigen.

Methoden der Moderation

Die Methoden in der Moderation sind sehr vielfältig. Sie strukturieren Lernprozesse, beteiligen alle am Geschehen, entwerfen neue Lösungen und sorgen für eine konstruktive Zusammenarbeit. Sie nehmen Bewertungen vor, fragen Meinungen ab und kommen zielgerichtet zu Entscheidungen. Oder sie erfragen ein Stimmungsbild, machen Gefühle sichtbar und schaffen eine Atmosphäre, die Empfindungen, Ängste, Trauer oder Freude zulässt.

Brainstorming und Clustern
Einsatz: Das Brainstorming und Clustern eignet sich zum Sammeln von Ideen, Lösungen, Problemen, Erwartungen, Themen, Meinungen und Vorschlägen.

Zeit: 20 – 30 Minuten Brainstorming
20 – 30 Minuten Clustern
Material: Pro Person 1 bis 3 ovale Moderationskarten derselben Farbe
Pro Person 1 Moderationsstift
Je nach Gruppengröße 1–3 Pinnwände
Visualisierte Arbeitsfrage

Durchführung des Brainstormings
- Die Arbeitsfrage wird von der Leitung geäußert und visualisiert an der Pinnwand aufgehängt.
- Alle Teilnehmenden erhalten 1, 2 oder 3 ovale Moderationskarten derselben Farbe und einen Moderationsstift.
- Die Teilnehmenden beschriften ihre Karten, pro Karte ein Stichwort.
- Abwechselnd kommen alle Teilnehmenden nach vorne, erläutern ihre Begriffe und heften sie an die Pinnwand.

Durchführung des Clustern
- Alle Karten werden aufgehängt, auch wenn es Dopplungen gibt. Zum einen werden dadurch Schwerpunkte sichtbar und zum anderen wäre es für denjenigen, dessen Karte nicht aufgehängt wird, ungerecht.
- Gemeinsam mit der Gruppe werden alle Karten begutachtet und nach Themenschwerpunkten sortiert. Dafür ist eine weitere Pinnwand notwendig.
- Karten, die sich in einer Untergruppe zusammengefunden haben, werden mit einer Überschrift versehen. Nach dieser vorgenommenen Unterteilung kann eine weitere Bearbeitung in Kleingruppen stattfinden. Die Ergebnisse werden später im Plenum vorgestellt.

Zu beachten

Brainstorming und Clustern können unabhängig voneinander eingesetzt werden.

Jeweils 2–3 Personen erhalten gemeinsam 1, 2 oder 3 ovale Moderationskarten derselben Farbe und einen Moderationsstift. Dies ist notwendig, wenn die Gruppe mehr als 10 Teilnehmende hat, da ansonsten zu viele Karten beschriftet werden.

Variante zu Buchstabe d): Anstelle der Teilnehmenden kann die Leitung alle Karten einsammeln, laut vorlesen und an die Pinnwand heften.

Bewerten mit Punkten
Ein-Punktfrage
Einsatz: Die Ein-Punktfrage ermöglicht schnelle Auswertungen von Eindrücken, Meinungen, Gefühlen, Erfahrungen und Ideen.
Zeit: 5 Minuten
Material: Pro Person 1 Klebepunkt pro Abfrageskala oder Diagramm
Pinnwand oder Flipchart, evtl. auch mehrere vorbereitete Skalen oder Diagramme

Durchführung:
- Vorbereitete Skalen oder Diagramme werden von der Leitung ausgehängt.
- Alle Teilnehmenden erhalten einen Klebepunkt pro Skala oder Diagramm.
- Die Teilnehmenden nehmen eine Bewertung vor und kleben ihren Punkt oder ihre Punkte auf die entsprechenden Skalen oder Diagramme.
- Eine gemeinsame Auswertung findet im Plenum statt.

Zu beachten

Wird eine Skala benutzt, so achten Sie darauf, dass alle die gleiche Farbe als Punkte haben, da ansonsten farbige Punkte unbeabsichtigt optisch auffallen.

Eine anonyme Bewertung ist möglich, indem Pinnwand oder Flipchart umgedreht werden.

Mehr-Punktfrage

Einsatz: Die Mehr-Punktabfrage ermöglicht Abstimmungen und Gewichtungen bei Entscheidungsprozessen

Zeit: 5–10 Minuten

Material: Pro Person eine bestimmte Anzahl an Klebepunkten
Pinnwand oder Flipchart, evtl. auch mehrere vorbereitete Skalen oder Diagramme

Durchführung

- Vorbereitete Skalen oder Diagramme werden von der Leitung ausgehängt.
- Alle Teilnehmenden erhalten Klebepunkte. Die Anzahl richtet sich nach der Anzahl der Themen, die gewichtet werden sollen. Die Anzahl der Themen wird durch die Hälfte geteilt und ein Klebepunkt hinzugefügt. Bei acht Themen wäre die Hälfte vier Klebepunkte. Ein Klebepunkt wird ergänzt, sodass die Gesamtzahl fünf Klebepunkte pro Teilnehmer ergibt.
- Die Teilnehmenden nehmen eine Bewertung vor und kleben ihre Punkte auf.
- Bei der Verteilung der Punkte muss zuvor geklärt werden, ob Mehrfachnennungen bei ein und demselben Thema möglich sind oder ob die Punkte gleichmäßig aufgeteilt werden müssen.

- Eine gemeinsame Auswertung findet im Plenum statt.
- Eine anonyme Bewertung ist möglich, indem Pinnwand oder Flipchart umgedreht werden.

Blitzlicht

Einsatz: Das Blitzlicht schafft eine Atmosphäre, in der eine momentane und sehr persönliche Befindlichkeit zu einem Thema geäußert wird.

Zeit: 10–15 Minuten

Material: Visualisierte Frage an die Gruppe
Stuhlkreis (keine Tische)
Redestein

Durchführung

- Die Frage an die Gruppe wird von der Leitung erläutert und visualisiert aufgehängt.
- Alle Teilnehmenden erhalten zwei bis drei Minuten Zeit, die Frage für sich persönlich zu beantworten.
- Die Leitung gibt einer Person den Redestein und bittet diese, ihre Befindlichkeit und persönliche Meinung zu äußern und danach den Redestein weiterzureichen.
- Nachdem sich alle Teilnehmenden geäußert haben, zieht die Leitung ein Resümee.

Zu beachten

Falls Sie mit einer Gruppe das erste Mal die Methode »Blitzlicht« durchführen, erläutern Sie zuvor die Regeln:

Nur die Person, die den Redestein hat, spricht.

Die Äußerungen sind kurz und knapp (ca. 5 Sätze pro Person).

Kein Beitrag wird kommentiert, auch von der Leitung nicht.

Evtl.: Falls sich jemand nicht äußern möchte, reicht er den Redestein an die nächste Person weiter.

Der Stuhlkreis ist als Atmosphäre sehr wichtig. Die Tische bieten sehr viel Schutz und verhindern eher sehr persönliche Äußerungen.

Überlegen Sie gut, wem Sie als erstes den Redestein in die Hand geben. Durch die erste Äußerung wird die Richtung leicht vorgegeben.

Das Blitzlicht dient dazu, in der Kommunikation auf eine persönlichere Ebene zu gelangen. Es geht nicht um allgemeine Äußerungen zu einem Thema, zu einer Schwierigkeit, zu einem Konflikt, sondern es geht um die eigene Person! Das soll erreicht werden.

Zu beachten

Falls Sie die Statement-Runde als Abschluss einer Veranstaltung einsetzen, sollten alle Teilnehmenden zu Wort kommen, ansonsten bleibt die Auswertung unvollständig.

Mit der Statement-Runde lassen sich die Teilnehmenden während einer Präsentation gut mit einbinden. Mögliche Fragen wären: Welche Erfahrungen habt Ihr damit gemacht? Wie ist Eure Meinung dazu? Wie würdet Ihr das umsetzen? Welche Vorschläge habt Ihr?

Literatur

Hartmann, M., Rieger, M. & Pajonk, B. (1997). Zielgerichtet moderieren. Beltz Verlag, Weinheim
Lipp, U. &Will, H. (1998). Das große Workshop-Buch. Beltz Verlag, Weinheim
Neuland, M. (1995). Neuland-Moderation. Neuland, Eichenzell
Starke Worte von starken Frauen: Kalender 2012. Harenberg, Unterhaching

Statement-Runde

Einsatz: Die Statement-Runde befragt kurz und knapp die Gruppe zu einem Thema. Sie ist gut zum Einstieg und zum Abschluss oder auch für zwischendurch geeignet.
Zeit: 5 Minuten
Material: Visualisierte Frage an die Gruppe

Durchführung
- Die visualisierte Frage wird von der Leitung an die Gruppe gestellt.
- Spontan äußern sich Teilnehmende dazu. Es können alle Teilnehmende zu Wort kommen, müssen es aber nicht.
- Nach den Äußerungen zieht die Leitung ein kurzes Resümee.

Motivation
Siegfried Charlier

Der Beweggrund für unser Handeln (Motiv) liegt nach Maslow in unseren Bedürfnissen. Sie sind unsere Antreiber, bringen uns in Bewegung (s. Bedürfnisse). In diesem Sinne ist es hilfreich, die eigenen Bedürfnisse zu kennen. Das hört sich leichter an als es ist, weil eine Vielzahl von Menschen versucht, uns einzureden, was wir zu wollen haben.

Über unsere Bedürfnisse sind wir innen geleitet motiviert, d.h. es geht immer um unsere ureigenen Bedürfnisse. Bedürfnisse können von außen zwar manipuliert werden, aber nicht ohne Anknüpfung an innere Bedürfnisse. Die vielfach erhobene

Forderung der Motivation der Mitarbeiter (s. Abb. 30) durch ihre Vorgesetzten stößt hier an eine natürliche Grenze. Die Motivation der Mitarbeiter durch Vorgesetzte umfasst drei unterschiedliche Ebenen:
1. Das Wollen – dafür sind die Mitarbeiter selbst verantwortlich. Diese Grundmotivation zur Arbeit muss vorausgesetzt und gefordert werden. Schließlich haben die Mitarbeiter diese Bereitschaft auch durch ihre Unterschrift unter den Arbeitsvertrag bestätigt;
2. Das Können – hier liegt die eigentliche Führungsaufgabe: Der Vorgesetzte ist für die Entwicklung des »Knowhow«, des Fachwissens, seiner Mitarbeiter verantwortlich. Im Rahmen der Personalentwicklung muss er einmal im Blick haben, welche Kompetenzen er mittel- und langfristig braucht und zum anderen welchen seiner Mitarbeiter er fortbilden und damit weiterentwickeln will;
3. Das Dürfen – hier ist der Vorgesetzte nur mittelbar beteiligt: Das Dürfen hängt von der Kultur, der Arbeitsatmosphäre und letztendlich vom vorherrschenden Führungsstil in der Organisation ab. Im kleinen, eigenen Verantwortungsbereich ist dafür der Vorgesetzte unmittelbar verantwortlich, im großen Ganzen nur mittelbar, weil er hier nur einen Teileinfluss hat, den er aber gelten machen muss, weil sonst sein Wirken schnell an Grenzen stößt.

Intrinsische Motivation

In der Motivationsforschung wird neben dem Antrieb zum Handeln (Bedürfnisse) vor allem zwischen einer intrinsisch, innen geleiteten und einer extrinsisch, außen geleiteten Orientierung unterschieden. Unter einem

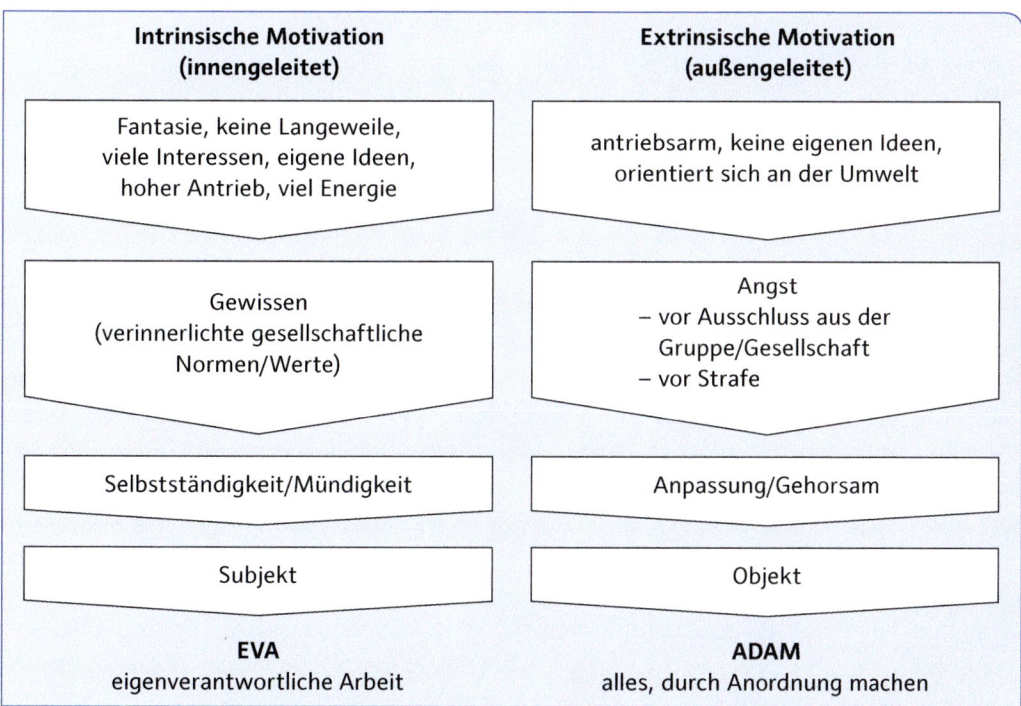

Abb. 30: Unterschiedliche Motivationstypen (Charlier 2001).

intrinsisch motivierten Menschen versteht man einen Menschen, der seine Bedürfnisse kennt und über das Gewissen als Korrektiv selbst verantwortlich handelt. So kann der intrinsisch geleitete Mensch seine Interessen vertreten, indem er sie äußert und sich um ihre Befriedigung kümmert. Er nimmt seine Interessen in die eigene Hand. In der Arbeitswelt zeigt sich selbstständiges Arbeiten, das wir von allen examinierten Fachkräften der Pflege erwarten müssen, als EVA-Konzept, sprich: eigenverantwortliche Arbeit.

Extrinsische Motivation
Wer kein eigenes Gewissen als Korrektiv seines Verhaltens entwickeln konnte, wird zum Gehorsamkeitscharakter (s. Autorität, aut. Charakter). Er handelt Angst vermeidend. Dabei geht es um eine zweifache Angst: einmal die Angst vor Strafe und zum anderen um die Angst vor Ausschluss aus der Gruppe. Der gehorsame Mensch traut sich das eigenständige Denken nicht zu und passt sich daher an, indem er sich an Autoritäten oder der Masse orientiert. Er empfindet sich selbst nicht als eigenständig/selbstständig handelnd, sondern als »Objekt eines fremden Willens«.

Diesem fremden, stärkeren Willen unterwirft er sich und er muss dann auch keine Verantwortung für die daraus resultierenden Taten übernehmen. Das ist das Prinzip von Befehl und Gehorsam, das Militär und autoritäre Regimes zusammen hält. Im Milgram-Experiment zur Gehorsamkeitsbereitschaft, am Max-Planck-Institut in Deutschland nachgestellt, haben 74 % der Elektroschock-Folterer die Verantwortung für ihr Tun abgelehnt und dem Max-Planck-Institut zugeschoben.

In der Arbeitswelt handeln außengeleitete Mitarbeiter nach dem ADAM-Prinzip, d. h. sie machen »Dienst nach Vorschrift« und »Alles durch Anordnung machen«. In der Pflege ist dies nur bei Pflegehelfern akzeptabel. Examiniertes Fachpersonal muss in der Lage sein, selbstständig, intrinsisch zu handeln. In der alltäglichen Pflegepraxis klafft da allerdings eine große Lücke zur wünschenswerten Theorie. Außengeleitete Mitarbeiter müssen dann allerdings »autoritär« geführt werden. Ohne Dienstanweisungen und ständige fachliche Kontrolle wird es hier nur unzufrieden stellende Qualität geben.

Mythos Motivation
Sprenger unterscheidet grundsätzlich Motivation und Motivieren. Er geht grundsätzlich von einer Eigenmotivation jedes Menschen aus. Motivation ist somit ein Zustand aktivierter Verhaltensbereitschaft zur Bedürfnisbefriedigung. Motivierung dagegen ist die Erzeugung, Erhaltung bzw. Steigerung der Verhaltensbereitschaft von außen, also eine Fremdsteuerung durch Anreize oder Vorgesetzte.

In diesem mechanistischen Verständnis (s. Menschenbild) sollen Mitarbeiter durch Vorgesetzte mit Motiven ausgestattet werden, die sie selbst nicht haben. Der amerikanische Präsident Eisenhower hat dies einmal so formuliert: » Motivation ist die Fähigkeit Menschen dazu zu bringen, was man selbst will.« Sprenger nennt diese Manipulation treffend Motipulation. Er zitiert als Beleg für den von ihm immer wieder in der Wirtschaft beobachtete Misstrauens-Grundhaltung den amerikanischen Management-Guru Peter Drucker: »Wenn Sie Chef sind, müssen sie davon ausgehen, dass Ihr Mitarbeiter Sie betrügen will!«

Nach Sprenger kann Fremdmotivation nicht gelingen bzw. ist sie äußerst ineffektiv, weil sie letztlich auf Angst beruht. Ihm geht es um die Eigenmotivation bzw. die vorhandene Grundmotivation des Menschen. Die will er stärken, indem er sie einfordert. Er lehnt das ganze Motivieren als Führungsaufgabe ab und setzt das Prinzip Selbstverantwortung als Alternative (s. Führungskräfte). Nach Untersuchungen aus der Wirtschaft gibt es auch maximal eine 10%-Lücke in der Leistungsbereitschaft der Mitarbeiter, die durch »strokes«, äußere Anreize und Belohnungen bzw. Fremdmotivation geschlossen werden könnte.

Sprenger setzt auf eine Kultur des miteinander Umgehens, die durch eine Grundhaltung des Vertrauens gekennzeichnet ist: Menschen, und dann eben auch Mitarbeiter, sind motiviert. Sie bringen kreative Energien mit, die auf Entfaltung drängen. Sie sind neugierig und haben ein Bedürfnis nach Arbeit, um sich mit ihren Ideen an der Wirklichkeit auszuprobieren (Motivation). Sie haben Fähigkeiten zur Bewältigung von Situationen entwickelt. Sie verfügen über einen Leistungswillen und eine Leistungsbereitschaft. Die vielleicht fehlenden 10% können weitaus besser durch eine kreative Kultur der Fehlerfreundlichkeit und des kritischen Feedbacks (s. Feedback-Kultur) geschlossen werden: jeder an seinem Platz, mit seinen Fähigkeiten und seiner Aufgabe entsprechend. In der Personalentwicklung durch die Führungskraft geht es um eine gemeinsame Sinnfindung, die nicht vorgegeben, sondern nur im Dialog gefunden werden kann. Dafür nennt Sprenger fünf Kriterien:

1. Denken und Tun müssen eine Einheit ergeben, um glaubwürdig und verantwortlich zu sein
2. Rahmenbedingungen müssen durch die Führungskraft so gestaltet und gesichert werden, dass schöpferisches Potenzial sich entfalten kann
3. Die Arbeit selbst muss eine produktive Tätigkeit im Interesse des Menschen sein;
4. Arbeit gelingt in interaktiven Kontakten des Austauschs
5. Sinnvolle Arbeit liegt nur dann vor, wenn sie eine auf die Gemeinschaft gerichtete Tätigkeit ist

Literatur
Drucker, P. (1984). Neue Management-Praxis. Econ Verlag, München
Heckhausen, J. (2010). Motivation und Handeln. Springer Verlag, Berlin
Maslow, A. (2000). Psychologie des Seins. Fischer Taschenbuch Verlag, Frankfurt/Main
Reich, W. (1986). Massenpsychologie des Faschismus. Verlag Kiepenheuer & Witsch, Köln
Riesmann, D. (1958). Die einsame Masse. Rowohlt Verlag, Reinbek bei Hamburg
Ryborz, H. (1996). Mitarbeit motivieren – aber richtig. Inneres Engagement wecke, erhalten und umsetzen. Oesch Verlag, Zürich
Sprenger, R. (2010). Mythos Motivation. Wege aus einer Sackgasse. Campus Verlag, Frankfurt/Main
Sprenger, R. (2002). Das Prinzip Selbstverantwortung. Campus Verlag, Frankfurt/Main

N

Nebentätigkeit
Sabine Sappke-Heuser

Eine Nebentätigkeit ist die Ausübung einer zweiten Arbeits- oder Diensttätigkeit, die neben der hauptberuflichen von einem Arbeitnehmer oder Beamten ausgeübt wird.

Grundsätzlich hat der Arbeitnehmer nur die Pflicht, im Rahmen seiner Arbeitszeit die von ihm geschuldete Arbeitsleistung zu erbringen. Außerhalb dieser Arbeitszeit kann der Arbeitgeber die Tätigkeit nicht beschränken. Eine Nebentätigkeit kann sowohl bei einem anderen Arbeitgeber als auch beim Arbeitgeber der Haupttätigkeit oder als selbstständige Tätigkeit ausgeübt werden. Voraussetzung ist aber, dass die Nebentätigkeit nicht dazu führt, dass die Grenzen des Arbeitszeitgesetzes nicht eingehalten werden, wobei die Beschäftigungszeiten aller Arbeitsverhältnisse zusammenzurechnen sind.

Ebenso darf es nicht zu einer Interessen- oder Pflichtenkollision zwischen Haupt- und Nebentätigkeit kommen (Eine Interessenkollision liegt beispielsweise vor, wenn ein Krankenpfleger eine Nebentätigkeit als Bestatter ausübt, BAG, Urteil vom 28. Februar 2002, AZ.: 6 AZR 357/01,).

Er darf seinem Arbeitgeber keine unlautere Konkurrenz machen (§ 60 HGB wird seit dem Urteil des BAG vom 17.10.1969, DB 1970, S. 497 auf alle Arbeitnehmer angewandt).

Durch die Nebentätigkeit darf die Arbeitsleistung der Haupttätigkeit nicht beeinträchtigt werden.

Wird die Nebentätigkeit im Urlaub ausgeübt, so darf sie dem Urlaubszweck – der Erholung – nicht zuwiderlaufen.

In vielen Tarifverträgen oder Arbeits-/Ausbildungsverträgen sind Nebentätigkeiten anzeige- und /oder genehmigungspflichtig (selbst für Arbeitnehmer, der nur geringfügig beschäftigt ist ergibt sich aus dem Gesichtspunkt von Treu und Glauben nach § 242 BGB eine Mitteilungspflicht, BAG, Urteil vom 18.11.1988, DB 1989, S. 781).

Notstand, rechtfertigender (§ 34 StGB)
Sabine Sappke-Heuser

Der rechtfertigende Notstand schließt die Rechtswidrigkeit einer Straftat aus, wenn diese Straftat zur Rettung des Täters oder eines anderen Rechtsgutes begangen wird, das geschützte Rechtsgut das beeinträchtigte wesentlich überwiegt und die Gefahr anders nicht zu beseitigen ist, § 34 StGB. Dieser Rechtfertigungsgrund erlaubt also in gewissen Ausnahmesituationen einen kleinen Schaden anzurichten, um einen größeren zu verhindern.

Gefahrenlage
Eine Gefahr ist ein ungewöhnlicher Zustand, in welchem der Eintritt eines Schadens in der aktuellen Situation wahrscheinlich ist.

Interessenskollision
Der Handelnde ist einem Interessenskonflikt ausgesetzt, da er durch seine Tat ein Rechtsgut verletzen muss, um die Gefahr von einem anderen abwenden zu können. Die Rechtsgüter können verschiedenen Personen oder ein und derselben Person zustehen (z. B. bei autoaggressivem Verhalten).

Erforderlichkeit der Notstandhandlung

Die Handlung muss zum Schutz des zu schützenden Rechtsgutes geeignet und das angemessene Mittel zur Gefahrenabwehr sein. Die Eignung des Mittels ist immer aus Sicht des Handelnden in der aktuellen Situation zu beurteilen. Später ablaufende Vorgänge oder hinzukommende Umstände, die zu diesem Zeitpunkt noch nicht bekannt sein konnten, können dem Handelnden nicht angelastet werden.

Abwägung der betroffenen Rechtsgüter in dem konkreten Interessenskonflikt

In der Gefahrensituation ist abzuwägen, welches Rechtsgut schutzwürdiger ist. Die Handlung ist somit nur gerechtfertigt, wenn das geschützte Interesse, das beeinträchtigte wesentlich überwiegt. Bei der Abwägung der widerstreitenden Interessen sind sämtliche für die Bewertung bedeutsamen Umstände zu berücksichtigen (z. B.: Aufbrechen eines verschlossenen Medikamentenschranks, um an ein dringend benötigtes Medikament zu gelangen; Einschlagen einer Tür zur Befreiung eines Eingesperrten; Trunkenheitsfahrt, um einen Schwerverletzten ins Krankenhaus zu transportieren)

Literatur

Fischer, T.; Schwarz, O.; Dreher, E. & Tröndle, H. (2011). Strafgesetzbuch und Nebengesetze. Beck Juristischer Verlag, München
Creifeld, C. & Weber. K. (2011). Rechtswörterbuch. Beck Juristischer Verlag, München

Notwehr (§ 32 StGB)
Sabine Sappke-Heuser

Der Gesetzgeber definiert die Notwehr als die Verteidigung, die erforderlich ist, um einen gegenwärtigen rechtswidrigen Angriff von sich oder einem anderen abzuwenden, § 32 Abs. 2 StGB. Die Notwehrhandlung ist bei Vorliegen der folgenden Voraussetzungen gerechtfertigt:

- Es muss ein Angriff vorliegen, gleichgültig gegen welches Rechtsgut er sich richtet.
- Der Angriff muss gegenwärtig sein, d.h. er steht unmittelbar bevor, dauert an oder ist noch nicht beendet.
- Die Angriffshandlung ist rechtswidrig, unabhängig ob der Angreifer schuldlos handelt (volltrunken) oder der Angegriffene den Angriff provoziert hat.
- Die Notwehrhandlung ist zur Abwehr erforderlich, also nach Art und Maß notwendig, um den Angriff abzuwehren.
- Nicht nur Leib und Leben, sondern z. B. auch das Eigentum, die Ehre, der Besitz oder das Hausrecht dürfen im Rahmen des § 32 StGB verteidigt werden.

Die Erforderlichkeit der Verteidigung wird durch die gesamten Umstände bestimmt, unter denen sich Angriff und Abwehr abspielen. Insbesondere die Stärke und Gefährlichkeit des Angreifers und die Verteidigungsmöglichkeiten des Angegriffenen bestimmen, ob die Verteidigungshandlung geeignet und das relativ mildeste Mittel ist. Vor allem bei Bagatellangriffen darf kein krasses Missverhältnis zwischen drohender Verletzung und verteidigtem Rechtsgut bestehen.

Das Notwehrrecht ist eingeschränkt, wenn der Angriff von einem schuldlos Handelnder oder einer schuldunfähigen Person ausgeht. In diesen Fällen kann es zumutbar sein, den Angriff hinzunehmen oder ihm nur auszuweichen (verwirrter Bewohner schlägt nach Pflegekraft). Verteidigungshandlungen sind auch dann erlaubt, wenn Dritte (Kollegen, Mitbewohner) angegriffen werden, sog. Nothilfe.

Literatur
Kienzle, T. & Paul-Ettlinger, B. (2010). Aggression in der Pflege – Umgangsstrategien für Pflegebedürftige und Pflegepersonal. Kohlhammer Verlag, Stuttgart
Rechtssicher pflegen aktuell, Ausgabe November 2007, Haftungsrecht, »Notwehr und Notstand schützen Sie vor Haftung«

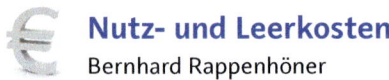

Nutz- und Leerkosten
Bernhard Rappenhöner

Bei den fixen Kosten verändert sich das Verhältnis von Nutz- zu Leerkosten in Abhängigkeit von der Kapazitätsauslastung. **Nutzkosten** ist derjenige Güterverbrauch, dem eine konkrete Ausbringungsmenge gegenübersteht. Je höher die Kapazitätsauslastung ist, desto höher ist der Anteil der Nutzkosten. **Leerkosten** hingegen ist derjenige Güterverbrauch, dem keine Ausbringungsmenge gegenübersteht. Beispielhaft sei hier die KFZ-Versicherung betrachtet. Fährt der Wagen nur morgens eine Tour, so verteilen sich die Kosten der Versicherung nur auf die dort gefahrenen Kilometer. Fährt der Wagen hingegen neben der morgendlichen Tour auch einen Spätdienst, so ist die Verteilung entsprechend höher.

Organigramm
Herbert Müller

Ein Organigramm, auch Organisationsdiagramm genannt, ist eine grafische Darstellung einer organisatorischen Struktur. Es zeigt die verschiedenen Positionen in einer Organisation sowie deren Beziehungen zueinander auf, z. B. Überordnungs- und Unterordnungsfunktionen, Direktionsbefugnisse, Kommunikationslinien, Dienstweg (vgl. Bernhard & Walsh 1997). Die Organisationsstruktur ist der Rahmen für die Arbeitsbeziehungen zwischen den Mitgliedern einer Organisation (vgl. Jucius & Schlender). Das Pflegemodell, das Einrichtungsleitbild und die Konzeption der Einrichtung müssen sich auch im Organigramm (s. Abb. 31) nachvollziehen lassen.

Linie und Stab
Der Aufbau der Einrichtungen erfolgt traditionell als »Linienorganisation«. Sie stellt die personelle Hierarchie dar, die sich von der geschäftsführenden Spitze bis zur Basis der Arbeitnehmer erstreckt. Jeder unterstellte Mitarbeiter hat nur einen einzigen Vorgesetzten; jeder Vorgesetzte hat mehrere unterstellte Mitarbeiter. Das sich hieraus ableitende Instanzenbild ist das der »Pyramide«,

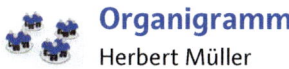

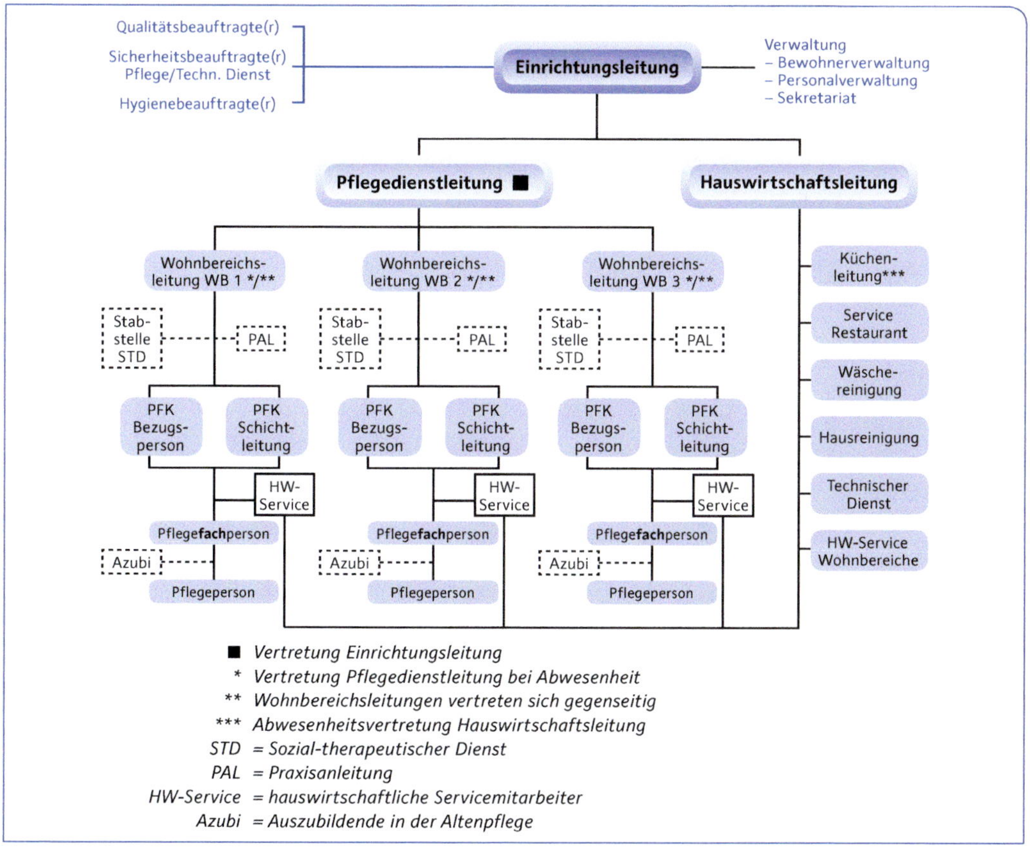

Abb. 31: Organigramm.

mit einem kleinen Entscheidungszentrum (z. B. Geschäftsführer oder Heimleitung) an der Spitze und einer breiten Basis untergeordneter Mitarbeiter.

Die »Staborganisation« wurde eingeführt, um eine Linie in der Erfüllung ihrer Aufgaben zu unterstützen. Von Stabstellen wird erwartet, dass sie die Linienstellen beraten und unterstützen. Ihre Arbeit soll die der Linienmitarbeiter erleichtern und diese sollen sich mit den Stabmitarbeitern beraten. Die Stabmitarbeiter haben keine letzte Entscheidungs- und Anordnungsbefugnis. Die Mitarbeiter der Stäbe sind für diese Aufgabe teilweise oder ganz freigestellt. Sie wirken in der Regel aber an der Entscheidungsfindung der Linieninstanzen durch Informationssammlung, Informationsaufbereitung, Problemanalysen und Unterbreitung von Vorschlägen mit.

Das »Stab-Linien-Modell« bricht die traditionelle Linienorganisation insofern auf, als das auch weiterhin jeder Mitarbeiter grundsätzlich nur einen Fachvorgesetzten hat, wobei die Leitungskräfte von einem aus der Linie heraus gelösten Stab in Verfahrens- und Abwicklungsfragen beraten werden.

Literatur
Bernhard, L.A.; Walsh, M.: Leiten und Führen in der Pflege. Ullstein Mosby Verlag, Berlin-Wiesbaden
Jucius, M. & Schlender, W. (2012). Elements of Managerial Action. Literary Licensing LLC

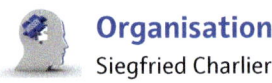

Organisation
Siegfried Charlier

Um die Organisation in all ihren Dimensionen zu verstehen, ist das 7-Schalen-Modell (s. Abb. 32) hilfreich: Wie bei einer Zwiebel nähern wir uns auch der Organisation von außen. In dem wir Schale um Schale abtragen, nähern wir uns dem inneren Kern der Organisation. Auf allen sieben Ebenen wird zudem noch zu unterscheiden sein, was sich im Innensystem/Innenleben der Organisation und was in Beziehung zur Umwelt abgebildet wird.

Physische Mittel
Im Innenleben sind damit gemeint: materielle Dinge wie Geräte, Instrumente, Transportmittel, Gebäude und Räume, so wie die finanziellen Mittel. Zum Umfeld: das physische Umfeld mit dem Platz der Organisation allgemein im sozialen Umfeld und konkret in der Infra- und Verkehrsstruktur. Des Weiteren ist das Verhältnis von Eigen- und Fremdmitteln hier gemeint;

Prozesse
Im Innenleben wird zwischen Primär- und Sekundärprozessen unterschieden. Primärprozesse sind die Prozesse, die zu Produkten führen, während die Sekundärprozesse unterstützen: Informations-, Planungs- und Supportprozesse. In Beziehung zum Umfeld geht es um Beschaffungsprozesse für Ressourcen und um Lieferprozesse des Produkts;

Funktionen
Im Innenleben sind hier wichtig: Aufgaben, Kompetenzen und Verantwortung (s. AKV), die z. B. in Stellenbeschreibungen fixiert sind. Es geht um Gremien, Kommissionen und Projektgruppen. In Beziehung zum Umfeld geht es um die Pflege der externen Schnittstellen und die Gestaltung der Arbeitsteilung;

Menschen, Stile, Klima
Im Innenleben geht es neben dem Wissen und Können der Mitarbeiter vor allem um den Umgang miteinander auf der Bezie-

hungsebene, um Haltungen und Einstellungen, um den Führungsstil und das dadurch geprägte Betriebsklima. Im Kontakt zum Umfeld geht es auf dieser Ebene um die Pflege der informellen Beziehungen zu externen Schnittstellen, um das Beziehungsklima in der Branche, d.h. Um den Umgang mit Macht und Konkurrenz;

Struktur und Systeme

Im Innenleben sind hier gemeint die Aufbauprinzipien der Organisation, also die Führungshierarchie, wie sie im Organigramm abgebildet ist. Dazu gehören dann noch Prinzipien der Präsenz- Kompetenz- und Entlohnungssysteme. In Beziehungen zum Umfeld sind hier die strukturellen Beziehungen, z.B. Präsenz in Verbänden, strategische Allianzen und Vereinbarungen mit dem Sozialpartner, sprich Tarifverträge gemeint;

Unternehmenspolitik, Strategien und Programme

Im Innenleben sind hier die langfristigen Programme der Organisation gemeint: Ausrichtung der Unternehmenspolitik, Produkt-, Markt-, Finanz-, Preis- und Personalpolitik. In der Beziehung zum Umfeld geht es um Leitsätze für die Beziehung mit Lieferanten und Kunden, Öffentlichkeitsarbeit und Marketing, um allgemeine Spielregeln des Umgangs in der Branche;

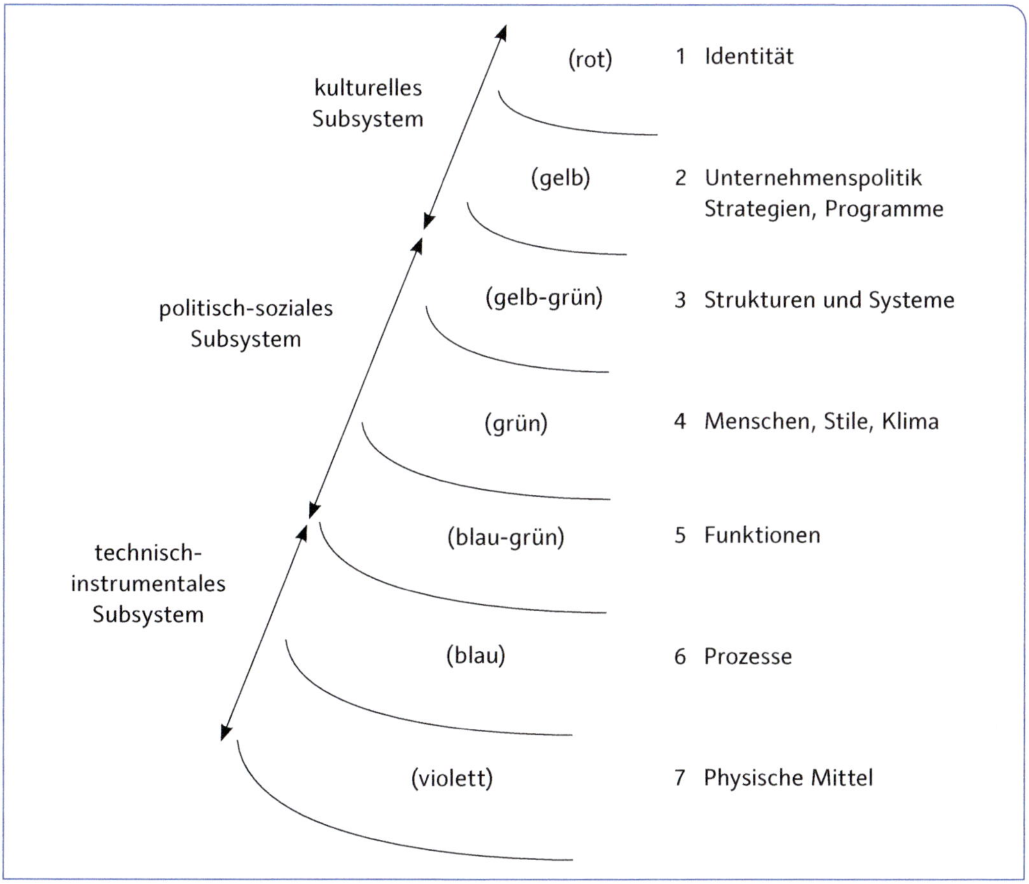

kulturelles Subsystem
politisch-soziales Subsystem
technisch-instrumentales Subsystem

(rot) 1 Identität
(gelb) 2 Unternehmenspolitik Strategien, Programme
(gelb-grün) 3 Strukturen und Systeme
(grün) 4 Menschen, Stile, Klima
(blau-grün) 5 Funktionen
(blau) 6 Prozesse
(violett) 7 Physische Mittel

Abb. 32: 7-Schalen-Modell, BGU Beratergruppe für Unternehmensberatung.

Identität

Im Kern der Organisation geht es um das Selbstverständnis, die gesellschaftliche Aufgabe, die Philosophie und den Sinn und Zweck, die Werte. All das wird im Leitbild gebündelt. In der Beziehung zum Umfeld geht es um das Image bei Kunden, Lieferanten, Banken, dem gesellschaftlichen Umfeld und der Politik. Es geht um das Konkurrenzprofil, d.h. die eigene Position am Markt und in der Gesellschaft. Es geht um Selbstständigkeit bzw. Abhängigkeit.

Entwicklungsphasen der Organisation

Organisationen durchlaufen ähnlich wie Gruppen typische Entwicklungsphasen.

Die erste Phase wird **Pionier-Phase** genannt. In ihr wird die Organisation oder das Unternehmen wie eine große Familie gesehen und geführt. Es geht um konkrete Bedürfnisse als Organisationszweck, um Marktlücken bzw. eine Vision. Der Kunde mit seinen Bedürfnissen steht absolut im Vordergrund. In der Führung der Organisation ist alles auf den »Gründer«, den Chef, bezogen, der noch wenig strukturiert, eher intuitiv führt bzw. improvisiert. Die Strukturen sind noch nicht stark ausgebildet. Es regelt sich eher informell und flexibel. Wie in Familien üblich werden Konflikte eher unterdrückt. Es geht sehr stark um Sympathie und Antipathie und der Einfluss der einzelnen Akteure hängt von ihrer Nähe zum Chef ab. Die Aufgabenbereiche sind historisch gewachsen, stark von den ausführenden Personen geprägt und wenig geplant. »Freie Bahn dem Tüchtigen«. Die Bedeutung der Sachanlagen ist untergeordnet. Es herrscht großer Wildwuchs, weil noch kein Konzept vorhanden ist.

Die zweite Phase ist eine notwendige **Differenzierungs-Phase**, in der die Organisation, das Unternehmen wie ein konstruierter Apparat aufgestellt ist. Ausgehend von einem Maschinenbild (s. Menschenbild) wird die Organisation im Dienste der Transparenz, der Steuerbarkeit und Ordnung gegliedert. An Stelle der Personenbindung der Pionierphase tritt eine Systembindung der Mechanisierung, Standardisierung und Spezialisierung. Ziel ist die Marktbeherrschung durch Risikovermeidung.

Die Führungsstrukturen werden jetzt ganz formell: Organigramm, Linienorganisation und der Dienstweg der Hierarchie. Es gibt klare Kompetenz -und Kontrollspannen und viele Führungsebenen. Die Beziehungen der Mitarbeiter sind funktional, förmlich und bürokratisch. Im täglichen Handeln müssen immer wieder Kompromisse gesucht und gefunden werden. Es gibt klare Aufgabenzuweisungen. Die Aufgabe steht im Vordergrund, der einzelne Mensch muss austauschbar sein. Das führt zur Standardisierung von Stellen und zur Trennung von Planung, Ausführung und Kontrolle. Durch Normierung und Reglementierung geht viel an früherer Flexibilität verloren. Die Anlagen und Maschinen bekommen eine hohe Bedeutung und werden zu Sachzwängen.

Nach der notwendigen Differenzierung zur Aufgabenbewältigung zeigt sich der Nachteil der Aufteilung und es kommt zur dritten Phase, der **Integrations-Phase**. Die Organisationsabläufe werden jetzt als Prozess gesehen und gestaltet. Dazu sind Ziele nötig, aber auch viel Initiative der Mitarbeiter und Selbstverantwortung. Für den einzelnen Mitarbeiter bedeutet dies ein hohes Maß an Selbstorganisation. Die Strukturen müssen angepasst und verändert werden in Richtung überschaubarer, selbstständig agierender Einheiten mit wenig Führungsebenen.

Teams und Vernetzung von Teams werden nötig. Dazu gehören dann auch neue Formen der Konfliktaustragung, weil die

Aufgaben nicht mehr so arbeitsteilig, sondern zusammenhängender sind. Die Abläufe verändern sich in Richtung einer Steuerungsautonomie der selbstständigen Einheiten innerhalb von fest stehenden Rand- und Rahmenbedingungen der Organisation. Die Sachmittel und Ausstattung der Organisation müssen ebenfalls den neuen Anforderungen angepasst werden: flexible Informationstechnologie mit jederzeitigem Zugriff der einzelnen Mitarbeiter, Intranet, Besprechungsräume etc.

Als nächste Entwicklungsphase taucht die **Assoziations-Phase** auf. Hier wird die Organisation als profiliertes, also an der Spitze stehendes, Glied einer Netzwerkstruktur gesehen, die nur dialogisch geführt werden kann. Die Organisation agiert, systemtheoretisch gesprochen (Systemtheorie), mit den relevanten Umwelten, sprich Auftraggeber, Markt, Gesellschaft und muss sich in Antwort auf deren Anfragen immer wieder neu aufstellen. Die Prozessorientierung erfordert durchlässige Grenzen, interne und externe Vernetzung und ein hohes Maß an Selbststeuerungskompetenz. Nicht nur der einzelne Mitarbeiter muss sich fortbilden und »lebenslang weiter lernen«, auch die Organisation als Ganzes muss dies tun und organisieren. Die »lernende Organisation« taucht als Metapher auf und meint die permanente Überprüfung und Reflexion aller Prozesse. Die Sachanlagen der Organisation müssen noch mehr auf Teamarbeit ausgerichtet werden. Die Selbstverantwortung der Mitarbeiter wird immer wichtiger und muss von der Führung der Organisation gefördert werden.

Die »lernende Organisation« ist auf der z.Zt. letzten Stufe der Entwicklungsphasen von Organisationen zu finden. Mit dem Begriff werden zum einen »flache Hierarchien« und Kundenorientierung (s. Kunde) verbunden, zum anderen aber die Abkehr von altem, an Hierarchien, gebundenem Denken gefordert. Nicht nur der einzelne Mitarbeiter muss ein Leben lang lernen, jetzt wird diese Forderung auch an die Organisation gestellt: Sie soll ihr Handeln, ihre Ziele, ihre Strategien immer wieder neu überprüfen, um notwendige Anpassungen an veränderte gesellschaftliche Umwelt zu ermöglichen.

Nach Senge, der den Begriff der »lernenden Organisation« bekannt gemacht hat, sind damit fünf Dimensionen gemeint:

- **Denken in Systemen.** Ein Unternehmen stellt als Ganzes ein System dar, das sich in Interaktion mit seiner relevanten gesellschaftlichen Umwelt selbst erschaffen hat. Genauso muss es allerdings auch in der Lage sein, sich auf veränderte Umwelten neu einzustellen und sich zu verändern und anzupassen;
- **Persönlichkeitsmanagement.** Da das Management Initiator und Träger von Veränderungsprozessen ist, werden an das Persönlichkeitsprofil seiner Vertreter erhöhte Anforderungen (s. Führungskräfte) gestellt: geistiges Wachstum, Offenheit für neue Ideen und eher kreative als reaktive Handlungsweisen, sich neuen Herausforderungen zu stellen. Gerade aus der Kluft von Vision und Realität (s. Leitbild) wächst das nötige Spannungsfeld nötige Veränderungen aktiv zu managen.
- **Mentale Modelle.** Unter diesem Begriff versteht Senge die vorherrschende Unternehmenskultur, d.h. die Wahrnehmungs- und Denkmuster, mit denen Schwierigkeiten, Probleme und Krisen angegangen oder ausgesessen werden
- **Gemeinsame Visionen.** Um zu einer gemeinsamen Vision als Zukunftsvorstellung zu kommen, muss an den individuellen Visionen der Mitarbeiter ange-

setzt werden, um sie dann zu bündeln. Gemeinsam ist man nur dann stärker, wenn die Antriebe, die Motivation des Einzelnen nicht übergangen, sondern im Kompromiss berücksichtigt wird.

- **Lernen im Team.** Das Team als Lerngruppe ist vor allem dann erfolgreich, wenn es gelingt die einzelnen Mitglieder zur Diskussion einzuladen und den entstehenden Dialog gleichberechtigt zu führen. Senge beschreibt den Unterschied so: der Dialog öffnet die Sichtweisen, die kontroverse Diskussion ist dann als Einengung wieder nötig, um zu Entscheidungen zu kommen. Um zu einer »lernenden Organisation« zu werden, bedarf es großer Einstellungsveränderungen sowohl auf Seiten der Führungskraft als auch auf Seiten der Mitarbeiter. Die Führungskraft muss sich als Initiator und Begleiter von Lernprozessen verstehen lernen und den Fähigkeiten der Mitarbeitern zu selbstständigem Mitdenken vertrauen (s. Entwicklungsansatz). Der Mitarbeiter muss in der Lage sein, eigenverantwortlich zu denken und zielorientiert zu handeln (s. Motivation, intrinsische). Er muss die Komplexität der Organisationszusammenhänge kennen und nutzen und in schwierigen Situationen mit allen Betroffenen und Beteiligten gleichberechtigt kommunizieren können.

Literatur
Flockenhaus, U. (Hrsg.) (1999). Zukunftsmanagement. Trainings-Perspektiven für das 21. Jahrhundert. Gabal Verlag, Offenbach
Grässle, A. Von der lernenden Organisation über Netzwerke zur »Corporate Community« in: Papmehl, A. & Siewers, R. (Hrsg.). Wissen im Wandel. Die Lernende Organisation im 21. Jahrhundert. Verlag Ueberreuter, Wien

Senge, P. (2008). Die fünfte Disziplin. Kunst und Praxis der lernenden Organisation. Verlag Klett-Cotta, Stuttgart

Organspendeausweis
Sabine Sappke-Heuser

Im Unterschied zur Blutspende oder Lebendspende eines Organs (oder von Gewebe), ist der Organspendeausweis eine Vollmacht für den Todesfall. Für den Fall des Todes erklärt die betreffende Person, ob sie mit der Organentnahme zu medizinischen Heilzwecken einverstanden oder nicht. Ein Organspendeausweis empfiehlt sich dann, wenn man mit einer Organentnahme einverstanden ist. Im Mai/Juni 2012 haben Bundestag und Bundesrat dem neuen Transplantationsgesetz zugestimmt. U. a. werden die Krankenkassen künftig alle Versicherten ab dem 16. Lebensjahr anschreiben und auffordern, ihre Entscheidung für oder gegen die Organ- oder Gewebespende auf einem Organspendeausweis zu dokumentieren.

Neu seit dem 1. August 2012: Lebendspender haben jetzt Anspruch gegen die Krankenkasse des Organempfängers auf Krankenbehandlung, Vor- und Nachbetreuung, Rehabilitation, Fahrtkosten und Krankengeld. Im Falle der Arbeitsunfähigkeit erhalten sie auch Lohnfortzahlung. Die Kosten muss die Krankenkasse des Organempfängers übernehmen. Bekommt der Spender gesundheitliche Probleme im Zusammenhang mit der Organübertragung, steht dafür nun die Gesetzliche Unfallversicherung ein. Der Startschuss zur Befragung der Bürger über ihre Bereitschaft zur Organspende im Todesfall fällt erst Anfang November 2012.

P

Patientenverfügung
Sabine Sappke-Heuser

In einer Patientenverfügung wird schriftlich für den Fall der Einwilligungsunfähigkeit festgelegt, ob und wie man in bestimmten Situationen ärztlich behandelt werden möchte, § 1901 a Abs. 1 BGB. Der Patientenverfügung kann durch zusätzliche Bitten und Richtlinien für den Vertreter und das behandelnde Team erweitert werden, um so das Selbstbestimmungsrecht zu wahren und Einfluss auf spätere Behandlungsabläufe zu nehmen.

Da eine Patientenverfügung nicht alle späteren Eventualitäten aufführen kann, ist es sinnvoll zusätzlich persönliche Wertvorstellungen, ethische oder religiöse Anschauungen, die Einstellung zum Leben und Sterben festzuhalten, um sie als Auslegungshilfen heranzuziehen.

Die Patientenverfügung muss schriftlich verfasst (handschriftlich oder Ausfüllen eines Vordruckes) und unterzeichnet werden (eigenhändige Unterschrift oder von einem Notar beglaubigtes Handzeichen), § 1901 a Abs. 1 i. V. m. § 126 Abs. 1 BGB. Sie kann jederzeit formlos widerrufen werden (§ 1901 a Abs. 1, Satz 3 BGB).

Die Festlegungen in einer Patientenverfügung sind verbindlich, wenn sie auf die konkrete Lebens- und Behandlungssituation zutreffen. Der bestellte Vertreter ist dann verpflichtet, diesen Wünschen und Vorstellungen Geltung zu verschaffen (nicht seinen eigenen!), § 1901 a Abs. 1 Satz 2 BGB.

Treffen die Regelungen der Patientenverfügung dagegen nicht auf die konkrete Situation zu, müssen der Vertreter und der behandelnde Arzt auf der Grundlage des mutmaßlichen Willens die notwendige Entscheidung fällen (§ 1901 b Abs. 2 BGB).

Ebenso wichtig ist aber auch, dass eine Vorsorgevollmacht besteht.

Literatur
Eine umfangreiche Sammlung an Mustern von Patientenverfügungen finden sich beim Zentrum für medizinische Ethik in Bochum – www.medizinethik.de/verfuegungen.htm
Bundesministerium der Justiz. Patientenverfügung, mit Erläuterungen und Textbausteinen für eine Patientenverfügung. www.bmj.de/publikationen

Pausen
Sabine Sappke-Heuser

§ 4 ArbZG regelt, dass nach mehr als sechs Stunden Arbeitszeit eine Ruhepause von einer halben Stunde durchzuführen ist. Diese kann durch zwei Pausen von je einer viertel Stunde ersetzt werden. Die Pausenzeit zählt nicht zur Arbeitszeit. Aus diesem Grund ist der Beschäftigte in dieser Zeit von allen Tätigkeiten freizustellen. Wie die Pausen zu legen sind, schreibt das Gesetz nicht vor, die zeitliche Lage der Pausen unterliegt in der Regel aber dem Mitbestimmungsrecht des Betriebsrates.

§ 29 Arbeitsstättenverordnung schreibt vor, dass in Betrieben mit mehr als zehn Mitarbeitern ein leicht erreichbarer Pausenraum zur Verfügung gestellt werden muss.

In Schicht- und Verkehrsbetrieben kann die Gesamtdauer der Pausen auf »Kurzpausen von angemessener Dauer« aufgeteilt werden (§ 7 Abs. 1 Nr. 2 ArbZG). Diese Kurzpausen zählen nach allgemeiner Auffassung zur Arbeitszeit und sind dementsprechend zu vergüten. Der Betriebsrat hat dann nur das Recht unbezahlte Zusatzpausen zu verlangen. (BAG; Urteil vom 24.05.2007,

AZ.: 6 AZR 706/06 – Kurzzeitpausen werden im Gegensatz zu normalen Pausen der Arbeitszeit zugeordnet und sind als solche zu vergüten. Dies gilt auch für Abwesenheitstage bei Krankheit und Urlaub.)

PDCA–Zyklus
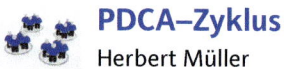
Herbert Müller

Das Qualitätsmanagement beschreibt Ausgangssituation, Strukturen, wesentliche Prozesse und angestrebte Ergebnisse. Die Maßnahmen und Verfahren zur Erreichung der Qualitätsziele werden durch einen kontinuierlichen Prozess der Planung, Ausführung, Überprüfung und Verbesserung bestimmt. Qualitätsmanagement erfordert Kundenorientierung, d. h. die Erwartungen und Bewertungen der Pflegebedürftigen und aller an der Pflege und Versorgung Beteiligten werden einbezogen.

Die Einführung eines kontinuierlichen Verbesserungsprozesses (KVP), auch PDCA–Zyklus oder Deming-Kreis genannt, unterstützt Sie in diesem Vorhaben. Es basiert auf einer einfachen und einleuchtenden Vorgabe: dem vierschrittigen Zyklus der kontinuierlichen Verbesserung (PDCA–Zyklus) (s. Abb. 33).

1. Schritt – Plan
Ermitteln und planen Sie die Prozesse, die notwendig sind, um ein Ergebnis zu erreichen, das im Einklang mit dem Anspruch der Bewohner und den Zielen der Pflegeeinrichtung steht

2. Schritt – Do
Richten Sie die Prozesse ein und arbeiten Sie damit

3. Schritt – Check
Überwachen (messen) Sie die Prozesse und das Ergebnis bezüglich der Einrichtungsziele und der Kundenerwartungen und berichten Sie über die Ergebnisse

4. Schritt – Act
Unternehmen Sie Aktionen, um die Leistung der Prozesse ständig zu verbessern

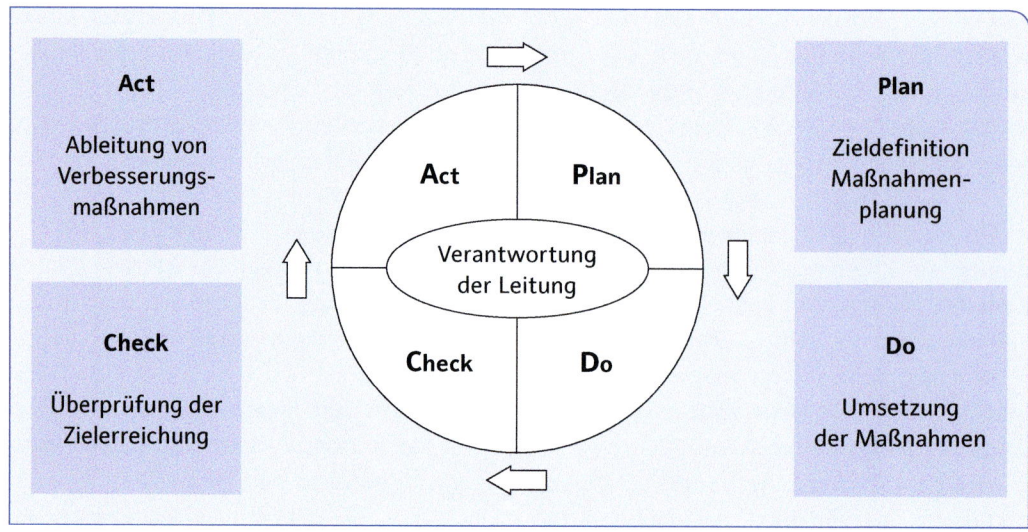

Abb. 33: PDCA–Zyklus.

Literatur

Weigert, J. (2009). Der Weg zum leistungsstarken Qualitätsmanagement. ein praktischer Leitfaden für die ambulante-, teil- und vollstationäre Pflege. Schlütersche Verlagsgesellschaft Hannover

Personalakte
Sabine Sappke-Heuser

Die Personalakte ist eine Sammlung aller Schriftstücke mit Aufzeichnungen über die persönlichen und dienstlichen Verhältnisse der Arbeitnehmer und gibt ein vollständiges Bild über den Werdegang des einzelnen Beschäftigten. Die Personalakten dienen sowohl der effektive Personalplanung und dem sachgemäßen Personaleinsatz als auch dem Nachweis der Beschäftigung ausreichend qualifizierten Personals. Darüber hinaus hat sie auch die Funktion einer zahlungsbegründenden Unterlage.

Gesetzliche Regelungen zur Form oder zum exakten Inhalt fehlen, nur im Beamtenrecht gibt es Regelungen zur Personalakte, z. B. §§ 106 ff. Bundesbeamtengesetz.

Inhalt einer Personalakte können alle Informationen sein, an deren Dokumentierung sowohl der Arbeitgeber als auch der Arbeitnehmer ein Interesse haben. Bei dem Anlegen der Akte hat der Arbeitgeber unbedingt das Recht des Arbeitnehmers auf den Schutz seiner Privatsphäre und datenschutzrechtliche Bestimmungen zu beachten. Er hat weiterhin dafür Sorge zu tragen, dass nur die mit der Personalarbeit betrauten Mitarbeiter Zugriff und Einsicht erhalten und keine anderen Personen. Besonders vertrauliche Informationen sind zusätzlich zu sichern, vor allem sensible Gesundheitsdaten sind gesondert vor einer unbefugten Kenntnisnahme zu schützen. Dies kann z. B. durch die Aufbewahrung in einem verschlossenen Umschlag geschehen (BAG, Urteil vom 12.09.2006, AZ.: 9 AZR 271/06).

Abmahnung
Eine Abmahnung sollte aus Beweisgründen in der Personalakte dokumentiert sein. Der Arbeitnehmer kann verlangen, dass im Falle einer Abmahnung seine Gegendarstellung in die Personalakte aufgenommen wird. Ein Recht auf die Entfernung der Abmahnung aus der Personalakte besteht nur, wenn diese unrechtmäßig ausgesprochen wurde. Im Streitfall wird dies nur durch ein Gericht zu entscheiden sein.

Die Beendigung des Arbeitsverhältnisses begründet grundsätzlich keinen Anspruch auf die Entfernung der Abmahnung aus der Personalakte. Etwas anderes gilt, wenn das Verbleiben der Abmahnung zu einem Schaden des Arbeitnehmer führt (BAG, Urteil vom 14.09.1994, AZ.: 5 AZR 632/93).

Einsicht
Nach allgemeinen arbeitsrechtlichen Grundsätzen sowie der höchstrichterliche Rechtsprechung hat jeder Arbeitnehmer ein Einsichtsrecht in seine Personalakte. Für einzelne Berufsgruppen ist das Einsichtsrecht geregelt (z. B. § 3 Abs. 5 TVöD). Für Betriebe, in denen das Betriebsverfassungsgesetz gilt, gewährt § 83 das Recht auf Einsicht in die Personalakte, dass durch das in § 82 BetrVG aufgeführte Anhörungsrecht ergänzt wird.

Während der Arbeitszeit (auch ohne das Vorliegen eines Grundes) ist der Arbeitnehmer jederzeit berechtigt, Einsicht in seine Personalakte zu nehmen und Abschriften anzufertigen. Sollte der Vorgang längere Zeit in Anspruch nehmen, kann er sich diesen Aufwand nicht als Arbeitszeit gutschreiben. Zudem trägt der Arbeitnehmer die Kosten der Kopien. Die Einsichtnahme kann er auf einen Bevollmächtigten übertragen, den der

Arbeitgeber aber aus betrieblichen Gründen zurückweisen darf. Das Einsichtsrecht in seine Personalakte besteht für den Arbeitnehmer auch nach Beendigung des Arbeitsverhältnisses (BAG, Urteil vom 16.11.2010, AZ.: 9 AZR 573/09, (für Beamte s. § 110 BBG)).

Werden personenbezogene Daten von mindestens 10 Mitarbeitern automatisiert oder von mindestens 20 Mitarbeitern in sonstiger Form verarbeitet, muss der Betrieb gem. § 4 f BDSG einen Datenschutzbeauftragten bestellen.

Inhalt

Eine Personalakte (kann in Personalgrundakte und -teilakten aufgeteilt werden) enthält grundsätzlich folgende Unterlagen:
- Personalbogen
- Bewerbungsschreiben, Lebenslauf, Lichtbild
- Personenstandsurkunden und ggf. Nachweis über Staatsangehörigkeit
- Nachweise über die Schulbildung, Aus- und Fortbildung einschließlich der Prüfungszeugnisse
- Gesundheitszeugnisse und ärztliche Stellungnahmen zur gesundheitlichen Eignung, Nachweis der Schwerbehinderteneigenschaft
- Unterlagen über Erkrankungen, Dienstunfälle
- Unterlagen über, Abordnung, Zuweisung, Versetzung, Umsetzung,
- Teilzeitbeschäftigung, Ermäßigung der Arbeitszeit, Urlaub,
- Nebentätigkeiten, ehrenamtliche Tätigkeiten
- dienstliche Beurteilungen, Zeugnisse
- Vorgänge über mit dem Arbeitsverhältnis zusammenhängende Beschwerden, Behauptungen und Bewertungen, die zutreffend und relevant sind
- abschließende Entscheidungen in Rechtsstreitigkeiten aus dem Arbeitsverhältnis
- Unterlagen über Straf-, Berufsgericht- oder Bußgeldverfahren, soweit ein Bezug zur Tätigkeit besteht
- Pfändungen, Verpfändungen, Gehaltsvorschüsse
- Anträge und Beschwerden in persönlichen Angelegenheiten

Literatur
ver.di b+b – Service – Praxistipps – Archiv, »Bedeutung und Inhalt einer Personalakte«
Landesbeauftragte für den Datenschutz Mecklenburg-Vorpommern, »Personalakten und Personalaktendaten, http://www.lfd. m-v.de /dschutz / informat/infoblae/persakte.html
Übersicht über das Arbeitsrecht, Kap. 2, Randziffer 357 f

Personalbedarfsermittlung (stationär)
Herbert Müller

Wie viel Personal kann eine stationäre Pflegeeinrichtung beanspruchen? Einerseits sind die notwendigen und wirtschaftlich zu erbringenden Leistungen, entsprechend dem Versorgungsauftrag die Basis, andererseits die möglichen Stunden, die eine Mitarbeiterin leisten kann.

Die zurzeit unterschiedlichen Regelungen in den Bundesländern decken den Personalbedarf häufig nicht ab. Die Basis zur Ermittlung der »Personalrichtwerte und Bandbreiten« ist nicht transparent. Es stellt sich die Frage: Sind pauschale Personalrichtwerte (Stellenschlüssel) überhaupt geeignet, den notwendigen Personalbedarf zu ermitteln? Woran können wir uns also orientieren?

Nach § 84 SGB XI bekommt die Einrichtung das, was sie benötigt, um den Versorgungsauftrag zu erfüllen, sofern sie ihre Leistungen wirtschaftlich erbringt. Wenn sich die Errechnung des Personalbedarfs am konkreten Bedarf der einzelnen Einrichtung orientiert, wird damit die einzelne Einrichtung in die Lage versetzt, den Versorgungsauftrag in vollem Umfang zu erfüllen.

Die in § 14 SGB XI genannten 21 Verrichtungen des täglichen Lebens in den Bereichen Körperpflege, Ernährung, Mobilität und Hauswirtschaft dienen zur Ermittlung der Pflegestufe/des Pflegebedarfs und lassen zurzeit keine Rückschlüsse auf den konkreten Personalbedarf zu.

Der erste Schritt zur Ermittlung des individuellen Personalschlüssels für die Einrichtung muss sich am notwendigen Bedarf des einzelnen Bewohners orientieren (schließlich steht die Einrichtung hier in der konkreten Leistungspflicht!). Wie viel Zeit ist erforderlich, um die notwendigen Leistungen im Rahmen des Pflegeprozessmodells, orientiert am wissenschaftlich anerkannten Pflegemodell, Pflegeleitbild und -konzept, auf der Basis der nationalen Expertenstandards und weiterer pflegewissenschaftlich abgesicherter Standards, zu erbringen?

Ermitteln Sie, wie hoch die tägliche »Netto-Pflegezeit« insgesamt für alle Bewohner ist und welche Qualifikation für die einzelne Leistungserbringung benötigt wird. Zählt man alle Netto-Pflegezeiten der Bewohner zusammen, ergibt sich der Netto-Pflegezeitbedarf der Einrichtung, den man dann auf den Jahresbedarf umrechnet.

> **Beispiel**
>
> In einer Einrichtung wird ein täglicher Bedarf für direkte Pflege von 13.200 Minuten für alle Bewohner ermittelt. Umgerechnet in Stunden beträgt der notwendige Pflegebedarf ca. 220 Stunden täglich. Unterstellt man einen Bedarf an Pflegefachpersonen von 50 %, sind 110 Stunden von Pflegefachpersonen und 110 Stunden von Pflegepersonen zu erbringen. Die Hochrechnung auf 1 Jahr (x 365) dokumentiert einen Bedarf von jeweils 40.150 Stunden.

Im zweiten Schritt müssen Sie die Jahresarbeitsstunden einer Mitarbeiterin für mögliche »Netto-Pflege« ermitteln, d. h.: Wie viele Stunden kann eine Mitarbeiterin überhaupt für Aufgaben der direkten Pflege, Mitarbeit bei ärztlicher Diagnostik und Therapie und Betreuung zur Verfügung stehen?

Unter Berücksichtigung der Wochenenden und Wochenfeiertage wird die Brutto-Arbeitszeit ermittelt und macht deutlich, an wie vielen Tagen die Mitarbeiterin überhaupt zur Arbeitsleistung herangezogen werden kann. Des Weiteren werden alle ermittelten Ausfallzeiten (Durchschnitt, bezogen auf alle Mitarbeiter) abgezogen. Sie erhalten die durchschnittlichen, möglichen Anwesenheits-Stunden der Mitarbeiter. Um auf die Zahl der möglichen Netto-Pflegestunden zu kommen, müssen nun noch alle übrigen Tätigkeiten der Mitarbeiter abgezogen werden, die nicht unmittelbar, also »netto«, am Bewohner verrichtet werden.

Bedenken Sie: Hier kann es Unterschiede zwischen den Pflegefachpersonen und Pflegepersonen geben, da Pflegepersonen in der Regel nicht mit Aufgaben im Rahmen der Steuerung des Pflegeprozesses beauftragt sind.

> **Beispiel**
>
> Fiktive mögliche Netto-Pflegezeit der Pflegefachpersonen 1.300 Stunden und der Pflegepersonen 1.450 Stunden im Jahr.
>
> Der jährliche Nettopflegebedarf der Einrichtung für die Qualifikation Pflegefachperson und Pflegeperson beträgt jeweils 40.150 Stunden.
>
> 40.150 geteilt durch 1.300 = 30,88 Vollzeitstellenanteile Pflegefachpersonen
>
> 40.150 geteilt durch 1.450 = 27,69 Vollzeitstellenanteile Pflegepersonen.

Um dieses Verfahren anwenden zu können, das eine am tatsächlichen Bedarf der Einrichtung ausgerichtete Personalbedarfsermittlung ermöglicht, bedarf es der Ermittlung von Zahlen, Daten, Fakten (ZDF). Gelingt es, in Pflegesatzverhandlungen eine am notwendigen Bedarf orientierte Personalbemessung auszuhandeln, so kommt dies den Bewohnern und Mitarbeitern zu Gute und die Grundlage für eine gute Pflege ist geschaffen.

Literatur
Müller, H. (2011). Arbeitsorganisation in der Altenpflege. Schlütersche Verlagsgesellschaft, Hannover

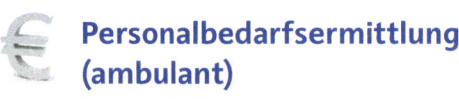

Personalbedarfsermittlung (ambulant)

Herbert Müller

Bei der Personalbedarfsplanung im ambulanten Bereich sind zwei unterschiedliche Anforderungen zu berücksichtigen.

Zum einen ergibt sich eine formale Mindestvoraussetzung aus den abgeschlossenen Versorgungsverträgen mit den Leistungsträgern. Die Mindestvoraussetzungen für die Pflegedienste können sehr unterschiedlich sein. Dies ergibt sich aus der Trägervielfalt in Deutschland. Die Rahmenverträge im SGB XI können von Bundesland zu Bundesland unterschiedlich sein, da diese auf Länderebene vereinbart werden.

Zum anderen können die Rahmenverträge im SGB V nach § 132, 132a erheblich variieren. Dies ergibt sich einerseits aus den unterschiedlichen Anbietern wie die Leistungserbringer der freien Wohlfahrtspflege sowie der private gewerbliche Anbieter. Innerhalb der Gruppe der privat gewerblichen Leistungserbringer schließen darüber hinaus unterschiedliche Berufsverbände eigene Rahmenverträge ab.

Im SGB V ist es dem Pflegedienst außerdem möglich einen Einzelvertrag abzuschließen. Welche formalen personellen Voraussetzungen erfüllt sein müssen ist also für jeden Pflegedienst einzeln zu prüfen. Hierbei ist zu beachten, dass die jeweils höchste Anforderung der formale Personalbedarf ist. Sind beispielsweise im Versorgungsvertrag nach SGB XI lediglich als Anforderung eine Pflegedienstleitung und deren Stellvertretung formuliert, im Rahmenvertrag nach SGB V aber die Mindestvoraussetzung von vier Vollzeitkräften, die berechtigt zur Leistungsabgabe sind, vereinbart, so gilt für den Pflegedienst die Anforderung aus dem Rahmenvertrag nach SGB V. Im gewählten Beispiel hat der Pflegedienst einen formalen Personalbedarf von vier Vollzeitkräften.

Der tatsächliche Personalbedarf ergibt sich aus den tatsächlichen Versorgungen die der Pflegedienst erbringt. Hierbei ist zwischen qualitativem und quantitativem Personalbedarf zu unterscheiden. Der qualitative Personalbedarf beschreibt, welche Qualifikation der leistungserbringende Mitarbeiter haben muss. Gerade bei den Leistungen der häuslichen Krankenpflege sind in aller Regel Anforderungen an die Pflegekraft formuliert. So darf beispielsweise in Nordrhein-Westfalen die Medikamentengabe auch von einer medizinisch-technischen Assistentin (früher Arzthelferin) erbracht werden. Die intramuskuläre Injektion ist jedoch eine Leistung die lediglich von dreijährig examinierten Pflegefachkräften (Gesundheitspfleger/innen, Altenpfleger/innen) erbracht werden darf.

Zur Ermittlung des quantitativen Personalbedarfs muss zunächst der Zeitaufwand eines Pflegebedürftigen ermittelt werden. Hierzu müssen für einzelne Leistungen Zeitrichtwerte formuliert werden, die dem tatsächlichen Versorgungsaufwand entsprechen.

Die Versorgungen werden im Pflegedienst in Touren als Abfolge von einzelnen Versorgungsaufträgen organisiert. Die Zusammenstellung der Touren erfolgt unter einer Vielzahl von Bedingungen. Diese sind Berücksichtigung der Versorgungswunschzeit des Pflegekunden, Minimierung der Fahrwege sowie die Qualifikation des Mitarbeiters. Sinnvollerweise wird einer Tour eine bestimmte Mitarbeiterqualifikation zugeordnet, sodass eine jeweils erneute Überprüfung der einzelnen Pflegekunden überflüssig wird.

Der Personalbedarf im ambulanten Bereich lässt sich sodann durch die Summe der Arbeitszeit der Touren je Tag mal Anzahl errechnen. Da sowohl Personalbedarf-erweiternde Faktoren wie Neuaufnahmen und Versorgungsausweitungen eines Pflegekunden genauso zum Alltag eines Pflegedienstes wie Personalbedarf-senkende Faktoren wie Todesfälle, Umzüge in eine vollstationäre Einrichtung oder Wechsel des Pflegedienstes gehören, ist es erforderlich die Personalbedarfsrechnung in regelmäßigen Abständen durchzuführen, um so etwaige Über- oder Unterkapazitäten rechtzeitig zu erkennen. Die Flexibilisierung der Arbeitszeit ist ein adäquates Mittel den Schwankungen im Personalbedarf umsetzten zu können (s. Jahresarbeitszeitkonten).

Personen, juristische
Sabine Sappke-Heuser

Eine juristische Person ist eine Personenvereinigung (z. B. eingetragener Verein) oder eine Vermögensmasse (z. B. Stiftung), die aufgrund gesetzlicher Anerkennung rechtsfähig ist und damit selbst Träger von Rechten und Pflichten sein kann.

Bei juristischen Personen unterscheidet man zwischen juristischen Personen des privaten Rechts und des öffentlichen Rechts. Anders als bei Natürlichen Personen wird die Juristische Person erst rechtsfähig mit einem formalen Akt (z. B. Eintragung im Vereinsregister) und die Rechte und Pflichten der Juristischen Personen werden immer von einem Vertreter wahrgenommen.

Juristische Personen des Privatrechts
Die Grundform der juristischen Personen des Privatrechts ist der eingetragene Verein (e.V.), §§ 21 ff. BGB. Weitere juristische Personen des Privatrechts sind z. B.
- Stiftungen
- Kapitalgesellschaften (Aktiengesellschaften, Gesellschaften mit beschränkter Haftung)
- Genossenschaften (e.G.)

Sie erlangen ihre Rechtsfähigkeit durch Eintragung in ein beim Amtsgericht geführten Register (Handels-, Vereinsregister) oder z. B. durch Anerkennung der zuständigen Landesbehörde, § 80 BGB – bei Stiftungen. Als Grundlage der juristischen Person des Privatrechts ist in den §§ 21 ff. BGB der Verein geregelt.

Juristische Person des öffentlichen Rechts
Die juristische Person des öffentlichen Rechts sind Rechtssubjekte, die auf öffentlich-rechtlichem und privatrechtlichem Gebiet Rechtsfähigkeit kraft Gesetzes besitzen. Sie entstehen durch Hoheitsakt auf Grund öffentlich-rechtlicher Anerkennung (z. B. Kirchen und Gemeinden) und können grundsätzlich nur durch Gesetz oder auf Grund eines Gesetzes neu errichtet werden (z. B. Stiftungen des öffentlichen Rechts, Bund, Land, Gemeinden oder auch berufsständige Kammern wie die IHK oder die Ärztekammern).

Literatur
Creifeld, C. & Weber. K. (2011). Rechtswörterbuch. Beck Juristischer Verlag, München
Duden Recht A – Z: Fachlexikon für Studium, Ausbildung und Beruf. Bibliografisches Institut, Mannheim 2007

Personen, natürliche
Sabine Sappke-Heuser

Eine natürliche Person ist der Mensch als Träger von Rechten und Pflichten. Mit der Vollendung seiner Geburt wird der Mensch rechtsfähig und damit zu einer natürlichen Person (§ 1 BGB). Die Rechtsfähigkeit endet bei natürlichen Personen mit dem Tod (Hirntod oder mit dem endgültigen, nicht behebbaren Stillstand von Herz und Kreislauf (§§ 3 und 5 Transplantationsgesetz).

Personen mit eingeschränkter Alltagskompetenz
Nicole Meyer

Seit dem 1. Juli 2008 haben pflegebedürftige Menschen nach verschiedenen Kriterien Anspruch auf zusätzliche Betreuungsleistung, wenn ihre Alltagskompetenz dauerhaft, das heißt länger als sechs Monate, in erheblichen Maße eingeschränkt ist. Im Allgemeinen ist bei diesem Personenkreis der Betreuungsbedarf höher als der Pflegebedarf. Mit der Leistung für Menschen mit eingeschränkter Alltagkompetenz entstehen in der ambulanten und stationären Pflege aktivierende, qualitätssichernde Betreuungsangebote und eine Entlastung der Pflegeperson.

Die gesetzlichen Bestimmungen lassen sich im Allgemeinen in den §§ 45a, 45b und 87b SGB XI zusammenfassen. Der berechtigte Personenkreis nach § 45a SGB XI umschreibt
- Menschen mit demenzbedingten Fähigkeitsstörungen
- Menschen mit geistigen Behinderung
- Menschen mit psychischen Erkrankungen

Für alle Pflegestufen (0-III+) gilt: Der Bedarf an allgemeiner Beaufsichtigung und Betreuung und der tatsächlicher Hilfebedarf sind entscheidend, jedoch nicht die Erkrankung. Die Beeinträchtigung der Lebensaktivität und somit Einschränkung der Alltagsbewältigung bilden den Maßstab für die Zuordnung zu diesem Personenkreis, der zeitliche Umfang ist unerheblich.

Für den ambulanten Bereich beschreibt § 45b SGB XI den zusätzlichen Leistungsanspruch für ambulant versorgte Menschen. Hierbei handelt es sich um einen zweckgebundenen Betrag zwischen 100 und 200 €. In § 87b SGB XI werden die Vergütungszuschläge für stationäre Einrichtungen gewährt, wenn die Einrichtung ein zusätzliches Betreuungsangebot vorhält, das über das normale Angebot zur Aktivierung und Betreuung hinausgeht.

Das Begutachtungsverfahren zur Feststellung eine eingeschränkten Alltagskompetenz gliedert sich in zwei Teile (s. Abb. 34): dem **Screening** und dem **Assessment**. Grundsätzlich baut es auf der Begutachtung nach den §§ 14, 15 SGB XI auf.

Screening

Das Screening fragt folgende Items ab, bei dem eine Auffälligkeit oder eine Unauffälligkeit zu ermitteln ist:
- Orientierung
- Antrieb/ Beschäftigung
- Stimmung
- Gedächtnis
- Tag-/Nachtrhythmus
- Wahrnehmung und Denken
- Kommunikation/Sprache
- Situatives Anpassen
- Soziale Bereiche des Lebens wahrnehmen

Wenn mindestens eines dieser Items eine Auffälligkeit aufweist und ein regelmäßiger, dass heißt täglich und auf Dauer mindestens für sechs Monate, Beaufsichtigungs- und Betreuungsbedarf besteht, wird mit dem Assessment fortgefahren. Der Betreuungsbedarf kann sich durchaus mit einer unterschiedlichen Ausprägung darstellen. Wenn keine Auffälligkeit vorhanden ist, endet an dieser Stelle das zweistufige Verfahren.

Assessment

Die zweite Stufe, das Assessment, wird unabhängig davon durchgeführt, ob die Voraussetzungen für eine Pflegestufe gegeben sind. Die 13 Items sind durch Beobachtung oder Befragung zu ermitteln. Die Items erfassen zum einen Störungen im Verhalten und zum anderen krankheits- oder behinderungsbedingte kognitive Störungen im Wahrnehmen und Denken.

1. Unkontrolliertes Verlassen des Wohnbereichs (Weglauftendenz), z. B.: wenn der Betroffene
- aus der Wohnung herausdrängt,
- immer wieder seine Kinder, Eltern außerhalb der Wohnung sucht bzw. zur Arbeit gehen möchte
- planlos in der Wohnung umherläuft und sie dadurch verlässt.

2. Verkennen oder Verursachen, z. B.: wenn der Betroffene
- durch Eingriffe in den Straßenverkehr, wie unkontrolliertes Laufen auf der Straße, Anhalten von Autos oder Radfahrern sich selbst oder andere gefährdet,
- die Wohnung in unangemessener Kleidung verlässt und sich dadurch selbstgefährdet (Unterkühlung).

3. Unsachgemäßer Umgang mit gefährlichen Gegenständen oder potenziell gefährdenden Substanzen, z. B.: wenn der Betroffene
- Wäsche im Backofen trocknet, Herdplatten unkontrolliert anstellt ohne diese benutzen zu können/wollen, Heißwasserboiler ohne Wasser benutzt,
- Gasanschlüsse unkontrolliert aufdreht,
- mit kochendem Wasser Zähne putzt,
- unangemessen mit offenem Feuer in der Wohnung umgeht,
- Zigaretten isst,
- unangemessen mit Medikamenten und Chemikalien umgeht (z. B. Zäpfchenoral einnimmt),
- verdorbene Lebensmittel isst.

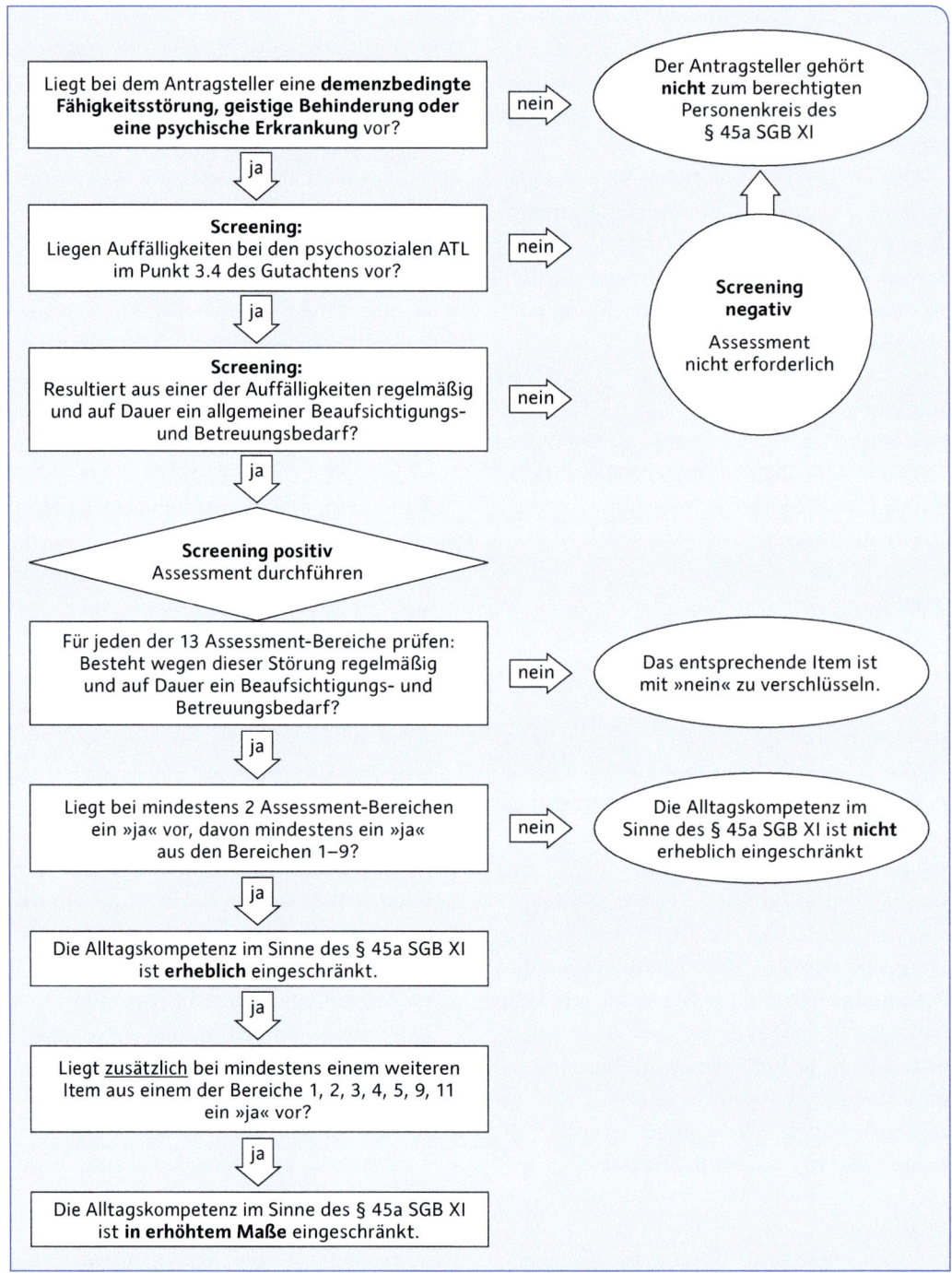

Abb. 34: Algorithmus zur Feststellung einer eingeschränkten Alltagskompetenz (MDS (2008). Richtlinie zur Feststellung von Personen mit erheblich eingeschränkter Alltagskompetenz und zur Bewertung des Hilfebedarfs).

4. **Tätlich oder verbale aggressives Verhalten in Verkennung der Situation,** z. B.: wenn der Betroffene
- andere schlägt, tritt, beißt, kratzt, kneift, bespuckt, stößt, mit Gegenständen bewirft,
- eigenes oder fremdes Eigentum zerstört,
- in fremde Räume eindringt,
- sich selbst verletzt,
- andere ohne Grund beschimpft, beschuldigt.

5. **Im situativen Kontext inadäquates Verhalten,** z. B.: wenn der Betroffene
- in die Wohnräume uriniert oder einkotet (ohne kausalen Zusammenhang mit Harn- oder Stuhlinkontinenz),
- einen starken Betätigungs- und Bewegungsdrang hat (z. B. Zerpflücken von Inkontinenzeinlagen, ständiges An- und Auskleiden, Nesteln, Zupfen, waschende Bewegungen),
- Essen verschmiert, Kot isst oder diesen verschmiert,
- andere Personen sexuell belästigt, z. B. durch exhibitionistische Tendenzen,
- Gegenstände auch aus fremdem Eigentum (z. B. benutzte Unterwäsche, Essensreste, Geld) versteckt/verlegt oder sammelt,
- permanent ohne ersichtlichen Grund schreit oder ruft.

6. **Unfähigkeit, die eigenen körperlichen und seelischen Gefühle oder Bedürfnisse wahrzunehmen,** z. B.: wenn der Betroffene
- Hunger und Durst nicht wahrnehmen oder äußern kann oder aufgrund mangelndem Hunger- und Durstgefühl bereit stehende Nahrung von sich aus nicht isst oder trinkt oder übermäßig alles zu sich nimmt, was er erreichen kann,
- aufgrund mangelndem Schmerzempfinden Verletzungen nicht wahrnimmt,
- Harn- und Stuhldrang nicht wahrnehmen und äußern kann und deshalb zu jedem Toilettengang aufgefordert werden muss,
- Schmerzen nicht äußern oder nicht lokalisieren kann.

7. **Unfähigkeit zu einer erforderlichen Kooperation bei therapeutischen oder schützenden Maßnahmen als Folge einer therapieresistenten Depression oder Angststörung,** z. B.: wenn der Betroffene
- den ganzen Tag apathisch im Bett verbringt,
- den Platz, an den er z. B. morgens durch die Pflegeperson hingesetzt wird, nicht aus eigenem Antrieb wieder verlässt,
- sich nicht aktivieren lässt,
- die Nahrung verweigert.

8. **Störung der höheren Hirnfunktion (Beeinträchtigung des Gedächtnisses, herabgesetztes Urteilsvermögen), die zu Problemen bei der Bewältigung von sozialen Alltagleistungen geführt haben,** z. B.: wenn der Betroffene
- vertraute Personen (z. B. Kinder, Ehemann/-frau, Pflegeperson) nicht wieder erkennt,
- mit (Wechsel-)Geld nicht oder nicht mehr umgehen kann,
- sich nicht mehr artikulieren kann und dadurch in seinen Alltagsleistungen eingeschränkt ist,
- sein Zimmer in der Wohnung oder den Weg zurück zu seiner Wohnung nicht mehr findet,
- Absprachen nicht mehr einhalten kann, da er schon nach kurzer Zeit nicht mehr in der Lage ist sich daran zu erinnern.

9. Störungen des Tag/Nachtrhythmus, z. B.: wenn der Betroffene
- nachts stark unruhig und verwirrt ist, verbunden mit Zunahme inadäquater Verhaltensweisen,
- nachts Angehörige weckt und Hilfeleistungen (z. B. Frühstück) verlangt (Umkehr bzw. Aufhebung des Tag-/Nacht-Rhythmus).

10. Unfähigkeit, eigenständig, den Tagesablauf zu planen und zu strukturieren, z. B.: wenn der Betroffene
- eine regelmäßige und der Biografie angemessene Körperpflege, Ernährung oder Mobilität nicht mehr planen und durchführen kann,
- keine anderen Aktivitäten mehr planen und durchführen kann.

11. Verkennen von Alltagssituationen und inadäquates Reagieren in Alltagssituationen, z. B.: wenn der Betroffene
- Angst vor seinem eigenen Spiegelbild hat,
- sich von Personen aus dem Fernsehen verfolgt oder bestohlen fühlt,
- Personenfotos für fremde Personen in seiner Wohnung hält,
- aufgrund von Vergiftungswahn Essen verweigert oder Gift im Essen riecht/schmeckt,
- glaubt, dass fremde Personen auf der Straße ein Komplott gegen ihn schmieden,
- mit Nichtanwesenden schimpft oder redet,
- optische oder akustische Halluzinationen wahrnimmt.

12. Ausgeprägtes labiles oder unkontrolliert emotionales Verhalten, z. B.: wenn der Betroffene
- häufig situationsunangemessen, unmotiviert und plötzlich weint,
- Distanzlosigkeit, Euphorie, Reizbarkeit oder unangemessenes Misstrauen in einem Ausmaß aufzeigt, das den Umgang mit ihm erheblich erschwert.

13. Zeitlich überwiegend Niedergeschlagenheit, Verzagtheit, Hilflosigkeit oder Hoffnungslosigkeit aufgrund einer therapieresistenten Depression, z. B.: wenn der Betroffene
- ständig »jammert« und klagt,
- ständig die Sinnlosigkeit seines Lebens oder Tuns beklagt.

Innerhalb der Bewertung der einzelnen Items ist darauf zu verweisen, dass sich verschiedene Items gegenseitig bedingen und eine Diagnosestellung erfolgen muss. Eine erheblich eingeschränkte Alltagskompetenz besteht, wenn mindestens zwei Items mit Ja bestätigt werden und davon mindestens ein Item in den Bereichen 1–9 liegen. Hier wäre dann eine zusätzliche Betreuungsleistung bis zum Grundbetrag (i. d. R. 100 €) zu erteilen. Eine in erhöhtem Maße eingeschränkte Alltagskompetenz liegt vor, wenn zusätzlich zur Voraussetzung zur erheblich eingeschränkten Alltagskompetenz mindestens ein weiteres Item in den Bereichen 1–5, 9 oder 11 mit Ja bestätigt worden sind. In diesem Fall kann die zusätzliche Betreuungsleistung bis zu einem erhöhten Beitrag gewährt werden (i. d. R. 200 €).

Literatur
Medizinischer Dienst des Spitzenverbandes Bund der Krankenkassen e.V. (MDS) & GKV-Spitzenverband (2009). Richtlinien des GKV-Spitzenverbandes zur Begutachtung von Pflegebedürftigkeit nach dem XI. Buch des Sozialgesetzbuches. Düsseldorf

Persönlichkeit
Siegfried Charlier

Es gibt die unterschiedlichsten Persönlichkeitstheorien, je nach Richtung der Psychologie. Hier soll eine allgemeine Theorie des amerikanischen Psychologen Guilford vorgestellt werden, die sieben unterschiedliche Persönlichkeitsmerkmale oder Ebenen der Person differenziert:

1. Morphologie: Damit ist die äußere Gestalt des Menschen, wie Größe, Statur, Augen- und Haarfarbe, also genetisch angelegte Merkmale gemeint. Guilford zählt aber auch die Gestik, Mimik und Haltung sowie den Kleidungsstil der Person dazu
2. Physiologie: Quasi als Gegenstück handelt es sich hier um die innere organische Verfassung des Menschen: das vegetative Nervensystem mit dem Herz-Kreislauf, dem Stoffwechsel etc. Auch die Erkrankungen des Menschen gehören auf diese Ebene
3. Bedürfnisse: die körperlichen, sozialen und seelischen Bedürfnisse der Bedürfnishierarchie von Maslow
4. Interessen: lang anhaltende Bedürfnisse, die über das situative Defiziterleben hinausgehen
5. Einstellungen: beschreiben konstante Haltungen und Werte, die im Laufe der Sozialisation erworben werden. Bedürfnisse, Interessen und Einstellungen sind oft miteinander verknüpft, wie folgendes Beispiel zeigt: Wenn ich Hunger habe, ist dies ein situatives, kurzfristiges Bedürfnis, das nach Befriedigung schreit. Mein Interesse bedeutet aber mehr, als den Hunger stillen: Ich will mich gesund ernähren (langfristig), und mit der Einstellung kann dies insofern verknüpft sein, als ich kein Fleisch esse, wenn ich eine vegetarische Lebenseinstellung habe;
6. Temperament: gilt heute als genetisch angelegt. Seit Hippokrates werden vier grundlegend verschiedene Temperamente beschrieben: a) cholerisch, d. h. aufbrausend und impulsiv; b) phlegmatisch, d. h. schwerfällig und kaum in Bewegung bzw. aus der Ruhe zu bringen; c) melancholisch, d. h. schwermütig und niedergeschlagen, antriebsarm; d) sanguinisch, d. h. neudeutsch powervoll und energiegeladen
7. Fähigkeiten: sowohl genetisch angelegte als auch im Laufe der Sozialisation erworbene. Es können vielfältige Fähigkeiten unterschieden werden: handwerkliche, kommunikative, soziale, kreative etc.

Literatur
Hoberg, G. & Vollmr, G. (1994). Persönlichkeitsprofile: beobachten – einschätzen – verändern. Klett Verlag, Stuttgart

Pflegebedürftigkeit
Nicole Meyer

Am 1. Januar 1995 trat das Gesetz zur sozialen Absicherung des Risikos der Pflegebedürftigkeit in Kraft. Leistungen bei häuslicher Pflege erhalten die Versicherten seit dem 1. April 1995, bei stationärer Pflege seit dem 1. Juli 1996. Die Leistungen gehen von den Grundsätzen »Vorrang der häuslichen Pflege« und »Vorrang von Prävention und Rehabilitation« aus (§§ 3 und 5 SGB XI). Der Vorrang der häuslichen vor der vollstationären Pflege stellt eines der wesentlichen Ziele der Pflegeversicherung dar, um es den Pflegebedürftigen ermöglicht wird, möglichst lange in ihrer häuslichen Umgebung bleiben zu können.

Bei den Leistungen der Pflegeversicherung wird zwischen Dienst-, Sach- und

Geldleistungen für den Bedarf an Grundpflege und hauswirtschaftlicher Versorgung (§ 4 SGB XI) unterschieden. Hinzu kommen bei teilstationärer Pflege, Kurzzeitpflege und vollstationärer Pflege die soziale Betreuung sowie die Leistungen der medizinischen Behandlungspflege. Im Rahmen der gesetzlich vorgegebenen Höchstgrenzen erhalten die pflegebedürftigen Versicherten und deren Pflegepersonen folgende Leistungen:
- Pflegesachleistung (§ 36 SGB XI)
- Pflegegeld für selbst beschaffte Pflegehilfen (§ 37 SGB XI)
- Kombination von Geld- und Sachleistung (§ 38 SGB XI)
- Häusliche Pflege bei Verhinderung der Pflegeperson (§ 39 SGB XI)
- Pflegehilfsmittel, und wohnumfeldverbessernde Maßnahmen(§ 40 SGB XI)
- Tages- und Nachtpflege (§ 41 SGB XI)
- Kurzzeitpflege (§ 42 SGB XI)
- Vollstationäre Pflege (§ 43 SGB XI)
- Pflege in vollstationären Einrichtungen der Hilfe für behinderte Menschen(§ 43a SGB XI)
- Leistungen zur sozialen Sicherung der Pflegepersonen (§ 44 SGB XI)
- zusätzliche Leistungen bei Pflegezeit (§ 44a SGB XI)
- Pflegekurse für Angehörige und ehrenamtliche Pflegepersonen(§ 45 SGB XI)
- Zusätzliche Betreuungsleistungen (§ 45b SGB XI)
- Leistungen des Persönlichen Budgets nach § 17 Abs. 2 bis 4 SGB IX(§ 35a SGB XI),
- Pflegeberatung (§ 7a SGB XI)

Seit Einführung der Pflegeversicherung beruht die Begutachtung von Pflegebedürftigkeit nach dem SGB XI auf dem Begutachtungsverfahren durch den MDK. Die aktualisierte Fassung der Begutachtungsrichtlinien vom 8. Juni 2009 setzt insbesondere die begutachtungsrelevanten Themen aus dem Pflege-Weiterentwicklungsgesetz vom 1. Juli 2008 um, nimmt einige Präzisierungen vor und modifiziert das Gutachtenformular. In den Prozess der Überarbeitung wurden die in der Begutachtungspraxis gewonnenen Erfahrungen einbezogen.

Eine grundsätzliche Voraussetzungen für Pflegebedürftigkeit (§ 14 SGB XI) besteht, wenn
- Personen, die wegen einer körperlichen, geistigen oder seelischen Krankheit oder Behinderung
- für die gewöhnlichen und regelmäßig wiederkehrenden Verrichtungen im Ablauf des täglichen Lebens
- auf Dauer, voraussichtlich für mindestens sechs Monate,
- in erheblichem oder höherem Maße der Hilfe bedürfen.

Um die Pflegebedürftigkeit zu begründen ist ein bestimmter Komplex an Krankheiten oder Behinderung notwendig
- Verluste, Lähmungen oder andere Funktionsstörungen am Stütz- und Bewegungsapparat
- Funktionsstörungen der inneren Organe oder der Sinnesorgane
- Störungen des Zentralnervensystems wie Antriebs-, Gedächtnis- oder Orientierungsstörungen sowie endogene Psychosen, Neurosen oder geistige Behinderungen

Als gewöhnliche und regelmäßig wiederkehrende Verrichtungen gelten zur Begründung der Pflegebedürftigkeit nur bestimmte Bereiche des täglichen Lebens:
- Körperpflege (Waschen, Duschen, Baden, Zahnpflege, Kämmen, Rasieren, Darm- und Blasenentleerung)

- Ernährung (mundgerechte Zubereitung, Aufnahme der Nahrung)
- Mobilität (selbständiges Aufstehen, Zu-Bett-Gehen, An- und Auskleiden, Gehen, Stehen, Treppensteigen, Verlassen und Wiederaufsuchen der Wohnung)
- Hauswirtschaftliche Versorgung (Einkaufen, Kochen, Reinigung der Wohnung, Spülen, Wechseln und Waschen der Wäsche/Kleidung, Heizen)

Der Unterstützungsbedarf für den Pflegebedürftigen wird unterteilt nach der Folgenden Systematisierung der Formen der Hilfeleistung:
- Beaufsichtigung (B)
- Anleitung (A)
- Unterstützung (U)
- Teilweise Übernahme (TÜ)
- Vollständige Übernahme (VÜ)

Zur Pflegezeitbemessung können Erschwernis- oder Erleichterungsfaktoren hinzugezogen werden. Die nachfolgend beispielhaft aufgeführten Faktoren können die Durchführung der Pflege bei den gewöhnlichen und regelmäßig wiederkehrenden Verrichtungen erschweren oder verlängern:
- Körpergewicht über 80 kg
- Kontrakturen/Einsteifung großer Gelenke/Fehlstellungen der Extremitäten
- hochgradige Spastik, z. B. bei Hemi- oder Paraparesen
- einschießende unkontrollierte Bewegungen
- eingeschränkte Belastbarkeit infolge schwerer kardiopulmonaler Dekompensationmit Orthopnoe und ausgeprägter zentraler und peripherer Zyanose sowie peripheren Ödemen
- Erforderlichkeit der mechanischen Harnlösung oder der digitalen Enddarmentleerung

- Schluckstörungen/Störungen der Mundmotorik, Atemstörungen
- Abwehrverhalten/fehlende Kooperation mit Behinderung der Übernahme(z. B. bei geistigen Behinderungen/psychischen Erkrankungen)
- stark eingeschränkte Sinneswahrnehmung (Hören, Sehen)
- starke therapieresistente Schmerzen
- pflegebehindernde räumliche Verhältnisse
- zeitaufwendiger Hilfsmitteleinsatz (z. B. bei fahrbaren Liftern/Decken-, Wand-Liftern)

Die nachfolgend beispielhaft aufgeführten Faktoren können die Durchführung der Pflege bei den gesetzlich definierten Verrichtungen erleichtern bzw. verkürzen:
- pflegeerleichternde räumliche Verhältnisse
- Hilfsmitteleinsatz

Maßgebend dafür, welche Leistungen der Pflegebedürftige im Einzelnen erhält, ist der Grad der Pflegebedürftigkeit. Das Pflegeversicherungsgesetz unterscheidet zwischen drei Pflegestufen:
- Pflegestufe I   erhebliche Pflegebedürftigkeit
- Pflegestufe II   Schwerpflegebedürftige
- Pflegestufe III Schwerstpflegebedürftige

Pflegebedürftige der **Stufe l** brauchen bei den obigen Verrichtungen aus einem oder mehreren Bereichen mindestens einmal täglich Hilfe und zusätzlich mehrfach in der Woche Hilfen der hauswirtschaftlichen Versorgung. Der Zeitaufwand des notwendigen Hilfebedarfs muss mindestens 90 Minuten täglich betragen, hierbei müssen auf die Grundpflege mehr als 45 Minuten entfallen.

Pflegebedürftige der **Stufe ll** brauchen bei den obigen Verrichtungen aus einem oder mehreren Bereichen mindestens dreimal täglich zu verschiedenen Tageszeiten Hilfe und zusätzlich mehrfach in der Woche Hilfen der hauswirtschaftlichen Versorgung. Der Zeitaufwand des notwendigen Hilfebedarfs muss mindestens 180 Minuten täglich betragen, hierbei müssen auf die Grundpflege mindestens 120 Minuten entfallen.

Pflegebedürftige der **Stufe III** brauchen bei den obigen Verrichtungen aus einem oder mehreren Bereichen täglich rund um die Uhr, auch nachts, Hilfe und zusätzlich mehrfach in der Woche Hilfen der hauswirtschaftlichen Versorgung. Der Zeitaufwand des notwendigen Hilfebedarfs muss mindestens 300 Minuten täglich betragen, hierbei müssen auf die Grundpflege mindestens 240 Minuten entfallen.

Eine Besonderheit innerhalb der Zuordnung zur Pflegestufe bietet ein hoher außergewöhnlicher und intensiver Pflegeaufwand, auch **Härtefall** genannt. Ein Härtefall liegt vor, wenn folgende Bedingungen erfüllt sind:
- Hilfe bei der Körperpflege, der Ernährung oder der Mobilität mindestens 6 Stunden täglich, davon mindestens dreimal in der Nacht. Bei Pflegebedürftigen in vollstationären Pflegeeinrichtungen ist auch die auf Dauer bestehende medizinische Behandlungspflege zu berücksichtigen.

Oder
- die Grundpflege für den Pflegebedürftigen auch des Nachts nur von mehreren Pflegekräften gemeinsam (zeitgleich) erbracht werden kann. Das zeitgleiche Erbringen der Grundpflege des Nachts durch mehrere Pflegekräfte erfordert, dass wenigstens bei einer Verrichtung tagsüber und des Nachts neben einer professionellen Pflegekraft mindestens eine weitere Pflegeperson, die nicht bei einem Pflegedienst beschäftigt sein muss (z. B. Angehörige), tätig werden muss.

Eine hauswirtschaftliche Versorgung ist zusätzlich jederzeit erforderlich.

Beispielsweise kann ein derart außergewöhnlich hoher oder intensiver Pflegeaufwand bei folgenden Krankheitsbildern vorliegen:
- Krebserkrankungen im Endstadium
- AIDS-Erkrankungen im Endstadium
- hohe Querschnittslähmung und Tetraplegie
- Enzephalomyelitis disseminata im Endstadium
- Wachkoma
- schwere Ausprägung der Demenz
- bei schweren Fehlbildungssyndromen und Fehlbildungen im Säuglings- und Kleinkindalter
- schwerste neurologische Defektsyndrome nach Schädelhirnverletzungen
- Endstadium der Mukoviszidose

Literatur:
MDS & GKV (2009): Richtlinie des GKV-Spitzenverbandes zur Begutachtung von Pflegebedürftigkeit nach dem XI Buch des Sozialgesetzbuches. Düsseldorf

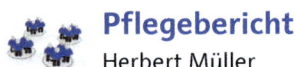

Pflegebericht
Herbert Müller

Im Pflegebericht soll der aktuelle (tägliche) Zustand des Patienten/Bewohners »unter der Wirkung der durchgeführten Pflege erkennbar werden. Durch die Dokumentation von Beobachtungen und kleinen Entwicklungsschritten kann die Evaluation, d. h. die Überprüfung der Wirksamkeit der Pflege, überhaupt erst möglich werden.

Der Pflegebericht ist somit das Instrument zur Reflexion, zur kritischen Überprüfung der eigenen Arbeit, zur Erkenntnis der Modifikation der Pflege, zum Nachweis der

Wirksamkeit und zur Rechtfertigung abzurechnender Leistungen.«

Literatur
Löser, A. (2011). Pflegeberichte endlich professionell schreiben. Schlütersche Verlagsgesellschaft, Hanover

Pflegedienstleitung
Nicole Meyer

Zur Sicherstellung einer qualifizierten ambulanten und stationären Pflege und Betreuung in Rahmen der Sozialversicherung stellt der Gesetzgeber verschiedene Anforderungen an die Position und Qualifikation der Pflegedienstleitung, die verantwortliche Pflegefachkraft,.

Zur Übernahme der Tätigkeit als verantwortliche Pflegefachkraft in der ambulanten und Stationären Pflege sind folgende fachliche Voraussetzungen bezogen auf Berufsabschluss und die Berufserfahrung zu erfüllen:
- Erlaubnis zur Führung folgender Berufsbezeichnungen mit staatlicher Anerkennung
- Krankenschwester oder Krankenpfleger,
- Kinderkrankenschwester oder Kinderkrankenpfleger,
- Altenpflegerin oder Altenpfleger
- Gesundheits- und Krankenpflegerin oder Gesundheits- und Krankenpfleger,
- Gesundheits- und Kinderkrankenpflegerin oder Gesundheits- und Kinderkrankenpfleger

In der ambulanten Pflege sind des Weiteren zulässig:
- Heilerziehungspflegerin oder Heilerziehungspfleger/Heilerzieherin oder Heilerzieher

Bedingung hierbei ist jedoch, dass der ambulante Pflegedienst überwiegend Menschen mit Behinderung pflegt und betreut.
oder
Der erfolgreiche Abschluss eines Studiums in den Bereichen: Betriebswirtschaft, Pflegewissenschaft oder Sozialwissenschaft an einer Fachhochschule oder Universität.

Die Eignung ist weiterhin davon abhängig, dass innerhalb der letzten fünf Jahre mindestens zwei Jahre der obengenannte Beruf hauptberuflich und somit sozialversicherungspflichtig ausgeübt wurde. Eine Rahmenfrist hierzu ist im § 71 Absatz 3 SGB XI dargelegt.

Für die Anerkennung als verantwortliche Pflegefachkraft ist weiterhin der erfolgreiche Abschluss einer Weiterbildungsmaßnahme mit folgenden Anforderungen und Inhalten erforderlich:
- Erfolgreicher Abschluss einer Weiterbildungsmaßnahme für die leitende Funktion mit einer Mindeststundenanzahl von 460 Stunden. Hierbei müssen mindestens 20 % oder aber 150 Stunden in Präsenzphasen absolviert worden sein.
- Die Weiterbildungsmaßnahme umfasst insbesondere die nachfolgenden Inhalte, um eine Anerkennung als verantwortliche Pflegefachkraft zu erhalten:
- Managementkompetenz umfasst die konkreten Subinhalte der Personalführung, Betriebsorganisation, betriebswirtschaftliche Grundlagen, Rechtsgrundlagen, sowie Gesundheits- und Sozialpolitische Grundlagen
- Psychosoziale und kommunikative Kompetenz
- Aktualisierung der pflegefachlichen Kompetenz in den Bereichen Pflegewissen und Pflegeorganisation

Da die Pflege und Betreuung in der ambulanten und stationären Pflege unter der Verantwortung einer verantwortlichen Pflegefachkraft steht, ergeben sich daraus folgende konkrete Aufgaben- und Verantwortungsbereiche:
- Anwendung der beschriebenen Qualitätsmaßstäbe in der Pflege
- Umsetzung des Pflegekonzepts
- Planung, Durchführung und Evaluation der Pflege
- Fachgerechte Führung der Pflegedokumentation
- Am Pflegebedarf orientierte Einsatz- und Dienstplanung der Pflege(fach)kräfte
- Regelmäßige Durchführung von Dienstbesprechung innerhalb des Pflegebereichs oder innerhalb des ambulanten Pflegedienstes

Wenn die verantwortliche Pflegefachkraft wegen Krankheit, Urlaub oder Verhinderung ausfällt, ist der Träger der Einrichtung verpflichtet, eine Vertretung einzurichten. Die stellvertretende verantwortliche Pflegefachkraft muss mindestens die Erlaubnis haben, eine der oben aufgeführten staatlich anerkannten Berufsbezeichnungen zu führen.

Bei der Ausübung der Tätigkeit einer verantwortlichen Pflegefachkraft werden grundsätzlich die Ziele der Leistungserbringung in der ambulanten und vollstationären Einrichtung nach den Maßstäben und Grundsätzen für die Qualität und die Qualitätssicherung nach § 113 SGB XI von 2011 vorausgesetzt:

Für die ambulante Pflege gelten im Grundsatz folgende Ziele:

»Die Pflege und hauswirtschaftliche Versorgung sollen den pflegebedürftigen Menschen helfen, trotz ihres Hilfebedarfs ein möglichst selbstständiges und selbstbestimmtes Leben unter Wahrung der Privat- und Intimsphäre zu führen, das der Würde des Menschen entspricht.

Die Leistungen der Pflege und hauswirtschaftlichen Versorgung streben Lebensqualität und Zufriedenheit des pflegebedürftigen Menschen unter Berücksichtigung seiner Biografie und Lebensgewohnheiten an.

Die Pflege und hauswirtschaftliche Versorgung sind darauf ausgerichtet, die körperlichen, geistigen und seelischen Kräfte der pflegebedürftigen Menschen wiederzugewinnen oder zu erhalten; dabei ist auf eine Vertrauensbasis zwischen dem Pflegebedürftigen und den an der Pflege und hauswirtschaftlichen Versorgungen Beteiligten hinzuarbeiten.

Die Pflege wird fachlich und kompetent nach dem allgemeinen anerkannten Stand medizinisch-pflegerischen Erkenntnissen bedarfsgerecht und wirtschaftlich erbracht.

Die Pflege und hauswirtschaftliche Versorgung werden im Rahmen der vereinbarten Leistungen in Abstimmung mit den Wünschen des pflegebedürftigen Menschen und seiner Bezugsperson(en) an die Situation des pflegebedürftigen Menschen angepasst.

Bei der Pflege und hauswirtschaftlichen Versorgung ist auf die religiösen Bedürfnisse der pflegebedürftigen Menschen Rücksicht zu nehmen und nach Möglichkeit den Bedürfnissen nach einer kultursensiblen und den Wünschen nach gleichgeschlechtlicher Pflege Rechnung zu tragen.

Die an der Pflege und der hauswirtschaftlichen Versorgung Beteiligten arbeiten partnerschaftlich zusammen. Hierzu gehört auch der informations- und Erfahrungsaustausch.« (Gemeinsame Maßstäbe und Grundsätze für Qualität, 2011)

Für die stationäre Pflege gelten im Grundsatz folgende Ziele:
»Die Pflege, soziale Betreuung, Unterkunft und Verpflegung sollen den Bewohnern helfen, trotz ihres Hilfebedarfs ein möglichst selbständiges und selbstbestimmtes Leben unter Wahrung der Privat- und Intimsphäre zu führen, das der Würde des Menschen entspricht.

Die Leistungen der vollstationären Pflegeeinrichtung streben Lebensqualität und Zufriedenheit des pflegebedürftigen Menschen unter Berücksichtigung seiner Biografie und Lebensgewohnheiten an.

Die Pflege, soziale Betreuung, Unterkunft und Verpflegung sind darauf ausgerichtet, die körperlichen, geistigen und seelischen Kräfte der pflegebedürftigen Menschen wiederzugewinnen oder zu erhalten. Auf eine Vertrauensbasis zwischen dem Pflegebedürftigen und den an der Pflege, sozialen Betreuung, Unterkunft und Verpflegung Beteiligten wird hingearbeitet.

Die Tages- und Nachtstrukturierung wird bewohnerorientiert ausgerichtet. Die Gestaltung eines vom Bewohner als sinnvoll erlebten Alltags sowie die Teilhabe am sozialen und kulturellen Leben werden gefördert. Die Bewohner werden bei der Wahrnehmung ihrer Wahl- und Mitsprachemöglichkeiten unterstützt.

Die Pflege wird fachlich und kompetent nach dem allgemeinen anerkannten Stand medizinisch-pflegerischen Erkenntnissen unter Berücksichtigung des fachlichen Standes der beteiligten Professionen bedarfsgerecht und wirtschaftlich erbracht.

Die Pflege, soziale Betreuung, Unterkunft und Verpflegung werden in Absprache mit den Wünschen des Bewohners an die Situation des Bewohners angepasst. Umzüge innerhalb der vollstationären Einrichtung sollen nach Möglichkeit vermieden werden.

Bei der Pflege, sozialen Betreuung, Unterkunft und Verpflegung ist auf die religiösen Bedürfnisse der Bewohner Rücksicht zu nehmen und nach Möglichkeit den Bedürfnissen nach einer kultursensiblen und den Wünschen nach gleichgeschlechtlicher Pflege Rechnung zu tragen.

Bei der Pflege von Kindern und Jugendlichen ist den besonderen Belangen der Kinder und Jugendlichen Rechnung zu tragen.« (Gemeinsame Maßstäbe und Grundsätze für Qualität, 2011)

Die verantwortliche Pflegefachkraft ist nicht verpflichtet, die genannten Aufgaben und Verantwortungsbereiche selbst zu bearbeiten, sondern ihre Verantwortung liegt in der Führung des Pflegebereichs und in der Delegation der Tätigkeiten an entsprechend qualifizierte Pflege(fach)kräfte (Anordnungsverantwortung). Führung kann hierbei nicht delegiert werden (Organisationsverantwortung). Die Führungsaufgabe ist die Gewährleistung einer individuellen, angemessenen und hinreichenden Pflege. Hier liegt das Hauptaugenmerk auf der Abwehr von Schäden für die Pflegebedürftigen und somit auch für die Einrichtung. Es gibt derzeit sechs Kernprozesse in der Pflege, die die Verantwortliche Pflegefachkraft als Repräsentant der Pflege zu bewältigen hat:

- Sturz
- Dekubitus
- Gewalt
- Inkontinenz
- Fehlernährung/Exsikkose
- Planung der Pflege

Die verantwortliche Pflegefachkraft arbeitet im leitenden Management eng mit der Einrichtungsleitung, dem Träger oder Geschäftsführer zusammen, sodass sie an den Aufgaben des Personalmanagement

maßgeblich beteiligt ist und am Gelingen des Personalmanagement mitwirkt:
- Personalbedarf
- Personalbeschaffung
- Mitarbeiterbindung und Anreizpolitik
- Personalführung
- Personalentwicklung
- Personalfreisetzung

Literatur
Bundesministerium der Justiz (Hrsg.) (2011). Bundesanzeiger G 1990, Nr. 108, Jahrgang 63
Olfert, K. (2010): Personalwirtschaft. Kiehl Verlag, Ludwigshafen

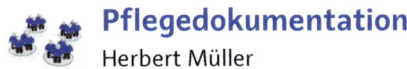

Pflegedokumentation
Herbert Müller

Die Pflegedokumentation ist die Aufzeichnung aller für die Pflege relevanten Informationen in einem standardisierten System. Dokumentiert werden Planung, Verlauf und Überprüfung der Pflege. In der Pflegedokumentation wird der Pflegeprozess abgebildet. Dessen Grundlage ist ein Pflegemodell (Pflegetheorie). Demzufolge muss die Pflegedokumentation auf das Pflegemodell zugeschnitten sein.

Die Pflegedokumentation ist ein Teil der Pflegeadministration (wie die Dienstplanung) und ein Baustein der betrieblichen Organisation. Sie ist damit das wesentliche Mittel zur Wiedergabe des Pflegeprozesses und Teil der pflegerisch-medizinischen Infrastruktur in ambulanten und stationären Einrichtungen.

In der Praxis stellen sich oft Fragen wie: Muss der Arzt in der Pflegedokumentation abzeichnen? Wie gehe ich mit telefonischen Anweisungen des Arztes um?

Im Rahmen der Mitarbeit bei ärztlicher Diagnostik und Therapie sind Leistungen, die von der Pflegeeinrichtung übernommen werden, ärztlich delegiert. Sie müssen in der bewohnerbezogenen Pflegedokumentation als ärztlich verordnete Maßnahmen dokumentiert werden. Der Arzt muss die Pflegefachperson in die Lage versetzen, ihre Mitarbeit bei ärztlicher Diagnostik und Therapie leisten zu können. Dafür muss er der Pflegefachperson die zur sach- und fachgerechten Durchführung der Maßnahmen erforderlichen Informationen zur Verfügung stellen. Die verantwortliche Pflegefachperson (PDL) und der Arzt müssen sich vom Vorhandensein der erforderlichen Kompetenzen der Pflegefachperson überzeugen (s. VuG-Prinzip).

Pflegekundenkalkulation im ambulanten Pflegedienst
Bernhard Rappenhöner

In der Betriebskalkulation eines ambulanten Pflegedienstes wurde dargestellt, wie der betriebsnotwendige Stundensatz ermittelt werden kann. In der Pflegekundenkalkulation kommt dieser betriebsnotwendige Stundensatz zur Anwendung. Dabei stehen in erster Linie pflegerische Aspekte im Vordergrund.

Ohne eine detaillierte Pflegeplanung, die die Probleme und Ressourcen erfasst, kann keine sinnvolle Maßnahmenplanung vorgenommen werden. Sind die Pflegemaßnahmen nicht bekannt, kann keine sinnvolle Auswahl von Leistungen erfolgen. Nur mit einer pflegefachlich fundierten Pflegeplanung kann also eine sinnvolle betriebswirtschaftliche Bewertung des Leistungsprozesses erfolgen. In Tabelle 17 ist eine entsprechende Zuordnung der Leistungen, der Kostenträger und der entsprechenden Pflege- und Fahrtzeit beispielhaft dargestellt.

Tabelle 17: Ermittlung der Pflege- und Fahrzeiten sowie Umsätze je Pflegekunde.

E. Nr.	Beschreibung	Mo	Di	Mi	Do	Fr	Sa	So	Pfleg.-Zeit	Fahr-Zeit	Preis	Umsatz je Monat
1	15 Hausbesuch einfach	1	1	1	1	1	1	1	0,00	8,00	1,53 €	46,57 €
1	18 Gr. Grundpflege 1, 3, 4, 7	1	1	1	1	1	1	1	40,00	0,00	22,77 €	693,03 €
1	L1 Behandlungspflege	1	1	1	1	1	1	1	5,00	0,00	8,67 €	263,88 €
2	03 Ausscheidung	1	1	1	1	1	1	1	7,00	10,00	3,58 €	108,96 €
2	05 Hilfe bei der Nahrungsaufnahme	1	1	1	1	1	1	1	5,00	0,00	8,95 €	272,40 €
2	07 Lagern/Betten	1	1	1	1	1	1	1	5,00	0,00	3,58 €	108,96 €
2	L1 Behandlungspflege	1	1	1	1	1	1	1	5,00	0,00	8,67 €	263,88 €
3	15 Hausbesuch einfach	1	1	1	1	1	1	1	0,00	8,00	1,53 €	46,57 €
3	20 Kl. Grundpflege 2, 3, 4, 7	1	1	1	1	1	1	1	25,00	0,00	16,79 €	511,02 €
3	L1 Behandlungspflege	1	1	1	1	1	1	1	5,00	0,00	8,67 €	263,88 €
									Umsatz Basis SGB XI			1.787,51 €
									Umsatz Basis SGB V			791,64 €
									Umsatz Basis Privat			– €

Die angegebenen Pflege- und Fahrzeiten müssen so gestaltet sein, dass eine den Qualitätsanforderungen entsprechende Versorgung des Pflegekunden möglich ist. Wird dieser Grundsatz nicht beachtet, ergeben sich mittelfristig erhebliche Probleme für den ambulanten Pflegedienst wie Kundenunzufriedenheit, Versorgungsdefizite, Qualitätsmängel oder Mitarbeiterfluktuation.

Nach der systematischen Erfassung der Leistungen und Zeiten mit der entsprechenden Zuordnung zu den Kostenträgern kann nun eine am betriebsnotwendigen Stundenlohn gespiegelte Analyse vorgenommen werden (s. Tabelle 18).

Der in dieser Analyse ermittelte erzielte Stundenlohn muss nun mit dem kalkulierten Stundenlohn (siehe Betriebskalkulation im ambulanten Pflegedienst) in Beziehung gesetzt werden. In unserem Berechnungsbeispielen liegt der kalkulierte Stundensatz bei 41,13 Euro je Pflegestunde, der erzielte Stundenlohn bei 41,33 Euro je Pflegestunde. Im vorliegenden Fall liegt also eine mehr als kostendeckende Versorgungssituation vor.

Tabelle 18: Umsatz- und Zeitanalyse eines Pflegekunden.

Umsatz Pflegekasse (bei Pflegestufe III)	1.510,00 €
Umsatz Krankenkasse	791,64 €
Umsatz Privat	277,51 €
Umsatz Sozialhilfe	– €
Summe der Umsätze	**2.579,15 €**
Summe der Pflegezeiten je Tag (Min.)	97,00
Summe der Fahrtzeiten je Tag (Min.)	26,00
Summe der Pflege- und Fahrtzeit (Min.)	123,00
Umrechnung in Stunden (durch 60)	2,05
Gesamtstunden je Monat (mal 30,44)	62,40
Erzielter Stundenlohn (Umsatz/Zeit):	**41,33 €**

Liegt der erzielte Stundenlohn unterhalb des kalkulierten Stundenlohns, tritt eine Verlustsituation ein, deren Ursachen entweder in der Versorgungssituation des einzelnen Pflegekunden, in der Betriebsorganisation oder in der Betriebsstruktur liegen.

Eine Möglichkeit ist, dass die Pflegeablauforganisation nicht optimal ist, der Pflegeeinsatz bei gleicher Leistung also nur durch die Organisation der Pflegetätigkeiten verkürzt werden kann. Des Weiteren ist es möglich, dass zusätzliche Leistungen erbracht werden, denen keine Berechnung gegenübersteht. Dies können Leistungen sein, die keinem Kostenträger zugeordnet werden oder bei denen von einer Privatberechnung Abstand genommen wird. Beispielhaft sei hier Müll entsorgen oder Blumen gießen genannt. Es ist aber auch möglich, dass eine Verschlechterung des Gesundheitszustandes des Pflegebedürftigen die Versorgung aufwendiger gemacht hat und mehr Leistungen erbracht werden.

Darüber hinaus besteht die Möglichkeit, dass die Tourenplanung nicht optimal ist und sich damit die Fahrzeiten zu den Pflegekunden entsprechend verlängern. Hier steht möglicherweise die Versorgungswunschzeit des Pflegekunden einer wirtschaftlichen Tourengestaltung entgegen. Es kann aber auch ganz einfach sein, dass der Pflegekunde zu weit entfernt wohnt und somit eine wirtschaftlich tragbare Anfahrt nicht erbracht werden kann. Schließlich kann es auch sein, dass entweder die Kostenstruktur des Pflegedienstes nicht angemessen (Wahl der Fahrzeuge, Privatentnahmen usw.) ist oder die Preise der jeweiligen Leistungen zu gering sind, um eine wirtschaftliche Leistungserbringung zu erreichen. Aufgrund der Vielfalt der Möglichkeiten für eine Verlustsituation, ist eine dezidierte Analyse des Leistungsprozesses absolut notwendig.

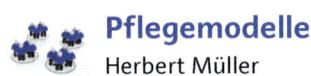

Pflegemodelle
Herbert Müller

Aus Pflegetheorien entwickeln sich Pflegemodelle, die »Gedachtes« in der Praxis erproben sollen. Aus diesem Grund gehören Pflegemodele und die ihnen zugrunde liegenden Pflegetheorien zusammen.

Pflegemodelle beschreiben auf dem Hintergrund der Fragestellungen, was zur Pflege in ihrer Gesamtheit gehört und zu beachten ist; welches Menschenbild zugrunde liegt; fragen nach der Umgebung und dem allgemeinem Verständnis von Gesundheit und Krankheit.

Pflege-Neuausrichtungsgesetz

Herbert Müller

Am 29. Juni 20112 verabschiedete der Bundestag das Pflege-Neuausrichtungsgesetz. Die Bestimmungen in kurzer Form:

1. Mehr Geld
Ab dem 1. Januar 2013 erhalten Personen mit erheblich eingeschränkter Alltagskompetenz, die ohne Pflegestufe (Pflegestufe 0) sind, monatlich ein Pflegegeld von 120 Euro oder Pflegesachleistungen von bis zu 225 Euro. Pflegebedürftige in Pflegestufe I erhalten 305 Euro Pflegegeld oder Pflegesachleistungen von bis zu 665 Euro. Pflegebedürftige in Pflegestufe II bekommen 525 Euro Pflegegeld oder Pflegesachleistungen von bis zu 1.250 Euro.

2. Bessere Beratung
Im Vorgriff auf den neuen Pflegebedürftigkeitsbegriff bieten ambulante Pflegedienste künftig neben der Grundpflege und der hauswirtschaftlichen Versorgung auch gezielt Betreuungsleistungen an.

3. Mehr Entscheidungsfreiheit
Pflegebedürftige und ihre Angehörigen können sich künftig flexibler gemeinsam mit den Pflegediensten auf die Leistungen verständigen, die sie wirklich benötigen. Sie können neben den heutigen, verrichtungsbezogenen Leistungskomplexen auch bestimmte Zeitvolumen für die Pflege wählen. Sie können dann zusammen mit den Pflegediensten entscheiden, welche Leistungen in diesem Zeitkontingent erbracht werden sollen.

4. Mehr Rücksicht auf die Angehörigen
In der Krankenversicherung sollen deshalb bei anstehenden Rehabilitationsmaßnahmen ihre (die der Angehörigen) besonderen Belange entsprechend berücksichtigt werden. Sie erhalten zudem leichter die Möglichkeit, eine Auszeit zu nehmen. Künftig wird das Pflegegeld zur Hälfte weitergezahlt, wenn Sie eine Kurzzeit- oder Verhinderungspflege für ihren Pflegebedürftigen in Anspruch nehmen.

Und: Eine rentenversicherungsrechtliche Absicherung erfordert eine Mindestpflegeaufwendung von 14 Stunden pro Woche. Zum Ausgleich von Härtefällen muss dieser Pflegeaufwand zukünftig nicht allein für einen Pflegebedürftigen getätigt werden, sondern kann auch durch die Pflege von zwei Pflegebedürftigen erreicht werden.

5. Förderung von Selbsthilfegruppen
Für Selbsthilfegruppen in der Pflegeversicherung werden 10 Cent pro Versicherten und Jahr bereitgestellt.

6. Förderung von neuen Wohnformen
So werden Wohnformen zwischen der ambulanten und stationären Betreuung zusätzlich gefördert. Unter bestimmten Umständen gibt es für solche Wohngruppen je Bewohner 200 Euro zusätzlich, um dem höheren Organisationsaufwand gerecht werden zu können. Darüber hinaus ist ein zeitlich befristetes Initiativprogramm zur Gründung ambulanter Wohngruppen vorgesehen mit einer Förderung von 2.500 Euro pro Person (maximal 10.000 Euro je Wohngruppe) für notwendige Umbaumaßnahmen in der gemeinsamen Wohnung.

7. Mehr Rechte gegenüber Pflegekassen und MDK
Der Medizinische Dienst wird verpflichtet, Servicegrundsätze zu erlassen. Dieser »Verhaltenscodex« soll sicherstellen, dass ein

angemessener und respektvoller Umgang mit den Pflegebedürftigen Standard ist. Antragsteller sind zudem darauf hinzuweisen, dass sie einen Anspruch darauf haben, das MDK-Gutachten zugesandt zu bekommen. Sie erhalten zudem automatisch eine Rehabilitationsempfehlung.

8. Mehr Beratung

Zur Sicherstellung einer frühzeitigen Beratung müssen die Pflegekassen Antragstellern zukünftig einen Beratungstermin innerhalb von zwei Wochen unter Nennung eines Ansprechpartners anbieten. Die Beratung soll auf Wunsch des Versicherten in der häuslichen Umgebung oder in der Einrichtung, in der der Versicherte lebt, erfolgen. Können Pflegekassen diese Leistung zeitgerecht nicht selbst erbringen, dann müssen sie ihm einen Beratungsgutschein für die Inanspruchnahme der erforderlichen Beratung durch einen anderen qualifizierten Dienstleister zur Verfügung stellen.

Außerdem: Treffen die Leistungsentscheidungen der Pflegekassen nicht fristgerecht ein, so müssen sie dem Antragsteller ab dem ersten Tag der Überschreitung 10 Euro als erste Versorgungsleistung zur Verfügung stellen.

9. Vereinbarungen zwischen Pflegepersonal und Ärzten

Um die medizinische Versorgung in den Pflegeheimen zu verbessern, wird dafür gesorgt, dass mehr Vereinbarungen zwischen Heimen und Ärzten bzw. Zahnärzten geschlossen werde, die auch die Zusammenarbeit mit dem Pflegepersonal regeln. Finanzielle Anreize sollen dafür sorgen, dass verstärkt Haus- bzw. Heimbesuche durch den Arzt bzw. Zahnarzt erfolgen. Die Pflegeheime haben darüber zu informieren, wie die ärztliche bzw. zahnärztliche Versorgung sowie die Versorgung mit Arzneimitteln bei Ihnen organisiert ist.

10. Reform des Begriffs »Pflegebedürftigkeit«

Von Anfang an wurde der Begriff der Pflegebedürftigkeit kritisiert. Er sei zu eng, zu verrichtungsbezogen und zu einseitig somatisch definiert. Es fehlten Aspekte wie Kommunikation, soziale Teilhabe, der Bedarf an allgemeiner Betreuung, Beaufsichtigung und Anleitung von Personen mit eingeschränkter Alltagskompetenz.

Damit all das auch finanziert wird, steigt der Beitragssatz zur Pflegeversicherung um 0,1 Prozentpunkte. Außerdem wird die private Pflege-Vorsorge gefördert (Pflege-Bahr).

Literatur

Flöer, C. (2012). Das Pflege-Neuausrichtungsgesetz, in: Der Pflegebrief 2012, Schlütersche Verlagsgesellschaft, Hannover

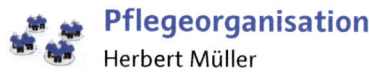

Pflegeorganisation
Herbert Müller

Die meisten Pflegemodelle gehen davon aus, die Stärken und Fähigkeiten der Bewohner in den Blick zu nehmen und überwiegend Hilfe zur Selbsthilfe zu leisten. Der Schwerpunkt liegt auf unterstützenden Maßnahmen zur selbstständigen Lebensgestaltung. Alle Aktivitäten orientieren sich vorrangig an der Lebenswelt und den Bedürfnissen der Bewohner. Sinnhafte und sinnstiftende Tätigkeiten und Aktivitäten, die in einem »normalen« Haushalt anfallen, strukturieren den Tagesablauf. Dafür werden Mitarbeiter benötigt, die für die Bewohner präsent sind.

Aus arbeitsorganisatorischer Sicht lässt sich Pflege als fördernder Beziehungs- und Entwicklungsprozess aber nur gestalten, wenn eine entsprechende Pflegeorganisation und -koordination den Rahmen für die direkte Pflege bilden. Es reicht bspw. nicht aus, den Beschluss zu fassen, »nach Krohwinkel« pflegen zu wollen, sondern es bedarf der grundlegenden Veränderung von Einstellungen und Strukturen in der Einrichtung.

Krohwinkel hat Interessen, Ziele und Handlungsschwerpunkte von Pflege beschrieben und auch ein Managementmodell entwickelt, das Hilfestellung bei der Arbeitsorganisation bieten kann und konkret auf die Aufgaben- und Verantwortungsbereiche in der Pflege eingeht.

Pflegerische Hauptaufgaben und Verantwortung für die eigenständige Durchführung von Aufgaben beziehen sich auf die direkte Pflege und die Pflegedokumentation/-organisation. Hier hat »Pflege« die Entscheidungs-, Durchführungs- und Evaluationsverantwortung. In der medizinischen Diagnostik und Therapie hat der Arzt die Entscheidungsverantwortung (Erfassen und Planen) sowie die Delegations- und Evaluationsverantwortung. Die Pflegenden wirken hier nur mit und unterstützen den Arzt, übernehmen aber eine Durchführungsverantwortung. Bei den Kooperations- und Koordinationsleistungen werden von den Pflegenden Aufgaben in Abstimmung mit anderen Berufsgruppen und Arbeitsbereichen wahrgenommen.

Auch die Aspekte Wirtschaftlichkeit und Notwendigkeit müssen die Einrichtungen der Altenhilfe beachten. Es stellt sich die Frage: Sind Strategie/Arbeitsorganisation hierfür angemessen? Einerseits sollen die inhaltlichen Anforderungen an die Versorgung und Begleitung pflegebedürftiger Menschen gewährleistet und weiterentwickelt werden (Kundenorientierung, Qualitätsentwicklung und Qualitätssicherung), andererseits sind wirtschaftliche Rahmenbedingungen (Zwänge) zu beachten.

Es ist wichtig, die Aufgaben und Kompetenzen der Pflegedienst- und Wohnbereichsleitungen (WBL) festzulegen. Die PDL trägt die Gesamtverantwortung für die Pflege und Betreuung in der Einrichtung. Die PDL nimmt in der Regel übergreifende Aufgaben des Personalmanagements, des Controllings, des Qualitäts-/Fehler- und Beschwerdemanagements und der Gestaltung von Nahtstellen wahr. Die Wohnbereichsleitung nimmt ähnliche Aufgaben auf der Ebene des Wohnbereichs wahr und die Pflegefachpersonen (pflegerische Bezugspersonen) kümmern sich verstärkt um die fachliche Steuerung der direkten, bewohnerorientierten Dienstleistungen.

Aus wirtschaftlichen Gründen ist es zweckmäßig, eine WBL als untere Führungs- und Managementebene jeweils für einen größeren Bereich (mind. 40 bis 60 Bewohner) vorzusehen. Dabei ist es durchaus sinnvoll, die Pflege und Betreuung der Bewohner in mehreren kleinen Gruppen zu organisieren. Da die WBL überwiegend Management- und Führungsaufgaben hat, kann sie diese durchaus übergreifend wahrnehmen. Diese Organisationsform hat den Vorteil, dass es in der Regel möglich sein wird, die WBL weitgehend von pflegerischen Aufgaben zu entbinden und gruppen- und schichtübergreifend einzusetzen.

Literatur
Kämmer, K. (Hrsg.) (2007). Pflegemanagement in Altenpflegeeinrichtungen. Schlütersche Verlagsgesellschaft
Müller, H. (2011). Arbeitsorganisation in der Altenpflege. Schlütersche Verlagsgesellschaft, Hannover

Pflegeplanung
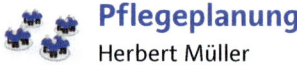
Herbert Müller

»Die Pflegeplanung ist die konkrete Umsetzung des Pflegeprozesses. Pflege oder Pflegemaßnahmen werden gedanklich geplant und schriftlich vorweggenommen.« Es geht darum, die gesamte Situation des Menschen in den Blick zu nehmen: »seine Gefühle, Wünsche, Gedanken; seine Vorbehalte, seine Abneigungen; sein Leben, seine Erfahrungen, seine Erkrankungen, seine Fähigkeiten… Und dann wieder muss strukturiert und gewertet werden, also individuell geplant werden. Nur so kann eine Verbesserung bzw. Beibehaltung der spezifischen Pflegesituation erreicht werden.«

Literatur
Beul, U. & Maikranz-Boenig, A. (2008). Workshop Pflegeplanung. Brigitte Kunz Verlag, Hannover
Messer, B. (2006). Tägliche Pflegeplanung in der stationären Altenpflege. Schlütersche Verlagsgesellschaft, Hannover

Pflegeprozess/ Pflegeregelkreislauf
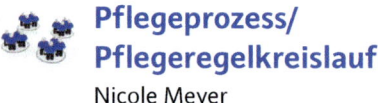
Nicole Meyer

Bereits 1967 gaben Helen Yura und Mary Walsh das erste Buch über die Pflegeplanung und den Pflegeprozess in vier Phasen (Einschätzen, Planen, Umsetzen, Auswerten) heraus. Dieses Modell diente der WHO 1974 als Vorlage zur Festschreibung des Pflegeprozesses als Bestandteil pflegerischer Arbeit (vgl. MDS 2005). Es dauerte noch fünf Jahre (1981), bis der Pflegeprozess erstmalig durch die Schweizer Autorinnen Fiechter und Meier auf deutsch veröffentlicht wurde. Das 4-Phasenmodell wurde von ihnen auf sechs Phasen erweitert (s. Abb. 35).

In der deutschen Pflegewelt hat sich der Regelkreis von Fiechter und Meier etabliert. Der Pflegeprozess ist eine logische, systematische, gezielte Folge von Überlegungen und Aktivitäten der Pflegenden. Er beruht auf der Überzeugung, dass die Pflege nicht nur Ausführung ärztlicher Verordnungen ist, sondern dass der Pflegende dabei einen eigenständigen Beitrag leistet, der in sich therapeutischen Wert hat. Dabei wird Pflege als Entwicklungsprozess verstanden, der für jeden Pflegebedürftigen anders verläuft und bei dem jeder Pflegebedürftige individuell begleitet wird. Dieser Prozess ist ein dynamischer Vorgang, der sowohl als Beziehungs- als auch Problemlösungsprozess in jeder Phase von allen anderen Phasen beeinflusst und auch reguliert wird.

Der Pflegeprozess ist eine Reihe logischer, voneinander abhängiger Überlegungs-, Handlungs- und Entscheidungsschritte, ein zielgerichteter kybernetischer Regelkreis. Probleme, Bedürfnisse, Fähigkeiten und Interventionen werden in ihren Zusammenhängen und Wechselwirkungen erkannt.

Der Pflegeprozess folgt einer Priorisierung unter Betrachtung der Gesamtsituation. Dieser Beziehungs- und Problemlösungsprozess bildet die elementare Voraussetzung, damit Pflege qualitativ und quantitativ beurteilt und gestaltet werden kann.

1. Schritt: Informationssammlung
Sammeln sämtlicher Informationen, die im Zusammenhang mit dem Pflegebedürftigen stehen. Die Informationssammlung erfasst bei der Aufnahme systematisch Probleme, Ressourcen, Bedürfnisse, Gewohnheiten, Fähigkeiten und Wünsche des Pflegebedürftigen und unterstützt die interdisziplinäre Zusammenarbeit. Sie leistet einen Beitrag zum Verlauf des Gesundheitszustandes.

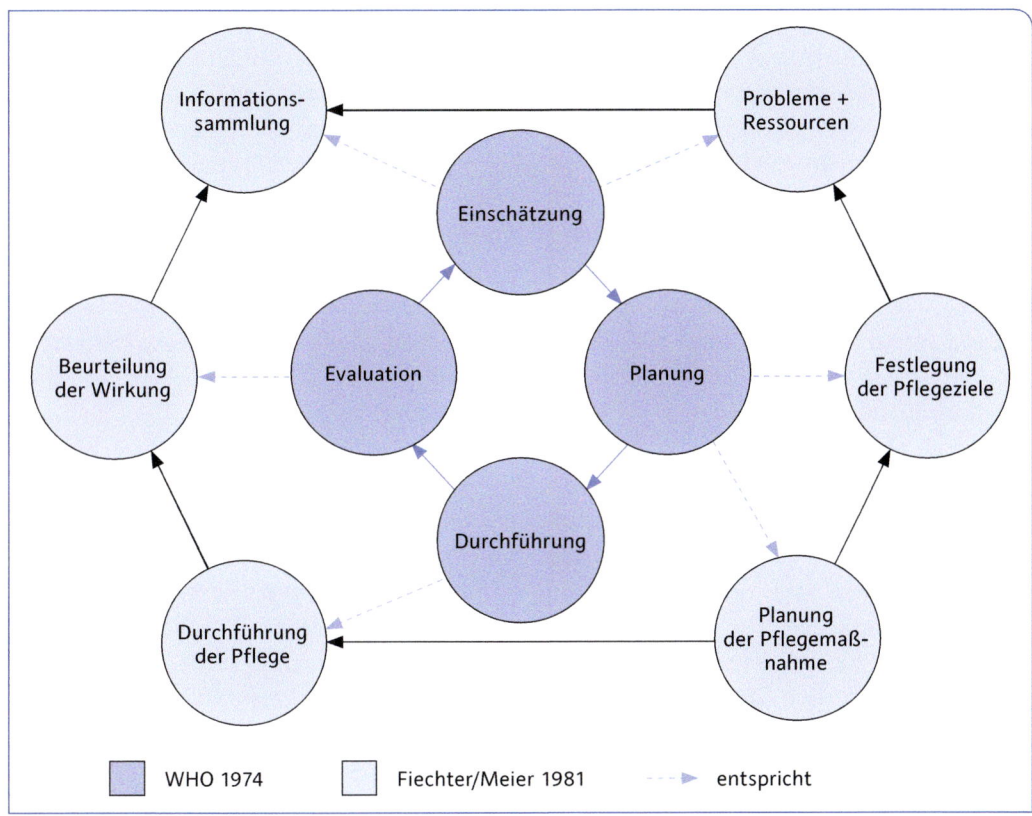

Abb. 35: Pflegeprozess.

Sie ist der Einstieg zu einer professionellen pflegerischen Beziehung.

Alle Informationen sind von Bedeutung, die mit den alltäglichen Dingen und denen aus der Biografie vorhandenen Daten ermittelt werden. Es werden unterschieden:
- Direkte Daten: der direkte Informationsfluss vom Pflegebedürftigen
- Indirekte Daten: Informationen, die über Dritte ermittelt werden, wie Hausarzt, Physiotherapeut, Ergotherapeut, Sozialarbeiter, Betreuer (soweit es sich nicht um einen Angehörigen handelt), entfernte Bekannte, Freunde usw. Ebenso stehen Dokumentationen, z. B. Pflegeüberleitungsbogen, Arztbericht, Kassenbericht usw.
- Subjektive Daten: Alle nicht messbare Parameter, persönliche Beschreibungen des Pflegebedürftigen, z. B. Ängste, Schmerzen, Freude, Trauer, Leid usw. Subjektive Daten stehen häufig im Zusammenhang mit den Aussagen der Betroffenen und/oder den Angehörigen (direkte Daten) und besitzen in der Wertung der Daten höchste Priorität.
- Objektive Daten: Alle messbaren Daten wie sämtliche Parameter der Vitalzeichen (Blutdruck, Puls, Temperatur, Gewicht und Atemfrequenz), Laborparameter (Blutzucker, Blutbild, Urinstatus, Urinausscheidung, Blutbild usw.)

Für die Pflegefachkraft gilt es, eine möglichst wertfreie, sachbezogene und detaillierte Informationssammlung durchzuführen. Interpretationen verfälschen das Bild und führen zur einer Beschreibung, die in der Umsetzung nicht mehr der individuellen Pflege des Pflegebedürftigen entsprechen.

2. Schritt: Erkennen von Problemen und Ressourcen

Die gewonnenen Daten aus der Informationssammlung werden zusammengefasst und analysiert. Ist der Bewohner nicht mehr in der Lage, seine persönlichen Bedürfnisse des alltäglichen Lebens zu bewältigen, sein gesundheitliches Wohlbefinden, seine Unabhängigkeit zu beeinflussen und zu kompensieren, besteht ein Pflegeproblem.

Bei Pflegeproblemen handelt es sich um pflegerische Probleme und nicht um medizinische Diagnosen. Die Problembeschreibung benennt Selbstpflegedefizite des Bewohners und seiner Bezugsperson. Die Problembeschreibung sollte nach Möglichkeit gemeinsam mit dem Bewohner und dessen Angehörigen vorgenommen werden. Pflegeprobleme können durch pflegerische Maßnahmen beeinflusst werden. In der Problembeschreibung werden Prioritäten gesetzt und somit ein pflegerischer Schwerpunkt definiert.

Die Problembeschreibung ist immer so kurz und knapp wie möglich, so exakt und spezifisch wie nötig und so objektiv wie möglich. Eine vollständige Problembeschreibung nutzt das PESR-Format (nach Suter et al.)

P = Problem
Was ist das Problem?
E = Etiology Einflussfaktoren/Ursachen
Was sind die Einflussfaktoren für dieses Problem (Ursache)?
S = Symptome
Wie zeigt sich das Problem? Abgeleitet durch Beobachtung und Aussagen/Beschreibungen des Bewohners

R = Ressource
Welche Ressourcen sind beim Pflegebedürftigen und seiner sozialen Umgebung vorhanden?

Zur Vollständigkeit der Problembeschreibung nach dem PESR-Format sind weitere Kriterien zu ergänzen:
- Betroffene Aktivität/Funktion: Aussagen über Zustände, die die Pflege erfordern.
- Problem/Art der Beeinträchtigung/Fähigkeit: Was zeigt sich?
- Quantität/Qualität der Beeinträchtigung: Wie viel zeigt sich? Wie zeigt sich das Problem?
- Ursachen, Zusammenhänge, Risikofaktoren: Warum tritt das Problem auf?
- Ausdruck (Symptome/Beobachtungen und Äußerungen des Pflegebedürftigen): Wo und wie zeigt sich das Problem (Betroffene Lebensaktivität aus der Perspektive des Bewohners)?
- Ressourcen: Welche Fähigkeiten und Potenziale hat der Pflegebedürftige?

3. Schritt: Festlegen der Pflegeziele
Ein Pflegeziel muss:
- klienten-/bewohnerorientiert
- realistisch
- eindeutig
- kurz und prägnant
- nachvollziehbar
- erreichbar
- aus der Sicht der Pflegebebedürftigen/ Angehörigen

formuliert werden.

Pflegeziele beziehen sich auf folgende Bereiche:
- Den Zustand des Pflegebedürftigen (z. B. hat intakte Haut, Wunddurchmesser ist bis zum … reduziert um 1 cm).

- Das Können des Bewohners (z. B. hält Gleichgewicht beim Stehen, kann Gesicht und Oberkörper selbst waschen).
- Das Wissen des Bewohners (z. B. kennt die Wirkung des Insulins, kennt Sinn und Zweck sowie Technik der Bobath-Waschung).
- Das Verhalten und der Entwicklungsprozess des Bewohners (z. B. kann Ängste äußern, akzeptiert das weitere Leben mit der Beinamputation).
- Das Wollen des Bewohners (z. B. ist bereit 1,5 Liter am Tag zu trinken) (vgl. Grundsatzstellungnahme Pflegeprozess und Dokumentation MDS 2005)

Pflegeziele können in kurzfristige und langfristige Ziele (Nah- und Fernziele) unterteilt werden.

4. Schritt: Planung der Pflegemaßnahmen

In der Planung werden die Maßnahmen und die Art und Weise des Vorgehens beschrieben. Was ist zu tun?
- Wie oft ist es zu tun?
- Wann ist es zu tun?
- Wer hat es zu tun?
- Wo ist es zu tun?

Die Pflegemaßnahmen sind kurz und prägnant zu formulieren und beinhalten keine medizinische Therapie. Sie können mit unterschiedlichen Formen der Hilfe geplant und durchgeführt werden.
- Vollständige Übernahme
- Teilweise Übernahme
- Unterstützung
- Beratung
- Anleitung
- Beaufsichtigung

5. Schritt: Durchführung der Pflege

Die Durchführung der Pflege ist die Umsetzung des Pflegeplans in die Pflege und Betreuung des Pflegebedürftigen. Während der Pflegedurchführung wird der Pflegebedürftige mit seinen Reaktionen beobachtet, sodass im Praxisgeschehen u. U. Maßnahmen angepasst werden. Innerhalb der Dokumentation spiegelt sich die Durchführung in den entsprechenden Leistungsnachweisen oder im Pflegebericht wider. Die Durchführung ist zeitnah durch den durchzuführenden Mitarbeiter zu kontrollieren.

6. Schritt: Evaluation

Die Evaluation bewertet die Pflegemaßnahme, dient der Erkennung von Ursachen bestehender Mängel und ist die Basis für Korrekturen innerhalb der Pflegeprozessstrukturierung. Alle bisherigen Prozesse innerhalb des Pflegeplanes werden einer Überprüfung unterzogen.

Für die Evaluation sind folgende Fragen zur Selbstreflexion wichtig:
- Wie ist der aktuelle Zustand des Pflegebedürftigen?
- Sind Fortschritte bezüglich der gesetzten Pflegeziele erkennbar?
- Welche Wirkung haben die Pflegemaßnahmen?
- Hat sich der Zustand verbessert oder verschlechtert?
- Wie fühlen sich der Pflegebedürftige und/oder dessen Bezugsperson derzeit?
- Hat der Pflegebedürftige Aussagen über seine Befindlichkeit gemacht?
- Sind Veränderungen in den Problemen, Bedürfnissen und Fähigkeiten des
- Pflegebedürftigen aufgetreten?
- Warum konnten die Pflegemaßnahmen evtl. nicht wie geplant durchgeführt werden?

- Sind unvorhergesehene Ereignisse oder Komplikationen aufgetreten?

Die Aufgabe der Pflegedienstleitung innerhalb der Pflegeprozessstrukturierung sind die Planung, Durchführung und Evaluation der Pflege und die fachgerechte Führung der Pflegedokumentation. Die Pflegedienstleitung steuert und begleitet den Pflegeprozess in seiner Gesamtheit und beschreibt somit die Rahmenbedingung der direkten Pflege. Der Pflegeprozess wird mit den Kunden und Angehörigen gemeinsam geplant. Mithilfe einer Anamnese oder Potenzialanalyse werden Fähigkeiten und Einschränkungen wahrgenommen und in einer pflegerischen Diagnose verarbeitet. Die Pflegeplanung wird umfassend schriftlich dargestellt. Jede Pflegeintervention oder Pflegemaßnahme wird auf der Basis des aktuellen wissenschaftlichen Erkenntnisstandes mit aktuellem pflegerischem Fachwissen durchgeführt, sodass beispielsweise die nationalen Expertenstandards ihre Anwendung in der Pflegepraxis finden. Alle Phasen des Pflegeprozesses werden detailgetreu und individualisiert dokumentiert.

Das Hauptinstrument in diesem Aufgabenschwerpunkt der Pflegedienstleitung bildet die Pflegevisite als Führungsinstrument.

Literatur
MDS (Hrsg) (2005). Grundsatzstellungnahme Pflegeprozess und Dokumentation. Essen

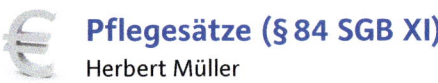

Pflegesätze (§ 84 SGB XI)
Herbert Müller

Auszug aus dem Gesetz:
(1) Pflegesätze sind die Entgelte der Heimbewohner oder ihrer Kostenträger für die teil- oder vollstationären Pflegeleistungen des Pflegeheimes sowie für medizinische Behandlungspflege und soziale Betreuung.

(2) Die Pflegesätze müssen leistungsgerecht sein. Für Pflegebedürftige, die als Härtefall anerkannt sind, können Zuschläge zum Pflegesatz der Pflegeklasse 3 vereinbart werden. Die Pflegesätze müssen einem Pflegeheim bei wirtschaftlicher Betriebsführung ermöglichen, seinen Versorgungsauftrag zu erfüllen. Überschüsse verbleiben dem Pflegeheim; Verluste sind von ihm zu tragen.

(3) Die Pflegesätze sind für alle Heimbewohner des Pflegeheims nach einheitlichen Grundsätzen zu bemessen, eine Differenzierung nach Kostenträgern ist unzulässig.

(4) Mit den Pflegesätzen sind alle für die Versorgung des Pflegebedürftigen erforderlichen (notwendigen) allgemeinen Pflegeleistungen abgegolten.

(5) In der Pflegesatzvereinbarung sind die wesentlichen Leistungs- und Qualitätsmerkmale der Einrichtung festzulegen, insbesondere die von der Einrichtung für den zu versorgenden Personenkreis individuell vorzuhaltende personelle Ausstattung, sowie Art und Umfang der Ausstattung mit Verbrauchsgütern.

(6) Der Träger der Einrichtung ist verpflichtet, mit der vereinbarten personellen Ausstattung die Versorgung jederzeit sicherzustellen. Er hat bei Personalengpässen oder

-ausfällen durch geeignete Maßnahmen sicherzustellen, dass die Versorgung der Pflegebedürftigen nicht beeinträchtigt wird.

Pflegesätze müssen leistungsgerecht sein. Sie sind nach dem Versorgungsaufwand in drei Pflegeklassen (Pflegestufen) einzuteilen. Für Pflegebedürftige, die als Härtefall anerkannt sind, können Zuschläge zum Pflegesatz der Pflegeklasse 3 bis zur Höhe des kalendertäglichen Unterschiedsbetrages vereinbart werden, der sich aus § 43 Abs. 2 Satz 2 Nr. 3 und 4 ergibt. Der Unterschiedsbetrag errechnet sich aus den Leistungspauschalen »Härtefall« minus »Pflegestufe 3« geteilt durch 30,42. Der Zuschlag betrug im Jahr 2012 kalendertäglich 12,10 €.

Die Pflegesätze müssen einem Heim bei wirtschaftlicher Betriebsführung ermöglichen, seinen Versorgungsauftrag zu erfüllen. Überschüsse verbleiben dem Pflegeheim, Verluste sind von ihm zu tragen. Ein Blick in die Begründung des Gesetzes verdeutlicht die Intentionen des Gesetzgebers in dieser Hinsicht: Der Zweck der Pflegesatzverhandlung besteht nicht darin, zu möglichst niedrigen Pflegesätzen – ohne Rücksicht auf die Qualität – zu kommen. Es soll vielmehr ganz individuell den Erfordernissen und Gegebenheiten des Pflegeheims Rechnung getragen werden, um zu einer angemessenen Vergütung zu kommen, die leistungsgerecht ist. Schließlich wird noch die klare Position des Gesetzgebers deutlich, dass ohne eine adäquate Personalausstattung keine gute Pflege möglich ist. Die Personalausstattung und die Vergütung sind die zentralen Diskussionsthemen bei Pflegesatzverhandlungen. In der Pflegesatzvereinbarung werden auch die Leistungs- und Qualitätsmerkmale der Pflegeeinrichtung festgelegt.

Einrichtungen müssen nicht zwingend eine Pflegesatzvereinbarung abschließen. Die

Bemessungsgrundsätze für Pflegesätze	
Versorgungsauftrag (Leistungen) der Pflegeeinrichtung	**Beurteilungskriterien für die erbrachten Leistungen**
Individuelle Pflege und Betreuung auf der Basis ... • eines *anerkannten Pflegemodells*, • eines *Pflegeleitbilds und -konzepts*, • anerkannter *Pflegestandards*, • individueller *Pflegeplanung, Pflegemaßnahmen und Pflegedokumentation nach dem Pflegeprozessmodell* Dazu gehören auch ... • Mitarbeit bei ärztlicher Therapie und Diagnostik, • soziale Betreuung, • sonstige indirekte Pflegeleistungen	Die Leistungen müssen ... • sich am Maß des *»Notwendigen«* orientieren (nicht am *»Wünschenswerten«*) • *wirtschaftlich* sein (Zeitaufwand, Qualifikation der Mitarbeiter)
leistungsgerechter Pflegesatz (Entgelt)	

Abb. 36: Leistungsgerechter Pflegesatz.

Pflegesatzvereinbarung kommt durch Einigung zwischen dem Träger des Pflegeheims und der Mehrheit der Kostenträger zustande. Die Pflegesatzvereinbarung ist in der Regel für jedes zugelassene Pflegeheim gesondert abzuschließen. Das gilt auch für Träger, die mehrere zugelassene Pflegeeinrichtungen betreiben. Verzichten zugelassene Pflegeeinrichtungen auf eine vertragliche Regelung der Pflegevergütung nach § 85 und § 86 oder kommt keine Regelung zustande, können diese den Preis für ihre ambulanten oder stationären Leistungen unmittelbar mit den Pflegebedürftigen vereinbaren. Die Pflegebedürftigen erhalten in diesem Fall allerdings nur einen 80-prozentigen Zuschuss der Pflegekasse. Eine weitergehende Kostenerstattung durch einen Träger der Sozialhilfe ist unzulässig (§ 91).

Literatur
Bundesverband privater Anbieter sozialer Dienste e.V.: Pflegereform 2008, in: CAREkonkret, Vincentz network, Hannover 2008

periode des Pflegeheimes, für einen zukünftigen Zeitraum zu treffen. Das Pflegeheim hat Art, Inhalt, Umfang und Kosten der Leistungen, für die es eine Vergütung beansprucht, durch Pflegedokumentationen und andere geeignete Nachweise rechtzeitig vor Beginn der Pflegesatzverhandlungen darzulegen und außerdem die schriftliche Stellungnahme der nach heimrechtlichen Vorschriften vorgesehenen Interessenvertretung der Bewohner beizufügen. (4) Die Pflegesatzvereinbarung kommt durch Einigung zwischen dem Träger des Pflegeheimes und der Mehrheit der Kostenträger zustande, die an der Pflegesatzverhandlung teilgenommen haben.

(5) Kommt eine Pflegesatzvereinbarung innerhalb von sechs Wochen nach Aufforderung zur Pflegesatzverhandlung nicht zustande, setzt die Schiedsstelle auf Antrag einer Vertragspartei die Pflegesätze unverzüglich fest.

Pflegesatzverfahren (§ 85 SGB XI)
Herbert Müller

(1) Art, Höhe und Laufzeit der Pflegesätze werden zwischen dem Träger des Pflegeheimes und den Leistungsträgern vereinbart.

(2) Parteien der Pflegesatzvereinbarung sind der Träger des einzelnen zugelassenen Pflegeheimes, die Pflegekassen oder sonstige Sozialversicherungsträger, die für die Bewohner des Pflegeheimes zuständigen Träger der Sozialhilfe.

(3) Die Pflegesatzvereinbarung ist im Voraus, vor Beginn der jeweiligen Wirtschafts-

Pflegesatzverhandlungen in stationären Pflegeeinrichtungen
Herbert Müller

Pflegesatzverhandlungen sollen bundesweit nicht mehr nach dem bislang üblichen »**externen Vergleich**«, sondern nach dem vom Bundessozialgericht vorgegebenen Stufenmodell geführt werden (BSG, Urteil v. 29.01.2009, Az.: B 3 P 6/08 R).

Sind die kalkulierten Pflegesätze plausibel, so sind sie festzusetzen, wenn sie sich im Vergleich mit den Pflegesätzen des Landkreises oder der kreisfreien Stadt innerhalb des unteren Drittels bewegen.

Es ist zurzeit strittig, ob die neue Rechtsprechung im Ergebnis zu mehr Gerechtigkeit hinsichtlich der Erlangung leistungsgerechter Entgelte führt.

Der abgespeckte externe Vergleich wird von vielen Fachleuten grundsätzlich kritisiert. Es ist schwer nachzuvollziehen, dass »ein Drittel« der Normalfall sein soll, während »zwei Drittel« durch Besonderheiten zu rechtfertigen sind! Statistisch betrachtet sollte es eher umgekehrt sein: Zwei Drittel sind der Normalfall und ein Drittel stellen die Ausnahme dar.

Durch diese Regelung besteht die große Gefahr, dass die Preise auf Dauer sinken. Dabei würden Qualitätseinbußen wahrscheinlich nicht zu vermeiden sein. Eine plausible Entwicklung der Preiskalkulation sollte im Normalfall ausreichend sein, ohne dass es einer weiteren Rechtfertigung bedarf (siehe 2. Stufe). Eine Drittelung der Preisspanne hat nichts mit dem vom Gesetzgeber geforderten «Marktpreis» zu tun. Die vom BSG vorgegebene Intervallmethode ist **willkürlich** und **nicht sachgerecht**! Die Grenze des unteren Drittels wird sich nach der Intervallmethode zukünftig nur ändern, wenn sich der Preis der günstigsten oder der teuersten Einrichtung verändert.

Verhandeln oder nicht?
Diese Fragen sind zu klären:
- Wie haben sich die eigenen Gestehungskosten entwickelt?
- Hat sich das Angebot, haben sich die Leistungen verändert?
- Wie sieht die regionale Marktsituation aus?
- Welche Kosten sind für die Bestandsbewohner zumutbar?
- Sind die im vereinfachten Verfahren angebotenen pauschalen Anhebungen auskömmlich?
- Kann die eigene Kalkulation kritische Fragen bestehen?

Ob neue Pflegesatzverhandlungen geführt werden, ist spätestens **drei Monate** vor der geplanten Erhöhung zu entscheiden. Danach wird auf der ersten Stufe zunächst die Plausibilität der Pflegesätze geprüft.

Ist die Entscheidung für neue Pflegesatzverhandlungen gefallen, muss noch vor der Kalkulation eine Verhandlungsstrategie entwickelt und ein Verhandlungsziel definiert werden.

Steht die Entscheidung fest, dass die neuen Entgelte das untere Drittel verlassen sollen, kommt es auf die Besonderheiten an (z. B. tariflich bedingte VWL und ZVK). Tariflich nicht gebundene Einrichtungen können sich z. B. auf die Zahlung einer ortsüblichen Vergütung berufen. Nach Abschluss dieser Vorüberlegungen beginnt die Arbeit an den Kalkulationsunterlagen. Für den Erfolg ist wichtig, dass die Unterlagen die geforderte Erhöhung plausibel machen und auch noch ausreichend Verhandlungsmasse beinhalten.

Die Pflegesatzverhandlung
In der Verhandlungspraxis erreicht man in der Regel eine Annäherung der Preisvorstellungen im Wechsel von Angebot und Gegenangebot, auch wenn die vom BSG vorgegebenen Kriterien etwas anderes vorgeben.

Ausgangspunkt der Plausibilitätsprüfung ist stets die letzte Pflegesatzvereinbarung. Normale Steigerungsraten bei Lohn- und Sachkosten sind als plausibel anzuerkennen. Informationen können die einschlägigen Tabellen des statistischen Bundesamtes liefern (www.destatis.de)

Kostensteigerungen, die auf gesetzlichen Veränderungen beruhen (z. B. Erhöhung der Lohnnebenkosten oder der MwSt.), müssen nicht einzeln hinterfragt werden. Genauso sind einzelne Werte als plausibel anzuerkennen, die sich im Rahmen dessen bewegen, was auch andere Einrichtungen kalkulieren. Kostenträger fordern manchmal bereits kurz nach Verhandlungsaufforderung eine Offenlegung der kompletten Kostenstruktur der Einrichtung. Derart weitreichende Forderungen sind durch das BSG **nicht** gedeckt und nicht zulässig!

Das BSG hat vielmehr **wechselseitige** Darlegungspflichten der Parteien formuliert, welche erst auf der **letzten Stufe** und im Ausnahmefall die Offenlegung eigener Gestehungskosten von der Einrichtung verlangt:

Zunächst sieht das BSG das Pflegeheim in der Pflicht, die Kalkulation vorzulegen und zu erläutern. Hierauf sind die Kostenträger gehalten, die Kalkulation gegenüber der vorangegangenen Pflegesatzvereinbarung und im Vergleich mit Einzelwerten anderer Einrichtungen auf Schlüssigkeit und Plausibilität zu prüfen. Haben sie Zweifel an einzelnen Kalkulationswerten, so müssen die Kostenträger substantiiert und unter Vorlage geeigneter Unterlagen konkret darlegen, welche Einzelwerte ihnen nicht plausibel sind. Erst wenn die kalkulierten Werte in dieser Form erschüttert werden ist die Einrichtung ausnahmsweise verpflichtet, einzelne Gestehungskosten durch die Vorlage weiterer Unterlagen (z. B. anonymisiertes Lohnjournal, Rechnungen u. ä.) zu belegen.

Verhandlungen nach dem Stufenmodell
1. Stufe: Plausibilitätsprüfung

Ausgangspunkt sind die **Kostenkalkulation** und Vereinbarung des vorherigen Vergütungszeitraums. Die Kostenkalkulation ist hinreichend zu belegen und nachvollziehbar zu machen. Die Abweichungen zu Kostenansätzen der Vorjahre müssen plausibel erklärt werden, z. B. normale Lohnsteigerung, verbesserter Personalschlüssel.

2. Stufe: externer Vergleich

Bei plausiblem Kostenansatz erfolgt ein externer Vergleich mit den Pflegesätzen vergleichbarer Einrichtungen im Landkreis bzw. der kreisfreien Stadt. Hierbei sind grundsätzlich alle Pflegeeinrichtungen eines Landkreises, unabhängig z. B. von Größe oder Tarifgebundenheit, einzubeziehen. Die Pflegekassen müssen die Vergütungslisten offen legen. Liegt die Kalkulation **im unteren Drittel**, ist **ohne weitere Prüfung** von der Wirtschaftlichkeit auszugehen.

3. Stufe: Wertung von Besonderheiten der Einrichtung

Liegt die Kalkulation **nicht** im **unteren Drittel**, ist die wirtschaftliche Angemessenheit zu prüfen. Die Einhaltung der Tarifbindung und die Zahlung ortsüblicher Gehälter sind immer als wirtschaftlich angemessen zu werten!

Andere Besonderheiten, die die Angemessenheit rechtfertigen, können sein: besondere personalintensive Konzeption wie Hausgemeinschaften, Dementenbetreuung; örtliche Angrenzung an einen teuren Landkreis.

Die Gründe für die wirtschaftliche Angemessenheit sind von der Einrichtung darzulegen.

Wie wird das untere Drittel ermittelt?

Zur Ermittlung des unteren Drittels ist die Preisspanne zwischen der **günstigsten** und der **teuersten** Einrichtung relevant. Die Differenz zwischen dem günstigsten und dem teuersten Preis soll gedrittelt werden. Dieses Ergebnis ist dann zur Ermittlung des unteren Drittels auf den günstigsten Preis zu addieren (Intervallmethode).

> **Beispiel**
>
> günstigste Einrichtung
> Pflegestufe 3   55,00 €
>
> teuerste Einrichtung
> Pflegestufe 3   85,00 €
>
> Differenz   30,00 €
>
> 1/3 der Differenz (10 von 30) ist auf den günstigsten Preis zu addieren
>
> Die Grenze des »unteren Drittels« liegt damit bei   65,00 €

Die Pflegesätze können aber auch dann leistungsgerecht und damit zu vereinbaren sein, wenn sie oberhalb des unteren Drittels liegen und Besonderheiten der Pflegeeinrichtung sie als wirtschaftlich angemessen rechtfertigen. Die Einhaltung der Tarifbindung oder die Zahlung ortsüblicher Gehälter ist dabei stets wirtschaftlich angemessen (3. Senat des BSG in Abkehr von seiner früheren Rechtsprechung).

Kalkulatorischer Gewinn
Im Pflegesatz müssen auch Risikozuschläge und bei gewerblichen Anbietern kalkulatorische Gewinne berücksichtigt werden. Diese Positionen sind gleichermaßen umstritten wie selbstverständlich! Das LSG Berlin-Brandenburg geht in seinem Urteil vom 29.10.2009, Az.: L 27 P 46/08) von 5 bzw. 8 Prozentpunkten über dem Basiszins als angemessen aus.

»Herunterbrechen« der Pflegesatzverhandlungsergebnisse auf ein Gesamtbudget
Das Ergebnis der Pflegesatzverhandlungen ist die Grundlage für die interne Budgetierung in der Pflegeeinrichtung. Aus dem Gesamtbudget leiten sich die einzelnen Teilbudgets ab.

Die stationären Erlöse für Pflege, Unterkunft und Verpflegung werden unter Berücksichtigung der geplanten Belegung, dem vereinbarten »Casemix« und der vereinbarten Auslastung hochgerechnet.

Die Personalkosten werden unter Berücksichtigung des vereinbarten »Casemix«, der vereinbarten Stellenschlüssel und der vereinbarten durchschnittlichen Personalkosten hochgerechnet. Die Sachkosten und Investitionskosten werden ebenfalls hochrechnet oder ggf. aus dem Erlösbudget abzüglich Personalkostenbudget rückgerechnet.

Zu berücksichtigen sind auch zusätzliche Aufwendungen und Erlöse, z. B. aus Zusatzleistungen/Ausgliederungen (z. B. Wohnungen, Betreutes Wohnen, Café) und ggf. im Zusammenhang mit § 87 b SGB XI, Inkontinenz, Tagespflege etc.

Literatur
Kern, N. & Müller, H. (2009). Pflegesatzverhandlungen, Kapitel 3/8.3 in: Qualitätsmanagement in der Altenpflege erfolgreich umsetzen. Verlag WEKA MEDIA, Kissing

Pflegestufencontrolling
Herbert Müller

Es ist die Aufgabe der Verantwortlichen in der Pflegeeinrichtung, durch ein regelmäßiges Pflegestufencontrolling die notwendigen Rahmenbedingungen zu schaffen und damit die Basis für Qualität und Wirtschaftlichkeit zu sichern. Eine zeitnahe Überprüfung, das frühzeitige Erkennen von Veränderungsbedarf und Anpassung der Pflegestufen an die tatsächliche Leistung/den notwendigen Bedarf, sind wichtig.

Beziehen Sie bei der internen Überprüfung der Pflegestufe, z. B. im Rahmen der Pflegevisite, den Bewohner und Angehörige/Betreuer mit ein. So können Sie gemeinsam den notwendigen Pflegebedarf erkennen und festlegen. Alle Beteiligten sind aufgrund des transparenten Verfahrens informiert und in der Regel erreichen Sie ein einvernehmliches Ergebnis.

Führen Sie ein systematisches Pflegestufencontrolling bei Einzug, in der Folge monatlich, nach Krankenhausaufenthalten und bei gravierenden Veränderungen im Gesundheitszustand und Hilfebedarf des Bewohners durch. Der Pflegebedarf wird durch die Auswertung der Pflegeprozessdokumentation ermittelt.

Interne Begutachtungsexperten

Entsprechend der Möglichkeiten in der Pflegeeinrichtung bietet es sich an, spezielle »interne Begutachtungsexperten« für die Begleitung der MDK-Begutachtung einzusetzen, die sich intensiv mit den Begutachtungsrichtlinien auseinandersetzen und geschult sind. Gleichzeitig müssen sie über die Pflegesituation und den Pflegebedarf der Pflegebedürftigen genau Bescheid wissen. Diese festen Ansprechpartner können durch die regelmäßige Begleitung der Begutachtungen ihr Knowhow ständig verbessern und Routine entwickeln. Die internen Begutachtungsexperten müssen mindestens kennen:
- die verschiedenen Hilfeformen und ihre Anwendung,
- die Grundlagen/Grundsätze der aktivierenden Pflege und die dazu gehörenden Hilfeformen,
- die Abgrenzung von aktivierender Pflege und Rehabilitation,
- die korrekte Anwendung der Zeitkorridore und Orientierungswerte,
- die allgemeinen und speziellen Erschwernisfaktoren in der Pflege,
- die Behandlungspflegemaßnahmen, die im Rahmen der Grundpflege als Pflege erschwerende Faktoren zu berücksichtigen sind,
- die speziellen, häufig vorkommenden Krankheitsbilder und damit im Zusammenhang stehende Maßnahmen/Hilfeformen zur Durchführung der Verrichtung, z. B. Motivationsarbeit bei Demenz, Depression usw.,
- die formalen Anforderungen an die Einstufungsgutachten.

Der zuständigen Pflegekasse und dem Sozialhilfeträger ist eine Kopie des Aufforderungsschreibens der Pflegeeinrichtung an den Bewohner, zur Beantragung einer Wiederholungsbegutachtung zur Höherstufung, zuzusenden (§ 87a Abs. 2 SGB XI). Im Rahmen der Begründung für die Höherstufung müssen die bisherigen und geplanten neuen Leistungen gegenübergestellt und die finanziellen Auswirkungen aufgezeigt werden (§ 8 Abs. 3 WBVG).

Literatur
König, J. (2010). 100 Fehler bei der Einstufung von Pflegebedürftigen und was Sie dagegen tun können. Brigitte Kunz Verlag, Hannover
König, J. (2010). Der MDK – Mit dem Gutachter eine Sprache sprechen. Schlütersche Verlagsgesellschaft, Hannover
Müller, H. (2011). Arbeitsorganisation in der Altenpflege. Schlütersche Verlagsgesellschaft, Hannover

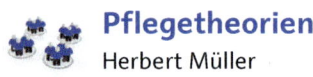

Pflegetheorien
Herbert Müller

Pflegetheorien sind die Grundlage der Pflegemodelle. Ihr Ziel ist es u. a. Wissen und Verständnis von Pflege im Allgemeinen zu vergrößern und die Notwendigkeit und Wirksamkeit zu begründen. Sie fragen z. B. Was ist zu tun? (Bedürfnisorientiert); wie tun Pflegende das, was sie tun? (interaktionsorientiert) und warum tun sie es? (ergebnisorientiert).

Literatur
Müller, H. (2011). Arbeitsorganisation in der Altenpflege. Schlütersche Verlagsgesellschaft, Hannover

Pflege-Transparenzkriterien (ambulant)
Herbert Müller

Der GKV-Spitzenverband beschloss (gemeinsam mit MDS und anderen Vertragspartnern) Richtlinien als Mindestanforderungen für die Prüfung der in Pflegeeinrichtungen erbrachten Leistungen und deren Qualität. Komplettiert werden diese Richtlinien durch das Verfahren zur Durchführung von solchen Prüfungen. In Kraft trat alles zum 30. Juni 2009.

Ziel dieser Richtlinien ist es, auf der Basis der bisherigen Erfahrungen mit den Qualitätsprüfungen durch den MDK die Prüfung der Qualität der Pflege und Versorgung in den Pflegeeinrichtungen weiter zu verbessern und zu sichern. Die Richtlinien legen die Grundlagen für den Prüfablauf und die Prüforganisation für den MDK fest. Sie geben konkret das Instrument zur Erfassung der Prüfergebnisse für die Qualitätsprüfungen in den ambulanten Pflegeeinrichtungen vor.

Die komplette QPR und der Erhebungsbogen für die Qualitätsprüfungen in ambulanten Pflegeeinrichtungen stehen als download kostenlos unter www.mds-ev.de zu Verfügung.

Literatur
MDS: Pflege-Transparenzkriterien (ambulant), download unter www.mds-ev.de

Pflege-Transparenzkriterien (stationär)
Herbert Müller

Der GKV-Spitzenverband hat unter Beteiligung des MDS und der Vertragspartner Richtlinien als Mindestanforderungen für die Prüfung der in Pflegeeinrichtungen erbrachten Leistungen und deren Qualität sowie für das Verfahren zur Durchführung von solchen Prüfungen beschlossen, die zum 30. Juni 2009 in Kraft getreten sind.

Ziel dieser Richtlinien ist es, auf der Basis der bisherigen Erfahrungen mit den Qualitätsprüfungen durch den MDK die Prüfung der Qualität der Pflege und Versorgung in den Pflegeeinrichtungen weiter zu verbessern und zu sichern. Die Richtlinien legen die Grundlagen für den Prüfablauf und die Prüforganisation für den MDK fest. Sie geben konkret das Instrument zur Erfassung der Prüfergebnisse für die Qualitätsprüfungen in den stationären Pflegeeinrichtungen vor.

Die komplette QPR und der Erhebungsbogen für die Qualitätsprüfungen in stationären Pflegeeinrichtungen stehen als Download kostenlos unter www.mds-ev.de zu Verfügung.

Literatur
MDS: Pflege-Transparenzkriterien (stationär), download unter www.mds-ev.de

Pflegeversicherung, Leistungen für Versicherte
Herbert Müller

Beratungstätigkeiten gehören mittlerweile zu den wichtigen Aufgaben von Pflegefachpersonen. Im Rahmen von Kundenorientierung ist es wichtig, dass insbesondere auch die

PDL über mögliche Leistungen der Pflegeversicherung informieren kann.

Folgende Leistungen stehen den Versicherten bei Vorliegen der Anspruchsvoraussetzungen zu:
- Anspruch auf Pflegeberatung (§ 7a)
- Pflegesachleistung (§ 36): Pflege zu Hause durch einen ambulanten Pflegedienst (mit Versorgungsvertrag)
- Pflegegeld für selbst beschaffte Pflegehilfen (§ 37)
- Kombination von Geldleistung und Sachleistung – Kombinationsleistung (§ 38): Der Pflegebedürftige nimmt die Sachleistung (§ 36) nur teilweise in Anspruch und erhält zusätzlich ein anteiliges Pflegegeld (§ 37)
- Häusliche Pflege bei Verhinderung der Pflegeperson (§ 39): Bei Verhinderung der Pflegeperson (frühestens nach 6 Monaten) für max. 4 Wochen pro Kalenderjahr.
- Pflegehilfsmittel und wohnumfeldverbessernde Maßnahmen (§ 40)
- Tages- und Nachtpflege (§ 41): Bei einer Kombination verschiedener Leistungen (Tages- u. Nachtpflege, Pflegegeld, Sachleistung) beträgt der Zuschuss max. 150 % der entsprechenden Leistung nach § 36 SGB XI
- Kurzzeitpflege (§ 42): Der Zuschuss der Pflegekasse zur Kurzzeitpflege wird für maximal 4 Wochen im Kalenderjahr gezahlt
- Vollstationäre Pflege (§ 43)
- Pflege in vollstationären Einrichtungen der Hilfe für Behinderte Menschen (§ 43a): Es wird ein Zuschuss in Höhe von 10 % des nach § 75 SGB XII vereinbarten Heimentgeltes, max. 256 € pro Monat gezahlt
- Leistungen zur sozialen Sicherung der Pflegeperson (§ 44): Beiträge zur Renten- und Unfallversicherung
- Zusätzliche Leistungen bei Pflegezeit (§ 44a): Für die Pflegeperson werden Zuschüsse zur Kranken- und Pflegeversicherung und Arbeitsförderung (nach SGB III) gezahlt.
- Pflegekurse für Angehörige und ehrenamtliche Personen (§ 45)
- Leistungen für Versicherte mit erheblichem allgemeinen Betreuungsbedarf (§ 45b): Versicherte, die zuhause versorgt werden, erhalten einen pauschalen Zuschuss für den zusätzlichen Betreuungsbedarf
- Vergütungszuschläge für Pflegebedürftige mit erheblichem allgemeinen Betreuungsbedarf (§ 87b): Versicherte in stationären Einrichtungen können zusätzliche Betreuungsleistungen erhalten, die Kosten übernimmt die Pflegekasse

Literatur
Sozialgesetzbuch (SGB) Elftes Buch (XI) – Soziale Pflegeversicherung
Böhme, H. & Müller, H. (2008). Pflegereform 2008. Verlag WEKA MEDIA, Kissing

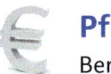

Pflegevertrag (ambulant)
Bernhard Rappenhöner

Im der ambulanten pflegerischen Versorgung ist der Abschluss eines Pflegevertrages mit dem Pflegebedürftigen zwingend erforderlich. Dies ergibt sich nicht zuletzt aus der derzeit gültigen Qualitätsprüfrichtlinie des Medizinischen Dienstes der Krankenkassen. So wird in der Frage 1.5 nach der Vorlage eines Musterpflegevertrages gefragt und in Frage 2.4 explizit nach dem Abschluss von Pflegeverträgen gefragt.

Bei den abzuschließenden Pflegeverträgen ist jeweils nach dem Kostenträger zu unterscheiden. So kann es sein, dass ein Pflegebedürftiger bis zu drei Pflegeverträge erhält. Zum einen denjenigen, der das Leistungsgeschehen im SGB XI regelt. Dann je nachdem noch die Pflegeverträge für die häusliche Krankenpflege gemäß § 37 SGB V sowie gegebenenfalls einen Pflegevertrag für die privaten Leistungen. Sollte nur eine Pflegevertrag abgeschlossen werden, so ist sicherzustellen, dass dieser alle Leistungsbereiche des Pflegedienstes regelt.

Der Pflegevertrag sollte nachfolgende wesentliche Sachverhalte regeln:
- Vergütung, Art, Häufigkeit und Umfang der zu erbringenden Leistungen
- Preise der Pflegeleistungen
- Regelungen zur Endgelderhöhung
- Regelungen zur Rechnungslegung und Zahlungsfristen
- Haftung
- Datenschutz und Schweigepflichten
- Unterbrechungen der Versorgung (Kurzzeitpflege, Krankenhausaufenthalt)
- Beendigung des Vertrages (Kündigung, Tod etc.)

In vielen Fällen stellen die Spitzenorganisationen der Wohlfahrtsverbände oder die privaten Verbände der Leistungserbringer sowie teilweise auch Softwareanbieter Musterpflegeverträge zur Verfügung, die entsprechend auf die jeweilige Einrichtung angepasst werden können. Es ist in jedem Fall ratsam den Musterpflegevertrag auf die Einrichtung anzupassen und entsprechend juristisch prüfen zu lassen.

Literatur
Olfert, K. (2010). Kostenrechnung. Kiehl Verlag, Ludwigshafen

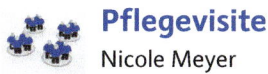

Pflegevisite
Nicole Meyer

Die fachliche Auseinandersetzung mit dem Pflegeprozess (Prozessqualität) sowie die Überprüfung der Wirksamkeit der pflegerischen Tätigkeit (Ergebnisqualität) werden u. a. mit der Pflegevisite abgesichert.

Art, Umfang, Methode sowie die Durchführung der Pflegevisite und der Fallbesprechungen hängen von der jeweiligen Zielsetzung ab. Die Führung der Einrichtung entscheidet, welche Ziele verfolgt werden sollen.

Allgemeine Ziele der Pflegevisite (vgl. Enquete-Kommission NRW 2005)
- Erfassung der Pflegebedürftigkeit und Ermittlung des Pflegebedarfs
- Erfassung von Risiken
- Priorisierung pflegerischer Handlungen bezogen auf den Pflegebedürftigen
- Ermittlung der Zufriedenheit der Pflegebedürftigen
- Kontrolle der fachgerechten Führung der Dokumentation
- Erfassung des Hilfs- und Pflegemittelbedarfs
- Umsetzung fachlicher Standards
- Überprüfung der Wirksamkeit pflegerischer Tätigkeiten
- Überprüfung der fachlichen Ausgestaltung des Pflegeprozesses

Die Pflegevisite ist eine Form des Controllings (Steuerung des Pflegeprozesses) und ein zentrales Instrument innerhalb des Qualitätsmanagements. Pflegedienst- oder Wohnbereichsleitung kontrolliert den Zustand des Pflegebedürftigen und seine pflegerische Situation. Art und Umfang der Pflegevisite sind ebenso variantenreich wie die Durchführung der Pflegevisite. Sie reicht

- von der direkten Befragung der Bewohner/Patienten (Mikrovisite) über
- eine Prüfung der Pflegedokumentation/Unterlagen bis zum
- interprofessionellen Austausch z. B. im Rahmen einer Fallbesprechung oder eines Mitarbeitergesprächs (Makrovisite)

Die Pflegevisite begutachtet und analysiert die Bereiche der durchgeführten Pflegemaßnahme inklusive der Aspekte Vorbereitung, Durchführung und Nachbereitung
- Pflegeplanung und Pflegebericht
- Dokumentationsinhalte
- Leistungsnachweise
- Umgebungsbereich

Zur Reflexion des Pflegeprozesses schließt sich an die Pflegevisite im Optimalfall
- ein Kundengespräch,
- ein Mitarbeitergespräch und
- eine Maßnahmenplanung an. Die Maßnahmenplanung sollte beinhalten, wer, was, bis wann zu erledigen hat. Das Protokoll der Evaluation geht dann zurück an die PDL oder WBL.

Literatur
MDS (Hrsg.) (2009). Qualitätsprüfungsrichtlinie. MDK-Anleitung. Transparenzvereinbarung. Essen

Pflegezeitgesetz
Herbert Müller

Beschäftigte haben bei einer akut auftretenden Pflegesituation eines nahen Angehörigen das Recht, falls erforderlich, der Arbeit kurzzeitig für maximal 10 Tage ohne Ankündigungsfrist fernzubleiben, um eine bedarfsgerechte Pflege zu organisieren (für einen pflegebedürftigen nahen Angehörigen) bzw. die sofortige pflegerische Versorgung in dieser Zeit sicherzustellen.

Die Mitarbeiter sind verpflichtet, dem Arbeitgeber ihre Verhinderung an der Arbeitsleistung und deren voraussichtliche Dauer unverzüglich mitzuteilen. Der Arbeitgeber muss der kurzfristigen Arbeitsbefreiung nicht zustimmen, da die Mitarbeiter bei Vorliegen der gesetzlichen Voraussetzungen einen Rechtsanspruch auf die Freistellung haben. Der Arbeitgeber darf jedoch eine ärztliche Bescheinigung über die Pflegebedürftigkeit und die Erforderlichkeit der Freistellung verlangen (§ 2). Konkret bedeutet das: Die Voraussetzung ist nur erfüllt, wenn kein anderer Verwandter die Pflege organisieren und übernehmen kann und der Angehörige mindestens in die Pflegestufe I eingestuft ist. Es muss sich um eine akut und überraschend aufgetretene Pflegesituation handeln, die nicht planbar war.

Darüber hinaus besteht ein besonderer Rechtsanspruch auf vollständige Pflegezeit oder teilweise Freistellung (Pflegeteilzeit) von der Arbeitsleistung zur Pflege eines nahen Angehörigen in häuslicher Umgebung (§ 3).

Wer Pflegezeit beanspruchen möchte, muss das dem Arbeitgeber mindestens 10 Arbeitstage vor Beginn schriftlich ankündigen und gleichzeitig erklären, für welchen Zeitraum und in welchem Umfang die Freistellung von der Arbeitsleistung in Anspruch genommen werden soll. Bei einer teilweisen Inanspruchnahme der Pflegezeit ist auch die gewünschte Verteilung der Arbeitszeit anzugeben. Die Pflegezeit kann bis auf höchstens 6 Monate ausgedehnt werden. Der Arbeitgeber muss in der Regel den Wünschen des Mitarbeiters nachkommen. Bei der Inanspruchnahme der Pflegezeit/-teilzeit kommt es anders als beim 10-Tage-Zeitraum nicht darauf an, ob ein Bedarf gegeben ist, sondern dass die Organisation oder Übernahme der Pflege gerade durch den Mitarbeiter besteht. Voraussetzung ist jedoch, dass der Angehörige in häuslicher Umgebung gepflegt wird. Ist der nahe Angehörige nicht mehr pflegebedürftig oder die Pflege für den Mitarbeiter nicht mehr zumutbar, endet die Pflegezeit automatisch vier Wochen nach Eintritt der veränderten Umstände. Der Mitarbeiter ist verpflichtet, dem Arbeitgeber diese Tatsachen unverzüglich mitzuteilen.

Der Anspruch auf die kurzzeitige Arbeitsbefreiung gilt für jeden Mitarbeiter, unabhängig von der Größe des Unternehmens. Den Anspruch auf die Pflegezeit gewährt das Gesetz dagegen nur Mitarbeitern in Unternehmen mit regelmäßig mindestens 16 Beschäftigten (§ 7). Die Vorschriften des Pflegezeitgesetzes gelten nicht nur für Vollzeit-Arbeitnehmer, sondern für alle Beschäftigten. Dazu gehören insbesondere auch geringfügig oder befristet Beschäftigte, leitende Angestellte, Teilzeitbeschäftigte und Auszubildende.

Das Gesetz sieht auch vor, dass der Arbeitgeber das Arbeitsverhältnis von der Ankündigung bis zur Beendigung der kurzzeitigen Arbeitsverhinderung oder der Pflegezeit nicht kündigen darf (§ 5). Während der Pflegezeit besteht grundsätzlich kein Anspruch auf Fortzahlung der Vergütung; bei Pflegeteilzeit wird die Vergütung anteilig gezahlt. Wegen der Pflegezeit dürfen keine Abzüge bei den gesetzlichen Urlaubsansprüchen erfolgen.

Als nahe Angehörige gelten Großeltern, Eltern und Schwiegereltern, Ehegatten, Lebenspartner, Partner einer eheähnlichen Gemeinschaft, Geschwister, leibliche Kinder, Adoptiv- und Pflegekinder sowie solche des Ehegatten oder Lebenspartners, Schwieger- und Enkelkinder (§ 7 Absatz 3).

Literatur
Besgen, N.; Plack, K. (2009). Das Pflegezeitgesetz. BDA – Bund Deutscher Arbeitgeber,
Kossens, M. (2009). Pflegezeitgesetz. Bund-Verlag, Köln

Pflichtteil
Sabine Sappke-Heuser

Das Pflichtteilsrecht naher Angehöriger schränkt die Testierfreiheit des Erblassers ein. Durch die gewillkürte Erbfolge bleibt es dem Erblasser zwar überlassen durch ein Testament oder einen Erbvertrag nahe Angehörige auszuschließen. Das Pflichtteilsrecht sichert den Familienangehörigen jedoch einen Mindestanteil, den sie von dem Erben verlangen können, §§ 2303, 2338 BGB.

Pflichtteilsberechtigte
- Ehegatten, eingetragene gleichgeschlechtliche Lebenspartner, § 2303 Abs. 2 BGB, § 10 LPartG
- Abkömmlinge (Erben der 1. Ordnung, § 1924 Abs. 1 BGB), § 2303 Abs. 1 BGB
- Eltern des Erblassers (Erben der 2. Ordnung, § 1925 BGB), § 2303 Abs. 2 BGB
- Die Erben der 1. Ordnung schließen die der 2. Ordnung aus, § 2309 BGB

Höhe des Pflichtteils
Die Pflichtteilsberechtigten sind haben lediglich einen Geldanspruch gegen den/die Erben in Höhe der Hälfte ihres gesetzlichen Erbteils, § 2303 Abs. 1 S. 2 BGB. Die Berechnung insbesondere des Nachlasswertes führt immer wieder zu Streitigkeiten. Im Zweifel muss zur Ermittlung ein Sachverständiger herangezogen werden. Zum Nachlass gehören das Vermögen des Erblassers, seine Schulden und die Erbfallschulden, z. B. Beerdigungskosten, Kosten der Nachlassverwaltung.

Präsentation
Ursula Schmitt

Als Führungskraft kommen Sie nicht daran vorbei, sich und Ihre Einrichtung gelegentlich vor einer mehr oder weniger großen Öffentlichkeit zu präsentieren. Mit der richtigen Vorbereitung gelingt Ihnen das so akzeptabel, wie es von einer Führungskraft erwartet wird.

Vortragsmanuskript
Ein Manuskript dient Ihnen während einer Präsentation als Leitfaden, der Sie sicher durch Ihre Vortragssituation begleitet. Ganz ohne Manuskriptkarten zu präsentieren, kann ein langfristiges Ziel darstellen, ist aber auch nicht unbedingt notwendig. Manuskriptkarten sind heutzutage »salonfähig« geworden. Die Handhabung der Karten erfordert etwas Übung, gibt aber gerade bei Lampenfieber und Stress zusätzliche Sicherheit.

Größe der Manuskriptkarten
Karteikarten in DINA 5 oder 6 sehen in der Hand professionell aus und reichen für Stichworte, Zitate, Ergänzungen etc. Vorformulierte Texte eigenen sich für Manuskriptkarten nicht. Einzig die Sätze zum Einstieg oder Abschluss der Rede können Sie als feste Stütze aufschreiben. Komplett abgelesene Texte wirken starr und statisch. Die wenigsten Menschen sind es gewöhnt, vorformulierte Texte betont und interessant vorzubringen. Da wirkt das spontan gesprochene Wort immer lebhafter und ansprechender.

Optische Aufbereitung
Optische Einteilungen wie Spalten, Farbe, Kästchen u. a. erleichtern Ihnen die Orientierung während der Präsentation. Stichworte, Schlagworte, Überschriften, Gedankenimpulse und Fragen können Sie optisch hervorheben. Entscheiden Sie selbst, ob Sie Ihre Notizen handschriftlich gestalten oder ob lieber gedruckte Manuskriptkarten bevorzugen. Probieren Sie aus, was Ihnen während des Vortrags am meisten hilft.

Nummerierung der Karten
Nummerieren Sie Ihre Manuskriptkarten durch, damit Sie immer wissen, an welcher Stelle Sie sich befinden.

Einseitige Beschriftung
Beschreiben Sie Ihre Karteikarten nur einseitig. Erstens erhalten Sie eine bessere Orientierung und zweitens lenkt es die Zuschauer nicht ab. Sehr professionell wirkt es, wenn Ihre Manuskriptkarten auf der Rückseite mit einem Symbol versehen sind, das als Erkennungszeichen für Ihren gesamten Vortrag dient, z. B. das Emblem Ihrer Arbeitsstelle, das visualisierte Symbol Ihrer Thematik oder Ihr Erkennungszeichen.

Medieneinsatz
Das Wort ›Medium‹ kommt aus dem Lateinischen und bedeutet »mitten drin« oder »in der Mitte zwischen«. Aufgrund dieser Übersetzung wird klar, dass das Medium eine Vermittlerfunktion hat zwischen derjenigen Person, die agiert, und der aufnehmenden Gruppe. Medien sind also Informationsträger bei der Übermittlung einer Nachricht von einer Person zu einer andern.

Die aufgeführten Medien incl. ihrer Einteilung dienen als Informationsträger bei einer Präsentation vor einer Gruppe. Einteilen lassen sich die Medien nach ihrer Funktion und Aufgabe. Sie ermöglichen effektives Lernen und nutzen die verschiedenen Aufnahmekanäle des menschlichen Gehirns.

Personale Medien

Mit personalen Medien sind Ihre rhetorischen Wirkungsmittel (Gestik, Mimik, Blickkontakt, Körperhaltung und Stimme) gemeint. Sie stehen Ihnen als Person zur Verfügung und machen Ihre Ausstrahlungskraft aus.

Eine gute Beziehungsfähigkeit im Umgang mit Menschen erleichtert es Ihnen, andere zu motivieren, zu begeistern, Konflikte zu bearbeiten, auf Teilnehmende einzugehen, Hilfestellungen bei Schwierigkeiten zu geben und Rückmeldungen zu zulassen.

In der Arbeit mit kleinen und großen Gruppen geben Sie Inputs, initiieren Denkprozesse und geben die Richtung vor.

Textmedien

Textmedien tragen über das geschriebene Wort dazu bei, dass ein Lernprozess ausgelöst, neues Wissen aufgenommen und an alte Erfahrungen angeknüpft wird. Hierzu zählen Arbeitsblätter, Handouts, Skripte, Thesenpapiere, Artikel, Fachzeitschriften, Bücher etc.

Ihre bloße Weitergabe ist kein Garant dafür, dass sie gelesen, verstanden und umgesetzt werden. Als Leiter und Leiterin einer Gruppe sind Sie mitverantwortlich, dass dieser Transferprozess gelingt. Möglichkeiten dazu sind: Ergebnisprotokolle, präsentierte Resümees, schriftliche Überprüfungen, Partnerarbeit mit vorbereiteten Fragen, Gedankenaustausch und Diskussion im Plenum.

Berücksichtigen Sie bei der Erstellung von Textmedien das Leistungsniveau der Teilnehmenden. Neben Textfragmenten sind Abbildungen, Grafiken, Symbole und Zeichnungen zur Veranschaulichung empfehlenswert.

Auditive Medien

Auditive Medien werden über die Ohren aufgenommen, z. B. Radiosendungen, Lautsprecherdurchsagen, CD-Player, mp3-Player, Diktiergerät, Digitales Aufnahmegerät, Kassettenrecorder und Schallplattenspieler.

Für die Arbeit mit Gruppen oder für Präsentationen können Sie auditive Medien über Ihren PC oder über andere Abspielgeräte wie z. B. einen CD-Player hörbar machen. Eine CD mit ruhiger Musik eignet sich als Entspannungseinheit, eine CD mit lebhafter Musik als Bewegungseinheit und Alltagsgeräusche auf einer CD eignen sich zum Thema Wahrnehmung.

Digitale Aufnahmegeräte halten akustische Höreindrücke von Präsentationen oder Teamsitzungen fest. Dies kann beim gemeinsamen Anhören und Auswerten zu erstaunlichen Ergebnissen in Bezug zur Selbstreflexion führen. Einen Ausschnitt aus einer Arbeitssitzung, Besprechung oder Ähnlichem akustisch zu hören ist eine völlig andere Wahrnehmung als das doch eher gewohnte Nachlesen eines Protokolls. Der visuelle Eindruck entfällt völlig und es verstärkt sich der auditive. Probleme, Unstimmigkeiten, Zwischenreden etc. werden besser hörbar und können bearbeitet, kritisiert und gelöst werden.

Demonstrations-Medien

Zu diesen Medien zählt konkretes Anschauungsmaterial, das betastet, genutzt, ausprobiert, getestet, befühlt und ausprobiert werden kann. Die Möglichkeiten sind sehr groß und auf den jeweiligen Themenkomplex abzustimmen. Ein paar Vorschläge:

Demonstrations-Medien	
Funktion beider Gehirnhälften	Dreidimensionales Modell, das in einzelne Bestandteile zerlegt und wieder zusammen gesetzt werden kann
Aromatherapie	Düfte zum Riechen und Ausprobieren
Kompressionsstrümpfe	Kompressionsstrümpfe in den verschiedenen Stärken
Hände-Desinfektion	Verschiedene Händedesinfektionsmittel
Rollstuhltraining	Rollstühle Spielmedien

Mit Spielmedien können Sie Teilnehmende überraschen und spielerisch an eine Thematik heranführen. Ein »Schwarzer Peter Spiel« zum Thema Lernen von Erwachsenen, ein Puzzle zum Thema Mitarbeiterführung, ein Brettspiel zum Thema Blutkreislauf und ein Memory zum Thema Dekubitus bieten neue und andere Möglichkeiten. Spielmedien sind kreativ, brauchen Fantasie bei der Entwicklung, lockern die Arbeit mit Gruppen auf und regen die Teilnehmenden an. Häufig haben Erwachsene eine gewisse Scheu vor Spielen. Haben sie jedoch einmal erfahren, wie effektiv und kommunikativ ein Spiel sein kann, wird ihre Bereitschaft das nächste Mal viel größer sein.

Chart-Medien

Chart bedeutet Karte, Bild, Schaubild und auch Schreibstreifen. Als Verb verbirgt sich hinter dem Wort aufzeichnen, auswerten, eintragen, einzeichnen. Die Wortbegrifflichkeit macht deutlich, dass es sich um verschiedene Facetten der Visualisierung handelt. Charts können sein:

Flipchart

Ein Flipchart ist eine transportable Tafel, dreibeinig oder mit fahrbaren, fixierbaren Rollen versehen. An beiden Seiten der Flipchart gibt es zusätzliche Auslegearme, an der sich weitere Flipchart-Blätter mit Magneten befestigen lassen, um eine größere Präsentationsfläche zu erhalten. Ein Flipchart besteht aus einer magnetischen und trocken abwischbaren Tafeloberfläche, auf der mit Board-Markern geschrieben werden kann.

Der Begriff »flip« kommt aus dem Englischen und bedeutet »wenden, umdrehen«. Damit ist das Flipchart-Papier gemeint, das an Aufhänge-Zapfen befestigt wird. Durch das Abklappen der Klemmleiste wird das Papier gehalten und ein problemloses Umblättern während des Vortrags gewährleistet. Die zur Verfügung stehende Schreibfläche auf dem Flipchart beträgt ca. 75 x 100 cm.

Topchart

Der Topchart ist eine kleinere Variante der Flipchart. Er eignet sich für Besprechungen bis zu sieben Personen. Die Schreibfläche beträgt ca. 45 x 70 cm. Der Topchart ist aus stabilem Mikro–Wellkarton gefertigt und zusammenfaltbar. Blocks können wie bei der großen Flipchart angebracht und ausgetauscht werden. Natürlich gibt es auch die passende Umhängetasche für den Transport.

Charts für die Pinnwand

Die Pinnwand ist ein Medium, das den optimalen Untergrund für Charts bzw. sogenannte Moderationskarten bietet. Die Charts sind in sehr vielen verschiedenen Farben und Formen erhältlich. Sie werden mit Pinnnadeln an der Wand befestigt und ermöglichen sehr anschauliche Darstellungen. Die zur Verfügung stehende Fläche auf der Pinnwand beträgt ca. 120 x 140 cm (s. Moderation).

Selbstverständlich können auch eigene Charts entwickelt werden, seien dies nun Bilder, Comics, Zitate, Strichzeichnungen und selbsthergestellte Karten.

> **Beispiel**
>
> Als Auswertung einer Tagesveranstaltung verteilen Sie an alle Teilnehmenden ein Chart mit einer von Ihnen aufgemalten Tür, die leicht geöffnet ist. Die Aufgabe an die Teilnehmenden lautet: »Welche Perspektive sehen Sie für sich hinter der Tür?« Nacheinander äußern sich alle Teilnehmenden in nicht festgelegter Reihenfolge. Die Aussagen der Teilnehmenden werden einen Bezug zur geöffneten Tür haben, denn ihre Gedanken sind damit verknüpft. Das eröffnet neue Perspektiven, die ohne ein Bild nicht erreicht worden wären. Ein abschließendes Resümee von Ihrer Seite rundet die Auswertung ab.

Audio-visuelle Medien

Visuelle Medien sind dem visuellen Lerntyp bei der Aufnahme neuer Informationen am hilfreichsten. Sie bieten über die optische Aufbereitung eine Ergänzung zu einer Rede. Dahingegen arbeiten die auditiven Medien hauptsächlich über den Kanal des Hörens. Dies kommt dem auditiven Lerntyp entgegen und gibt ihm eine Lernhilfe zur Verarbeitung neuer Sachverhalte. Eine Kombination stellen die audio-visuellen Medien dar, die beide Sinneskanäle berücksichtigen.

Camcorder und Digitalkamera

Der Camcorder und die Digitalkamera sind unerlässliche Medien zur Sicherung von Arbeitsergebnissen und Arbeitsprozessen der Mitarbeiter. Es lassen sich mit der Digitalkamera Mitschriften, visuelle Darstellungen und Maßnahmenpläne an Flipchart oder Pinnwand fotografieren, über den PC abspeichern und an alle verteilen. Auf diese Art und Weise sind Ergebnisse weiter verwendbar.

Die Aufnahmen über Camcorder können sehr gut zur Reflexion eingesetzt werden, da sich die aufgenommenen Personen selbst sehen und das Feedback besser nachvollziehen können. Übungen werden inszeniert, Aufgaben erarbeitet und mit dem Camcorder festgehalten. Gemeinsam findet eine Auswertung mit allen Beteiligten statt.

Die Digitalkamera zählt in erster Linie als visuelles Medium und der Camcorder als audio-visuelles Medium.

PC mit Beamer-Projektion

Der PC mit seinen vielfältigen Möglichkeiten zählt zu den audiovisuellen Medien. Nutzen Sie ihn für eine Präsentation, so werden Sie zusätzlich einen Beamer benötigen, der Ihre Ausarbeitung auf eine Leinwand projiziert. Die Projektion erscheint hinter Ihrem Rücken, da Sie den Teilnehmenden zugewandt stehen oder sitzen. Dadurch sind Sie versucht bei Erläuterungen zur Leinwand statt zu den Teilnehmenden zu schauen.

Einige Tipps

Überladen Sie Ihre Folien nicht und beachten Sie die vorgegeben Schriftgrößen. Ansonsten werden Ihre Folien schnell unleserlich. Benutzen Sie eine serifenlose Schrift, d. h. ohne Verzierung, damit sie gut lesbar ist.

Wählen Sie einen neutralen Hintergrund. Dies unterstützt Ihre Thematik und bildet einen Kontrast zum Text. Wechseln Sie ihn nach Möglichkeit nicht, damit das Auge eine gleichbleibende Optik erfährt. Ein Wechsel ist nur beim Einstieg oder Abschluss sinnvoll.

Hilfreich für Folien sind kontinuierliche Symboliken, Erkennungszeichen, Logos usw., die ein einheitliches Bild auf der Folie erzeugen.

Grafiken, Abbildungen und Diagramme können Sie selbst erstellen und einfügen.

Aktuelle Informationen laden Sie über abonnierbare Mediendateien im Internet herunter. Podcast sind Radiosendungen und video-podcasts sind Videobeiträge oder Fernsehsendungen, die Sie bei Präsentationen einbauen können.

Wägen Sie gut ab, welche Informationen für Ihre Thematik wirklich relevant sind. Eine Reduktion auf das Wesentliche ist immer ratsam. Pro Folie, je nach Inhalt, müssen Sie zwischen ein bis drei Minuten Redezeit einplanen.

Benutzen Sie Schlagworte, Stichpunkte und verwenden Sie keine kompletten Sätze.

Generell ist ein einheitliches Erscheinungsbild aller Folien erstrebenswert. Einheitlichkeit betrifft den Schrifttyp, die Größe der Überschriften und Unterpunkte, den Aufbau des Textes (zentriert, linksbündig etc.), das Einfügen von Tabellen etc., die Wahl des Hintergrundes, Fußnoten usw. Die meisten Programme bieten entsprechende Vorlagen.

Handouts sind eine empfehlenswerte Ergänzung zu einem Vortrag. Je nach Lesbarkeit wählen Sie zwei, vier oder sechs Folien pro DINA4 Seite. Die PC-Programme bieten entsprechende Möglichkeiten. Handouts verteilen Sie vor, während oder nach Ihrer Präsentation an alle Teilnehmenden, je nach Notwendigkeit in Bezug zur Thematik. Berücksichtigen Sie bei Ihrer Planung, dass ein Verteilen der Handouts Zeit in Anspruch nimmt und die Aufmerksamkeit in dem Moment mindert. Handouts müssen auch nicht unbedingt alle Folien Ihrer Präsentation enthalten. Stellen Sie nur die wichtigsten Fakten zusammen und geben Sie nicht alles preis.

Technik kann immer mal versagen, aus welchen Gründen auch immer. Haben Sie zur Sicherheit immer ein ausgedrucktes Handout für alle Teilnehmenden und einen kompletten Ausdruck Ihrer Präsentation in DINA 4 dabei. Damit sind Sie auf der sicheren Seite und können im Notfall Ihre Präsentation trotzdem durchführen.

Overheadprojektor (OHP)

Der OHP ist ein visuelles Medium, das über eine Lichtquelle beschriftete Folien an eine Leinwand projiziert. Optimal ist es, wenn die Projektionsfläche sich »über dem Kopf« (= overhead) der vortragenden Person befindet. Nur dann ist gewährleistet, dass sich sowohl das Gerät als auch die Person nicht im Lichtkegel befindet. Folien für den OHP werden von Hand, per Kopierer oder über den PC erstellt.

Einige Tipps für die Herstellung

Benutzen Sie für handgeschriebene Folien nur wasserfeste Stifte. Sie verhindern damit ein Verwischen auf der Folie. Korrekturen sind mit Alkohol möglich. Am besten wirken auf der Folie die Farben schwarz, grün und rot. Als Stiftstärke nehmen Sie die Größe »M« = mittel für Überschriften und »F« = fein für den weiteren Text.

Die Schriftgröße wird entsprechend dem Abstand zur Leinwand gewählt, damit auch die Teilnehmenden der letzten Reihe noch alles lesen können:
bis zu 10 m: Schrift bitte 5 mm
11 bis 15 m: Schrift bitte 10 mm
16 bis 20 m: Schrift bitte 15 mm
21 bis 25 m: Schrift bitte 20 mm

Verwenden Sie immer ein Querformat für Ihre Folien. So verhindern Sie, dass das untere Drittel Ihrer Folie im Längsformat nicht sichtbar ist. Die Projektionsflächen in vielen Räumen sind für den OHP nicht hoch genug, weshalb eine problemlose Projektion einer Längsfolie nicht gegeben ist.

Weniger ist oft mehr: Überfordern Sie Ihre Zuhörenden nicht mit einer »Folienschlacht«. Überlegen Sie genau, wie viele Folien nötig sind. Als Richtlinie kann gelten, dass Sie pro Folie, je nach Inhalt zwischen ein und drei Minuten Redezeit einrechnen.

Lassen Sie an beiden Seiten der Folie einen Randstreifen (ein bis zwei Zentimeter), da der OHP nicht die komplette Folie auf die Leinwand projiziert.

Der Umgang mit dem OHP braucht Übung, da Sie sich dem Publikum zuwenden, die Folie aber per Projektion hinter Ihnen erscheint. Hinzu kommt, dass die aufliegende Folie sehr hell erscheint, d. h. Sie können nichts ablesen. Bereiten Sie daher alle Folien im Kleinformat als Karteikarten vor. Diese Karten können Sie für sich durch zusätzliche Hinweise ergänzen. Sie halten den Kontakt mit dem Publikum, indem Sie sich ihm zuwenden, den Lichtkegel hinter sich lassen und souverän Ihre Manuskriptkarten nutzen. Hinweise auf der Folie sind mit einem durchsichtigen Zeigestab möglich. Diesen schneiden Sie sich aus einer Folie aus. Der Vorteil der Durchsichtigkeit ist, dass Inhalte auf der Folie optisch nicht verdeckt werden.

Ein OHP produziert immer nach links und rechts Streulicht, da er in der Regel eine quadratische Auflagefläche hat. Dieses Streulicht verursacht zusätzliches Licht, das die Wirkung der Folie abschwächt. Decken Sie die Seitenteile mit Papier ab und Ihre Folien kommen besser zur Geltung.

Der OHP bietet mehr Möglichkeiten als die reine Projektion beschrifteter Folien. Wollen Sie etwas Vergrößern, z. B. eine Büroklammer und legen diese auf den OHP, so haben Sie eine erstklassige Vergrößerung, die von allen gut gesehen wird. Auf diese Art und Weise lassen sich viele Gegenstände in ihren Umrissen vergrößern. Auch Formen aus Papier ausgeschnitten, z. B. Tisch, Bett, Stuhl etc. wirken stark vergrößert. So lassen sich unterschiedlichste Themen am OHP gemeinsam mit der Gruppe erarbeiten z. B. die räumliche Anordnung der Möbel im neu einzurichtenden Besprechungszimmer.

> **Fazit**
>
> Medien sind heutzutage aus dem Präsentationsalltag nicht mehr wegzudenken. Ob Ihnen nun der OHP, der Flipchart, die Beamer-Projektion oder die Spielmedien am ehesten zusagen, ist sehr subjektiv. Sie werden sicherlich feststellen, dass es Medien gibt, mit denen Sie lieber arbeiten als mit anderen. Entdecken Sie Ihre Vorlieben und bauen Sie diese aus. Denken Sie daran, dass zu einer Methodenkompetenz ein vielfältiges Angebot an Medien gehört und lassen Sie sich nicht auf ein Medium beschränken. Je nach Gruppe oder Anlass benötigen Sie die Pinnwand, ein anderes Mal erscheint Ihnen die Topchart besser geeignet. Als Anhaltspunkt kann Ihnen dienen, dass Sie für eine Präsentation mindestens zwei Medien einplanen.
>
> Medieneinsatz alleine ist natürlich kein Garant für ein optimales Arbeitsklima zur Sicherung neuen Wissens, aber er kann sehr positiven Einfluss darauf nehmen (siehe auch Stichwort ›Methoden in der Arbeit mit Gruppen‹).

Körperhaltung und äußeres Erscheinungsbild

Die Körperhaltung und das damit verbundene Erscheinungsbild sagt viel über uns aus: Ist meine Körperhaltung gebeugt oder aufrecht, habe ich hängende Schultern oder eine aufrechte Position, wirkt meine Körperhaltung eher schlaff oder energiegeladen, neige ich zu einer verschlossenen Körperhaltung oder bin ich offen und gehe auf andere Menschen zu?

Außer dem Körper spricht auch noch die Kleidung mit und vervollständigt den Eindruck. Nicht selten wird von der Kleidung auf den gesellschaftlichen Rang einer Person geschlossen, sei dies nun berechtigt oder nicht. Die Körperhaltung und das äußere Erscheinungsbild prägen den Gesamteindruck bei einer Präsentation entscheidend mit und werden nachfolgend behandelt.

Kleidung bei einer Präsentation

Unterschieden wird zwischen drei Kleidungsstilen: dem ausdrucksvollen, neutralen oder funktionellen. Ausdrucksvoll bedeutet eine intensive Auseinandersetzung mit Mode, Kleidung, Frisur und Accessoires. Alle Komponenten werden aufeinander abgestimmt und passen zusammen. Ihr persönlicher Stil kommt ausdrucksvoll zur Wirkung. Der neutrale Kleidungsstil fügt sich ein, orientiert sich an den gesellschaftlichen Regeln, ist passend und zeitgemäß. Er fällt nicht aus dem Rahmen, sondern hinterlässt einen normalen bzw. neutralen Eindruck. Bei dem funktionellen Kleidungsstil steht die Bequemlichkeit und Zweckmäßigkeit im Vordergrund.

Bei einer Präsentation werden Sie von anderen Menschen auch anhand Ihres äußeren Erscheinungsbildes bewertet. Wählen Sie eine Kleidung aus, die Ihnen gefällt, in der Sie sich wohlfühlen, die zu Ihrer Persönlichkeit passt und Ihnen Selbstvertrauen gibt.

Sitzende Körperhaltung während einer Präsentation

Wählen Sie einen Sitzplatz, von dem aus Sie alle Teilnehmenden problemlos ansehen können und umgekehrt. Meist ist ein Tisch hilfreich, auf dem Sie Ihre Unterlagen ablegen können.

Denken Sie daran, dass Ihre Beine unter dem Tisch gesehen werden. Sie sind im 90-Grad-Winkel gebeugt und stehen locker hüftbreit nebeneinander. Verschränkte, wippende und unruhige Beine bewirken einen unsicheren Eindruck bei den Teilnehmenden.

Ihre Arme legen Sie schulterbreit auf dem Tisch ab. So haben Sie die Möglichkeit, Ihre Gestik jederzeit einzusetzen. Verschränkte Arme machen einen verschlossenen Eindruck beim Gegenüber.

Versuchen Sie insgesamt eine gewisse Körperspannung in Ihrem Inneren zu erzeugen, denn das gibt Ihnen Sicherheit und baut Stress ab. Die Schultern sind aufrecht und nicht verkrampft. Ihr gesamtes Erscheinungsbild ist engagiert, damit Sie jederzeit aktiv werden können.

Ihr Kopf ist aufrecht den Teilnehmenden zugewandt, weder zum Tisch gebeugt, noch zu weit nach links oder rechts geneigt. Er hat eine Position, die es Ihnen erleichtert, alle Teilnehmenden anzusehen.

Denken Sie daran, dass die Konzentration der Teilnehmer hauptsächlich auf Ihren Oberkörper gerichtet ist. Kommt es zu einem Energieverlust »unter dem Tisch«, z. B. einknickende Füße oder Wippen der Fußspitzen, so ist die Gefahr groß, dass sich dies auf Ihren gesamten Körper überträgt. Dies führt zu einem unmotivierten Gesamteindruck, der für eine Besprechung oder Teamsitzung ungeeignet ist und Ihnen die Führung aus der Hand nimmt. Bauen Sie bei nachlassender Energie lieber eine kurze Pause ein, damit Sie »unsichtbar« wieder Kraft tanken können .

Stehen während einer Präsentation

Sie stehen mittig oder seitlich im Raum, können alle Teilnehmer gut sehen und werden auch von diesen gesehen. Ihr Körper ist den Teilnehmern zugewandt, das Gewicht gleichmäßig auf beide Beine verteilt. Die Knie sind leicht gebeugt und die Beine etwa hüftbreit auseinander. So erreichen Sie einen lockeren, aber sicheren Stand. Gehen Sie ruhig ein paar Schritte nach vorn oder auch mal seitwärts. Dies ermöglicht eine gewisse Bewegungsfreiheit und dient zusätzlich dem Stressabbau. Innerlich aktivieren Sie damit Ihre Energie. Eine solche von innen bewusst gelenkte Wirkung trägt nach außen. Sie wirken sicher!

Bei einem Medieneinsatz denken Sie daran, dass Sie den Teilnehmern zugewandt bleiben und nicht in Versuchung geraten, sich mit dem Medium zu unterhalten. Das Medium ist für die Teilnehmer da und nicht für Sie. Das braucht Übung, aber Sie werden feststellen, dass es mit jeder durchgeführten Präsentation leichter wird.

Ihre Arme befinden sich in Taillenhöhe und von hier aus agieren Sie. Manuskriptkarten befinden sich in der Basishand und dienen als Orientierungshilfe für Ihren Vortrag. Ihre Arme und Hände unterstützen durch entsprechende Gesten den Inhalt Ihrer Aussagen.

Die Position Ihres Kopfes ist aufrecht und den Teilnehmern zugewandt, also weder zum Boden gebeugt noch zur Decke gerichtet. Nehmen Sie Blickkontakt mit der Gruppe auf, ziehen Sie die Aufmerksamkeit auf sich und starten Sie mit Ihrer Präsentation.

Gestik

Gestik ist eine Form der Körpersprache, die in der zwischenmenschlichen Kommunikation eine tragende Rolle spielt. Sie spricht meist eine eigene Sprache und kann sogar Wörter ersetzen, wie etwa einen Ball zu erklären oder die entsprechende Gestik einzubauen. Eine besondere Bedeutung kommt der Gestik (bewegende Hand- und Armarbeit) bei einer Präsentation zu. Sie fördert die Kreativität des Vortragenden, baut Spannung ab und lässt Energie fließen. Gestik setzt Sekundenbruchteile vor dem gesprochenen Wort ein. Insofern hat sie vorbereitenden Charakter und macht Zuhörende neugierig.

Das bewusste Einsetzen der Gestik unterstützt in zweierlei Hinsicht bei einer Präsentation. Dem Redenden hilft es bei der Wortfindung und Verdeutlichung, dem Zuhörenden beim Verstehen, Aufnehmen und Abspeichern. Interessanterweise regt sowohl das Gestikulieren als auch dessen Beobachtung die Hirnaktivität an.

Aussagekräftige Gestik
Die Gestik hat ihren Ausgangspunkt immer oberhalb der Taille. Von hier aus agiert sie und kann wirkungsvoll eingesetzt werden. Gestik unterhalb der Taille führt unweigerlich zu einer gebückten Körperhaltung und wirkt daher nicht überzeugend. Sie kann sich in kurzen, akzentuierten Bewegungen ausdrücken oder in ruhigen und langsamen Bewegungen. Am besten wechselt sich beides miteinander ab. Arme und Hände lassen sich auch unabhängig voneinander bewegen. Symmetrische Gestik ist sehr einheitlich, d. h. beide Arme agieren ähnlich. Die asymmetrische Gestik bringt Bewegung in beide Arme. Bleibt die eine Hand ruhig, agiert die andere und umgekehrt. Das wirkt locker und natürlich.

Gestik in aufrechter, stehender Position
Sie wählen eine aufrechte, den Teilnehmenden zugewandte Körperhaltung. Ihre Arme befinden sich angewinkelt in Taillenhöhe und die Hände liegen locker aufeinander. Die Basishand, d. h. die Hand, die Sie weniger benutzen, hält Ihre andere Hand. Die Finger sind leicht geschlossen und beide Hände zeigen nach oben. Diese Handhaltung bildet für alle Gesten die Ausgangsposition.

Verwenden Sie Manuskriptkarten, so ruhen diese in der Basishand, damit die aktivere Hand in Aktion treten kann.

Gestik in sitzender Position
In einer sitzenden Position während einer Präsentation liegen Ihre Arme schulterbreit auf dem Tisch auf. Von hier aus agieren Sie.

Achten Sie darauf, dass Sie keine Bewegungen ausführen, die zu weit nach oben führen, da dies zu Schulterverspannungen führt. Suchen Sie die Waagerechte und bewegen Sie Ihre Arme und Hände von dort aus nach links und rechts.

Die Bedeutung der Hände
Mit Ihren Händen bzw. Fingern können Sie vielfältige Bewegungen ausführen. Sind die Finger Ihrer Hände geschlossen, so zeigen Sie Einheit, Gradlinigkeit und Engagement. Leicht geöffnete oder sogar gespreizte Finger weisen eher auf Durchlässigkeit bis hin zu Verlorenheit hin.

Zu Beginn einer Präsentation legen Sie Ihre Fingerspitzen der leicht gespreizten Hände locker aufeinander (waagerecht). Damit erreichen Sie zu Beginn Ihrer Präsentation auch bei Lampenfieber ein souveränes Auftreten. Die Finger sind zwar ein Stück weit geschlossen, zeigen aber trotzdem Transparenz. Im Laufe der Präsentation lösen Sie sich von dieser sicheren Haltung in die mehr offene Haltung, in welcher die Hände keinen Kontakt mehr zu einander haben.

- **Putz- und Korrekturgesten:** Putz- und Korrekturgesten werden meist dann ausgeführt (unbewusst), wenn Sie sich unsicher fühlen. Sie betasten Ihr Brillengestell, fahren sich an die Nase und richten Ihre Kleidung. Aber auch häufige, fahrige und unüberlegte Gesten irritieren das Publikum. Sie lenken vom Inhalt ab und sind deshalb überflüssig.
- **Der erhobene Zeigefinger:** Der erhobene und ausgestreckte Zeigefinger, evtl. noch mit einem Stift in der Hand als Verlänge-

rung, wirkt belehrend oder wird sogar als Bedrohung wahrgenommen. Es versteht sich von selbst, dass der Redende dadurch in den Hintergrund gedrängt wird. Versuchen Sie den erhobenen Zeigefinger zu vermeiden.

Gestik in Kombination mit einem Medium
Bei dem Einsatz eines Mediums ist es sehr wichtig, die Gestik zielgerichtet einzusetzen. Die Hand weist auf eine wichtige Aussage am Flipchart hin, gibt einen Hinweis auf der Folie oder erklärt eine Abbildung an der Leinwand. Fahrige Bewegungen, ein nervöses Taktieren mit dem Zeigestab, dem Laser Pointer oder einem Moderationsstift lenken den Zuhörenden vom Inhalt ab. Hier ist viel Übung und Training gefragt, damit Ihnen ein sicheres Auftreten gelingt.

Gestik bei einer Begrüßung
In unserer Gesellschaft stellt das Händereichen eine erste Form der Kontaktaufnahme dar. In anderen Kulturkreisen kann dies ein Kopfnicken, eine Umarmung oder ein Nase reiben sein. Jeder erlebt das Händegeben anders. Es gibt ein sehr vereinnahmendes Händedrücken, bei dem der Arm stark herangezogen wird. Dies erleben viele als unangenehm. Genauso unangenehm kann es aber auch sein, wenn Sie eine sehr lasche Hand gereicht bekommen, die keinen Widerstand gibt.

Korrekter Händedruck
Sie treten der zu begrüßenden Person bewusst entgegen, haben eine positive Körperspannung aufgebaut, sind offen und zugewandt. Sie stehen mit beiden Beinen hüftbreit auf dem Boden und reichen Ihren Arm mit gestreckter Hand im 90-Grad-Winkel dem anderen entgegen. Dann erfolgt der ausgewogene Händedruck (nicht zu fest und nicht zu locker), kombiniert mit einer neutralen bis freundlichen Mimik. Durch die 90-Grad-Winkelung schaffen Sie eine natürliche Distanz, die das Gegenüber weder distanziert noch bedrängt. Jeder Mensch benötigt für sich eine gewisse Distanz zu anderen Menschen. Dies entspricht in unserer Kultur etwa einer Armlänge und ist bei der Begrüßung zu beachten.

Mimik
Die Mimik meint die ganze Bewegungspalette des Gesichtes und ist ein nonverbales Kommunikationsmittel. Insgesamt 26 Gesichtsmuskeln stehen uns zur Verfügung. Besonders viele Muskeln befinden sich im Bereich der Augen- und Mundpartie, sodass komplette Gesichtshautpartien bewegt werden können. Dadurch wird die Mimik sehr ausdrucksfähig und vielseitig.

Bemerkenswert ist, dass in allen menschlichen Kulturen sechs Gemütszustände zu finden sind:
- Wut und Ärger
- Trauer
- Freude und Glück
- Überraschung
- Ekel
- Furcht und Angst

Mimik bei einer Präsentation
Ihre Mimik sollte während einer Präsentation dem Inhalt angepasst sein. Bei einer ernsten Thematik passt kein Lachen und bei einer motivierenden Rede keine Trauermiene. Ein Lächeln ist grundsätzlich zu empfehlen, da es Freundlichkeit ausstrahlt. Außerdem erhöht sich durch ein bewusstes Lächeln die Aktivität der linken Hirnhälfte. Dieser Gehirnhälfte weisen Neurologen positive Gefühle zu. Dauerlächeln ist allerdings nicht empfehlenswert, da es die Authentizität in Frage stellt.

Übung: Wahrnehmung der Gesichtsmuskulatur

Stellen Sie sich vor, Sie beißen in eine Zitrone und verziehen Sie entsprechend das Gesicht. Halten Sie die Spannung, atmen Sie weiter und lassen Sie nach ca. 5 Sekunden mit dem Ausatmen die Spannung wieder los. Dies wiederholen Sie ein zweites Mal.

Nun spüren Sie Ihren Empfindungen nach: Wie habe ich die Spannung und Entspannung erlebt? Ist mein Gesicht nach der Übung entspannter? Bin ich momentan sehr angespannt oder eher locker?

Sind Sie vor einer Präsentation nervös, so kann diese Übung für Sie eine Hilfe sein, die innere Anspannung wahrzunehmen und auch loszulassen. Probieren Sie es aus!

Literatur
Bischoff, I. (2007). Körpersprache und Gestik trainieren. Beltz Verlag, Weinheim
Ballstaedt, S. (1991). Lerntexte und Teilnehmerunterlagen. Beltz Verlag, Weinheim
Brehler, R. (2000). Der moderne Redetrainer. Falken Verlag Niedernhausen
Fiederle, X. (1996). Train the trainer. Unveröffentlichtes Fortbildungsmanuskript, Freiburg
Joseph, M. (1998). Stowasser. Oldenbourg Wissenschaftsverlag, München
Heigl, P. (2002). 30 Minuten für gute Rhetorik. Gabal Verlag, Offenbach
Sampson, E. (1998). 30 Minuten für die überzeugende Selbstdarstellung. Gabal Verlag, Offenbach
Schäffler, A. & Schmidt, S. (Hrsg.) (1998). Mensch, Körper, Krankheit. Verlag G. Fischer, Stuttgart
Neuland, M. (1995). Neuland-Moderation. Neuland, Eichenzell
Will, H. (1991). Arbeitsprojektor und Folien. Beltz Verlag, Weinheim
Will, H. (1994). Mini-Handbuch Vortrag und Präsentation. Beltz Verlag, Weinheim

Preispolitik für ambulante Pflegeleistungen
Bernhard Rappenhöner

Die Preispolitik (auch Preismanagement) verfolgt im klassischen Sinne als Verkaufspreispolitik in erster Linie das Ziel, mithilfe der Verkaufspreisgestaltung Anreize für den Kauf von Gütern und Dienstleistungen zu setzen. Dabei ist aus Sicht des Unternehmens eines der wichtigsten Entscheidungsproblem die Preisuntergrenze, da diese wesentlich den Gewinn bzw. den Verlust bestimmt (s. Deckungsbeitragsrechnung). Unproblematischer dagegen ist die Preisobergrenze, denn diese wird in einem marktwirtschaftlichen System durch die Nachfrage festgelegt. Die Preisobergrenze liegt grundsätzlich dort, wo der vom Kunden wahrgenommene Preis mit seiner Wertschätzung des Produktes übereinstimmt.

Betrachten wir das Leistungsspektrum eines Pflegedienstes, finden wir im Wesentlichen soziale Dienstleistungen, die im Rahmen der gesetzlichen Sozialversicherung erbracht werden. Diese sozialen Dienstleistungen unterscheiden sich insofern von anderen Gütern und Dienstleistungen, als das der Konsument der Dienstleitung nicht derjenige ist, der sie bezahlt. Dies wird bis auf die privat erbrachten Pflegeleistungen von Pflegekassen oder Krankenkassen übernommen. Folglich ist zu betrachten, wie die Preise für Leistungen nach dem Pflegeversicherungsgesetz und Leistungen nach dem Krankenversicherungsgesetz zustande kommen. Dies soll beispielhaft für Nordrhein Westfalen (NRW) einmal dargestellt werden.

Betrachten wir zunächst die Pflegeleistungen nach dem Pflegeversicherungsgesetz. Hier gibt es in NRW das sogenannte Leistungskomplexsystem. Hierbei werden unterschiedliche pflegerische Leistungen beschrieben und mit Punkten bewertet. So ist beispielsweise die Leistung »LK1 – Ganzwaschung« mit 410 Punkten bewertet. Dieses Leistungskomplexsystem gilt für alle Pflegedienste in NRW.

Der individuelle Preis dieser Leistung eines Pflegedienstes kommt nun durch die Multiplikation mit dem Punktwert zustande. Bei einem Punktwert von 3,9 Eurocent je Punkt entspricht dies einem Preis in Höhe von 15,99 Euro. Der Punktwert wird vom Pflegedienst mit den Pflegekassen vereinbart. Nun ergibt sich aber die Problematik, dass es in NRW derzeit noch kein geeignetes Verfahren zum Nachweis von Qualität und Kosten gibt. So hat man sich übergreifend im Landespflegeausschuss NRW auf ein an der Grundlohnsummenentwicklung gekoppeltes Fortschreibungsverfahren geeinigt. Der Pflegedienst kann also nicht, wie es im stationären Bereich üblich ist, eine dezidierte Kalkulation vorlegen und so seinen individuellen Punktwert verhandeln.

Im Bereich der häuslichen Krankenpflege nach dem Krankenversicherungsgesetz stellt sich ein ähnliches Bild dar. In einem System von Gruppenverhandlungen einzelner privater Berufsverbände sowie den Dachorganisationen der freien Wohlfahrtspflege werden die Preise und Leistungen mit den zuständigen Krankenkassen verhandelt. Diese Verhandlungen sind jedoch seitens der Krankenkasse aufgrund des Paradigmas der Beitragssatzstabilität ebenfalls auf die Grundlohnsummenentwicklung begrenzt. Auch hier ist eine freie Preisgestaltung die sich aus der Kostenstruktur des Pflegedienstes ergibt, nicht möglich.

Als Fazit kann festgehalten werden, das der ambulante Pflegedienst nicht frei in seiner Preisgestaltung für einen großen Anteil seines Leistungsspektrums ist. Der Pflegedienst muss quasi die Preise seiner Leistungen als vom »Markt« gegeben hinnehmen und seine Kostenstruktur in entsprechender Weise beeinflussen.

Produktionsmöglichkeitskurve

Bernhard Rappenhöner

Die Produktionsmöglichkeitskurve (s. Abb. 37) ist ein Modell anhand dessen die Knappheit von Ressourcen abgeleitet wird. Vereinfacht wird davon ausgegangen, dass eine Volkswirtschaft nur zwei Güter (Gut 1 und Gut 2) produzieren kann. Die weiteren Zusammenhänge lassen sich durch nachfolgende Grafik verdeutlichen:

Die Kurve auf der die Punkte A und B liegen zeigt alle möglichen Kombinationen der Produktion der Güter 1 (beispielsweise Brot) und 2 (beispielsweise Nudeln). In der Ausgangssituation in Punkt A werden eine bestimmte Menge von Gut 1 (Menge am Punkt d) und eine bestimmte Menge von Gut 2 (Menge am Punkt a) produziert. Soll nun mehr von Gut 2 produziert werden (Punkt B) so ist dies nur möglich wenn im gleichen Zuge die Produktion von Gut 1 verkleinert wird. Im Punkt B der Produktionsmöglichkeitskurve wird mehr von Gut 2 und weniger von Gut 1 produziert. Diese Güterkombination kann im Vergleich zu Punkt A nur erreicht werden, wenn die Differenz der Strecke d nach c an Gut 1 aufgegeben wird um die Differenz der Strecke a nach b an Gut 2 zu erhöhen.

Schließlich bleiben noch die Punkte C und D. Der Punkt C ist nicht optimal, da nicht alle Produktionsfaktoren eingesetzt werden. Der Punkt D auf der gepunkteten Linie kann mit den vorhandenen Produktionsfaktoren gar nicht erreicht werden.

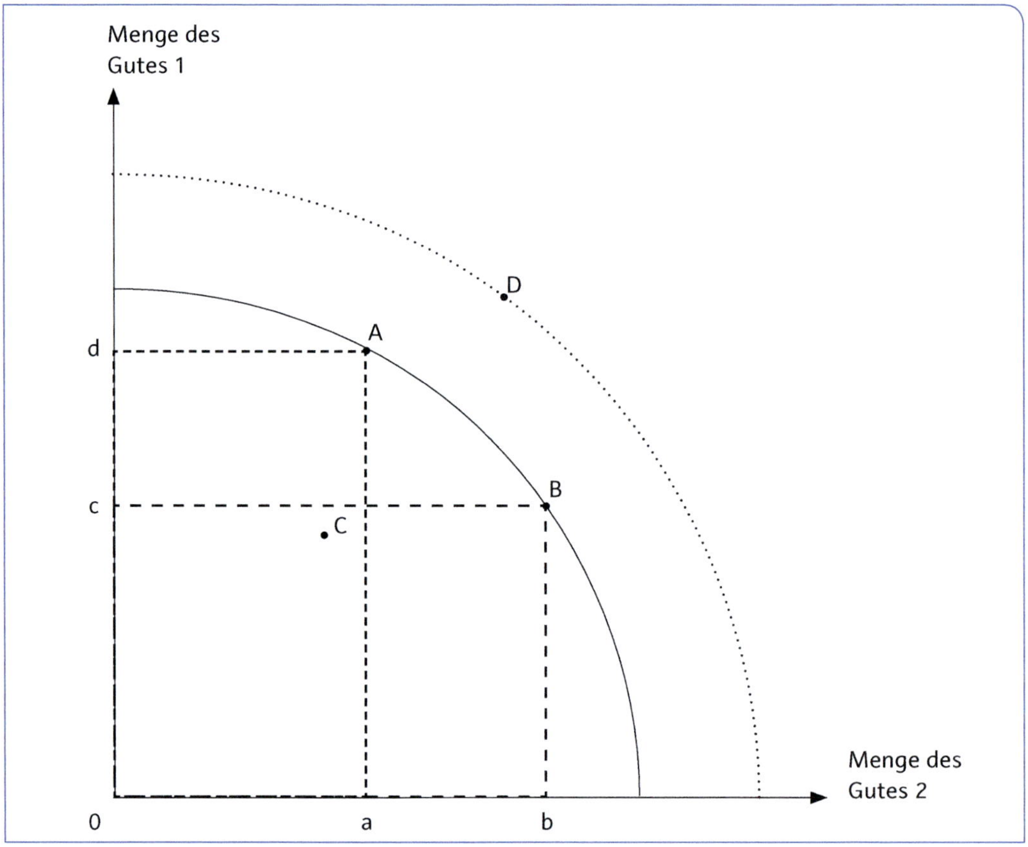

Abb. 37: Produktionsmöglichkeitskurve.

Aus den dargestellten Überlegungen wird deutlich, dass die Ressourcen einer Volkswirtschaft knapp sind. Dies führt mit der Unendlichkeit der Bedürfnisse zu den Grundproblemen des Wirtschaftens (s. u.)

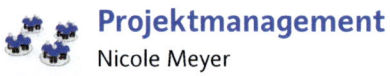
Projektmanagement
Nicole Meyer

Projektmanagement bildet die Brücke zwischen Aufbau- und Ablauforganisation. Ein Projekt ist ein Vorhaben, das im Wesentlichen durch seine Einmaligkeit gekennzeichnet ist.

Die Methode oder das Instrument des Projektmanagements wird zunehmend eine Aufgabe im Pflegemanagement abbilden und das Steuerungs- und Führungsinstrument der Pflegedienstleitung werden. Zum Projektmanagement gehören

- Führungskonzept
- Organisationskonzept
- Willen zur Zusammenarbeit

Projektmanagement umfasst alle Aufgaben bei der Durchführung von Projekten hinsichtlich der Vorbereitung (Struktur und Personal), Planung, Kontrolle und Steuerung der einzelnen Projektphasen. Dazu gehören auch projektübergreifende Aufgaben wie der Projektabschluss und die Ergebnisdokumentation, die Prozessverbesserung, die Personalführung, sowie die Interaktion mit dem Kunden und Koordination von Zulieferern.

Ein Projekt entsteht dadurch, dass beschlossen wird, eine Aufgabe in Projektform zu abzuarbeiten. Dazu notwendig sind:
- Projektziele, z. B. Businessplan, Lastenheft
- Aufgabenstellung, Aufgabenblatt, To-Do-Liste, Pflichtenheft
- Vorstellung, wie die Aufgabe in der vorgegebenen Zeit und mit den verfügbaren Ressourcen bearbeitet werden soll, z. B. Projektstrukturplan, Phasenplan, Fortschrittsplan
- Zeitplan, z. B. Zielterminplanung, Meilensteinplanung, Terminplan, Start-Ende, Termine
- Kostenrahmen, z. B. Projektbudget, Projektkredit, Projektkalkulation
- definierte Ergebniserwartung, z. B. Ziel- und Ergebnisbeschreibung, Prognose
- angepasste Organisationsform, z. B. Matrixorganisation
- einheitliche Berichtsform, z. B. Projektstatusbericht, Fortschrittsbericht
- Projekt-Spielregeln, z. B.: Arbeitsanweisungen, Projektleitfaden
- Menschen, z. B. Projektleiter, Projektmitarbeiter, Teams, Gremien

Im Projektantrag ist es erforderlich, folgende Bestandteile zu planen, zu strukturieren und zu analysieren:
- Ausgangssituation
- Projektziele
- Projektinhalt
- Zusammenhang zu anderen Projekten
- Wichtigkeit des Projektes
- Problemzonen
- Projektrisiken
- Projektstruktur

Innerhalb der Zielformulierung von Projektzielen ist die Zielhierarchie der unterschiedlichen Projekte zu bedenken:
- Geschäftsziele zielen auf Profit, Gewinnspanne, zukünftiges Produktgeschäft
- Produkt-/Dienstleistungsziele planen eine marktgerechte Qualität, kundengerechte Nutzungs-/Gebrauchsfähigkeit, sowie eine Adressierung eines realen Bedürfnisses potenzieller Kunden
- Projektziele verweisen auf den optimaler Verlauf in der Projektform/den Anforderungen z. B.: Einhalten der Terminierung, Projektbudget, …

Ziele sind immer SMART zu formulieren, nämlich spezifisch, messbar, akzeptierbar, realistisch und terminiert. Kernfragen beim Management von Projekten sind in der Verantwortlichkeiten, der Weisungsbefugnis, den Zuständigkeiten und Entscheidungskompetenzen begründet und sind grundsätzlich vor Beginn des Projekts festzuschreiben.

Erfolgsfaktoren von Projekten spiegeln sich wider in:
- einem strukturierten Innovationsprozess
- einer effektiven Projektorganisation
- einer konsistenten Planung
- den synchronisierten Entscheidungsprozessen
- der konsequenten Erfolgsorientierung
- den effizienten Planungs- und Steuerungshilfsmitteln
- der persönlichen Arbeitstechnik des Projektleiters

Nur wenn diese Aspekte im Projektmanagement ihre Würdigung finden, wird das Projekt gelingen. Mögliche Strukturierungsoptionen von Projekten sind:

- Funktionsorientierter Projektstrukturplan nach Art der Ausführungsverantwortung
- Phasenorientierter Projektstrukturplan nach den zeitlichen Phasen/Zwischenergebnissen = Phasenplan
- Prozessorientierter Projektstrukturplan nach dem Arbeitsfluss = Flussdiagramm
- Fortschrittsorientierter Projektstrukturplan nach dem abzuarbeitenden Arbeitspaketen = Projektfortschrittsplan

Literatur
Lessel, W. (Hrsg.) (2002): Projektmanagement. Projekts effizient planen und erfolgreich umsetzen. Cornelsen Verlag, Berlin
Fiedler (2009): Controlling von Projekten: Mit konkreten Beispielen aus der Unternehmenspraxis. Alle Aspekte der Projektplanung, Projektsteuerung, Projektkontrolle. Vieweg + Teubner Verlag, Wiesbaden

Prozesskostenanalyse (stationär)
Nicole Meyer

Prozesskostenanalyse in der stationären Altenpflege ist ein Themenbereich des Finanzmanagement. Die Prozesskostenanalyse bietet ein Instrument zu einem effizienzorientiertem (Kosten-) Controlling und verfolgt das Ziel: Steigerung der Effizienz der Unternehmung durch Bereitstellung kostenbezogener Informationen.

Innerhalb des Dienstleistungsbetriebs Pflege ist die Kostensenkung zunehmend ein zentrales Thema für das Pflegemanagement. In Institutionen, die Pflegeleistungen anbieten, dominieren zunehmend die Kosten der Leistungsbereitschaft, die überwiegend als Fixkosten unabhängig von der direkten Pflegeleistung dargestellt werden. Im Allgemeinen findet für die Gemeinkosten (s. Abb. 38) keine direkte Zuordnung zu Kostenträgern wie Pflegeleistung oder Patient/Bewohner statt.

Eine zentrale Aufgabe des Pflegemanagement ist also die Integration der Patienten/Bewohner in die Prozesse der Pflegedienstleistung. Prozesskosten sind nur teilweise autonom disponierbar. Die Dienstleistung Pflege ist bezüglich ihrer Planung, Steuerung und Kontrolle nicht losgelöst vom Einfluss des Patienten/Bewohners zu betrachten. Bei fehlender Kooperation oder erhöhtem Zeitanspruch steigen die Prozesskosten, kostensenkend wirkt sich hingegen ein reibungsloser Durchlauf aus. Da die einzelne Pflegeleistung aufgrund der Integration des Patienten/Bewohners hochgradig individuell ist, sind Pflegeleistungen untereinander nur bedingt vergleichbar. Hier steht man vor dem Grundproblem, eine geeignete Kostenzurechnungsbasis zur Kalkulation zu ermitteln. Es ist eine Definition und Quantifizierung der Pflegeleistung erforderlich.

Die Prozesskostenrechnung erfasst das gesamte Geschehen in einer Organisation.

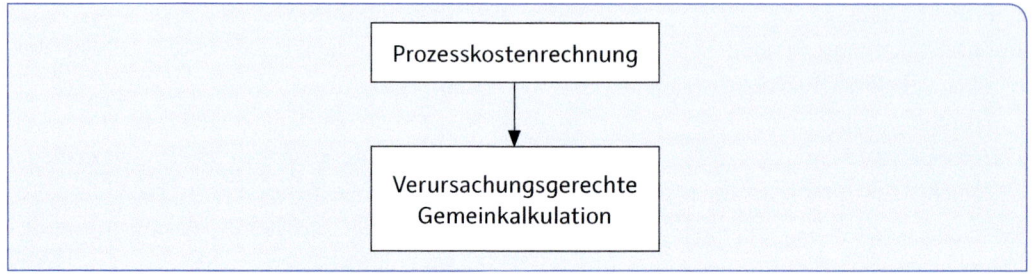

Abb. 38: Verhältnis Prozesskosten/Gemeinkosten.

Sie bildet die Organisation als System von Aktivitäten und Prozessen ab und ist somit ablauforientiert. Gleichzeitig unternimmt sie den Versuch einer kostenseitigen Bewertung und kostenbasierten Gestaltung von Pflegeprozessen. Den Pflegebereich kennzeichnen in der Regel hohe Gemeinkosten, sodass die Prozesskostenanalyse (Prozesskostenrechnung und Prozesswertanalyse) der Analyse der Gemeinkosten dient und diese unterschiedlichen Kalkulationsobjekten exakter und speziell verursachungsgerecht zuordnen kann.

Bei der Prozesskostenrechnung handelt es sich nicht um ein grundsätzlich neues System der Kostenrechnung. Sie nutzt die klassische Kostenarten-, Kostenstellen- und Kostenträgerrechnung, die sie auf spezielle Zwecke überträgt, verfeinert und weiterentwickelt. Sie ist nicht nur ein Instrument zur Erfassung der Kosten, sondern ein Instrument zur Erkennung und Gestaltung der Kosten verursachenden Faktoren.

Der Grundstein für die Prozesskostenrechnung wurde in den USA als Activity Based Costing im Jahr 1985 durch Miller und Vollmann gelegt. Sie waren der Meinung, dass die fixen Gemeinkosten als proportionale Kosten in Abhängigkeit zu Transaktionen zu beschreiben sind. Das hat zur Folge, dass es zu einer Reduktion der nicht notwendigen Transaktionen und gleichzeitig einer effizienteren Ausführung der erforderlichen Transaktionen kommen würde. Diese beiden Zielsetzungen sind die Eckpfeiler aller weiteren entwickelten Ansätze zum Management von Gemeinkosten.

Dieser Ansatz wurde durch Kaplan, Cooper und Johnson weiterentwickelt. Ihre Philosophie des Activity Based Costing hat die einsetzenden Diskussionen und Veröffentlichungen maßgeblich geprägt.

Das Konzept des Activity Based Costing wurde durch Horvath und Mayer ab 1989 als Prozesskostenrechnung adaptiert. Sie modifizierten das amerikanische Konzept für deutsche Kostenrechnungszwecke. Die Prozesskostenrechnung entstand als Reaktion auf den vornehmlich in den indirekt-produktiven Bereichen zu beobachtenden fortschreitenden Gemeinkostenanstieg im indirekten-produktiven Bereich sowie eine ansteigende Prozessorientierung in den Unternehmen

Aus der Grundidee der Vollkostenrechnung wurde die Prozesskostenrechnung konzipiert. Sie wird im indirekt-produktiven Leistungsbereichen oder Gemeinkostenbereichen eingesetzt. Ansatzpunkt der Prozesskostenrechnung ist das Verursachungs- und Proportionalitätsprinzip, das in klassischen Kostenrechnungssystemen vernachlässigt wurde.

In indirekt-produktiven Bereichen sind Prozesse und Aktivitäten die eigentlichen Kostenverursacher. Deshalb mussten Prozesse als zusätzliche Kostenträger und prozessorientierte Bezugsgrößen in die Kostenrechnung aufgenommen werden – dieses geschieht in der Prozesskostenrechnung. Innerhalb der Prozesskostenrechnung entsteht für die beschriebenen Prozesse folglich eine Doppelfunktion.

Der Begriff der Prozesskostenrechnung zielt auf eine Analyse und Bewertung abteilungsübergreifender Abläufe und Leistungen in indirekten Bereichen ab. Dabei wird der Begriff in Wissenschaft und Praxis als Oberbegriff oder Synonym für Kostenrechnungskonzepte wie:

- Prozesskostenmanagement
- Vorgangs- oder aktivitätenorientierte Kostenrechnung

- Prozessorientierte Kostenrechnung
- Prozesskostenanalyse
- Activity Based Costing
- Transaction-related-Costing System
- Cost Driver Accounting System

verwendet.

Prozesskostenrechnung
Nicole Meyer

Innerhalb der Prozesskostenrechnung sind die Begriffe Tätigkeit, Prozess, Teilprozess, Hauptprozess und Kostentreiber (Cost Driver) sowie deren Zusammenhänge untereinander von grundsätzlicher Bedeutung. Erschwerend kommt hinzu, dass Begriffe innerhalb der Literatur mehrfach verwendet und nicht einheitlich voneinander abgegrenzt werden.

Tätigkeit
Tätigkeiten sind produktionsfaktorverzehrende Arbeitsvorgänge eines Mitarbeiters in der Kostenstelle. Synonym hierzu wird oft der Begriff Task oder Aktivität benutzt, um eine Tätigkeit oder eine Transaktion zu beschreiben. Die Ermittlung, Erfassung und Analyse der Tätigkeiten stellt die Grundlage dar, um die einzelnen Schritte der Prozesskostenrechnung einzuleiten. Die Tätigkeit ist die kleinste erfassbare Beschreibungseinheit und wird im Allgemeinen verbal auch in der Tätigkeitsform als substantiviertes Verb bezeichnet, um die Prozesshaftigkeit und das Tun zu unterstreichen. Sind die Tätigkeiten mengenorientiert, so sind sie von Maßgrößen – als Einflussgröße – abhängig. Oftmals sind innerhalb der Prozesskostenrechnung Tätigkeiten jedoch nicht mittels Maßgrößen zu quantifizieren. Dieser Sachverhalt findet sich im nicht direkt-produktiven Geschehen wie beispielsweise in den Bereichen der indirekten Pflege wieder.

Prozess
Ein Prozess (s. Abb. 39) ist ausgerichtet auf die Erbringung eines Leistungsoutputs innerhalb einer Aneinanderreihung von Aktivitäten und berücksichtigt die Bestandteile: Leistungsoutput, Qualitätsmerkmale, Ressourceninanspruchnahme, Kosteneinflussfaktoren und Durchlauf- oder Bearbeitungszeiten.

Ein Prozess zeichnet sich durch eine **Prozesshierarchie** aus, diese ist je nach Prozessausprägung in verschieden viele Ebenen aufgeteilt. Im Allgemeinen spricht man von zwei bis drei Ebenen: Geschäftsprozess, Hauptprozess und Teilprozess. Je nach Betrachtung des Unternehmens besteht die Option den Prozess anhand von **Prozess-**

1. Prozesse als Bezugsgröße	2. Prozesse als Kostenträger
Verteilung der Gemeinkosten der indirekt-produktiven Bereiche über Prozesse	Ermittlung der Kosten der Unternehmensprozesse zur Prozessoptimierung

Abb. 39: Funktionen von Prozessen in Prozesskostenrechnung.

typen zuzuordnen. Hier sind Vorleistungsprozesse, Betreuungsprozesse und Abwicklungsprozesse zu beschreiben.

Betrachtet man den **Wertschöpfungsaspekt** eines Prozesses, so beschäfig man sich bereits mit der Optimierung von Prozessen. Es werden wertschöpfende/-erhöhende Prozesse (value added activities) von wertschöpfungsneutralen/-mindernden/ nicht werterhöhenden Prozessen (non-value added activities) unterschieden. Werterhöhende Prozesse sind auf den Absatzmarkt und auf eine Nutzensteigerung für den Kunden ausgerichtet und somit letztendlich von Vorteil für das Unternehmen. Nicht werterhöhende Prozesse sind solche, die den Wert des Produkts oder den Nutzen für den Kunden nicht erhöhen oder nicht effizient durchgeführt worden sind.

Um einen **Optimierungsansatz** für das Unternehmen zu finden, ist es notwendig, den Wertschöpfungsbeitrag von Prozessen unternehmensindividuell zu ermitteln. So wird deutlich, welche Prozesse eventuell überflüssig sind oder optimierungswürdig erscheinen.

Teilprozess: Teilprozesse sind kostenstellenbezogene Arbeitsvorgänge, die mehrere Tätigkeiten einer oder mehrerer agierender Personen in einem logischen Ablauf zusammenfassen. Teilprozesse sollten mit einem Arbeitsergebnis (output) abschließen. Für einzelne Teilprozesse sollten Prozesskosten ermittelt werden können, welche kostenstellenbezogen zu definieren sind. Teilprozesse bilden das Bindeglied zwischen den Kostenstellenkosten, die kostenstellenindividuell auf Teilprozesse zugeordnet werden, und den kostenstellenübergreifenden Hauptprozessen. Man nimmt innerhalb der Teilprozesse eine **Differenzierung** in leistungsmengeninduzierten sowie leistungsmengenneutralen Teilprozessen vor.

Hauptprozess: Hauptprozesse sind die wesentlichen Vorgänge in den indirekten Bereichen. Im Allgemeinen werden hier sachlich zusammenhängende Teilprozesse mehrerer Kostenstellen zusammengefasst. Sinnvoll ist es, Teilprozesse so zu Hauptprozessen zusammenzufassen, dass sie sich in Struktur, Ablauf, Arbeitsaufwand und Ressourcen nicht grundsätzlich unterscheiden.

Kostentreiber (Cost Driver)

Unter Kostentreiber versteht man im Allgemeinen die Faktoren, die die Prozessinanspruchnahme der entsprechenden Leistungen bestimmen. Sie sind eine besondere Art von Bezugsgröße. Der Kostentreiber ist eine Quantifizierungsgröße oder Maßgrößen, welche bei Prozessen als Kostentreiber bezeichnet werden. Damit das System der Prozesskostenrechnung im betrieblichen Alltag überschaubar bleibt, sollte grundsätzlich nur eine geringe Anzahl von Kostentreiber in der Praxis verwendet werden.

Sinn und Zweck der Kostentreiber soll es zum einen sein, eine differenziertere Planung, Kontrolle und Steuerung der Gemeinkosten zukünftig zu erzielen, zum anderen nicht-produktionsmengenproportionale Kostenverläufe zu ermitteln und diese in die Kosten der erarbeiteten Produkte abzuwälzen. Dieses sei hier bereits vorweg genommen ist im Gesundheitswesen, insbesondere im Bereich der stationären Altenpflege aufgrund der Finanzierungsmodell nur schwerlich realisierbar, unterstützt jedoch die Unternehmensanalyse.

Innerhalb der Pflegelandschaft ist ein proportionaler Anstieg der Gemeinkosten, insbesondere in den Bereichen Organisation und Verwaltung bezogen auf die Gesamtkosten zu verzeichnen, welcher auf die Komplexität der Abläufe der direkten und indirekten Pflege, der Qualitätsentwicklung und -sicherung, sowie der Individualisierung der Nachfrage bezogen auf beispielsweise den Serviceleistungen zurückzuführen ist. Um eine verursachungsgerechte Verrechnung der Gemeinkosten zu vollziehen, muss sich der Fokus des Managements in Richtung der indirekten Bereiche verlagern. Das sind alle Unternehmensbereiche außerhalb der direkten Fertigung, in denen überwiegend Gemeinkosten anfallen. Sie werden auch als Gemeinkostenbereiche oder Overhead bezeichnet. Hier ist der Ansatzpunkt für die Prozesskostenrechnung zu finden. Der Fokus des Kostenmanagements muss sich in die indirekten Bereiche verlagern, um Kostentransparenz zurückzugewinnen. Dominierende Einsatzbereiche bezogen auf den industriellen Bereich sind in Abbildung 40 übersichtlich dargestellt.

Bezogen auf den Pflegebereich setzt die Prozesskostenrechnung an den Bereichen der indirekten Pflege an. Nun gilt es als Herausforderung für die praktisch-orientierte Altenpflege, Prozessabläufe kostenstellenübergreifend sichtbar, planbar und steuerbar zu machen. Dabei sollten Kosten- und Leistungsbeziehungen unter Berücksichtigung der Kriterien Kosten, Zeit und Qualität herausgearbeitet werden. Problematisch ist innerhalb der Dienstleistung Pflege jedoch die Tatsache, dass die entstandenen Kosten in den indirekt-produktiven Bereichen nicht dem Kunden belastet werden können, da sie pauschal im Gesamtpflegesatz verankert sind. In der Dienstleistung Pflege werden lediglich Pflegesätze mit den Leistungsträgern verhandelt. Indirekte Bereiche fallen unter den Bereich Verwaltungsaufwand, tatsächlich entstandene Kosten für z. B. ein Aufnahmemanagement werden dabei nicht berücksichtigt.

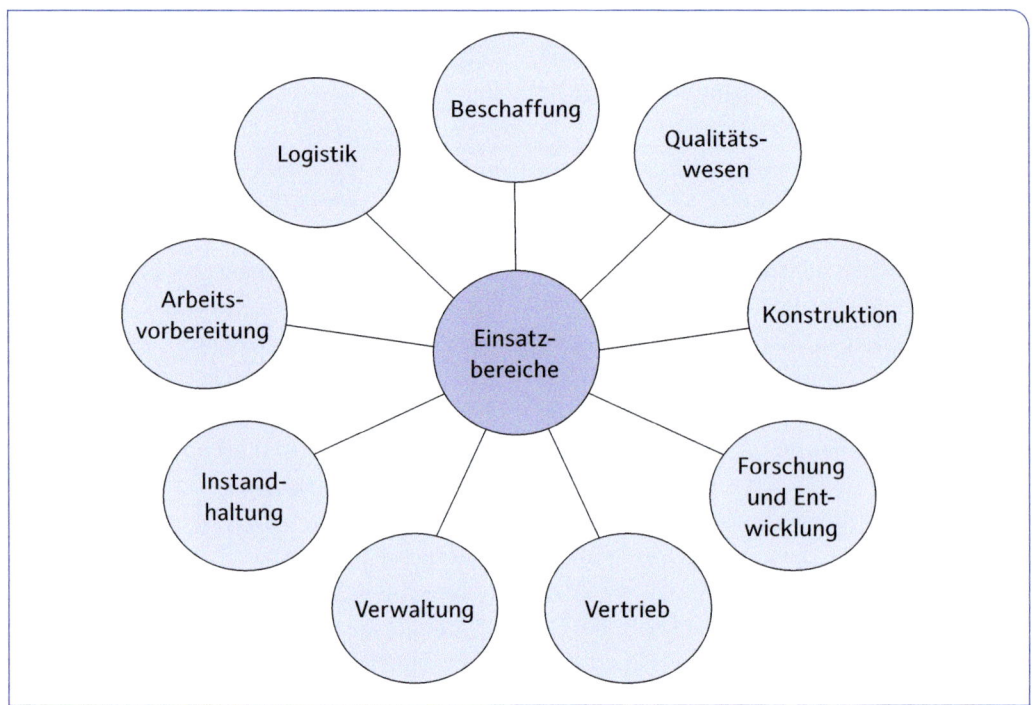

Abb. 40: Einsatzbereiche indirekt/produktive Unternehmensbereiche.

Das AEDL-Struktur-Management-Modell als Basis zur Prozessstrukturierung

Da viele Altenpflegeeinrichtungen mit dem AEDL-Struktur-Modell und dem Managementmodell nach Krohwinkel arbeiten, erscheint es logisch diese Strukturierung auch zur Beschreibung von Prozessen zu verwenden, um die Akzeptanz in der Praxis und eine Implementierung auf bereits routiniertem Boden zu gewährleisten. Zumal das AEDL-Struktur-Management-Modell einer Modifikation durch Sowinski et al. zugeführt wurde, welche »Stufen der Pflegequalität in der stationären Altenpflege« beschreibt und innerhalb eines »Modellprogramms zur Verbesserung der Versorgung Pflegebedürftiger« erneut die Systematik der indirekten und direkten Pflege aufgreift und zusätzlich angemessene und unangemessene bzw. gefährliche Bedingungen als Qualitätsdimensionen darstellt.

Um in der stationären Altenpflege als Dienstleistung mit direkten und indirekten Teilbereichen der Pflege eine notwendige Kostentransparenz darzulegen, stellt die Prozesskostenanalyse einen Ansatz zur Lösung dar. Die Prozesskostenrechnungsmethodik ermöglicht die Planung, Erfassung, Kontrolle und Steuerung der Gemeinkostenbereiche und bietet damit die Grundlage für ein effektives Management und eine verursachungsgerechtere Zuordnung bei der Gemeinkostenverrechnung.

Der indirekte Bereich eignet sich als optimales Einsatzgebiet für die Prozesskostenanalyse. Bezogen auf den Pflegebereich innerhalb der stationären Altenpflege das Bestandteile der indirekten Pflege:

- Leitbild
- Pflegekonzept
- Management
- Qualitätsentwicklung

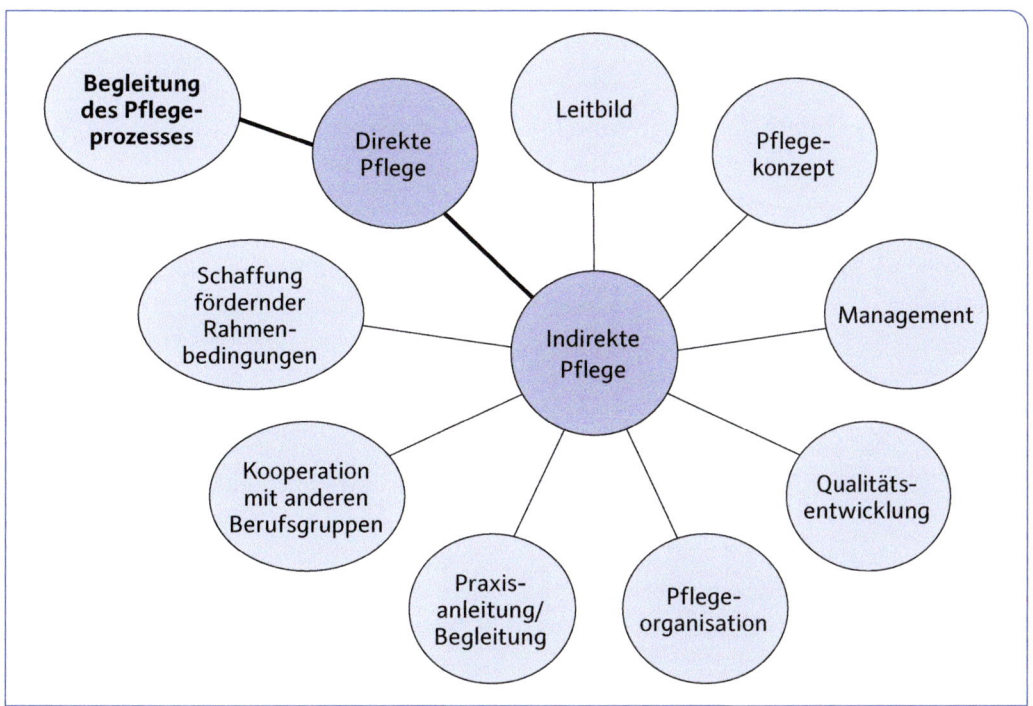

Abb. 41: Einsatzbereiche indirekte/direkte Pflege.

- Pflegeorganisation
- Praxisanleitung und Begleitung
- Kooperation mit anderen Berufsgruppen
- Schaffung fördernder Rahmenbedingungen

Innerhalb der direkten Pflege kristallisiert sich in erster Linie ein Bestandteil heraus, der indirekte Merkmal aufweist: Begleitung des Pflegeprozesses

In den Bereichen der indirekten Pflege tätigt die Altenpflegeeinrichtung überwiegend nicht direkt-produktive Tätigkeiten. Es handelt sich im Allgemeinen um administrative Tätigkeiten innerhalb der Gestaltung der Pflegeorganisation und Verwaltung sowie um den gesamten Bereich der Qualitätsentwicklung und -sicherung. Da es sich bei der Strukturierung nach indirekter und direkter Pflege um das Modell der fördernden Prozesspflege nach Krohwinkel handelt, liegt der Schluss nahe, auch hier die Prozesskostenanalyse und Prozesskostenrechnung anzusiedeln.

Grundsätzliches Vorgehen bei der Anwendung der Prozesskostenanalyse in der stationären Altenhilfe

Da sich die Prozesskostenrechnung an die Vollkostenrechnung anlehnt, bedient sie sich der Prinzipien klassischer Kostenrechnungssystemen. Das Prinzip der Kostenarten-, Kostenstellen- und Kostenträgerverrechnung ist identisch. Dieses entspricht den gesetzlichen Anforderungen der Pflegebuchführungsverordnung: Hier wird in erster Linie eine Verschlüsselung über einen Kostenstellenrahmen für die Kosten- und Leistungsrechnung, sowie eine Kostenträgerübersicht gesetzlich festgeschrieben, sodass diese Informationen Ausgangspunkt der Analyse in der Einrichtung darstellen können.

Da die Einzelkosten in der Regel den Kostenträgern direkt zugeordnet werden, werden die Gemeinkosten im Regelfall erst über eine Kostenstellenrechnung den Kostenträgern zu gerechnet. Dieser Schritt der Verrechnung der Gemeinkosten wird innerhalb der Prozesskostenrechnung detailliert betrachtet, da die Gemeinkosten in den indirekten Kostenstellen analysiert werden.

So werden die Gemeinkosten nicht nur stellenorientiert, sondern prozessorientiert aufgeteilt. Dieses Verfahren ist sicherlich im Hinblick auf die prozessorientierten Dienstleistung Altenpflege mit direkten und indirekten Anteilen gut einsetzbar, bedarf jedoch einiger individueller Anpassungen.

Die Analyse des indirekten Bereiches und damit der indirekten Gemeinkosten beginnt mit der Erfassung der auszuführenden Tätigkeiten je Kostenstelle. Diese lassen sich dann zu kostenstellenbezogenen Teilprozessen zusammenfassen. Die so ermittelten Teilprozesse sind sowohl der Kostenstelle als auch den übergreifenden Hauptprozessen zuzuordnen. Mit diesem Vorgehen strukturieren Sie das gesamte betriebliche Geschehen der indirekten Bereiche.

Aufgrund der Analyse der kostentreibenden Prozesse – Hauptprozessen und Teilprozessen – sind Kostentreiber (cost driver) als Bezugsgrößen ausfindig zu machen. Die jeweilige Ausprägung des Kostentreibers beeinflusst die Kosten, die der jeweilige Prozess verursacht. Die Kostentreiber identifizieren die Stellschrauben für das Kostenmanagement und sie sorgen für Transparenz.

Schritt 1: Einführungsentscheidung

Die Geschäftsführung entscheidet sich für die Implementierung der Prozesskostenanalyse, weil sie so die Möglichkeit hat, zusätzliche Controllinginformationen zu erhalten, die die Verbesserung der Qualität von Ent-

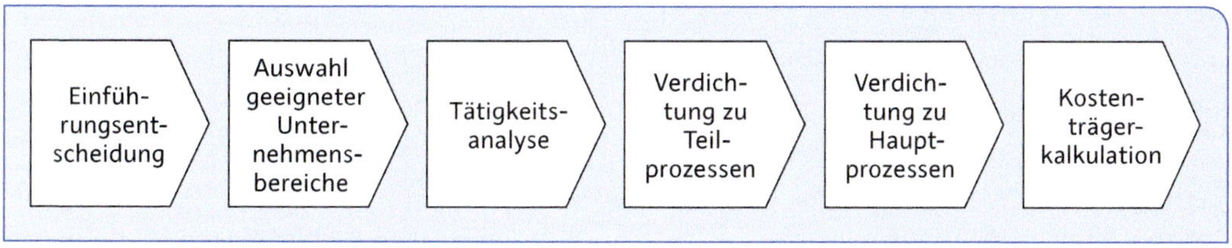

Einführungsentscheidung › Auswahl geeigneter Unternehmensbereiche › Tätigkeitsanalyse › Verdichtung zu Teilprozessen › Verdichtung zu Hauptprozessen › Kostenträgerkalkulation

Abb. 42: Schritte der Prozesskostenanalyse.

scheidungen zur Folge hat. Sie muss allerdings wissen, dass die Prozesskostenanalyse zunächst als Parallelrechnung zur bestehenden Kostenrechnung vollzogen werden muss (s. Abb. 42).

Schritt 2: Auswahl geeigneter Unternehmensbereiche

Aus Praktikabilitäts- und Aufwandsgründen sollte die Geschäftsführung zu Beginn einzelne Pilotbereiche herausfiltern, in denen das System implementiert wird. Am eignen sich Organisationseinheiten, die ihre durchführenden Aktivitäten standardisiert haben und bei denen die Entscheidungsspielräume für die handelnden Personen gering sind. Dieses sind im Pflegebereich vor allem diejenigen Aktivitäten, die im Blueprinting angesiedelt sind. Es eigenen sich jedoch auch Aktivitäten, welche im direkten Kunden-/Patienten-/Bewohner-Kontakt stattfinden, da diese sich auch hochgradig repetitiv sind.

Schritt 3: Tätigkeitsanalyse

Es ist eine Analyse für jede Kostenstelle notwendig, in der eine Prozesskostenrechnung durchgeführt werden soll. Dazu sind in der jeweiligen Kostenstelle alle Tätigkeiten zu beschreiben. Zusätzlich ist es sinnvoll, einen Zeitbedarf pro Tätigkeit zu ermitteln.

Schritt 4: Verdichtung zu Teilprozessen

Sachlich zusammenhängende Tätigkeiten innerhalb einer Kostenstelle sind zu Teilprozessen zusammenzufassen. Teilprozesse beschreiben also ein bestimmtes Tätigkeitsgebiet innerhalb einer Kostenstelle. Wichtig hierbei ist es, dass jedem Teilprozess der Anteil der Kostenstellenkosten zugeordnet wird, der in direktem Zusammenhang steht. Wegen der Überlegenheit der Personalkosten erfolgt in der Regel eine Verteilung auf Grundlage der Personalkostenrelation zwischen den einzelnen Teilprozessen. Aus Praktikabilitätsgründen werden hierbei Kosten für Produktionsfaktoren proportional zu den Personalkosten den Teilprozessen zugeordnet.

Schritt 5: Verdichtung zu Hauptprozessen

Hauptprozesse bilden die Spitze der Prozesshierarchie. In der Regel werden Hauptprozesse kostenstellenübergreifend gebildet. Dies ist ein grundlegender Unterschied zu herkömmlichen Kostenrechnungssystemen. Sachlich und inhaltlich zusammengehörige Teilprozesse werden zu übergeordneten Hauptprozessen zusammengefasst, die dann die Grundlage für das Gemeinkostenmanagement und die Kalkulation im Besonderen bilden.

Schritt 6. Kostenträgerkalkulation

Hier werden Prozesskosten der Hauptprozesse auf Kalkulationsobjekte verrechnet. Im Pflegebereich bilden u. a. Pflegeleistungen oder Patienten solche Zurechnungsobjekte. Angestrebt wird eine Verteilung über Prozesskostensätze, damit sie die Kosten der Durchführung eines Prozesses darstellen.

Hier treten dann wieder die Kostentreiber als Bezugsgröße oder auch Maßgröße für die Hauptprozesse in Erscheinung.

Beispiel: Prozesskostenanalyse des Einzugsmanagements

Das Einzugsmanagement besteht prinzipiell aus zwei Phasen: Vorbereitung und Einzugstag. Innerhalb der Phasen lassen sich die Hauptprozesse den Bereichen Pflege oder Verwaltung zuordnen. Die Phase der Vorbereitung unterteilt sich in die Hauptprozesse Erstkontakt, Termin vor Ort, Inhouse-Vorbereitung, Kooperation, Erstbesuch (s. Abb. 43).

Die Phase des Einzugstages unterteilt sich in die Hauptprozesse Begrüßung, Kontakt & Datensammlung, administrative Angelegenheiten, Start des Pflegeprozesses, Organisation der Pflege, Betreuung und Therapie (s. Abb. 44).

Die einzelnen Hauptprozesse setzen sich aus unterschiedlichen Teilprozessen zusammen. Diese wiederum beinhalten unterschiedliche Einzeltätigkeiten. Hier werden jeweils die agierenden Personen der Bereiche Verwaltung oder Pflege zugeordnet. Innerhalb der übergeordneten Haupt- und Teilprozesse subsumieren sich verschiedene Tätigkeiten der einzelnen Bereich und agierenden Personen. Um die Spannbreite und Vielfältigkeit indirekter und administrativen Tätigkeiten aufzuzeigen, werden diese im Folgenden explizit dargestellt. Die bestehenden Ablaufbeschreibungen, Standards und Checklisten liegen diesen Einzeltätigkeiten zugrunde (s. Abb. 45).

Die einzelnen Tätigkeiten werden in entsprechenden Checklisten dokumentiert. Die Vorbereitungsphase kann sich innerhalb unterschiedlicher Zeiträume bewegen, da eine Heimaufnahme zwischen einem Tag und mehreren Wochen möglich ist, verteilen sich

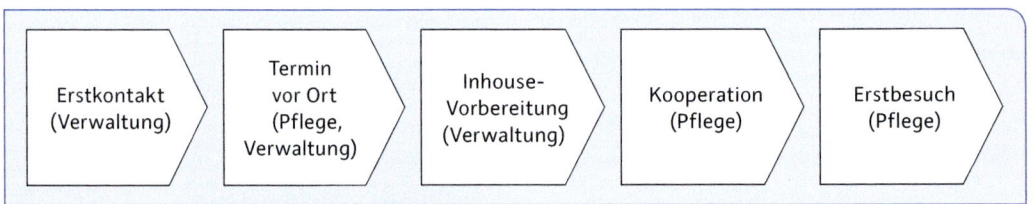

Abb. 43: Hauptprozesse der Phase: Vorbereitung.

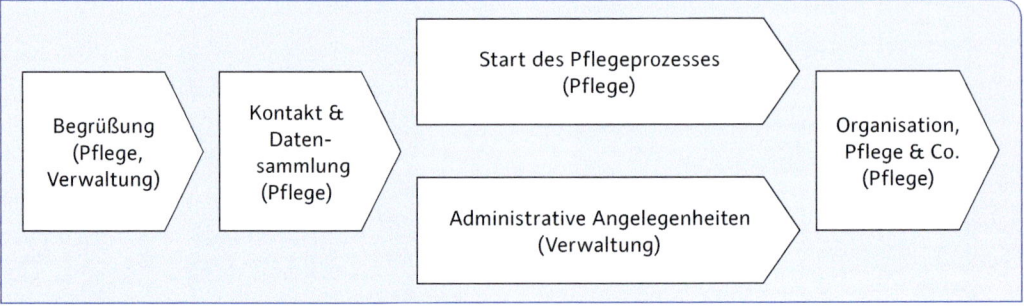

Abb. 44: Hauptprozesse der Phase: Einzugstag.

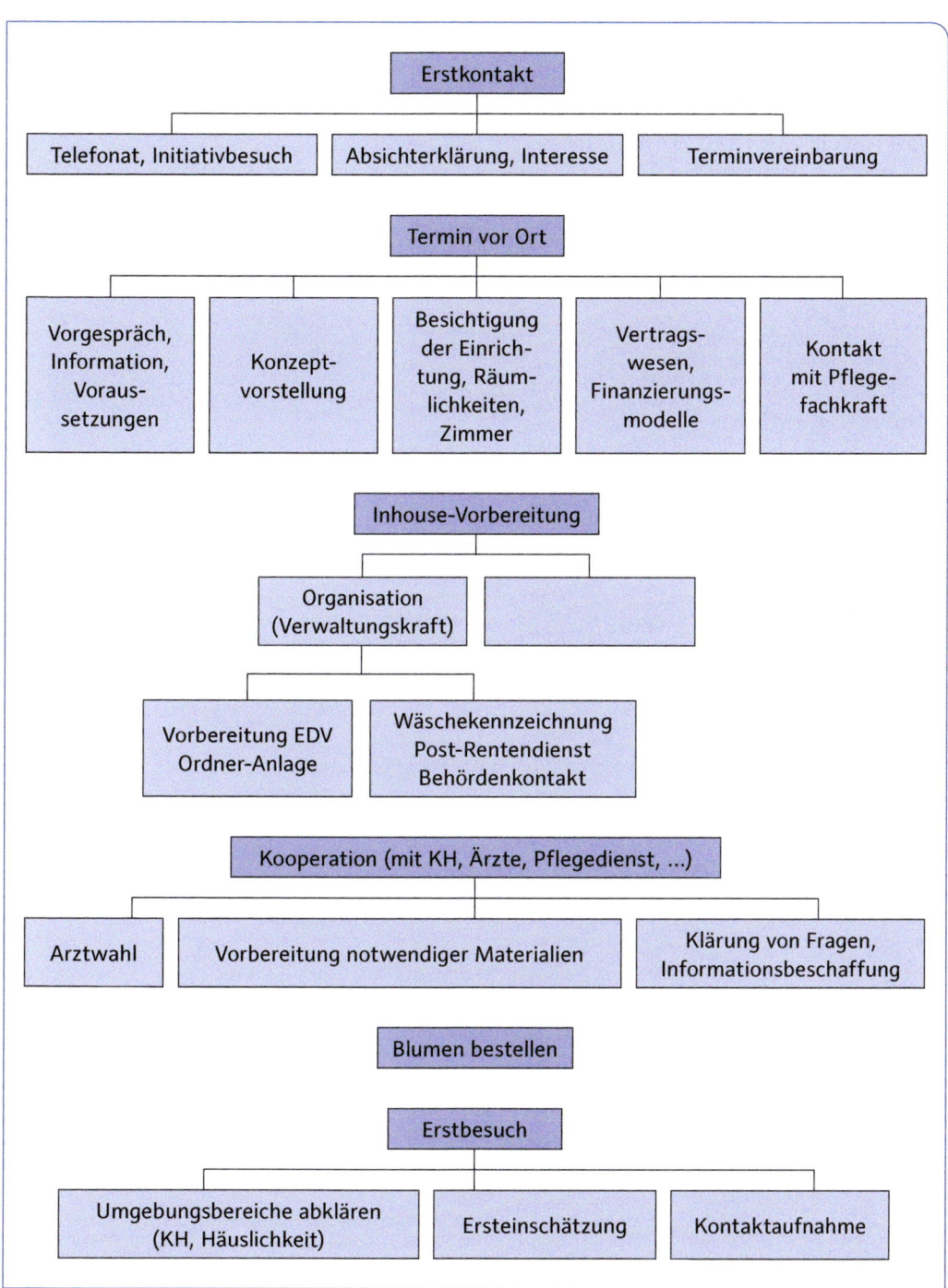

Abb. 45: Zuordnung Teil- und Hauptprozess/Tätigkeiten (Vorbereitungsphase).

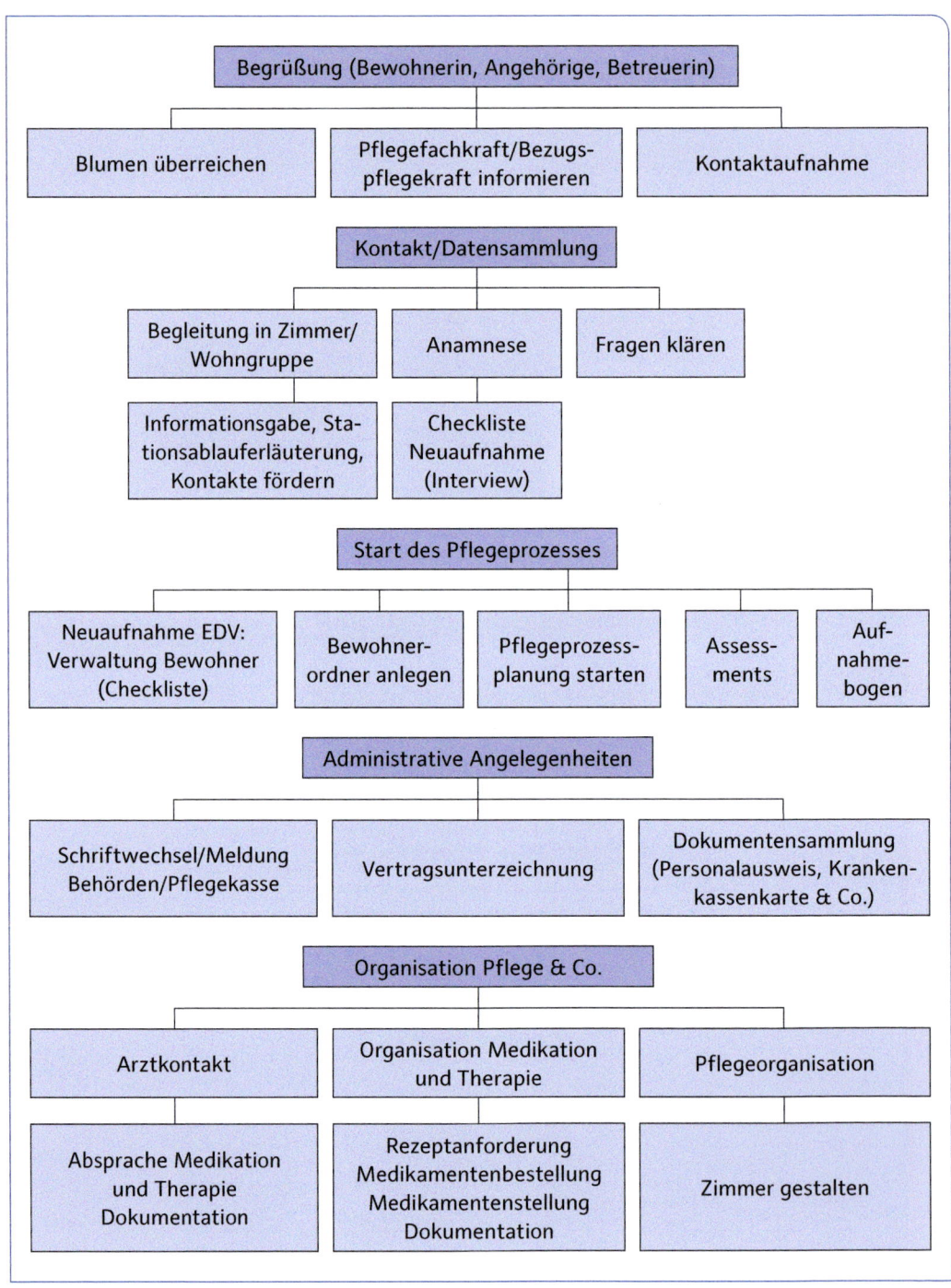

Abb. 46: Zuordnung Teil- und Hauptprozess/Tätigkeiten (Einzugstagphase).

die Tätigkeiten bzw. die Teil- und Hauptprozesse je nach den Begleitumständen und Rahmenbedingungen über unterschiedliche Zeiträume hinweg. Grundsätzlich sind sie als sich wiederholend und teilstrukturiert zu bewerten (s. Abb. 46).

Bei den agierenden Personen in den einzelnen Prozessen handelt es sich um die Einrichtungsleitung Verwaltung, die Einrichtungsleitung Pflege, eine Verwaltungskraft sowie eine Pflegefachkraft. Folgende Stundensätze werden hier veranschlagt:

Tabelle 20: Verteilung Stundensätze/agierende Personen.

Mitarbeiter	Stundensatz (€)	Pauschale/ Arbeitgeber-Netto	Kostensatz/h (€)
Einrichtungsleitung Verwaltung	17,69	x 1,25	22,11
Einrichtungsleitung Pflege	17,69	x 1,25	22,11
Verwaltungskraft	16,67	x 1,25	20,84
Pflegefachkraft	12,89	x 1,25	16,11

Die einzelnen Kostensätze werden in den Teil- und Hauptprozessen, welche bereits mit Zeitwerten hinterlegt sind, verrechnet, sodass die Kosten pro Hauptprozess sichtbar werden, damit im Endschritt mittels einer Summierung die Gesamtkosten des Einzugsmanagements kostenstellübergreifend transparent dargestellt werden können.

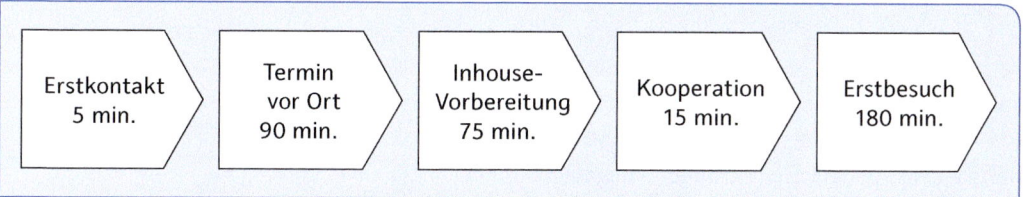

Abb. 47: Zuordnung Zeitwert/Haupt- und Teilprozesse (Vorbereitung).

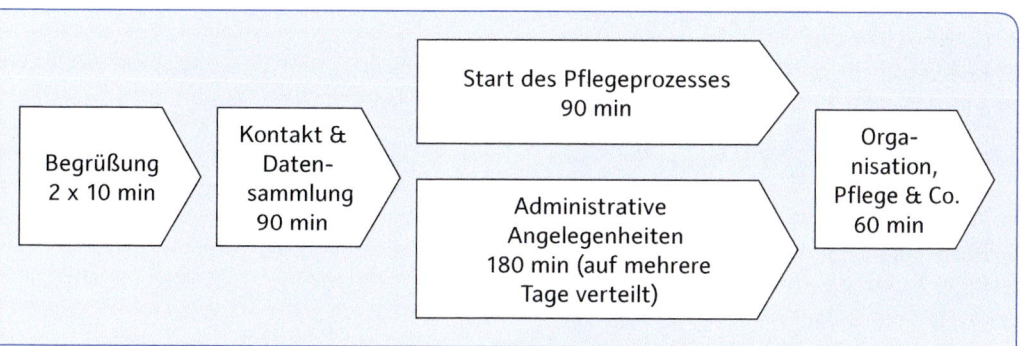

Abb. 48: Zuordnung Zeitwert/Haupt- und Teilprozesse (Einzugstag).

Die festgelegten Zeitwerte sind in realistische Durchschnittswerte zusammengefasst worden. In der Abwicklung des einzelnen Aufnahmemanagements können diese durchaus variieren, da sie in Abhängigkeit von den beteiligten Personen und in Abhängigkeit vom individuellen Lebenssachverhalts der aufzunehmenden Persönlichkeit entstehen.

Die Kosten des Prozesses Aufnahmemanagement werden mittels Kostensatz pro Person und Zeitwert pro Teil- oder Hauptprozess ermittelt und belaufen sich somit auf durchschnittlich gesamt 293,59 €, wenn alle Schritte durchlaufen werden.

Tabelle 21: Übersicht Prozesskosten: Aufnahmemanagement.

	WER?	Kostensatz/h (€)	Zeitwert (min)	Gesamtkosten (€)
Vorbereitungsphase				
Erstkontakt	Einrichtungsleitung Verw.	22,11	5	1,84
Ortstermin	Einrichtungsleitung Verw.	22,11	90	33,17
Inhouse	Verwaltungskraft	20,84	60	20,84
	Einrichtungsleitung Verw.	22,11	15	5,53
Kooperation	Pflegefachkraft	16,11	15	4,03
	Blumen			7,50
Erstbesuch	Einrichtungsleitung Pflege	22,11	180	66,33
	Fahrtkosten			20,00
Einzugstag				
Begrüßung	Einrichtungsleitung Verw.	22,11	10	3,69
	Einrichtungsleitung Pflege	22,11	10	3,69
Kontakt/ Daten	Pflegefachkraft	16,11	90	24,17
Pflegeprozess	Pflegefachkraft	16,11	90	24,17
Administration	Verwaltungskraft	20,84	180	62,52
Pflegeorganisation	Pflegefachkraft	16,11	60	16,11
				293,59

Praxisbeispiel

Im Zeitraum vom 01.12.2007 bis zum 31.11.2008 wurde das Aufnahmeverfahren in der Einrichtung in 31 Fällen komplett durchgeführt. Dies entspricht einer Prozesskostengesamtsumme von 9101,29 €.

In acht Fällen kam es nicht zu einer Heimaufnahme, sodass der Prozess mit der Vorbereitungsphase beendet war. Hier belaufen sich die Prozesskosten pro Vorbereitungsphase auf 151,74 €.

Bezogen auf die acht Fälle bedeutet dies eine Prozesskostengesamtsumme von 1213,92 €. Hierbei handelt es sich um ein Verlustgeschäft, da es zu keiner Heimaufnahme kam. Durchschnittlich finden im Jahr zusätzlich zu den tatsächlichen Heimaufnahmen ca. 25 Beratungen oder Informationsgespräche statt, welche sich auf Erstkontakt und Ortstermin beschränken und aus verschiedenen Gründen nicht zur Heimaufnahme führen.

Kostenseitig dargestellt verursacht dieser Teilprozess der Vorbereitungsphase Prozesskosten von 35,01 € und im oben genannten Zeitraum Prozessgesamtkosten im Jahr von 875,25 €.

Die Prozesskostenanalyse im Ausblick

Die Prozesskostenanalyse scheint ein sinnvolles Mittel zu sein, um Kosten in den Bereichen der indirekten Pflege bewusst und transparent darzustellen. Die Einrichtungsleitung hat ein Controlling-Instrument für eine kostenseitige Gestaltung indirekter Pflegeleistungen erhalten, das zukünftig eine effiziente Planung, Kontrolle und Steuerung genau dieser Bereich ermöglicht.

Zukünftig wird die Altenpflegeeinrichtung ihre Ressourcen rationell ausrichten müssen, um am Markt bestehen zu können. Betrachtet man die geldwerten Summen des Einzugsmanagements, so ergeben sich folgende Hinweise:

- Im Erstkontakt wird gefiltert, ob die Interessierten nur allgemein an einem Pflegeplatz interessiert sind oder ob eine tatsächliche Belegung des Pflegeplatzes realistisch ist.
- Ein Erstbesuch in der häuslichen Umgebung oder im Krankenhaus findet nur statt, wenn der Einzug des Bewohners bereits feststeht. Hier werden die Passung abgeprüft und Voraussetzungen für den Aufnahmetag seitens der Pflegeeinrichtung eruiert.
- Der Verwaltungs- und Dokumentationsaufwand im Bereich Anamnese und Pflegeprozessplanung ist im Laufe der Jahre erheblich gestiegen.
- Die Prozesskostenanalyse bildet neben den Controllingaspekten auch Marketing-Ansätze, welche zukünftig nutzbar gemacht werden sollen.

Literatur

Bundesministerium für Gesundheit und Soziale Sicherung (BMGS) & Kuratorium Deutsche Altershilfe (KDA) (Hrsg.) (2004). Stufen der Pflegequalität. Modellprogramm zur Verbesserung der Versorgung Pflegebedürftiger. Köln

Horvarth & Partner (Hrsg.) (1998). Prozesskostenmanagement: Methodik und Anwendungsfelder. Vahlen Verlag, München

Remer, D. (2005): Einführen der Prozesskostenrechnung. Grundlagen, Methodiken, Einführung und Anwendung der verursachungsgerechten Gemeinkostenzurechnung. Verlag Schaeffer + Poeschel, Stuttgart

Wöhe, J.; Döring, U. (2002): Einführung in die Allgemeine Betriebswirtschaftslehre, München, S. 1159

Psychohygiene
Siegfried Charlier

Pflege von hilfsbedürftigen Menschen ist immer Beziehungspflege, d. h. ein interaktionelles Geschehen zwischen Pflegekraft, die Hilfestellung anbietet, und dem Hilfe annehmenden Gegenüber, Patient, Bewohner, Gast oder Kunde. Gute Pflege hängt also zum einen von der Gestaltung der »Nähe/Beziehung« ab. Zum anderen kann diese Nähe eben auch belasten und muss durch eine nachträgliche Distanzierung gemildert bzw. ausgeglichen werden. Es geht auch um den Ausgleich der »wahren Nächstenliebe«, die von Herzen kommt und zur begleitenden Haltung führt, und der »Ware Nächstenliebe«, die als Dienstleistung auf dem Markt von Angebot und Nachfrage verkauft wird.

Diese notwendige Nähe-Distanz-Regulierung wird auch Psychohygiene genannt. Wenn nach dem Examen Pflegekräfte im statistischen Durchschnitt nur 5,8 Jahre den Beruf ausüben, deutet dies auch auf eine misslungene Psychohygiene hin. Der Pflegeberuf kann sehr interessant sein, er ist aber auch höchst belastend. Das fängt mit den Arbeitsbedingungen der Schicht- und Wochenendarbeit an und hört bei den psychischen Belastungen auf. Dazu kommt, dass der Pflegeberuf neben dem hohen gesellschaftlichen Ansehen nur bescheiden entlohnt wird.

Psychohygiene muss bereits in der theoretischen Ausbildung mit einer besseren Vorbereitung auf die Praxis beginnen. Sie muss sich aber auch als »Burn-out-Prophylaxe« in der Praxis fortsetzen. Neben der Stärkung der Persönlichkeitskräfte (s. starkes Ich) und dem dringend nötigen Freizeitausgleich, geht es vor allem darum, die Konflikte, die aus der Arbeit selbst, also der Pflegebeziehung, und aus dem Arbeitsverhältnis, sprich »Pflege mit der Stoppuhr«, resultieren, zu thematisieren und nach Lösungen zu suchen.

Literatur
Fengler, J. (1994). Süchtige und Tüchtige. Begegnung und Arbeit mit Abhängigen. Pfeiffer Verlag, München
Schmidbauer, W. (2002). Helfersyndrom und Burnout-Gefahr. Verlag Elsevier, München

Psychosomatik
Siegfried Charlier

In der Psychosomatik wird von der Ganzheitlichkeit des Menschen als Körper/Seele/Geist Einheit ausgegangen. Wörtlich bedeutet »psyche« neben »Lebendigkeit« auch »Gefühl und Seele« und »soma« Körper. Die Psychosomatik geht davon aus, dass Menschen gefährdet sind, krank zu werden, wenn sie aus dem Gleichgewicht von Körper, Fühlen und Denken fallen.

Jede Einseitigkeit ist demzufolge ungünstig, weil sie den Menschen aus der Homöostase, dem dynamischen Gleichgewicht, bringt, von dem viele biochemische Abläufe des Körpers bestimmt werden. In der Psychosomatik wird manchmal vom »Körper als Spiegel der Seele« gesprochen. Es geht also um wechselseitige Beeinflussung und diese kann von beiden Seiten, also sowohl vom Körper als auch von der seelischen »Gemüts«-Verfassung ausgehen.

Ein Schlüsselbegriff zum Verstehen dieser Wechselwirkung von Körper und Seele ist die Konversion. Wörtlich bedeutet Konversion Umwandlung. In der Psychoanalyse ist Konversion allgemein ein Abwehrmechanismus und im Besonderen die Umwandlung von über lange Zeit abgewehrten Bewusstseinsanteilen in Krankheit.

Chronische Krankheiten werden hier verstanden als Krankheiten des Körpers, die über lange Zeit (chronos = Zeit) der Abwehr im Bewusstsein entstanden sind. In diesem Sinne können Erkrankungen Hinweise auf abgewehrte, nicht integrierte Bewusstseinsthemen geben.

In der Psychosomatik gibt es zwei Zugangsfragen bzw. Hilfsfragen zum »seelischen« Hintergrund von körperlichen Erkrankungen:
1. Wovon hält mich die Erkrankung ab?
2. Wozu zwingt mich die Erkrankung?

Um einem Missverständnis vorzubeugen: Es geht nicht darum, die Ursache jeder Erkrankung in psychischen Prozessen der Verarbeitung zu suchen. Es geht nicht um die »Schuldfrage« des eigenen Versagens. Die Ursachen von Krankheit sind höchst komplex und in einem Zusammenspiel von sozialer, mitmenschlicher, ökologischer Umwelt (Luft, Wasser etc.), körperlichen und psychischen Faktoren zu sehen. So wird auch in der Medizin unterschieden zwischen Anlass und Ursache. Das Einzige, was wir beobachten, beschreiben und untersuchen können, ist die Wirkung von Erkrankung auf uns und auch unser psychisches Erleben und Verarbeiten.

Literatur
Brede, K. (Hrsg.) (1985). Psycho-Seele-Leib-Somatik. Einführung in die psychosomatische Medizin.
Charlier, S. (2001). Grundlagen der Psychologie, Soziologie und Pädagogik für Pflegeberufe. Stuttgart
Dahlke, R. & Dethlefsen, T. (2010). Krankheit als Weg. Arkana Verlag, München
Uexküll, T. von (2010). Psychosomatische Medizin. Elsevier Verlag, München

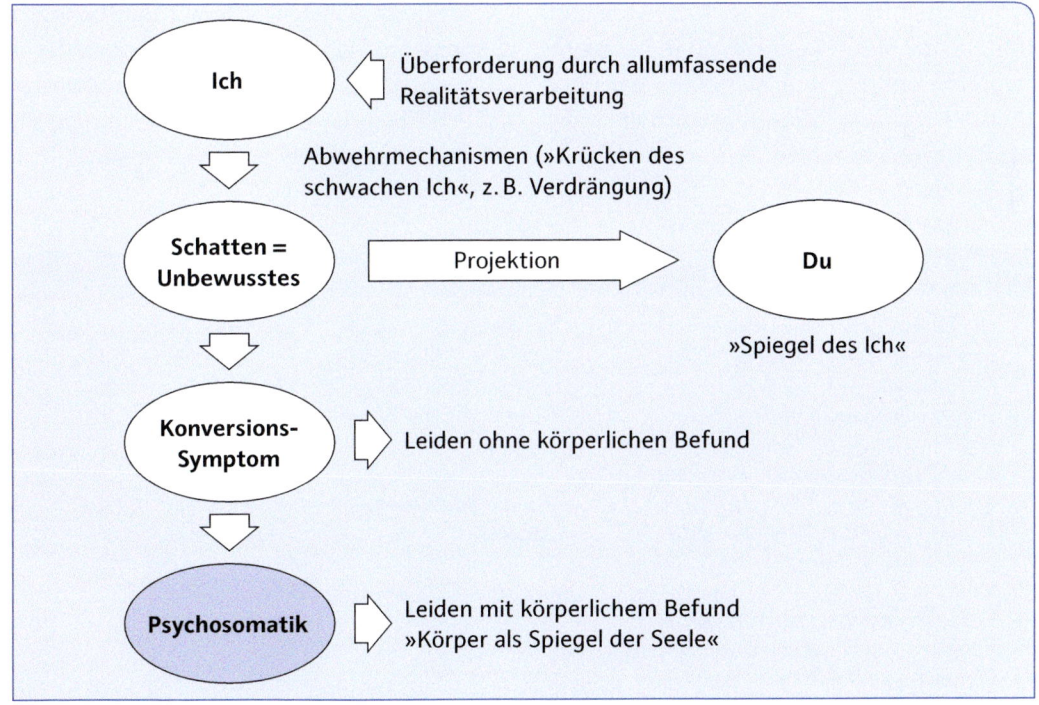

Abb. 49: Psychosomatik. Die Umwandlung eines verdrängten Bewusstseinsthemas führt zu körperlichen Krankheitssymptomen (Charlier 2001).

Q

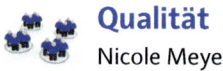

Qualität
Nicole Meyer

In der Altenpflege wird mit den Begriffen Qualität, Qualitätssicherung und Qualitätsmanagement beliebig jongliert. Das Thema Qualität ist in aller Munde, jedoch stecken alle Einrichtung in der Altenpflege in der Zwangslage, die soziale Dienstleistung Pflege hinsichtlich ihrer Qualität zu messen und zu bewerten. Sowohl der ambulante, teilstationäre oder stationäre Bereich der Altenpflege ist betroffen. Da die Einrichtungen in der Altenpflege einer Vielzahl von Prüfinstanzen, u. a. der Heimaufsichtsbehörde, dem MDK, dem Gesundheitsamt etc., unterliegen, werden häufig diese Instanzen genutzt, um anhand ihrer Kontroll- und Prüfkriterien die Konzepte und Methoden der Qualitätssicherung in den Einrichtungen der Altenpflege zu errichten.

Jede Einrichtung sollte sich überlegen, ob sie die Konzepte und Methoden der Qualitätssicherung für sich als Betriebsroutine nutzen will, um menschenwürdige Pflege und Betreuung sach- und fachgerecht nach aktuellen Stand des Wissen sicherzustellen, und alles, was dieses Ziel gefährdet, feststellt und beseitigt. Oder ob die Konzepte und Methoden des Qualitätsmanagements in erster Linie die Kontrollinstanzen zufrieden stellen.

In der Beschreibung der Qualität unterscheidet man auf 3 Qualitätsdimensionen (vgl. Donabedian, 1968)
1. Strukturqualität wird bestimmt durch die Rahmenbedingungen einer Einrichtung.
2. Prozessqualität bezieht sich auf die pflegerische Handlung an sich und orientiert sich an Art und Umfang der Interventionen. Sie wird durch den Pflegeprozess bestimmt.
3. Ergebnisqualität beschreibt den Gesundheits- und Zufriedenheitsgrad der Pflegebedürftigen. Sie macht Aussagen über das Erreichen der geplanten Ziele, in dem sie den Pflegeprozess prüft und bewertet

Tabelle 22: Dimensionen der Qualität.

Strukturqualität	Prozessqualität	Ergebnisqualität
• Organisatorische, personelle und sachliche Ausstattung • Organisationsziele • Unternehmensleitbild • Organisationsform • Anzahl, Qualifikation und Kompetenz des Personals • Aufbau- und Ablauforganisation • Verfahrensanweisungen • Standards • Kommunikations- und Informationswege • Räumliche und bauliche Gegebenheiten • Vernetzung mit externen Leistungserbringern • Fort- und Weiterbildungsmöglichkeiten • Pflegekonzept	• Anwendung des fachlichen Wissens und der pflegerischen Fähigkeit • Gestaltung der Pflegesituation • Planung und Durchführung des Pflegeprozesses	• Pflegerischer Zustand der Pflegebedürftigen • Zufriedenheit der Pflegebedürftigen • Pflegevisite • Befragungen • Zielvereinbarungsgespräche

Diese drei Dimensionen können nicht einzeln losgelöst voneinander betrachtet werden. Sie stellen den Zusammenhang zwischen pflegerischer Dienstleistung und Einrichtung her. Dieser Ansatz ist in der Qualitätsdiskussion im Sozial- und Gesundheitswesen sehr relevant, weil der MDK diese Qualitätsdimensionen für seine Qualitätsprüfungen aufgreift und inhaltlich mit Anforderungen an eine Einrichtung bestückt.

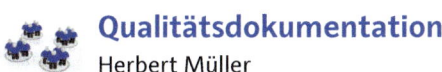

Qualitätsdokumentation
Herbert Müller

Die Qualitätsdokumentation (QM-Handbuch) dokumentiert sämtliche Strukturen und Inhalte eines Qualitätsmanagement-Systems (QM-Systems) einer Pflegeeinrichtung. Es beschreibt die grundsätzlichen Aussagen, Absichten, Maßnahmen und Verbesserungen zur definierten Qualität. Das QM-Handbuch definiert darüber hinaus sämtliche Regelungen, Verantwortungen, Zuständigkeiten und Formen der Einbindung der Mitarbeitenden in qualitätsrelevante Maßnahmen. Es legt organisatorische Maßnahmen und Strukturen als Rahmenbedingungen und die Umsetzung einzelner Verfahren oder Elemente des Qualitätsmanagements fest.

Das Qualitätsmanagement-Handbuch erfüllt mehr interne als externe Funktionen, u. a. muss es folgende Aufgaben erfüllen:
- Führungsfunktion
- Leitungsfunktion
- Darlegungsfunktion
- Optimierungsfunktion
- Motivationsfunktion

usw.

Der Führungsfunktion werden vorrangig die Festlegungen zur Qualitätspolitik und zu den Qualitätszielen der Pflegeeinrichtung gerecht. Durch eine hierarchisch gestaltete Vorgabe und Aufstellung aktueller Qualitätsziele wird die Einheitlichkeit von Zielrichtung und Ergebnis von der obersten Leitung (Träger, Geschäftsführung, Einrichtungsleitung) bis zum einzelnen Mitarbeitenden gewährleistet. Das Führen mit Qualitätszielen ermöglicht eine effektive Realisierungskontrolle und die Beurteilung der Wirksamkeit des Systems.

Die Leitungsfunktion schließt das Ordnungssystem der Verantwortlichkeiten und Kompetenzen, der Strukturierung der Pflegeeinrichtung und ihrer Prozesse ein. Sie umfasst aber auch die Gestaltung der Prozessabläufe mit den Teilgebieten: Festlegung der Wechselwirkungen zwischen den Prozessen (In- und Outputs) und Festlegung des inneren Prozessablaufs. Der dritte Teilbereich betrifft die Gestaltung eines effektiven Kontroll- und Korrektursystems für alle qualitätsrelevanten Prozesse.

Unter der Darlegungsfunktion ist die dokumentarische Beweisführung eines wirksamen QM-Systems zu verstehen. Das QM-Handbuch zeigt durch seine Existenz, das der Träger seiner unternehmerischen Organisationspflicht, mit der Festlegung und Durchführung interner Selbstprüfungen der Aufsichtspflicht und mit der Dokumentation der qualitätsrelevanten Daten der Sorgfaltspflicht nachkommt.

Die Motivationsfunktion entsteht dadurch, dass jedem Mitarbeiter sein Beitrag zur Qualitätsarbeit deutlich gemacht wird. Die Erziehung zum Qualitätsbewusstsein erfolgt aber vor allem durch die Vorbildhaltung der obersten Leitung der Pflegeeinrichtung (z. B. Träger, Geschäftsführung, Einrichtungsleitung). Die ständigen Forderungen des QM-Systems, die sich in der Durchführung von Audits, der Mitarbeit in Qualitätsarbeitsgruppen oder -zirkeln, dem Aufstellen und der Erfüllungskontrolle von Qualitätszielen, einem regen betrieblichen Vorschlagswesen u. a. äußern, konfrontieren jeden Mitarbeiter immer wieder mit Qualitätsfragen. So bleibt das Qualitätsbewusstsein der Mitarbeitenden wach und dem Schlendrian und der gedankenlosen Automatisierung von Prozessen wird entgegen gewirkt. Durch geplante Schulungen und Weiterbildung erhöht sich der Kenntnisstand der Mitarbeitenden. Die Motivation der Mitarbeiter hat positive Auswirkungen auf die Unternehmenskultur und die Leistungsfähigkeit.

Literatur
Müller, H. QM-Handbuch, Kapitel 1/9 in: Qualitätsmanagement erfolgreich umsetzen. Verlag WEKA-MEDIA, Kissing

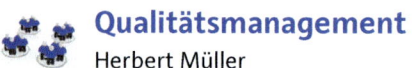

Qualitätsmanagement
Herbert Müller

Die Pflegeeinrichtungen sind für die Qualität ihrer Leistungen und die Sicherung und Weiterentwicklung verantwortlich. Sie sind verpflichtet, Maßnahmen der Qualitätssicherung sowie ein Qualitätsmanagement durchzuführen, Expertenstandards anzuwenden und bei Qualitätsprüfungen mitzuwirken. Bei stationären Pflegeeinrichtungen muss sich die Qualitätsentwicklung und -sicherung auf die allgemeinen Pflegeleistungen, die Mitarbeit bei medizinischer Diagnostik und Therapie, die soziale Betreuung, die Leistungen bei Unterkunft und Verpflegung und auf die Zusatzleistungen beziehen (vgl. § 112 SGB XI).

Eine Pflegeeinrichtung muss ihre Qualität bewusst managen, damit für die Pflegebedürftigen z. B. keine gefährliche Pflege entsteht. Für die Leitungsebene kann es also nur darum gehen, ob sie sich mehr oder weniger intensiv und bewusst um die Steuerung ihrer Qualitäten kümmert. Anregungen zur Gestaltung von Qualitätsmanagementsystemen bieten z. B. die Maßstäbe und Grundsätze zur Sicherung und Weiterentwicklung der Pflegequalität im SGB XI (§ 113), die DIN EN ISO 9000 ff, und spezielle Qualitätsmanagementsysteme für Pflegeeinrichtungen wie z. B. »DIN ISO plus für Pflegeeinrichtungen«, »Diakonie Siegel Pflege« oder »E-Qalin«.

Qualität und Qualitätsmanagement zielt heute auf die Qualität der Pflegeeinrichtung als Ganzes ab. Die Perspektive beim Bemühen um Qualität nimmt die Ziele der Leistungserbringung und (Wert)Orientierungen noch stärker in den Blick, u. a. Kundenorientierung, Förderung der Selbstständigkeit und Selbstbestimmung, Pflege als Dienstleistung, Integration von betriebswirtschaftlichen, fachlichen und sozialen Erfordernissen.

Der amerikanische Wissenschaftler Avedis Donabedian (1919–2000) veröffentlichte erstmals 1996 seine Ideen zur Umsetzung von Qualität in der Sozialen Arbeit. Er differenzierte Qualität in drei Kategorien, die sich heute in fast allen QM-Systemen wieder finden: Struktur- (Struktur, Potenzial, sachliche, organisatorische und personelle Rahmenbedingungen), Prozess- (Durchführung der Leistungsprozesse, Art und Weise wie Leistungen erbracht werden, u. a. systematischer und personenbezogener Pflegeprozess) und Ergebnisqualität (Ergebnis, Zielerreichungsgrad).

Nach Donabedian beeinflussen sich Struktur-, Prozess- und Ergebnisqualität gegenseitig. Das bedeutet: Verbessert man die strukturelle Qualität bzw. die Rahmenbedingungen, so verbessert sich automatisch auch das Ergebnis. An vielen Beispielen in der Praxis lässt sich trefflich nachweisen, dass dem nicht immer so ist. Die Ergebnisqualität ist die wichtigste der drei Dimensionen des Qualitätsbegriffs. Sie drückt den Grad der Zielerreichung der Pflege und des Versorgungsablaufs aus – vorausgesetzt, dass vorher Ziele definiert wurden

Warum funktioniert Qualitätsmanagement in Einrichtungen der Altenpflege häufig nicht?
- Qualitätsmanagement wird nicht als Führungsinstrument gesehen und eingesetzt.
- Qualitätsmanagement wird von der obersten Leitungsebene nicht als eigene Aufgabe gesehen, sondern komplett an nachgeordnete Mitarbeiter delegiert.
- Mitarbeiter sind nicht vom Nutzen des Qualitätsmanagements überzeugt.
- Die notwendigen Rahmenbedingungen und Ressourcen stehen nicht zur Verfügung.
- Abweichungen und Nichtbeachtung von Verfahrensanweisungen und Regelungen haben keine Konsequenzen.
- Erwartungen an die Mitarbeiter sind nicht eindeutig definiert.
- Prozesse werden nicht gelebt.
- Das QM-System wird nicht überprüft, es findet keine Managementbewertung statt und Gremien werden nicht einbezogen.

Qualitätsmanagement, Struktur

Um Qualitätsmanagement in Einrichtungen der Altenhilfe wirksam und erfolgreich einzuführen, müssen entsprechende Strukturen geschaffen werden. Diese Aufgabe ist vom Träger bzw. der obersten Leitung wahrzunehmen. Alle Ebenen im Unternehmen sind an der Qualitätsmanagemententwicklung beteiligt. Moderne Qualitätsmanagementsysteme stellen die Prozesse in den Mittelpunkt. Verantwortlichkeiten werden für einzelne Prozesse definiert und so auf vielen Ebenen der Einrichtung verankert. Qualitätszirkel beschäftigen sich mit qualitätsrelevanten Problemen und entwickeln Problemlösungsvorschläge, die dann in der Steuerungsgruppe beraten und entschieden werden. Die Leitungsebene bindet damit alle Ebenen der Einrichtungen in die Entscheidungen, die sich auf das Veränderungs- und Qualitätsmanagement beziehen, mit ein und gibt einen Teil ihrer bisherigen Entscheidungskompetenzen an die Steuerungsgruppe ab.

Natürlich können Heimleitung oder PDL die Arbeit eines QM-Beauftragten selbst mit übernehmen. Schätzen Sie realistisch ein, wie viel Zeit Sie wirklich pro Tag für die Einführung von Expertenstandards, Optimierung von Arbeitsabläufen, Verbesserungen im Hygienemanagement, Einführung eines Beschwerde- und Risikomanagements, Qualitätsberichte usw. usw. erübrigen können.

Es gibt aber auch noch ein anderes Problem: Der mögliche Interessenkonflikt Leitungskraft – QM-Beauftragter! Sind die Ziele der Leitung und des QM-Beauftragten immer dieselben?

Neben einer internen bzw. externen Besetzung der Stelle des QM-Beauftragten, ist die Arbeit mit einem externen Berater oder die Kooperation mit einer anderen Einrichtung eine Alternative. Wichtig ist, dass der Qualitätsmanagementbeauftragte der Leitungsebene zugeordnet ist und alle Ebenen z. B. als Stabsstelle unterstützen kann.

Steuerungsgruppe

Da die Leitungsebene sich in der Regel die letzte Entscheidung vorbehält, sind die »Entscheider« Mitglieder der Steuerungsgruppe. In der Praxis hat es sich bewährt, auch andere Interessenpartner (Vertreter der Heimbewohner, des Trägers, der Mitarbeitervertretung/Betriebsrat, der Qualitätsbeauftragte und Mitarbeiter ohne spezielle Funktion) in die Steuerungsgruppe zu berufen. Der Steuerungsgruppe wird die Entscheidungskompetenz in Fragen des Veränderungs- und Qualitätsmanagements übertragen. Qualitätszirkelleiter nehmen dann an der Steuerungsgruppe teil, wenn es um den Vorschlag »ihres« Qualitätszirkels geht.

Literatur
Saßen, S., Borutta, M.; Lennefer, J. (2007). Risikomanagement – Führungsstrategien für pflegerische Kernbereiche. Vincentz Network, Hannover
Müller, H.(Hrsg.): Qualitätsmanagement in der Altenpflege erfolgreich umsetzen. WEKA MEDIA Verlag, Kissing
Müller, H. (2011). Arbeitsorganisation in der Altenpflege – ein Beitrag zur Qualitätsentwicklung und Qualitätssicherung. Schlütersche Verlagsgesellschaft, Hannover

Qualitätsprüfungs-Richtlinie
Herbert Müller

Der vom MDK eingesetzte Erhebungsbogen im Rahmen der Qualitätsprüfung differenziert die Fragen und Prüfinhalte nach Mindestangaben (M), Informationsfragen (Info), Transparenzkriterien (T) und sonstigen Bewertungsfragen (B). Die Qualitätsprüfungen des MDK bilden also ein umfasenderes Spektrum ab als lediglich die 82 Qualitätskriterien (stationär) und 49 Qualitätskriterien (ambulant) die im Rahmen der Transparenzvereinbarung nach § 115 veröffentlicht werden.

Prüfergebnisse/Prüfbericht
Der Prüfbericht ist innerhalb von drei Wochen nach der Prüfung zu erstellen (§ 9 QPR). Der Bericht muss Folgendes enthalten:
- Gegenstand der Prüfung (ergibt sich aus dem Prüfauftrag)
- Ergebnis der Prüfung
- Nachvollziehbare Beschreibung der in der Prüfung festgestellten Sachverhalte – Dieser Punkt ist wesentlich, da er ggf. die Grundlage bildet für Auflagen, Prüfberichtgutachten und rechtliche Auseinandersetzungen.
- Auflistung der Empfehlungen zur Beseitigung der Qualitätsdefizite. Diese möglichen Punkte sollten grundsätzlich auch ernst genommen und auf Änderungen hingewirkt werden.

Die MDKs teilen das Ergebnis einer jeden Qualitätsprüfung sowie die dabei gewonnenen Daten und Informationen den Landesverbänden der Pflegekassen und den zuständigen Trägern der Sozialhilfe, sowie bei stationärer Pflege zusätzlich den zuständigen Heimaufsichtsbehörden, und bei häuslicher Pflege den zuständigen Pflegekassen zum Zweck der Erfüllung ihrer gesetzlichen Aufgaben sowie der betroffenen Pflegeeinrichtung, mit.

Wurden Qualitätsmängel festgestellt, erhält die Einrichtung von den Landesverbänden der Pflegekassen einen Maßnahmenbescheid mit Fristsetzung zur Mängelbeseitigung und eine entsprechende Rechtsbehelfsbelehrung.

Der Maßnahmenbescheid hat »Feststellungswirkung«, d.h., mit Rechtskraft dieses Bescheids gelten die Mängel als rechtsverbindlich festgestellt. Ist aus Sicht der Einrichtung der Maßnahmenbescheid nicht in allen Punkten zutreffend, sollten unbedingt Rechtsmittel eingelegt werden.

Literatur

MDS (Hrsg.) (2009). Grundlagen der MDK-Qualitätsprüfungen in der stationären Pflege. Qualitätsprüfungs-Richtlinien, MDK-Anleitung, Transparenzvereinbarung, Essen

MDS (Hrsg.) (2009). Grundlagen der MDK-Qualitätsprüfungen in der ambulanten Pflege. Qualitätsprüfungs-Richtlinien, MDK-Anleitung, Transparenzvereinbarung. Essen

Kostenloser Download unter:www.mds-ev.org

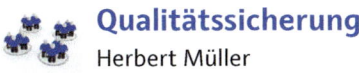

Qualitätssicherung
Herbert Müller

Das SGB XI unterscheidet Maßnahmen der internen und externen Qualitätssicherung. Interne Qualitätssicherung bezieht sich auf alle Maßnahmen, die von der Einrichtung selbst ergriffen werden (z. B. Pflegevisiten, Anwendung von Standards usw.); externe Qualitätssicherung hingegen auf unterschiedliche Formen von Beratung und Außenkontrolle. Im Rahmen der Außenkontrolle finden freiwillige Kontrollen (z. B. Zertifizierungsverfahren) und rechtlich verpflichtende Prüfungen (z. B. durch MDK, Heimaufsicht usw.) statt.

Interne Qualitätssicherung

Für die Maßnahmen der internen Qualitätssicherung und die Weiterentwicklung der Pflegequalität in Einrichtungen der Altenhilfe sind die Träger selbst verantwortlich. Sie sind verpflichtet, Maßnahmen der Qualitätssicherung sowie ein Qualitätsmanagement durchzuführen, Expertenstandards anzuwenden und bei Qualitätsprüfungen mitzuwirken.

Bei stationären Pflegeeinrichtungen muss sich die Qualitätsentwicklung und -sicherung auf die allgemeinen Pflegeleistungen, die Mitarbeit bei medizinischer Diagnostik und Therapie, die soziale Betreuung, die Leistungen bei Unterkunft und Verpflegung und auf die Zusatzleistungen beziehen (vgl. § 112 SGB XI). Eine Pflegeeinrichtung muss ihre Qualität bewusst managen, damit für die Pflegebedürftigen z. B. keine gefährliche Pflege entsteht.

Externe Qualitätssicherung

Im Rahmen der externen Qualitätssicherung überprüft der MDK seit dem 1. Januar 2011 einmal jährlich unangemeldet die Ergebnisqualität in den Einrichtungen (siehe § 114a SGB XI).

Im Rahmen der Regelprüfungen werden in den stationären Pflegeeinrichtungen die Qualität der allgemeinen Pflegeleistungen, die Mitarbeit bei ärztlicher Diagnostik und Therapie (medizinische Behandlungspflege), die soziale Betreuung und Zusatzangebote für Menschen mit einem erheblichen, allgemeinen Betreuungsbedarf, z. B. Beaufsichtigung (§ 45 SGB XI), die Leistungen bei Unterkunft und Verpflegung (§ 87 SGB XI) und die Zusatzleistungen (§ 88 SGB XI) geprüft. In ambulanten Pflegediensten werden im Rahmen der erbrachten Leistungen auch die Leistungen der häuslichen Krankenpflege (§ 37 SGB V) geprüft. Geprüft wird auch die Infektionsprävention und Hygiene (§ 23 (2) Infektionsschutzgesetz). Der MDK darf auch die Struktur- und Prozessqualität prüfen.

Regelungen im SGB XI
§ 112 Qualitätsverantwortung

Die Pflegeeinrichtungen sind für die Qualität ihrer Leistungen und die Sicherung und Weiterentwicklung der Pflegequalität verantwortlich. Sie sind verpflichtet, Maßnahmen der Qualitätssicherung sowie ein Qualitätsmanagement durchzuführen, Expertenstandards anzuwenden und bei Qualitätsprüfungen mitzuwirken. Bei stationären Pflegeeinrichtungen muss sich die

Qualitätsentwicklung und -sicherung auf die allgemeinen Pflegeleistungen, die Mitarbeit bei medizinischer Diagnostik und Therapie, die soziale Betreuung, die Leistungen bei Unterkunft und Verpflegung und auf die Zusatzleistungen beziehen.

Maßstäbe und Grundsätze zur Sicherung und Weiterentwicklung der Pflegequalität (§ 113 SGB XI)

Die Maßstäbe und Grundsätze geben den Klienten, Mitarbeitenden, Einrichtungen, Kostenträgern und den Medizinischen Diensten (MDK) Orientierung und sind für alle zugelassen Pflegeeinrichtungen und für alle Pflegekassen verbindlich.

Expertenstandards zur Sicherung und Weiterentwicklung der Qualität der Pflege (§ 113a SGB XI)

Pflegebedürftige Menschen haben einen Anspruch darauf, entsprechend dem allgemein anerkannten Stand der medizinisch-pflegerischen Erkenntnisse gepflegt zu werden. Expertenstandards sind das Ergebnis eines fachlich organisierten und konsensorientierten Diskussionsprozesses und stellen ein ausgesprochen wichtiges Instrument der internen Qualitätsentwicklung in der Pflege dar. Sie konkretisieren den allgemeinen Stand der medizinisch-pflegerischen Erkenntnisse. Für die Expertenstandards sind die Vertragsparteien (u. a. Pflegekassen und Leistungserbringer) verantwortlich. Die Beachtung des aktuellen Erkenntnisstandes ist von Bedeutung, denn Pflegefehler können zu haftungsrechtlichen Folgen für die Pflegeeinrichtungen führen. Wichtig ist, dass die Pflegefachpersonen Rahmenbedingungen erhalten, wie sie bei der Pflege verfahren können. Pflegeeinrichtungen müssen die Expertenstandards umsetzen, sie sind für alle Vertragsparteien verbindlich.

Qualitätsprüfungen (§ 114 SGB XI)

Prüfungen erfolgen als Regelprüfung, Anlassprüfung oder Wiederholungsprüfung. Alle Einrichtungen müssen mindestens einmal im Jahr geprüft werden. Bei Regel- und Anlassprüfungen muss der MDK den Schwerpunkt auf die Prüfung der Ergebnisqualität legen, dabei werden insbesondere wesentliche Aspekte des Pflegezustandes und der Wirksamkeit der Pflege- und Betreuungsmaßnahmen in den Blick genommen. Im Gegensatz dazu legen heimaufsichtrechtliche Prüfungen den Schwerpunkt in der Regel auf die Aspekte der Struktur- und Prozessqualität.

Die Schiedsstelle Qualitätssicherung (§113b) hat die Anforderungen an gleichwertige Prüfverfahren festgelegt. Akkreditierte Prüfinstitutionen können gleichwertige Prüfungen auf der Grundlage von DIN EN ISO 9001 und EFQM basierten Verfahren durchführen. Damit ist der MDK nicht mehr alleinige Prüfinstitution um die Ergebnis- und Lebensqualität zu überprüfen. Prüfinstitutionen müssen eine Zulassung für ihre Prüfverfahren bei den Landesverbänden der Pflegekassen beantragen.

Die Prüfdienste der privaten Krankenversicherungen sind mit 10 % der Qualitätsprüfungen zu beauftragen, wobei die gleichen Prüfgrundlagen wie für den MDK gelten.

Durchführung von Qualitätsprüfungen (§ 114a SGB XI)

Im Rahmen von unangemeldeten Prüfungen überprüft der MDK vor Ort, ob durch die Pflegeeinrichtung die Leistungs- und Qualitätsanforderungen erfüllt sind. Der MDK soll die zuständige Heimaufsichtsbehörde an der Prüfung beteiligen. Im Rahmen der Prüfung erfolgt auch die Inaugenscheinnahme des gesundheitlichen und pflegerischen Zustandes von Pflegebedürftigen, der diese aber zustimmen müssen.

Die Basis der Prüfungen sind die Grundsätze und Maßstäbe zur Sicherung und Weiterentwicklung der Pflegequalität vom 27.05.2011 und die Richtlinien über die Prüfung der in Pflegeeinrichtungen erbrachten Leistungen und deren Qualität nach § 114 SGB XI (Qualitätsprüfungs-Richtlinien – QPR), die bereits zum 01.07.2009 als Mindestanforderungen für die Prüfungen in Kraft gesetzt wurden.

Ergebnisse von Qualitätsprüfungen (§ 115 SGB XI)
Im Zusammenhang mit der Sicherstellung der Veröffentlichung der Ergebnisse von Qualitätsprüfungen wurden die Pflege-Transparenzvereinbarung stationär (PTVS) bzw. ambulant (PTVA) entwickelt. Das Pflege-Transparenzsystem steht jedoch von Anfang an in der Kritik. Der Hauptkritikpunkt ist, dass die Pflegeberichte die tatsächliche Pflegequalität einer Pflegeeinrichtung oder eines -dienstes nicht widerspiegeln und dass stattdessen im Wesentlichen die Qualität der Pflegedokumentation im Vordergrund stehe. Im Sinne des Verbraucherschutzes muss durch die Pflegeberichte »gute Pflege« als gut und »schlechte Pflege« als schlecht erkennbar sein.

Auf der Grundlage der Pflege-Transparenzvereinbarungen werden Noten für die Qualität der Pflegeleistungen vergeben und auf den Portalen der Pflegekassen veröffentlicht (u. a. unter: www.aok-gesundheitsnavi.de, www.bkk-pflege.de, www.der-pflegekompass.de, www.pflegelotse.de).

Literatur
MDS: Pflege-Transparenzkriterien (ambulant), download unter www.mds-ev.de
MDS: Pflege-Transparenzkriterien (stationär), download unter www.mds-ev.de
Müller, H. (2011). Arbeitsorganisation in der Altenpflege. Schlütersche Verlagsgesellschaft, Hannover
Müller, H. (Hrsg.). Qualitätsmanagement in der altenpflege erfolgreich umsetzen. Verlag WEKA MEDIA, Kissing.
Sozialgesetzbuch Elftes Buch – Soziale Pflegeversicherung (SGB XI)

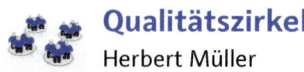

Qualitätszirkel
Herbert Müller

Nicht alles, was sich Qualitätszirkel nennt, ist auch im Sinne der Qualitätszirkelmethode ein Qualitätszirkel. So gibt es in Einrichtungen der Altenhilfe neben möglichen Qualitätszirkeln u. a. Projekt-, Standard- und Arbeitsgruppen. Qualitätszirkel eignen sich insbesondere dazu, die Erfahrungen und Kenntnisse der Mitarbeiter von der Basis in den Prozess der Qualitätssicherung und -entwicklung aufzunehmen. Mitarbeiter wirken in Qualitätszirkeln als Experten in eigener Sache mit, aus Betroffenen werden Beteiligte. Neben der Entwicklung des Arbeitsfeldes unterstützen Qualitätszirkel die fachliche und persönliche Entwicklung der Mitarbeiterinnen, sie sind damit auch eine Form der Personalentwicklung.

Was versteht man unter einem Qualitätszirkel?
Eine gut arbeitende Gruppe kann bessere Ergebnisse erzielen als der Einzelne. In diesem Sinne kann man Qualitätszirkel verstehen als Gruppenarbeit zur Förderung der Qualität und Qualifikation. Qualitätszirkel sind sowohl gestaltendes Element als auch Instrument zur Umsetzung der Qualitäts-Politik.

Ein Qualitätszirkel ist eine Gruppe von ca. sechs bis zehn Mitarbeitern, die in ihrem Arbeitsbereich zusammenarbeiten und sich regelmäßig treffen, um ein bestimmtes Problem aus der Praxis in systematischer Weise zu analysieren und zu lösen. Die Teilnahme erfolgt auf freiwilliger Grundlage (vgl. Neijzen & Trompetter 1989). Die Teilnehmer behandeln ein Thema, mit dem sie während ihrer Arbeit zu tun haben. Der Qualitätszirkel arbeitet methodisch. Der Lösung eines Problems geht eine systematische Analyse der bestehenden Situation voraus. Der Zirkel löst sich nach Erledigung der gestellten Aufgabe auf. Die Teilnahme ist freiwillig, jedoch nicht unverbindlich!

Die Teilnehmer eines Qualitätszirkels besitzen eine gleichrangige Position. Jeder Teilnehmer ist auf seinem Gebiet ein Experte. Wenn Mitarbeiter aus verschiedenen Ebenen teilnehmen, fallen innerhalb des Zirkels die hierarchischen Beziehungen weg. Der Qualitätszirkel gibt den nicht-leitenden Mitarbeitern wie kaum eine andere Methode die Gelegenheit, ihren Beitrag zur Erreichung einer optimalen Qualität zu leisten. Natürlich ist Qualitätsentwicklung und -sicherung Aufgabe aller Ebenen. Vor allem die nicht-leitenden Mitarbeiter unterbreiten aus ihren praktischen Erfahrungen heraus konkrete Ideen und Vorschläge, wie bestimmte Punkte verbessert werden können. Ganz wichtig ist, dass die Mitarbeiter mitdenken und mitentscheiden können. Durch das unmittelbare Einbeziehen der Mitarbeiter wird deutlich, dass die Fähigkeiten der Mitarbeiter wertgeschätzt werden. Hierdurch haben Qualitätszirkel einen positiven Einfluss auf die Beteiligung der Mitarbeiter an der Behandlung von Qualitätsaspekten, sie sind motivierter für ihre Arbeit. Da sie selbst an Veränderungen beteiligt sind, werden sie auch in ihrer eigenen Arbeit sicherer und die Akzeptanz der gewählten Lösungen vergrößert sich. Mitarbeiter werden im Laufe der Zeit eher versuchen, Probleme zu vermeiden, als diese hinterher lösen zu müssen. Qualitätszirkel bieten die Möglichkeit zur Zusammenarbeit und zur gegenseitigen Abstimmung. Oft sind verschiedene Arbeitsbereiche gemeinsam für einen bestimmten Teilbereich der Dienstleistung verantwortlich, z. B. für die Aufnahme neuer Bewohner oder die Ausgabe und Verteilung der Mahlzeiten. Die Gefahr besteht, dass jeder Bereich das Problem nur aus der eigenen Perspektive sieht. Durch den Qualitätszirkel haben die Mitarbeiter die Möglichkeit, hinter die Kulissen der anderen Arbeitsbereiche zu schauen und sich gegenseitig zu helfen, Probleme zu lösen. Dadurch wird Teamarbeit und gegenseitige Kommunikation gefördert.

Die sieben methodischen Schritte der Qualitätszirkelmethode

1. Abgrenzung des Themas
Die Formulierung muss problemorientiert sein und es muss sich um ein qualitätsrelevantes, tägliches Problem handeln.

2. Feststellung der aktuellen Situation
Die Teilnehmer analysieren die aktuelle Situation und versuchen möglichst viele (alle) Symptome zu erfassen.

3. Bestimmung der Problempunkte und Defizite
Bei diesem Schritt untersuchen und erkennen die Teilnehmer auf der Basis der in Schritt 2 ermittelten Symptome die konkreten Problempunkte und Defizite und überlegen, welche Ursachen hinter den Problemen und Defiziten liegen könnten.

4. Bestimmung eines Katalogs von Anforderungen und Zielen
In Schritt 4 steht nicht mehr die Analyse im Vordergrund, sondern der Blick wird in die Zukunft gerichtet. Welche Ziele und Forderungen haben die Mitarbeiter und Pflegebedürftigen/Kunden, wie könnte die optimale Situation aussehen?

5. Vorstellungen über die angestrebte Situation

Die in Schritt 4 definierten Zielvorstellungen werden besprochen und konkretisiert. Sie beschreiben, wie die gewünschte Situation genau aussehen soll.

6. Formulierung von Vorschlägen zur Erreichung der angestrebten Situation

Die Teilnehmer formulieren Vorschläge, um von der aktuellen zur angestrebten Situation zu gelangen.

7. Zusammenfassung (Erstellung eines Berichts)

In dieser Phase werden Verlauf und Ergebnisse des Qualitätszirkels zusammengefasst. Sind ausgehend von der Analyse die Ziele und Anforderungen, die vorgeschlagenen Lösungen (Maßnahmen) klar, verständlich und widerspruchsfrei? Da Qualitätszirkel nur Lösungsvorschläge erarbeiten, wird die Zusammenfassung/der Bericht in der Regel an die Steuerungsgruppe weitergeleitet, die darüber berät und entscheidet (siehe auch Stichwort: Aufbauorganisation QM-Management).

Literatur

Neijzen, T. & Trompetter (1995) in Severijns, R.: Wie einen Stein ins Wasser werfen. Deutscher Verein für öffentliche und private Fürsorge. Frankfurt/Main

Müller, H,. (2011). Arbeitsorganisation in der Altenpflege – ein Beitrag zur Qualitätsentwicklung und Qualitätssicherung. Schlütersche Verlagsgesellschaft, Hannover

R

Rahmenvertrag (§ 75 SGB XI)
Herbert Müller

Im § 75 SGB XI werden Inhalte der Pflegeleistungen und die allgemeinen Bedingungen der Pflege geregelt. Alle im Rahmenvertrag genannten Aufgaben und Leistungen gehören zum Versorgungsauftrag und sind damit verbindlich zu erfüllen. Diese Leistungen sind mit dem Pflegesatz abgegolten (Standardleistungen).

Der Versorgungsauftrag geht über die Leistungen hinaus, die z. B. der MDK im Rahmen der Bewohnerbegutachtung bei der Pflegestufenzuordnung anerkennt. Deshalb kann die Einstufung der Bewohner in eine Pflegestufe insgesamt keine Rückschlüsse auf die Personalbemessung der Pflegeeinrichtung zulassen. Der Rahmenvertrag ist für die zugelassenen Pflegeeinrichtungen und die Pflegekassen unmittelbar verbindlich.

Für die Leistungserbringer ist es wichtig, die Aufgaben und Verpflichtungen aus dem Rahmenvertrag zu kennen. »Inhalt der Pflegeleistungen sind die im Einzelfall erforderlichen Tätigkeiten zur Unterstützung, zur teilweisen oder zur vollständigen Übernahme der Verrichtungen im Ablauf des täglichen Lebens oder zur Beaufsichtigung oder Anleitung mit dem Ziel der eigenständigen Übernahme dieser Verrichtungen in der anerkannten Pflegestufe. Die Hilfen sollen diejenigen Maßnahmen enthalten, welche die Pflegebedürftigkeit mindern sowie einer Verschlimmerung der Pflegebedürftigkeit und der Entstehung von Sekundärerkrankungen vorbeugen. Die Durchführung und Organisation der Pflege richten sich nach dem allgemeinen Stand der medizinisch-pflegerischen Erkenntnisse. Die Pflegeleistungen sind in Form der aktivierenden Pflege … zu erbringen.« (vgl. RV-NW § 2).

Zu den allgemeinen Pflegeleistungen (Grundpflege) gehören je nach Einzelfall Hilfen bei der Körperpflege, Ernährung, Mobilität, Sozialen Betreuung, Mitarbeit bei ärztlicher Diagnostik und Therapie und Schutz vor Selbst- und Fremdgefährdung.

Darüber hinaus sind die Einrichtungen verpflichtet, die Dokumentation der Pflege sachgerecht und kontinuierlich zu führen. Aus den Unterlagen der Pflegedokumentation muss jederzeit der aktuelle Verlauf und Stand des Pflegeprozesses ablesbar sein und die erbrachten Leistungen sind im notwendigen Umfang täglich in der Dokumentation zu erfassen, von der Pflegeperson zu bestätigen und durch die verantwortliche Pflegefachperson (PDL) einmal monatlich zu prüfen (vgl. RV-NW § 16).

Der Träger muss eine sachgerechte Aufbau- und Ablauforganisation sicherstellen und die internen Zuständigkeiten festlegen. Die personelle Ausstattung muss eine bedarfsgerechte, gleichmäßige sowie fachlich qualifizierte, dem allgemein anerkannten Stand der medizinisch-pflegerischen Erkenntnissen entsprechende Pflege gewährleisten. Der Anteil der Pflegeleistungen, die durch geringfügig Beschäftigte erbracht wird, soll 20 % nicht übersteigen.

Beim Einsatz von Pflegepersonen ist zudem sicherzustellen, dass Pflegefachpersonen die fachliche Überprüfung des Pflegebedarfs, die Anleitung der Pflegepersonen und die Kontrolle der geleisteten Arbeit gewährleisten. Danach verbietet es sich von selbst, Pflegepersonen mit Aufgaben der Schicht- bzw. Wohnbereichsleitung, der Einarbeitung von Mitarbeitern und Anleitung von Auszubildenden, Schülern und Praktikanten oder der Erstellung der Pflegeplanung usw. zu beauftragen (vgl. RV-NW § 24).

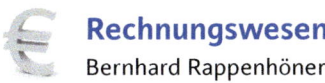

Rechnungswesen
Bernhard Rappenhöner

Grundbegriffe des Rechnungswesens
Im Rechnungswesen gibt es eine Vielzahl unterschiedlicher Begrifflichkeiten, die in nachfolgender Grafik systematisiert werden. Eine entsprechende Klärung des jeweiligen Begriffes erfolgt unter dem Stichwort.

Neben den jeweils unter dem Stichwort dargestellten Strömungsgrößen gibt es auch die Bestandsgrößen, die wie folgt definiert werden:
- **Kasse:** Bestand an liquiden Mitteln bestehen aus Bargeld und Sichtguthaben
- **Geldvermögen:** Kasse wie vorher zuzüglich Forderungen und abzüglich Verbindlichkeiten.
- **Gesamtvermögen:** Geldvermögen wie zuvor zuzüglich dem in der Bilanz ausgewiesenen Sachvermögen.
- **Betriebsnotwendige Vermögen:** das kostenrechnerisch bewertete Gesamtvermögen abzüglich dem nicht-betriebsnotwendigem (neutralem) Vermögen.

Grundlagen des Rechnungswesens
Der Leistungsprozess eines Unternehmens besteht darin, für die Erstellung von Gütern und Dienstleistungen die entsprechenden Produktionsfaktoren zu kombinieren. Dieser Prozess der Kombination wird mithilfe des betrieblichen Rechnungswesens geplant, durchgeführt und kontrolliert. Sämtliche Verfahren, die das betriebliche Leistungsgeschehen zahlenmäßig erfassen oder überwachen, werden unter dem Begriff »Betriebliches Rechnungswesen« zusammengefasst. Jeder Geschäftsvorfall, der mengenmäßige oder wertmäßige Änderungen beinhaltet, wird belegmäßig erfasst, verrechnet und ausgewertet. Dabei hat das betriebliche Rechnungswesen folgende Hauptaufgaben:
- **Dokumentation und Rechenschaftslegung:** Um die Vermögens-, Schulden- und Erfolgslage der Unternehmung darzustellen, werden auf Basis von Belegen alle Geschäftsvorfälle zeitlich und sachlich geordnet.
- **Wirtschaftlichkeitskontrolle:** Zur Überwachung der Wirtschaftlichkeit und der Rentabilität des Unternehmens muss permanent gewährleistet sein.
- **Dispositionsaufgabe:** Die Daten des betrieblichen Rechnungswesens müssen für einzelne Unternehmensentscheidungen die entsprechenden Daten und Berech-

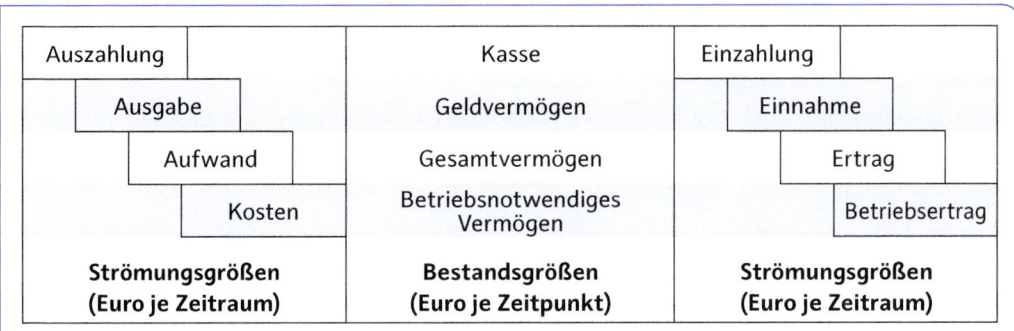

Abb. 50: Grundbegriffe des betrieblichen Rechnungswesens.

nungen zur Verfügung stellen. Diese Unternehmensentscheidungen können beispielsweise Investitionsentscheidungen, Entscheidungen zur Preisgestaltung, Entscheidungen zum Produktsortiment oder zur Verfahrenswahl sein.

Da jeweils unterschiedliche Aspekte des betrieblichen Geschehens im Vordergrund stehen, können die Aufgaben des Rechnungswesens nicht von einer einzelnen Berechnung erfüllt werden. Die Erstellung der Handelsbilanz nach außen hat beispielsweise eine völlig andere Zielsetzung als die Darstellung der wirtschaftlichen Lage nach innen. So kann es sein, das eine besonders gute Unternehmenslage nach außen hin schlechter dargestellt werden soll um hohe Gewinnausschüttungen oder eine hohe Steuerzahlung zu vermeiden. Im anderen Fall ist es denkbar, dass eine eher mäßige Unternehmenslage nach außen hin besser dargestellt werden soll um das Vertrauen der Gläubiger aufrecht zu erhalten. Um die richtigen Unternehmensentscheidungen treffen zu können, muss die Unternehmenssituation nach innen hin aber immer so realistisch wie möglich dargestellt werden. Aufgrund dieser unterschiedlichen Anforderungen und Zielsetzungen wird eine Trennung des betrieblichen Rechnungswesen wie in Abb. 51 dargestellt vorgenommen.

Die Statistik und die Planungsrechnung sind ergänzende Funktionen für die interne und externe Erfolgsrechnung.
- **Aktiva :** Aktiva bezeichnet die linke Seite der Bilanz, die auch Aktivseite genannt wird. Die Aktivseite der Bilanz beinhaltet die Mittelverwendung eines Unternehmens und besteht aus dem Anlagevermögen und dem Umlaufvermögen. Daher ist der Begriff der Vermögensseite der Bilanz ebenfalls gebräuchlich.
- **Aktiv-Passiv-Mehrung :** Die Aktiv-Passiv-Mehrung ist eine Art von Geschäftsvorfällen, bei denen sowohl auf der Aktivseite als auch auf der Passivseite der Bilanz ein Kontowert erhöht wird. Die Bilanzsumme erhöht sich somit und es tritt eine Bilanzverlängerung ein. Ein beispielhafter Geschäftsvorfall, der eine Aktiv-Passiv Mehrung darstellt, ist der Kauf eines KFZ per Kredit. Das Anlagevermögen auf der

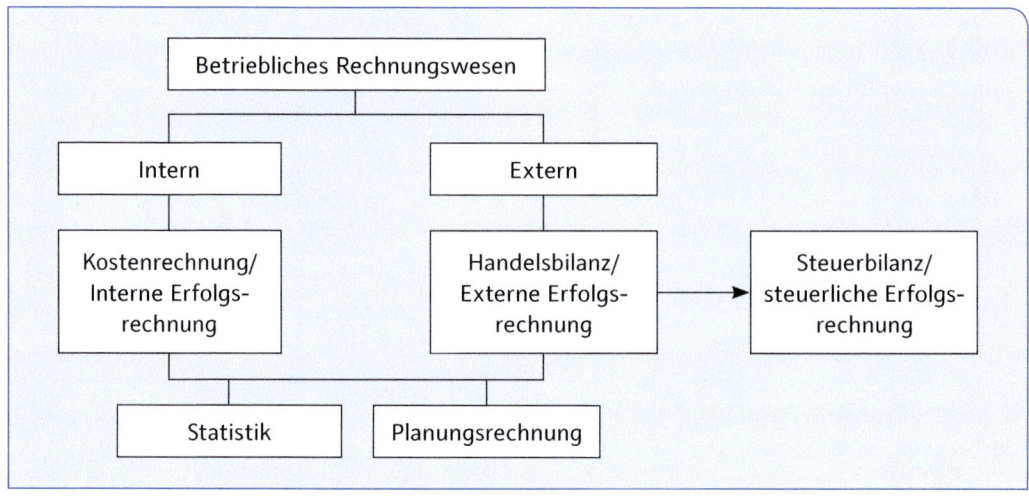

Abb. 51: Übersicht des betrieblichen Rechnungswesens.

Aktivseite erhöht sich um den Wert des Autos, die Passivseite der Bilanz erhöht sich um den Wert des Krediters.
- **Aktiv-Passiv-Minderung:** Die Aktiv-Passiv-Minderung ist eine Art von Geschäftsvorfällen, bei denen sowohl auf der Aktivseite, als auch auf der Passivseite der Bilanz ein Kontowert vermindert wird. Die Bilanzsumme verkleinert sich somit und es tritt eine Bilanzverkürzung ein. Ein beispielhafter Geschäftsvorfall, der eine Aktiv-Passiv Mehrung darstellt, ist der Kauf eines KFZ per Kredit. Das Anlagevermögen auf der Aktivseite erhöht sich um den Wert des Autos, die Passivseite der Bilanz erhöht sich das Fremdkapital um den Wert des Kredites.
- **Aktivtausch:** Der Aktivtausch ist eine Art von Geschäftsvorfällen bei denen auf der Aktivseite der Bilanz ein Kontowert erhöht und ein anderer Kontowert vermindert wird. Die Bilanzsumme bleibt beim Aktivtausch unverändert. Ein beispielhafter Geschäftsvorfall der einen Aktivtausch darstellt, ist die Einzahlung der täglichen Kasseneinnahmen auf das Bankkonto. Das Umlaufvermögen der Kasse auf der Aktivseite der Bilanz sinkt während sich das Umlaufvermögen der Bank ebenfalls auf der Aktivseite der Bilanz in gleicher Weise erhöht.
- **Aufwand:** Der Aufwand ist der Wert aller verbrauchten Güter und Dienstleistungen pro Periode, der in der Finanzbuchhaltung verrechnet wird. Der Aufwand ist eine Strömungsgröße auf Ebene der Finanzbuchhaltung also der Bilanz und der Gewinn-und Verlustrechnung. Zur systematischen Einordnung des Aufwands siehe auch Grundbegriffe des Rechnungswesens.
- **Ausgabe:** Die Ausgabe ist der Wert aller zugegangenen Güter und Dienstleistungen pro Periode. Sie entspricht dem Beschaffungswert. Die Ausgabe ist eine Strömungsgröße auf Ebene des Geldvermögens. Zur systematischen Einordnung der Ausgabe siehe auch Grundbegriffe des Rechnungswesens.
- **Auszahlung:** Die Auszahlung ist der Abgang liquider Mittel wie Bargeld und Sichtguthaben pro Periode. Die Auszahlung ist eine Strömungsgröße auf Ebene der Investitions-, Finanz- und Liquiditätsplanung. Zur systematischen Einordnung der Auszahlung siehe auch Grundbegriffe des Rechnungswesens.

Bilanz

Die Bilanz (ital. bilancia, Waage, im Sinne von Balkenwaage, lat. bilanx, etwa Doppelwaage) ist eine Aufstellung von Herkunft und Verwendung des Kapitals. Die Begrifflichkeit der Doppelwaage ist insofern zutreffend, da die Bilanz immer im Gleichgewicht ist, was sich zwangsläufig aus ihrem methodischen Aufbau ergibt. Die Bilanz ist stellt eine Gegenüberstellung von Vermögen (Aktiva) und Schulden (Passiva) in Kontenform dar. Eine andere Betrachtungsweise stellt die Dynamik der Betriebsmittel in den Vordergrund indem sie die Begriffe Mittelverwendung für die Aktivseite und Mittelherkunft für die Passivseite verwendet.

Die Bilanz ist fester Bestandteil des Jahresabschlusses. Sie stellt zusammen mit der Gewinn- und Verlustrechnung den wirtschaftlichen Erfolg eines Unternehmens einer vergangenen Periode dar. Während die Bilanz auf einen Stichtag erstellt wird, betrachtet die die Gewinn- und Verlustrechnung einen Zeitraum. Rechentechnisch ist die Bilanz die aus der Buchführung ermittelte, zusammengefasste und systematisch gegliederte Vermögensübersicht.

Funktionen einer Bilanz
- **Dokumentationsfunktion:** Die Bilanz gibt eine verbindliche Auskunft über das vorhandene Vermögen des Unternehmens. Durch das Festhalten des Vermögens in der Bilanz wird diese zu einem handels- und steuerrechtlich erheblichem Rechenwerk über die vom Unternehmen getätigten Geschäfte. Die Bilanz stellt somit den formellen Abschluss der Buchführung dar.
- **Gewinnermittlungsfunktion:** Der Vergleich des Eigenkapitals zu Beginn des Geschäftsjahres mit dem am Ende des Geschäftsjahres ergibt unter Berücksichtigung der Einlagen und Entnahmen den Gewinn oder Verlust eines Jahres. Das Zustandekommen des Gewinns bzw. Verlusts wird detailliert nachgewiesen.
- **Informationsfunktion:** Die Informationsfunktion kann in die Selbstinformation und die Drittinformation unterteilt werden. Ziel der Selbstinformation ist es, dem Kaufmann mittels der Bilanz ein Instrument zur Steuerung des Unternehmens zu geben. Für interessierte Dritte wie beispielsweise Gläubiger, potenzielle Kreditgeber, Geschäftspartner oder die öffentliche Hand stellt die Bilanz ein Informationsinstrument bezüglich ihres zukünftigen Verhaltens gegenüber dem Unternehmen dar. Die Bilanz dient aus dieser Sicht im weiteren Sinne dem Gläubigerschutz.

Buchen auf Bestandskonten

Auf Bestandskonten werden die Wertveränderungen der einzelnen Posten der Bilanz über das Jahr festgehalten. Wie bereits unter dem Stichwort Bilanz dargestellt gibt es Aktiv- und Passivkonten. Ein Konto hat immer die weiter unten dargestellte Form. Es besteht aus der Soll und der Habenseite. Ein Buchungssatz lautet immer Soll an Haben. Es wird also für jeden Geschäftsvorfall ein Konto im Soll und ein Konto im Haben angesprochen.

Buchungsregeln für das Buchen auf Bestandskonten

Die Anfangsbestände (AB) werden bei Eröffnung des Kontos am Anfang des Jahres auf der Seite eingetragen, auf der sie in der Bilanz stehen (links oder rechts).

Erhöhungen der Anfangsbestände werden auf der gleichen Seite des Kontos wie die Anfangsbestände gebucht. Bei einer Buchung ist stets das zweite, von dem Geschäftsvorfall berührte Konto als Gegenkonto zu notieren.

Minderungen werden auf der entgegengesetzten Seite wie die Erhöhungen gebucht.

Für das Schlussbilanzkonto (SBK), welches am Ende des Jahres zur Bilanzaufstellung eröffnet wird, wird bei jedem Konto jeweils eine Abrechnung gemacht, wobei auf jedem Konto auf der Soll- und der Haben-Seite der gleiche Betrag stehen muss. Um dies zu erreichen, wird auf der kleineren Seite der fehlende Betrag zum Ausgleich gutgeschrieben. Als Gegenkonto wird das SBK (Schlussbilanzkonto) angegeben. Im SBK-Konto werden alle SBK-Buchungen auf den Bestandskonten genau auf der entgegengesetzten Seite, wie in den Bestandskonten gebucht. Als Gegenkonto wird das jeweilige Bestandskonto angegeben.

Soll	Haben

Abb. 52: Darstellung eines Kontos

Die Buchung von Bestandskonten und die Erstellung des Schlussbilanzkontos kann man wie in Abb. 53 schematisch darstellen.

Doppelte Buchführung

Die doppelte Buchführung ist die zurzeit vorherrschende Art der Buchführung in der privaten Wirtschaft. Sie wird auch kaufmännische Buchführung genannt. Weil jeder Geschäftsvorfall in zweifacher Weise erfasst wird, hat sich der Begriff der »doppelten« Buchführung durchgesetzt. Wie weiter unter Buchen auf Bestandskonten beschrieben wird grundsätzlich jeder Geschäftsvorfall »Soll an Haben« gebucht. Damit wird jeder Geschäftsvorfall doppelt, aber auf verschiedenen Konten, erfasst. Auf beiden angesprochen Konten werden zeitgleich jeweils genau der gleiche Wert im Soll und im Haben gebucht.

- **Einnahme:** Die Einnahme ist der Wert aller veräußerten Güter und Dienstleistungen pro Periode. Sie entspricht dem Erlös bzw. dem Umsatz. Die Einnahme ist eine Strömungsgröße auf Ebene des Geldvermögens. Zur systematischen Einordnung der Ausgabe siehe auch Grundbegriffe des Rechnungswesens.
- **Einzahlung:** Die Einzahlung ist der Zugang liquider Mittel wie Bargeld und Sichtguthaben pro Periode. Die Einzahlung ist wie die Auszahlung eine Strömungsgröße auf Ebene der Investitions-, Finanz- und Liquiditätsplanung. Zur systematischen Einordnung der Einzahlung siehe auch Grundbegriffe des Rechnungswesens.
- **Erfolg:** Der Erfolg ist das Ergebnis der Gewinn und Verlustrechnung (siehe auch). Überwiegen die Erträge so ist der Erfolg ein Gewinn. Überwiegen die Kosten, so ist der Erfolg ein Verlust.
- **Ertrag:** Der Ertrag ist der Wert aller erbrachten Güter und Dienstleistungen

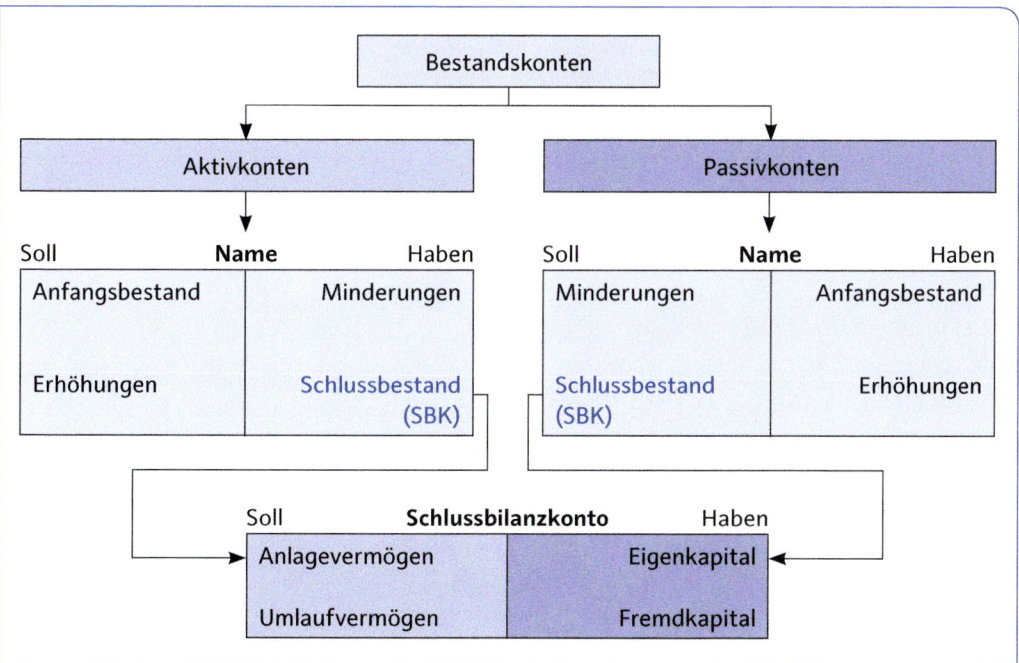

Abb. 53: Übersicht zum Buchen auf Bestandskonten.

pro Periode, der in der Finanzbuchhaltung verrechnet wird. Der Ertrag ist eine Strömungsgröße auf Ebene der Finanzbuchhaltung also der Bilanz und der Gewinn- und Verlustrechnung (GuV). Zur systematischen Einordnung des Aufwands siehe auch Grundbegriffe des Rechnungswesens.
- **Geschäftsvorfälle:** Geschäftsvorfälle sind Vorgänge unternehmerischen Handelns, die Anlass zu Buchungen in der Finanzbuchhaltung geben. Die finanziellen Auswirkungen der Geschäftsvorfälle schlagen sich im Jahresabschluss nieder. Ein Beispiel für einen Geschäftsvorfall ist der Barkauf von Waren.

Gewinn- und Verlustrechnung (GuV)

Neben der Bilanz ist die Gewinn- und Verlustrechnung (abgekürzt GuV) ein wesentlicher Teil des Jahresabschlusses. Die GuV gehört somit zur externen Rechnungslegung eines Unternehmens. Mindestens einmal im Jahr zum Jahresabschluss stellt die GuV die Erträge und Aufwendungen dar. Die Art, die Höhe und die Quellen des unternehmerischen Erfolges werden aus finanztechnischer Perspektive betrachtet. Überwiegen die Erträge, ist der Erfolg ein Gewinn, andernfalls ein Verlust.

Am Schluss eines jeden Geschäftsjahres hat der Kaufmann nach §242 des deutschen Handelsgesetzbuches (HGB) eine Gegenüberstellung der Aufwendungen und Erträge aufzustellen. Die Gewinn- und Verlustrechnung unterliegt den gesetzlichen Pflichten zur Prüfung und Offenlegung. Lediglich Personenhandelsgesellschaften und Einzelkaufleute können nach §5 des Publizitätsgesetzes auf eine Veröffentlichung verzichten, wenn in einer Anlage zur Bilanz erläuternde Angaben zur Ertragslage beigefügt werden.

Buchhalterisch unterscheiden sich die einzelnen Konten der GuV, die Erfolgskosten heißen, von den Bestandskonten der Bilanz. Als Unterkonten des Eigenkapitals sind alle Erfolgskonten Passivkonten.

Passiva

Passiva bezeichnet die rechte Seite der Bilanz, die auch Passivseite genannt wird. Die Passivseite der Bilanz beinhaltet die Mittelherkunft eines Unternehmens und besteht aus dem Eigenkapital und dem Fremdkapital. Daher ist der Begriff der Kapitalseite der Bilanz ebenfalls gebräuchlich.

Passivtausch

Der Passivtausch ist eine Art von Geschäftsvorfällen bei denen auf der Passivseite der Bilanz ein Kontowert erhöht und ein anderer Kontowert vermindert wird. Die Bilanzsumme bleibt beim Passivtausch unverändert. Ein beispielhafter Geschäftsvorfall der einen Passivtausch darstellt, ist die Begleichung einer Verbindlichkeit aus Lieferung und Leistung durch ein Darlehen. Das Fremdkapital der Verbindlichkeiten aus Lieferung und Leistung auf der Passivseite der Bilanz sinkt während sich das Fremdkapital des Darlehens ebenfalls auf der Passivseite der Bilanz in gleicher Weise erhöht.

Inventar und Inventur

Das Inventar ist ein Verzeichnis der Vermögensgegenstände und der Schulden eines Unternehmens. Diese Verzeichnis der Bestände an Vermögensgegenständen und Schulden muss genau und ausführlich sein, denn es bildet die Grundlagen eines ordnungsgemäßen Jahresabschlusses des Unternehmens. Das Inventar stellt gegenüber dem Unternehmen selbst, eventuellen Geldgebern und Finanzbehörden sicher, dass die in der

Bilanz enthaltenen Informationen der Wahrheit entsprechen. Das Inventar muss nach § 240 Abs. 1 des Handelsgesetzbuches von jedem Kaufmann/Unternehmen zu Beginn der Unternehmung, zum Schluss eines jeden Geschäftsjahres und bei der Geschäftsaufgabe aufgestellt werden.

Der Vorgang der zur Aufstellung des Inventars führt, bezeichnet man als die Inventur. Die Inventur immer durch eine tatsächliche Aufnahme des Bestandes der Vermögensgegenstände durch Zählen, Messen, Schätzen oder Wiegen ermittelt. Nur wenn tatsächliche Bestandsaufnahme nicht möglich ist so beispielsweise bei Grundstücksbeständen, Grundpfandrechten oder Darlehen, wird buchhalterische Werte zurückgegriffen. Bei der körperlichen Inventur werden vier Verfahren unterschieden:

Erfolgt die Bestandsaufnahme am Bilanzstichtag (z. B. 31.12. eines Jahres) so ist dies eine Stichtagsinventur. Sie ist der Regelfall.

Eine vorverlegte oder eine nachverlegte Inventur liegt dann vor, wenn die tatsächliche Bestandsaufnahme bis zu drei Monate vor oder bis zu zwei Monate hinter den Bilanzstichtag liegt. Durch Vor- oder Rückrechnung werden dann die entsprechenden Bestandswerte zum Bilanzstichtag ermittelt.

Werden die Bestandswerte über das ganze Jahr verteilt dauerhaft erhoben, so ist dies eine permanente Inventur. Durch dieselbe Methode wird in Form einer Vorrechnung der Endwert ermittelt

Bei der Stichprobeninventur wird nur für das wertigste Inventar eine körperliche Bestandsaufnahme vorgenommen. Für die restlichen Artikel wird anhand einer Stichprobe durch anerkannte sowie mathematisch-statistische Verfahren auf den Gesamtbestand der jeweiligen Vermögenswerte hochgerechnet.

Literatur
Coenenberg, A.; Haller, A.; Mattner, G. & Schultze, W. (2012). Einführung in das Rechnungswesen: Grundlagen der Buchführung und Bilanzierung, HGB und internationale Standards, Einzel- und Konzernabschluss. Verlag Schäeffer-Poeschel, Stuttgart
Däumler, K. D. & Grabe, J. (2008). Kostenrechnung 1 – Grundlagen: Mit Fragen und Aufgaben, Antworten und Lösungen, Testklausuren. Nwb Verlag, Herne

Rechtfertigungsgründe
Sabine Sappke-Heuser

Die Rechtswidrigkeit der tatbestandsmäßigen Handlung entfällt, wenn Rechtfertigungsgründe zugunsten des Handelnden eingreifen, also Gründe, die die strafbare Handlung ausnahmsweise erlauben. Die wichtigsten Rechtfertigungsgründe für den Pflegealltag sind:
- die Einwilligung
- die mutmaßliche Einwilligung
- die Notwehr (§ 32 StGB)
- der rechtfertigende Notstand (§ 34 StGB)

Rechtsfähigkeit
Sabine Sappke-Heuser

Unter der Rechtsfähigkeit versteht man die Fähigkeit, Träger von Rechten und Pflichten zu sein. Rechtsfähigkeit besitzen alle natürlichen Personen (alle Menschen), auch Minderjährige und Betreute, sowie alle juristischen Personen (§§ 1, 21 BGB, z. B. Vereine). Die volle Rechtsfähigkeit gilt in der BRD allerdings nur für deutsche Staatsangehörige. Die Rechtsfähigkeit beginnt mit der Geburt (§ 1 BGB) und endet mit dem Tod (s. Mensch). Unter gewissen Umständen wird die Rechtsfähigkeit auch fingiert. So kann bereits ein ungeborener Mensch (nasciturus) zum Erben bestimmt werden, § 1923 Abs. 2 BGB.

Literatur
Schneider, E. (2007). Pflege und Betreuung bei psychischen Alterserkrankungen. Facultas Verlag, Wien

Rechtsquellen
Sabine Sappke-Heuser

Als Rechtsquelle bezeichnet man den Ursprungsort einer Rechtsvorschrift, aus der sich die geltenden Rechtsnormen herleiten. Das Arbeitsrecht wird durch eine Vielfalt von Rechtsquellen bestimmt. Dadurch kommt es immer wieder zu Überschneidungen und Kollisionen. Zur Auflösung von Normenkollisionen wird eine sog. Rangordnung (oder Normenhierarchie) zugrunde gelegt. Mithilfe dieser Hierarchie wird das Verhältnis der verschiedenen Rechtsquellen zueinander verdeutlicht:
- Europarecht
- Grundgesetz
- Gesetze
- Rechtsverordnungen
- Tarifverträge (TV)
- Betriebsvereinbarungen (BV)
- Arbeitsverträge
- Allgemeine Arbeitsbedingungen

Diese Rangordnung hat zur Konsequenzen, dass:
- die ranghöhere Norm der rangniedrigeren Norm vorgeht, sie also verdrängt (Rangprinzip),
- ein Abweichen von einer ranghöheren Rechtsquelle nur bei einer günstigere Regelung (Günstigkeitsprinzip) oder einer Öffnungsklausel möglich ist,
- bei ranggleichen Rechtsquellen die speziellere Regelung der generellen Regelung vorgeht (Spezialitätsgrundsatz) und
- die jüngere Regelung die ältere ablöst (Ordnungsprinzip)

Somit darf keine Regelung in einem Vertrag (TV, BV, Einzelarbeitsvertrag) etwa gegen ein Gesetz verstoßen (z. B.: § 3 BurlG = mindestens 24 Urlaubstage – eine Regelung im Arbeits- oder Tarifvertrag von 22 Urlaubstagen wäre ungültig, 25 Tage oder mehr wären zulässig nach dem sog. Günstigkeitsprinzip, da zu Gunsten der Arbeitnehmer von dieser Mindesturlaubsregelung abgewichen werden darf).

Europarecht
Für das Arbeitsrecht von großer Bedeutung sind die Artikel 12, 39 und 141 des EG-Vertrages (EGV). Diese Artikel besagen, dass Bürger der Europäischen Union im gesamten Gebiet der EU arbeiten dürfen und sich in den Gebieten aufhalten dürfen, Art. 39 EGV. Weiterhin wird die Gleichstellung von Männern und Frauen im Art. 141 EGV geregelt, nach dem Männer und Frauen für vergleichbare Arbeit auch gleichen Lohn bekommen sollen. Art. 12 EGV spricht zudem ein Verbot der Diskriminierung aufgrund der Staatsangehörigkeit aus. Diese Normen des EGV entfalten direkte Rechtswirkung, s. d. sich ein Arbeitnehmer in Deutschland direkt auf diese Regelungen berufen kann. Wichtige Rechtsquellen des Europarechts sind nach Art. 38 Abs. 1 Statut des Internationalen Gerichtshofs außerdem:
- Völkerrechtliche Verträge
- Internationales Gewohnheitsrecht (als Ausdruck einer allgemeinen, als Recht anerkannten Übung)
- Allgemeine Rechtsgrundsätze (die von den Kulturvölkern anerkannt sind)

- Richterliche Entscheidungen (insbesondere Urteile des Europäischen Gerichtshofs)
- Völkerrechtslehre

Grundgesetz

Oberste Rechtsquelle in der Bundesrepublik Deutschland ist das Grundgesetz (GG). Die Grundrechte Art. 1 bis 19 stellen unmittelbar geltendes Recht dar und sind für Gesetzgebung, vollziehende Gewalt und Rechtsprechung bindend, Art. 1 Abs. 3 GG.

Arbeitsrechtlich bedeutsame Bestimmungen im Grundgesetz sind u. a.:
- die Würde des Menschen, Art. 1 Abs. 1
- der Anspruch auf freie Entfaltung der Persönlichkeit (Art. 2 Abs. 1)
- die Gleichheit der Menschen (Art. 3 Abs. 1)
- die Gleichberechtigung von Mann und Frau (Art. 3 Abs. 2)
- die Garantie der Versammlungsfreiheit (Art. 8)
- der Anspruch auf Vereinigungsfreiheit (Koalitionsfreiheit) von Arbeitnehmer und Arbeitgeber, die sich zu Gewerkschaften und Verbänden zusammenschließen dürfen (Art. 9 Abs. 3)
- die Garantie Beruf, Arbeitsplatz und Ausbildungsstätte frei zu wählen (Art. 12)

Gesetze

Das Gesetzgebungsrecht für arbeitsrechtliche Gesetze steht dem Bund und den Ländern zu. Die Länder üben das Gesetzgebungsrecht konkurrierend zum Bund aus, d.h. sie können nur dann arbeitsrechtliche Gesetze erlassen, wenn der Bund von seinem Gesetzgebungsrecht keinen Gebrauch gemacht hat (s. Bildungsurlaub).

Die wichtigsten arbeitsrechtlichen Gesetze sind das:
- Arbeitsgerichtsgesetz
- Arbeitsschutzgesetz
- Arbeitszeitgesetz
- Berufsbildungsgesetz
- Betriebsverfassungsgesetz
- Bundesurlaubsgesetz
- Bürgerliches Gesetzbuch
- Entgeltfortzahlungsgesetz
- Gewerbeordnung
- Handelsgesetzbuch
- Jugendarbeitsschutzgesetz
- Kündigungsschutzgesetz
- Mitbestimmungsgesetze
- Mutterschutzgesetz
- Nachweisgesetz
- Sozialgesetzbuch IX
- Tarifvertragsgesetz

Rechtsverordnungen

Rechtsverordnungen sind allgemein verbindliche Regelungen, die ohne Mitwirkung des Bundestags oder des Bundesrats aufgrund einer hoheitlichen Anordnung (gesetzlichen Ermächtigung) von einer Regierungs- oder Verwaltungsbehörde erlassen werden, Art. 80 Abs. 1 GG, (z. B.: Wahlordnung zum Betriebsverfassungsgesetz).

Tarifverträge

Der Tarifvertrag ist ein zwischen den Tarifvertragsparteien (einzelner Arbeitgeber, Arbeitgeber-Verband, Gewerkschaft) im Rahmen der Tarifautonomie abgeschlossener Vertrag. Durch diesen Tarifvertrag kann auch ohne staatliche Mitwirkung (autonom) durch Gesamtvereinbarungen (kollektive Vereinbarungen) »Arbeitsrecht« geschaffen werden. Die darin getroffenen Regelungen gelten zunächst nur für die Mitglieder der Tarifvertragsparteien. Gem. § 5 Tarifvertragsgesetz kann der Anwendungsbereich eines Tarifvertrages durch eine Allgemeinverbindlichkeitserklärung des zuständigen Bundes- oder Landesministers für Arbeit auf alle nicht tarifgebundenen Arbeitnehmer und Arbeitgeber ausgeweitet werden.

Betriebsvereinbarung

Die Betriebsvereinbarung ist ein schriftlicher Verträge zwischen einem Arbeitgeber und einem Betriebsrat (§ 77 BetrVG). Für Betriebsvereinbarung gilt eine sog. Regelsperre: Arbeitsbedingungen, die durch Tarifvertrag geregelt sind oder üblicherweise geregelt werden, dürfen in der Betriebsvereinbarung nicht geregelt werden, § 77 Abs. 3 BetrVG. Typische Betriebsvereinbarungen sind z. B.: Angelegenheiten der Geschäftsführung des Betriebsrates, Arbeitsfreistellung der Betriebsratsmitglieder; Regelung von Ausgleichszahlung, Abfindungen; Arbeitsbedingungen in Sozialplänen. Der Abschluss einer Betriebsvereinbarung kann im Unterschied zum Tarifvertrag nicht durch Streik erzwungen werden.

Arbeitsverträge

Arbeitsverträge werden zwischen Arbeitgeber und Arbeitnehmer geschlossen. Grundsätzlich können die Inhalte der Arbeitsverträge frei vereinbart werden, § 105 GewO. Regelungen im Arbeitsvertrag, die jedoch gegen eine der oben genannten Rechtsquellen verstoßen, sind ungültig.

Allgemeine Arbeitsbedingungen

Allg. Arbeitsbedingungen sind vom Arbeitgeber einseitig vorformulierte Regelungen der Arbeitsbedingungen, die allen Arbeitnehmer auferlegt werden, ohne Verhandlung mit dem einzelnen Arbeitnehmer (z. B. Einheitsarbeitsvertrag, Torkontrollen, Arbeitskleidung).

Literatur

Bundesministerium für Arbeit und Soziales (2012). Übersicht über das Arbeitsrecht 2012/2013. Bw Verlag, Filderstadt

Hromadka, W. & Maschmann, F. (2011). Arbeitsrecht Band 1: Individualarbeitsrecht. Springer Verlag

Reden
Ursula Schmitt

Rhetorik

Rhetorik ist der gelungene Aufbau einer Rede und seiner Ausdrucksformen, genannt rhetorische Wirkungsmittel. Dazu gehören die Sprache, Mimik, Gestik, der Blickkontakt und die Körperhaltung. In der Antike wurde Rhetorik sogar als Kunst bezeichnet und erhielt einen besonderen Stellenwert. Heutzutage meint Rhetorik das sichere, zielorientierte und ausdrucksstarke Reden vor anderen (Neurolinguistisches Programmieren).

Wozu eine Rede?

In Ihrem Arbeitsfeld werden Sie mit unterschiedlichen Anlässen zu einer Rede konfrontiert. Als Beispiele seien genannt: Begrüßungsrede für neue Mitarbeiter, Moderation eines Angehörigenabends, der Smalltalk zwischendurch, die Informationseinheit während einer Besprechung, das Konfliktgespräch, Ihre Meinung ist gefragt und vieles mehr. Gemeinsam ist allen Reden, dass sie etwas bewirken wollen. Das kann eine Wissenserweiterung sein, eine Verhaltensänderung, eine Beschwichtigung, eine Klärung etc. Die Anlässe für Reden sind also sehr vielfältig. Exemplarisch werden die Informationsrede und die Meinungsrede vorgestellt.

Informationsrede (nach Elmar Bartsch)

Sicherlich kennen Sie die Situation, dass ein Mitarbeiter von Ihnen eine Information zur letzten Teamsitzung haben möchte, da er selbst verhindert war. Wie könnte nun solch eine Information aussehen? Gehen Sie nach folgenden Kriterien vor:

Gegenwart: Fassen Sie den Inhalt kurz zusammen.
Gegenwart ausführlich: Beschreiben Sie die Details: Was? Wo? Wie? Wer? Warum?
Vergangenheit: Nennen Sie den Grund bzw. den Anlass.
Zukunft: Erläutern Sie kurz, was geschehen soll.
Zukunft ausführlich: Beschreiben Sie die Einzelheiten von dem, was geschehen soll und geben Sie einen Ausblick auf weitere Entwicklungen. (S. F. Gutzeit)

> **Beispiel**
>
> Gegenwart: »Die Geschäftsleitung wird 3 Pinnwände anschaffen.«
>
> Gegenwart ausführlich: »Die Pinnwände sollen in ihrer Farbe zur Einrichtung der Besprechungsräume passen. Zusätzlich ist vorgesehen, klappbare Pinnwände anzuschaffen, damit sie leicht transportiert werden können. Dazu gehörendes Moderationsmaterial soll ebenfalls eingekauft werden.«
>
> Vergangenheit: »Die bisherigen Pinnwände waren kaum mehr einsatzfähig, da sich die Beschichtung stellenweise löste, sodass die Pinnnadeln keinen Halt mehr fanden.«
>
> Zukunft: »Ausgewählt werden die Pinnwände von zwei Teamverantwortlichen. Drei Firmen stehen zur Verfügung und die Angebote werden geprüft.«
>
> Zukunft ausführlich: »Durch diesen Beschluss werden in Kürze jedem Team wieder Pinnwände inkl. Moderationsmaterial während einer Besprechung zur Verfügung stehen. Für die Zukunft wird überlegt, auch die Flipcharts zu erneuern.«

Dieses Beispiel zeigt, wie kurz, prägnant, zuverlässig und sachlich Informationen weitergegeben werden können. Je öfter Sie dieses System anwenden, desto mehr Sicherheit werden Sie darin gewinnen.

Meinungsrede (MISLA-Modell)

Während einer Teamsitzung werden Sie um eine persönliche Stellungnahme gebeten. Sie wollen möglichst sachlich und konstruktiv vorgehen. Dazu verhilft Ihnen das Schema MISLA:

Motivation: Nennen Sie Ihren Grund
Ist-Zustand: Beschreiben Sie die Situation
Ziel: Nennen Sie das angestrebte Ziel
Lösungen: Entwerfen Sie Lösungen
Appell: Äußern Sie einen Appell an alle (S. F. Gutzeit)

> **Beispiel**
>
> Motivation: »Jeden Morgen fühle ich mich beim Betreten des Eingangsbereiches sehr gut informiert.«
>
> Ist-Zustand: »Die aktuellen Informationen entnehme ich dem Flipchart. Allerdings ist dieses Modell bereits 20 Jahre alt und nicht mehr standfest. Das ist teilweise sogar gefährlich, da die Gefahr des Umstürzens besteht.«

> Ziel: »Um diese Gefahr auszuschalten, bin ich der Meinung, dass ein neuer Flipchart für den Eingangsbereich angeschafft werden sollte.«
>
> Lösung: »Es gibt sehr moderne und praktische Flipcharts, die mit Rollen versehen sind. Damit wäre auch der Standort des Flipcharts sehr leicht veränderbar, z.B. für das Putzen.«
>
> Appell: »Lasst uns diese Investition tätigen!«

Die eigene Meinung in fünf Schritten darzulegen, erleichtert und verkürzt manche Diskussion. Der Beweggrund wird beschrieben, die Situation aufgezeigt, das Ziel erläutert, die Lösung dargestellt und ein Appell ausgesprochen. Gehen Sie in dieser Reihenfolge vor, werden unnötige Diskussionen sicherlich wegfallen und gemeinsam Zeit gewonnen.

Ressourcen
Siegfried Charlier

Fähigkeiten, Kompetenzen und Ressourcen sind synonyme Begriffe. Sie sind erworben im Laufe der Sozialisation und gehören zur Identität der Person. Nach Alfred Adler (s. Individual-Psychologie) haben Menschen in der Auseinandersetzung mit ihrem Minderwertigkeitsgefühl auch Fähigkeiten erworben, dieses »Kleinheitsgefühl« zu kompensieren. In diesem Sinne ist das Kleinheitsgefühl auch nicht zu unterschätzender Antrieb zum »groß« werden, zum persönlichen Wachstum.

Aus der Pflegewissenschaft wissen wir, dass Fähigkeiten, die nicht mehr genutzt und gebraucht werden, verloren gehen. Daraus resultiert das Konzept der »aktivierenden Pflege« in dem die vorhandenen Ressourcen einbezogen werden, damit die Fähigkeit zur Selbstpflege erhalten und unterstützt wird. »So viel Pflege, wie nötig, und so wenig wie möglich« lautet die »goldene Regel«.

Die Richtigkeit des Konzepts erweist sich darin, dass sich alte Menschen, die nichts mehr tun können, nutzlos, nicht mehr gebraucht, fühlen. Das Einbeziehen der noch vorhandenen Fähigkeiten ist also ein Beitrag zum Erhalt der Identität. In der Wirkung ist der Satz »Lassen sie mich das mal machen, weil sie doch ihr ganzes Leben genug gearbeitet haben« kontraproduktiv.

Auch in den stationären Einrichtungen der Altenpflege muss darüber nachgedacht werden, wie die alten Menschen wieder in den Alltag mit einbezogen werden können, ihre noch vorhandenen Fähigkeiten einbringen dürfen. Dies ist dringend nötig, um die »Siechen-Stationen« zu verhindern. Menschen, die sich nicht mehr gebraucht fühlen, wird die Mitmenschlichkeit, das partnerschaftliche Verhandeln genommen. Sie fühlen sich als »soziale Leichen« (Ursula Lehr) und vegetieren nur noch vor sich hin, in der Hoffnung, durch den Tod endlich erlöst zu werden.

Literatur
Dennis, C. & Villwock, U.(2001). Dorothea Orem. Selbstpflege- und Selbstpflegedefizittheorie. Verlag Hans Huber, Bern
Kitwood, T. (2008). Demenz. Der personzentrierte Ansatz im Umgang mit verwirrten Menschen. Verlag Hans Huber, Bern

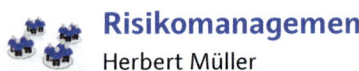

Risikomanagement
Herbert Müller

Unter Risiko versteht man ein unerwünschtes Ereignis, das z.B. möglicherweise eine

Organisation und ihre Mitglieder oder einen Leistungsprozess/Maßnahme geplant oder ungeplant beeinträchtigen kann.

Risikomanagement ist eine Managementmethode, die systematisch das Ziel verfolgt, potenzielle Fehler und/oder Risiken zu erkennen, zu analysieren, zu verhindern oder ihre Folgen zu begrenzen. Die ergriffenen Maßnahmen werden hinsichtlich ihrer Wirksamkeit kontinuierlich bewertet. So gesehen ist das Risikomanagement ein Vorbeugungskonzept im Interesse aller Beteiligten (z. B. der Pflegebedürftigen, Angehörigen, Mitarbeiter, Pflegekasse, Träger) und geht alle in der Pflegeeinrichtung an.

Im Interesse der Pflegeeinrichtung, der Kunden, z. B. Bewohner, Angehörigen, Mitarbeiter, Pflegekasse usw. soll das einrichtungsinterne Risikomanagement u. a. dazu führen, die Risiken der Bewohnerversorgung zu reduzieren sowie die Pflege-/Lebensqualität und die Bewohnersicherheit ständig weiter zu verbessern. Diese Systematik und diese Zielsetzung entsprechen auch dem PDCA–Zyklus.

Das Fehlermanagement ist ein wichtiger Bestandteil des Risikomanagements. Damit Risiken minimiert und beherrscht werden können, müssen Sie sich der Fehler und Fehlerarten bewusst sein (s. Fehler- und Beschwerdemanagement).

Welche Risiken und Gefahren sollten in den Blick genommen werden?

Dekubitusgefahr, Sturzgefahr, Kontrakturengefahr, mangelnde Nahrungs- und Flüssigkeitsaufnahme, Kachexie, Adipositas, Aspirationsgefahr, Obstipationsgefahr, Verweigerung von Medikamentenversorgung/Behandlungspflegemaßnahmen, Weg- und Hinlaufgefahr, Eigengefährdung/Verkennen gefährlicher Situationen, Aggressives/Unangemessenes Verhalten, mangelnde Einsichtsfähigkeit, Unfähigkeit Bedürfnisse zu erkennen/auszudrücken, starke Gedächtnis- und Orientierungsstörungen mit Auswirkungen auf ABEDL®, Störung des Tag-/ Nachtrhythmus, Unfähigkeit den Tagesablauf zu planen usw. (vgl. Kämmer).

Folgende Situationen, Anwendungen und Sachverhalte liegen im Zusammenhang mit Risiken und Gefahren häufig vor: sedierende Medikamente, freiheitsentziehende Maßnahmen, Harn- und/oder Stuhlinkontinenz, Magensonde/PEG, Hilfen bei der Nahrungsaufnahme, Katheter, Inkontinenzversorgung, Hilfe bei Toilettengängen, Hilfe durch zwei Mitarbeiter notwendig, bestehender Dekubitus, bestehende Kontrakturen, Bettlägerigkeit, Gehhilfe oder Rollstuhl erforderlich, Wunden und Verletzungen usw. (vgl. Kämmer).

Literatur
Kämmer, K. (Hrsg.) (2007). Pflegemanagement in Altenpflegeeinrichtungen. Schlütersche Verlagsgesellschaft, Hannover.
Saßen, S., Borutta, M.; Lennefer, J. (2007). Risikomanagement – Führungsstrategien für pflegerische Kernbereiche. Verlag Vincentz Network, Hannover

Rolle
Siegfried Charlier

Die Rollentheorie ist nach dem Zweiten Weltkrieg, aus Amerika kommend (Parsons), zu der dominierenden soziologischen Theorie in Deutschland geworden. Die Rolle ergibt sich aus den Erwartungen, die von außen bzw. von anderen Personen gestellt werden. Jede Rolle, die wir einnehmen, beinhaltet auch das Versprechen, den Erwartungen gerecht zu werden. Neben den natürlichen Rollen wie Eltern/Kind, Mann/Frau, interessiert in unserem Kontext natürlich die

Berufsrolle mit den an sie gerichteten Erwartungen.

In der Rollentheorie gibt es zwei grundsätzliche Richtungen. Die konservative Richtung verfolgt das Ziel, dass das Individuum sich durch Anpassung in die Gruppe bzw. Gesellschaft integrieren, eingliedern soll. Hier wird entsprechend dem autoritären Erziehungs- und Führungsstil Gehorsam und Unterwerfung verlangt und erwartet. Das Motto heißt klassisch »Friss oder stirb«. In der Konsequenz ist der Einzelne als Individuum gar nicht mehr erkennbar. Er wird Teil der Massengesellschaft.

Konflikte werden in dieser konservativen Schule negativ bewertet. Man lebt doch in der besten aller möglichen Gesellschaften! Wer dies anders sieht und Kritik anmeldet bzw. Veränderungen einfordert, gilt als Nestbeschmutzer und wird ausgegrenzt. Konflikte werden entweder ignoriert, ausgesessen, unter den Teppich gekehrt oder aber im Sinne der Positionsmacht (s. Autorität) auf Kosten der Schwächeren »gelöst«.

In der kritischen Richtung der Rollentheorie (s. Ich-Identität, balancierende) wird das Ziel verfolgt, dass der Einzelne die an ihn gestellten Erwartungen kritisch hinterfragt und so selbstständig und mündig wird. In der Philosophie bedeutet hinterfragen Reflexion. Damit steht diese Richtung in der Tradition der Aufklärung, die nach Kant der »Herausführung des Menschen aus seiner selbst verschuldeten Unmündigkeit« verpflichtet ist. Der Konflikt wird in der kritischen Variante der Rollentheorie positiv als »Hebamme für Verbesserungen« gesehen.

Inter-Rollenkonflikt

Ein Rollenkonflikt ist in der Soziologie definiert als ein Konflikt um unterschiedliche und widersprüchliche Erwartungen von außen. Eine Konfliktpartei versucht, die andere »über den Tisch zu ziehen«. Der Inter-Rollenkonflikt ist nun ein solcher Erwartungskonflikt zwischen verschiedenen Teil-Rollen, die jeder Mensch gleichzeitig innehat. Es gibt natürliche Rollen, wie

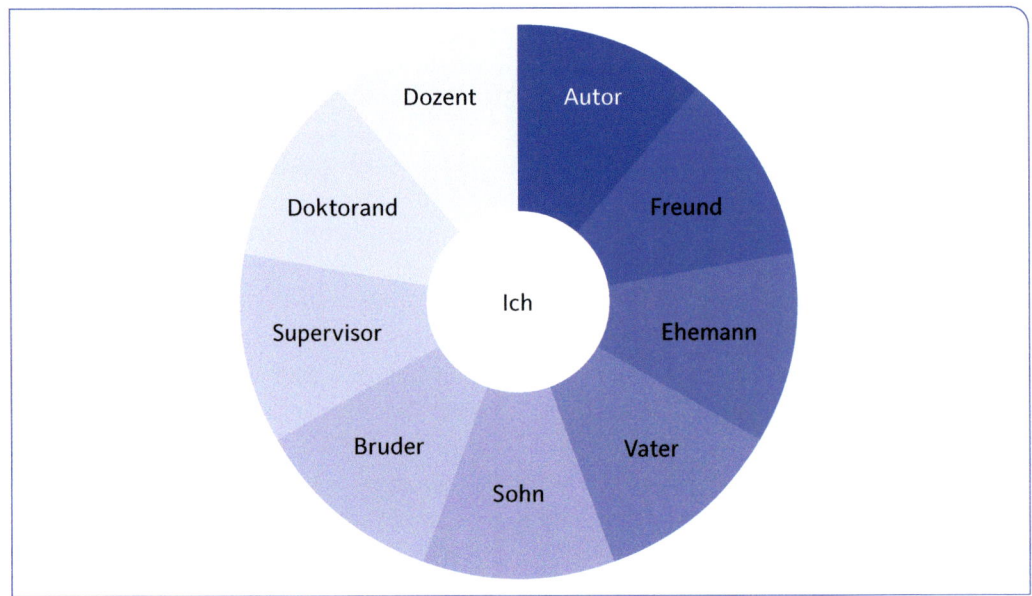

Abb. 54: Inter-Rollenkonflikt eines Autors (Charlier 2001).

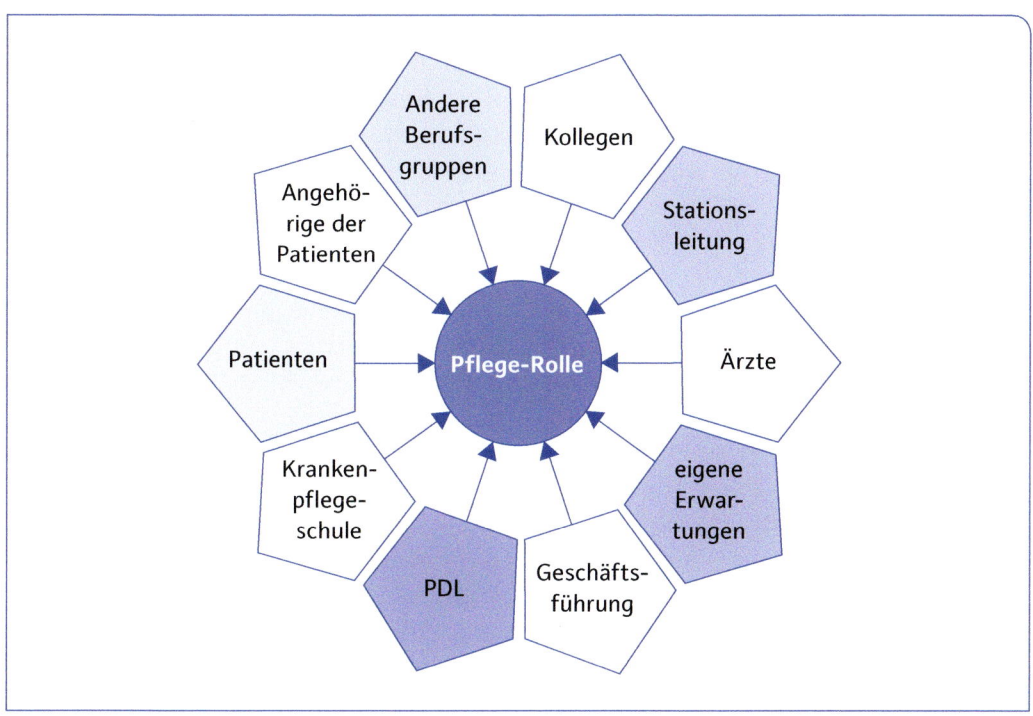

Abb. 55a: Intra-Rollenkonflikte in der Pflegerolle (Charlier 2001).

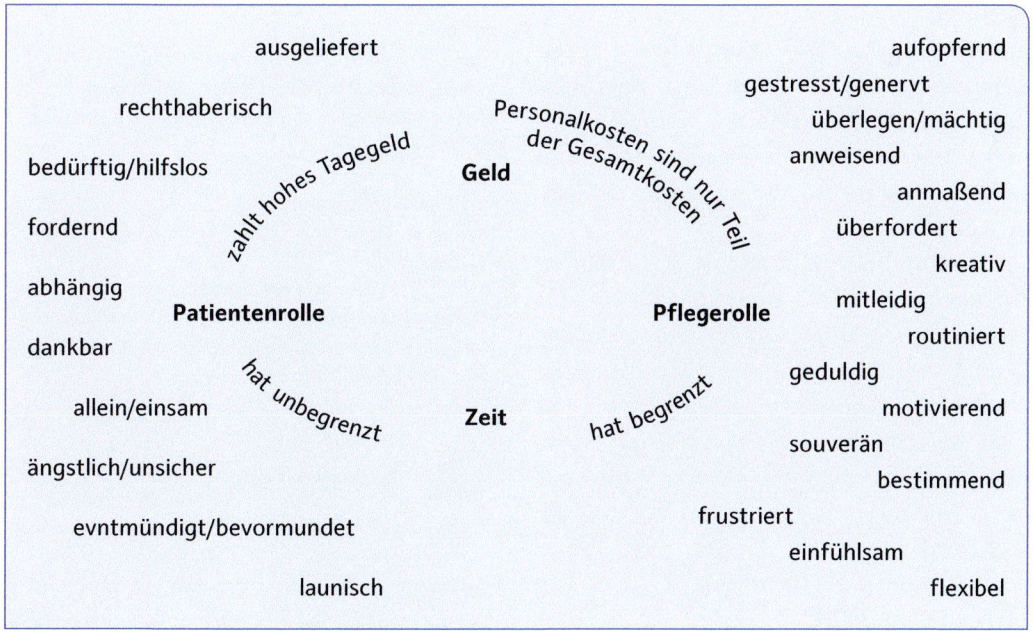

Abb. 55b: Patientenrolle/Pflegerolle (Charlier 2001).

Eltern/Kind, Mann/Frau, Berufsrollen wie Pflegekraft oder Führungskraft.

Jede Rolle, die wir einnehmen, beinhaltet neben den Erwartungen anderer auch eigene Versprechungen, den Erwartungen gerecht zu werden. Wir müssen also aufpassen, dass wir uns nicht verzetteln, wenn wir zu viele Rollen an- und einnehmen. Um unsere Identität zu erhalten, müssen wir in jeder Teil-Rolle abwägen, was wir wollen.

Die meisten Inter-Rollenkonflikte können wir allerdings managen, in dem wir die Konflikte, zeitlich bzw. räumlich entzerren. Wenn ich nicht alle Erwartungen gleichzeitig erfüllen kann, weil Widersprüche auftreten, kann ich ein Nacheinander arrangieren.

Ein klassischer Inter-Rollenkonflikt im Pflegeberuf: Die Mitarbeiterin hat laut Dienstplan frei, aber dann ruft die Leitungskraft an und fragt, ob sie einspringen kann, weil eine Kollegin krank geworden ist. Es muss also ein Kompromiss gefunden werden: Einspringen gegen Freizeit an einem anderen Dienst-Tag; Einspringen gegen Überstundenfrei an einem frei gewählten Tag, z. B. im Anschluss an ein freies Wochenende; Ablehnen des Einspringens wegen zu hoher Überstunden oder zu langer Arbeitszeit am Stück.

Für eine Führungskraft ist es in diesem Erwartungskonflikt, weil von ihr ja das Funktionieren ihres Organisationsbereichs verlangt wird, hilfreich, wenn es allgemeine Kriterien für Dienstplanlücken gibt, die mit allen Mitarbeitern abgesprochen sind: keine geplanten Überstunden, Niemand wird aus dem Urlaub geholt, Freizeit hat Vorrang vor Teildiensten etc.

Intra-Rollenkonflikt

Der Intra-Rollenkonflikt ist ein Konflikt zwischen unterschiedlichen und widersprüchlichen Erwartungen innerhalb einer Rolle. In diesem Konflikt sitzt man gewissermaßen »zwischen den Stühlen« widersprüchlicher Erwartungen. Wenn dieser Konflikt nicht entschieden wird, ist er buchstäblich »zerreißend«.

Die PDL muss im Intra-Rollenkonflikt eindeutig Position beziehen. Sie muss eine eigene Identität als Führungskraft gewinnen, in dem sie sich abgrenzt. Sie kann es nicht allen Recht machen, nur um bei allen beliebt zu sein. Sie braucht ein gehöriges Maß an Konfliktfähigkeit. Für diese Identität als Führungskraft ist es unbedingt nötig, die eigenen ethischen Ansprüche an den Beruf der Pflege und die eigenen Bedürfnisse im Blick zu behalten. Denn die einzige, die »unter die Räder« kommt, bei dem Versuch es allen Recht zu machen, ist sie selbst (s. Psychohygiene).

Literatur

Charlier, S. (2001). Grundlagen der Psychologie, Soziologie und Pädagogik für Pflegeberufe. Stuttgart
Coser, L. (2009). Theorie sozialer Konflikte. VS Verlag für Sozialwissenschaften, Wiesbaden
Dahrendorf, R. (2006), Homo Sociologicus. Wiesbaden
Haug, F. (1994). Kritik der Rollentheorie. Argument Verlag, Hamburg
Hillmann, K. H. (2007), Wörterbuch der Soziologie. Stuttgart
Joas, H. (1986). Die gegenwärtige Lage der soziologischen Rollentheorie. Aula Verlag, Wiesbaden
Stanjek, K. (Hrsg.) (2001). Sozialwissenschaften. Elsevier Verlag, München

Ruhezeiten

Sabine Sappke-Heuser

Ruhezeit soll der ungestörten Erholung dienen und ist weder Arbeitszeit noch Pausenzeit. Die Beschäftigten müssen nach Beendigung der täglichen Arbeitszeit grundsätzlich eine ununterbrochene Ruhezeit von elf Stunden haben, § 5 Abs. 1 ArbZG. Die Dauer der Ruhezeit kann in Krankenhäusern und anderen Einrichtungen zur Behandlung, Pflege und Betreuung von Personen bis zu einer Stunde auf eine Ruhezeit von zehn Stunden verkürzt werden, § 5 Abs. 2 ArbZG. Eine Verkürzung der Ruhezeit muss innerhalb eines Monats oder innerhalb von vier Wochen durch Verlängerung einer anderen Ruhezeit auf mindestens 12 Stunden ausgeglichen werden. § 7 Abs. 1, Nr. 3 ArbZG lässt eine noch weitergehende Ausnahme zu: Im Tarifvertrag kann eine Reduzierung der Ruhezeit auf neun Stunden und ein Ausgleich innerhalb eines frei festzulegenden Zeitraumes vereinbart werden:

Besondere Regelungen gelten für Bereitschaftsdienst und Rufbereitschaft: Gem. § 5 Abs. 3 ArbZG darf die Ruhezeit von generell elf Stunden nicht auf weniger als ihre Hälfte verkürzt werden und auf nicht weniger als fünfeinhalb Stunden. Diese so verkürzte Ruhezeit muss am Ende des Werktags liegen, wenn ein Tarif nicht ausdrücklich eine noch schlechtere Regelung trifft. Bei Arbeitsleistungen von mehr als fünfeinhalb Stunden während des Bereitschaftsdienstes oder der Rufbereitschaft, ist der betroffene Arbeitnehmer vom nachfolgenden Tagesdienst ganz freizustellen. Er darf erst nach einer ununterbrochenen Ruhezeit von mindestens elf Stunden erneut beschäftigt werden.

Literatur
Anzinger, R. & Koberski, W. (2009). Kommentar zum Arbeitszeitgesetz. Verlag Recht und Wirtschaft, Frankfurt/Main

S

Schmerzensgeld
Sabine Sappke-Heuser

Schmerzensgeld ist ein finanzieller Geld-Ausgleich, der wegen der Verletzung des Körpers, der Gesundheit, der Freiheit oder des sexuellen Selbstbestimmungsrechts (§ 823 BGB) zu leisten ist, sowie in den weiteren gesetzlich ausdrücklich bestimmten Fällen, § 253 Abs:1 und 2 BGB, (z. B. wegen nutzlos aufgewendeter Urlaubszeit, § 651 f Abs. 2 BGB oder wegen Verstoßes gegen das Benachteiligungsverbot nach den §§ 15, 21 des Allgemeinen Gleichbehandlungsgesetz).

Schmerzensgeld kann in einigen Fällen auch dann beansprucht werden, wenn den Verursacher der Verletzung kein Verschulden trifft, sondern dieser lediglich unter dem Gesichtspunkt der Gefährdungshaftung zur Leistung von Schadensersatz verpflichtet ist (z. B. gem. §§ 7 ff. StVG – Haftung des Fahrzeughalters oder gem. §§ 33 ff. LuftVG – Haftung des Luftfahrzeughalters). Der BGH gewährt Schmerzensgeld auch bei einem besonders schwerwiegenden Eingriff in die Persönlichkeitsrechte, wenn die Beeinträchtigung des Verletzten nicht in anderer Weise befriedigend ausgeglichen werden kann. Der Schmerzensgeldanspruch ist übertragbar und vererblich (BGH NJW 1995, 783).

Die Höhe des zu zahlenden Schmerzensgeldes bestimmt sich nach den Grundsätzen der Billigkeit. Zur Orientierung kann die ADAC-Schmerzens-Geldtabelle von Hacks/Ring/Böhm (aber nicht verbindliche) herangezogen. Der BGH fordert, dass immer die Umstände des Einzelfalls zugrunde zu legen sind. Als die Höhe beeinflussende Faktoren sind zu berücksichtigen:

- die Schwere und das Ausmaß der Verletzungen
- das durch die Verletzung bedingte Leiden
- die Dauer des Leidens
- Vermögens- und persönlichen Verhältnisse der Beteiligten
- der Grad des Verschuldens des Schädigers
- Lebensbeeinträchtigung für den Geschädigten

Der Anspruch besteht neben einem eventuellen Schadensersatzanspruch für materielle Schäden (Sach-, Personenschäden nach § 823 BGB), der auf die Höhe des Schmerzensgeldes keinen Einfluss hat. Wird keine außergerichtliche Einigung über die Höhe erzielt, bestimmt das Gericht gem. § 287 ZPO auf Antrag nach eigenem Ermessen.

Literatur
Duden Recht A – Z: Fachlexikon für Studium, Ausbildung und Beruf. Bibliografisches Institut, Mannheim 2007
http://rechtslexikon-online.de/Schmerzensgeld.html

Schuldformen
Sabine Sappke-Heuser

Schuldformen des Strafgesetzbuches sind der Vorsatz und die Fahrlässigkeit. Strafbar ist nur vorsätzliches Handeln, wenn nicht das Gesetz fahrlässiges Handeln ausdrücklich mit Strafe bedroht, § 15 StGB (z. B.: fahrlässige Tötung, § 222 StGB oder fahrlässige Körperverletzung, § 229 StGB).

Schuldunfähigkeit
Sabine Sappke-Heuser

Die Schuldfähigkeit ist bei gewissen Personengruppen ausgeschlossen (§§ 19, 20 StGB). Schuldunfähig sind:

- alle Kinder, die bei Begehung der Tat noch nicht 14 Jahre alt sind, § 19 StGB
- Personen, die nicht in der Lage sind, wegen:
  - einer krankhaften seelischen Störung (exogene, endogene Psychosen, Trunkenheit ab 3‰)
  - einer tiefgreifenden Bewusstseinsstörung (hochgradiger Affekt) oder Schwachsinns (Idiotie, Debilität)
  - einer schweren anderen seelischen Abartigkeit (Psychopathien, Neurosen, Triebstörungen)
  - das Unrecht ihrer Tat einzusehen oder nach dieser Einsicht zu handeln (§ 20 StGB)

Literatur
Großkopf, V. & Klein, H. (2011). Recht in Medizin und Pflege. Spitta Verlag, Balingen

Schweigepflicht
Sabine Sappke-Heuser

Gerade in Pflegeeinrichtung und Krankenhäusern fallen eine Vielzahl von sensible personenbezogene und andere Daten der Bewohner an. Die Schweigepflicht dient dem Individualinteresse einer Person an der Geheimhaltung seines persönlichen Lebens- und Geheimnisbereichs (Privatsphäre). Insbesondere das Recht auf informationelle Selbstbestimmung, das in der BRD Verfassungsrang hat (als Ausprägung des allg. Persönlichkeitsrechts gem. Art. 1 Abs. 1 iVm. Art. 2 Abs. 1 GG), wird so gewährleistet (s. sog. Volkszählungsurteil der BVerfG, Urteil v. 15. 12.1983, AZ.: 1 BvR 209 ff/83).

Bei den Sozialversicherungen schützt § 35 SGB I die sog. Sozialdaten. Das sind die Informationen, die von den Leistungsträgern des Sozialgesetzbuches (Kranken-, Pflegekassen, Berufsgenossenschaften etc.) über die Versicherten und Leistungsempfänger erhoben werden. Den weiteren Umgang (Erhebung, Verarbeitung, Speicherung, Übermittlung) mit diesen Daten regelt § 67 ff. SGB X.

Die Pflicht zur Verschwiegenheit ergibt sich für den Arbeitnehmer als Nebenpflicht in der Regel aus dem Arbeits- und/oder Tarifvertrag.

Vor allem im medizinischen/pflegerischen Bereich schafft die Schweigepflicht das notwendige Vertrauensverhältnis zwischen Bewohner und Arzt bzw. Pflegekräften. Daher unterliegen Ärzte und Pflegekräfte (aber auch Auszubildende und Praktikanten) generell der strafrechtlichen Schweigepflicht, § 203 Abs. 1, Nr. 1 StGB.

Gem. § 203 StGB dürfen keine Geheimnisse offenbart (s. Offenbaren) werden, die der Betroffene dem Geheimnisträger (Arzt, Pfleger, …) anvertraut hat oder die dem Geheimnisträger kraft seiner Berufsausübung sonst bekannt geworden sind (z. B. durch Indiskretion anderer Patienten, Angehöriger oder aufgrund eigener Feststellungen).

Geheimnis
Geheimnis ist eine Tatsache, die nur einem einzelnen oder einem beschränkten Personenkreis bekannt ist und an deren Geheimhaltung der Betroffene ein von seinem Standpunkt aus schutzwürdiges Interesse hat. Die Schweigepflicht gegenüber den Bewohner/Patienten erstreckt sich
- sowohl auf den medizinischen Bereich:
  - Krankenhausaufenthalt, Krankenunterlagen, Dokumentation,
  - Mitteilungen über Krankheit des Patienten,
  - u. U. schon Name und Tatsache der Behandlung

- ärztliche Aufzeichnungen
- Röntgenbilder
- als auch auf den persönlichen Lebensbereich des Bewohners/Patienten
  - schutzwürdige Tatsachen, die den Privatmann,
  - seine Familie
  - und seinen wirtschaftlichen Bereich aus Beruf und Geschäft betreffen.

Sog. Drittgeheimnisse unterliegen ebenfalls der Schweigepflicht. Dies sind Tatsachen, die eine andere Person betreffen (z. B. Ehefrau, Kinder desjenigen), an deren Geheimhaltung aber ebenfalls ein berechtigtes Interesse besteht.

Offenbaren
Tathandlung ist das Offenbaren. Das ist jedes Mitteilen – auch durch schlüssiges Verhalten oder durch Unterlassen des Verschließens (Herumliegenlassen von Dokumentationsunterlagen) – an einen Dritten, der dieses Geheimnis nicht, nicht in dem Umfang oder nicht in dieser Form kennt.

Dritter ist grundsätzlich jeder, der nicht an dem Behandlungsgeschehen unmittelbar beteiligt ist und daher keine Kenntnis über die Geheimnisse hat. Auch Mitteilungen an Kollegen, die ebenfalls zur Verschwiegenheit verpflichtet sind (z. B. Ärzte oder Pflegepersonen untereinander) ist strafbar, außer die Informationen werden im Rahmen eines Gedankenaustausches, weitergegeben. Dafür ist aber ausreichend, den Fall ohne Identifizierungsmöglichkeiten des Bewohners/Patienten zu erörtern.

Unbefugt
Das Gesetz verlangt in § 203 StGB ein unbefugtes Offenbaren, also ohne Rechtfertigung. Das Offenbaren kann in einigen Fällen befugt (also erlaubt) sein:

- Bei Einwilligung oder mutmaßlicher Einwilligung des Bewohners/Patienten (z. B. Benachrichtigung von Angehörigen eines bewusstlos Eingelieferten)
- rechtfertigender Notstand, § 34 StGB (Schutz öffentlicher Belange oder anderer überwiegender Interessen bei Gefahr für Bewohner/Patienten, Dritte oder die Allgemeinheit überwiegt vor dem Interesse des Geheimnisgeschützten, s. OLG Frankfurt, Urteil vom 5.10.1999, abgedruckt in NJW 200, 875 zur Schweigepflicht bei HIV-Infektion
- gesetzliche Pflicht zur Weitergabe von Informationen (Personenstandsgesetz, Infektionsschutzgesetz, § 138 StGB – Anzeige geplanter Verbrechen)

Die strafrechtliche Schweigepflicht kann nicht durch Weisung von Vorgesetzten aufgehoben oder abgeschwächt werden, weil sich das Direktionsrecht des Arbeitgebers nicht über strafrechtliche Vorgaben hinwegsetzen kann. Auch der Tod des Betroffenen entbindet nicht von der Schweigepflicht.

Der Schweigepflicht entspricht ein Zeugnisverweigerungsrecht im Straf- oder Zivilprozess, §§ 52 ff. StPO, §§ 383 ff. ZPO (d. h. der Arzt ist in einem Strafverfahren zur Verweigerung der Aussage berechtigt, wenn er nicht von der Schweigepflicht entbunden worden ist (§ 53 Abs.1 S.1 Nr. 3 StPO)).

Ein Verstoß gegen die Verschwiegenheitspflicht kann nach § 203 StGB mit einer Geldstrafe oder Haft bis zu einem Jahr bestraft werden. Das Berufsrecht bestimmter Berufe droht in bestimmten Fällen mit dem Berufsverbot (z. B. in § 3 Abs. 3 des Psychotherapeutengesetzt). Die Verletzung von Vertragspflichten z. B. aus einem Arbeits- oder Dienstverhältnis kann zu arbeitsrechtlichen Sanktionen von Abmahnung bis hin zur Kündigung führen. Unter Umständen kann der Geschädigte Schadenersatzansprüche geltend machen.

Literatur
Schneider, E. (2007). Pflege und Betreuung bei psychischen Alterserkrankungen. Facultas Verlag, Wien

Sozialgesetzbuch Fünftes Buch – Gesetzliche Krankenversicherung (SGB V)
Herbert Müller

Versicherte der gesetzlichen Krankenkassen haben bei Vorliegen der Voraussetzungen Anspruch auf Versorgung mit Haushaltshilfe (§ 132) und Versorgung mit häuslicher Krankenpflege (§ 132a). Diese Leistungen werden in der Regel für Versicherte in der eigenen Häuslichkeit durch ambulante Pflegedienste erbracht. Leistungen nach SGB V und SGB XI stellen das wesentliche Leistungsspektrum ambulanter Pflegedienste dar.

Der Leistungserbringung nach SGB V liegt eine zwischen den Krankenkassen und den Leistungserbringern abgeschlossene Rahmenempfehlung zugrunde, die insbesondere regelt:
- Inhalte der häuslichen Krankenpflege einschließlich deren Abgrenzung
- Eignung der Leistungserbringer
- Maßnahmen zur Qualitätssicherung und Fortbildung
- Inhalt und Umfang der Zusammenarbeit des Leistungserbringers mit dem verordnenden Vertragsarzt und dem Krankenhaus
- Grundsätze der Wirtschaftlichkeit der Leistungserbringung einschließlich deren Prüfung
- Grundsätze der Vergütungen und ihrer Strukturen

Über die Einzelheiten der Versorgung mit häuslicher Krankenpflege, über die Preise und deren Abrechnung und die Verpflichtung der Leistungserbringer zur Fortbildung schließen die Krankenkassen Verträge mit den Leistungserbringern ab. Wird die Fortbildung nicht nachgewiesen, sind Vergütungsabschläge vorgesehen bzw. als letztes Mittel die Vertragskündigung. Die Krankenkassen achten darauf, dass die Leistungen wirtschaftlich und preisgünstig erbracht werden.

Literatur
Sozialgesetzbuch Fünftes Buch – Gesetzliche Krankenversicherung (SGB V)

Sozialgesetzbuch Elftes Buch – Soziale Pflegeversicherung (SGB XI)

Die Pflegeversicherung bildet das elfte Buch des Sozialgesetzbuches. Wir haben hier auf eine Übersicht verzichtet, weil Sie Bestimmungen des SGB XI unter den entsprechenden Stichworten finden.

Sprache und Stimme
Ursula Schmitt

Die Stimme eines jeden Menschen ist ein Persönlichkeitsmerkmal. Doch was ist eigentlich die Stimme?
- Die Stimme ist ein wichtiges Ausdrucksmittel bei der verbalen Kommunikation.
- Die Stimme eines jeden Menschen ist etwas Besonderes und Einmaliges.
- Gefühle und Emotionen sind über die Stimme wahrnehmbar, das eigene Befinden wird für andere erkennbar.

Oft wird die Stimme als etwas sehr Selbstverständliches wahrgenommen. Meist fällt ihre große Bedeutung erst auf, wenn sie fehlt, z. B. aufgrund einer Erkältung, Heiserkeit oder Kehlkopfentzündung. Gerade in einer Arbeitswelt, in der die verbale Kommunikation einen großen Stellenwert hat, wird die Wichtigkeit der Stimme häufig unterschätzt. Der Sozialpsychologe Albert Mehrabian hat bei einer Untersuchung festgestellt, dass drei Komponenten bei der Kommunikation besonderes Gewicht haben im Hinblick auf die positive Wirkung einer Person:

7 % Sprachinhalt (Sachinformation)
38 % Stimme (verbales Ausdrucksmittel)
55 % Körpersprache (nonverbales Ausdrucksmittel)

Diese Untersuchung macht einmal mehr deutlich, dass die Stimme neben der Körpersprache von größter Bedeutung für eine gelungene Verständigung ist.

> **Reflexion**
>
> Wie pflegen Sie Ihre Stimme?
>
> Welche Bedeutung hat für Sie Ihre Stimme?
>
> Gefällt Ihnen Ihre Stimme?
>
> Nehmen Sie sich Zeit für Ihre Stimme?
>
> Wann setzen Sie Ihre Stimme bewusst ein?
>
> Kennen Sie die Möglichkeiten Ihrer Stimme?
>
> Machen Sie Atempausen beim Sprechen?

Atemtechniken

Die Stimme ist ein Produkt aus Atmung, Körperhaltung und Stimmlippen. Unter Stimmlippen wird das Zusammenspiel von Stimmbändern und Stimmmuskeln verstanden. Spüren Sie den Unterschied des Sprechens im Sitzen und im Stehen. Sie werden feststellen, dass eine aufrechte Körperhaltung das Sprechen leichter macht. Eine optimale Atmung beim Sprechen ist die Kombination aus Bauch- und Brustatmung. Die Bauchatmung wird auch Zwerchfellatmung genannt, da sie eine tiefe Einatmung ermöglicht und Sie dadurch mehr Luft zur Verfügung haben. Die Brustatmung bezieht sich ausschließlich auf den Brustbereich und hat nur eine begrenzte Ausdehnungsmöglichkeit. Wenn Sie bei einer Rede beide Atemtypen nutzen gelingt Ihnen eine gute Ausnutzung der Atemluft.

Der Klang Ihrer Stimme

Mit Ihrer Stimme haben Sie verschiedene Ausdrucksmöglichkeiten, die Sie trainieren können: Ihre Stimme hat Höhen und Tiefen, verschiedene Lautstärken und Sprechgeschwindigkeiten. Es ist für den Zuhörer interessant, wenn er von allem etwas hört. Das macht eine Rede abwechslungsreich. Nutzen Sie diese Möglichkeiten und probieren Sie vieles aus. Nehmen Sie Ihre Stimme einmal auf, hören Sie sich selbst zu und reflektieren Sie Ihre Stimme unter folgender Fragestellung:

- Wie hört sich Ihre Stimme an?
- Welchen Klangcharakter hat Ihre Stimme?
- Wie ist Ihre Artikulation?
- Verschlucken Sie Silben?
- Sprechen Sie zu laut?
- Sprechen Sie zu leise?
- Haben Sie eine deutliche Aussprache?

Sicherlich stellen Sie fest, dass sich Ihre Stimme auf der Aufnahme ganz anders anhört als Sie es gewohnt sind. Dies liegt daran, dass Sie sich selbst beim Sprechen zweifach hören. Zum einen hören Sie sich über die Ohren (von außen nach innen) und zum anderen hören Sie sich von innen, d. h. über das Hörorgan im Kopf. Dadurch entsteht ein für Sie spezieller Höreindruck, den nur Sie haben.

Die Pflege Ihrer Stimme während einer Präsentation

Bevor Sie mit Ihrer Präsentation beginnen, organisieren Sie sich ein Glas stilles Wasser. Damit sorgen Sie vor, falls Ihre Mundschleimhaut während des Redens austrocknet. Beachten Sie, dass zuckerhaltige Getränke die Schleimhäute austrocknen, ebenso wie Kaffee. Bei großer Trockenheit helfen zuckerfreie Bonbons, z. B. mit Salbei oder Salzpastillen.

Verspüren Sie einen Hustenreiz, so husten Sie ruhig ab oder trinken Sie einen Schluck Wasser. Räuspern ist für den Kehlkopf eine viel größere Belastung als Husten. Generelle Missempfindungen im Hals sind häufig Ausdruck einer inneren Anspannung, Nervosität oder Angst. Hier sind Entspannungsübungen hilfreich.

Sprechen Sie in einer Stimmlage, die Ihnen angenehm ist. Ihre persönliche Stimmlage können Sie entdecken, indem Sie ein »mhm« summen und an Ihr Lieblingsgericht denken. Merken Sie sich diese Tonlage und versuchen Sie, diese beim Sprechen zu nutzen!

Ihr überzeugender Sprechstil

Senken Sie am Satzende immer Ihre Stimme ab, da ansonsten beim Zuhörer der Eindruck entsteht, dass Sie noch etwas sagen möchten. Dies ist insbesondere am Ende eines Vortrags zu vermeiden. Äußerungen wie »Das war´s« oder »Ich bin fertig« sind überflüssig.

Verwenden Sie lieber Verben statt Substantive, das macht Ihre Rede lebendiger.

Sagen Sie also nicht: »Aufgrund meines Interesses für diese Thema…« sondern: » Ich interessiere mich…«

Bauen Sie während Ihrer Rede Sprechpausen ein, setzen Sie bewusst Punkte, atmen Sie ruhig und fahren Sie dann fort. Pausen während der Rede geben Zeit, das Gehörte zu überdenken und zu reflektieren. Schnelles, hektisches Reden sorgt für Unruhe bei den Zuhörenden. Vermeiden Sie in den Pausen Füllwörter wie »äh, em, ja, also, nun«. Sie lenken vom Inhalt ab und werden als störend empfunden.

Formulieren Sie positiv

Nicht »Leider reichen die momentanen Kapazitäten nicht aus…«, sondern » Aufgrund der großen Nachfrage…«

Nicht »Eigentlich wollte ich ein anderes Medium einsetzen, aber…«, sondern » Ich benutze heute dieses Medium…«

Erwähnen Sie keine Sachverhalte, die für den Zuhörenden irrelevant oder sogar überflüssig sind. Sagen Sie nicht, was Sie noch hätten erledigen wollen. Das hinterlässt immer die Frage: Warum hat sie es nicht geschafft? Was hätte sie noch sagen wollen?

Bilden Sie kurze und prägnante Sätze. Lange und verschachtelte Sätze machen es den Zuhörernschwer, Ihnen zu folgen. Sobald Sie mehrere Informationen pro Satz einbringen, können nicht alle Informationen aufgenommen werden. Pro Satz eine Information bzw. ein Gedanke ist ausreichend.

> **Fazit**
> - Senken Sie ihre Stimme am Ende des Satzes ab.
> - Machen Sie Sprechpausen.
> - Bilden Sie kurze Sätze: eine Information pro Satz.
> - Benutzen Sie Verben statt Substantive.
> - Formulieren Sie positiv statt negativ.

Literatur

Brehler, R. (2000). Der moderne Redetrainer. Falken Verlag, Niedernhausen

Gutzeit, S. (2008). Die Stimme wirkungsvoll einsetzen. Beltz Verlag, Weinheim

Heigl, P. (2002). 30 Minuten für gute Rhetorik. Gabal Verlag, Offenbach

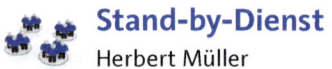

Stand-by-Dienst
Herbert Müller

Eine Mitarbeiterin meldet sich kurzfristig vor Dienstbeginn krank. Die Wohnbereichsleitung/Einsatzleitung (EL) greift zum Telefon und versucht Ersatz zu bekommen, indem sie z. B. eine Mitarbeiterin, die im Dienstplan mit »Frei« eingetragen ist, anruft und darum bittet, einzuspringen.

Folgende Fakten sind in diesem Zusammenhang u. a. häufig zu beobachten:
- Die WBL/EL verbraucht relativ viel Zeit dafür, die »Ersatzmitarbeiterin« zu organisieren
- Bestimmte Mitarbeiterinnen sind in ihrer Freizeit grundsätzlich nicht erreichbar
- Das »Einspringen« trifft häufig immer bestimmte Mitarbeiterinnen

Diese Situation ist für alle Beteiligten unbefriedigend. Im Voraus steht schon fest, dass es im Verlauf einer Dienstplanperiode/eines Jahres kurzfristige Personalausfälle geben wird. Es steht bloß noch nicht fest, wer ausfällt und wann das sein wird! Organisatorisch kann sich die Einrichtung auf eine solche Situation aber schon einstellen. Eine Möglichkeit hierzu wäre die Organisation eines »Stand-by-Dienstes«.

Der Stand-by-Dienst ist ein Rufbereitschaftsdienst. Mitarbeiter müssen an einigen ihrer freien Tage (z. B. bei acht freien Tagen innerhalb von vier Wochen hat die Mitarbeiterin an zwei Tagen Stand-by-Dienst) rufbereit sein. Organisiert werden kann diese Rufbereitschaft beispielsweise so, dass die Mitarbeiterin mit Stand-by-Dienst an diesen Tagen jeweils morgens, mittags und/oder abends für je eine Stunde erreichbar ist, um gegebenenfalls bei kurzfristigen Erkrankungen anderer Mitarbeiterinnen den Dienst kurzfristig (z. B. innerhalb von 60 Minuten) aufzunehmen. Der Stand-by-Dienst sollte im Dienstplan kenntlich gemacht und gleichmäßig auf die Mitarbeiterinnen verteilt werden.

Im Gegensatz zum Bereitschaftsdienst liegt Rufbereitschaft vor, wenn sich Mitarbeiter außerhalb der regelmäßigen Arbeitszeit an einer selbst gewählten Stelle aufhalten und dem Arbeitgeber mitteilen, wie sie im Bedarfsfall erreichbar sind, um auf Abruf die Arbeit kurzfristig aufzunehmen. Für die Mitarbeiter handelt es sich im tarifvertraglichen Sinne um die Anordnung von Rufbereitschaft.

Rufbereitschaft darf nur angeordnet werden, wenn zu erwarten ist, dass Arbeit zwar gelegentlich anfallen kann, Zeiten ohne Arbeitsanfall aber die Regel sind. Der Stand-by-Dienst deckt nur kurzfristige Personalausfälle ab, nicht jedoch generell alle Personalausfälle! Die Zeit der stundenweisen Rufbereitschaft wird in der Regel mit 12,5 % als Arbeitszeit gewertet. Für anfallende Arbeit während der Rufbereitschaft einschließlich einer etwaigen Wegezeit wird zumeist die Überstundenvergütung gezahlt (abhängig vom Tarifvertrag). Im Rahmen der Mitbestimmungsrechte sind Betriebsrat/MAV an der Aufstellung eines Rufbereitschaftsplanes zu beteiligen. Die Rufbereitschaft wird arbeitszeitrechtlich der Ruhezeit zugeordnet, die innerhalb der Rufbereitschaft erbrachte Arbeitsleistung der Arbeitszeit.

Literatur
Kelm, R. (2007). Arbeitszeit- und Dienstplangestaltung in der Pflege. Verlag W. Kohlhammer, Stuttgart
Lehmann-Horn, S. (2010). Winterdienst: Arbeitszeit regeln und Haftungsrisiken vermeiden. Verlagsgruppe Hüthig Jehle Rehm, München
Müller, H. (2011). Arbeitsorganisation in der Altenpflege. Schlütersche Verlagsgesellschaft, Hannover

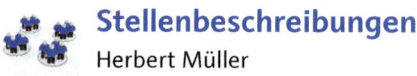

Stellenbeschreibungen
Herbert Müller

Der Arbeitgeber ist verpflichtet, »den Arbeitnehmer über dessen Aufgaben und Verantwortung sowie über die Art seiner Tätigkeit und ihrer Einordnung in den Ablauf des Betriebes zu unterrichten« (Betriebsverfassungsgesetz § 81 Abs.1). Die Pflicht des Arbeitgebers, zur Unterrichtung des Arbeitnehmers über die für seinen Arbeitsvertrag oder sein Arbeitsverhältnis geltenden Arbeitsbedingungen, fordert auch das Gesetz über den Nachweis der für ein Arbeitsverhältnis geltenden wesentlichen Bestimmungen – Nachweisgesetz (NachwG) am 28.07.1995. Stellenbeschreibungen legen Aufgaben und Verantwortungsbereiche fest, nützen nicht nur bei einer effizienten Organisation, sondern helfen auch bei der Erfüllung von Qualitätsanforderungen, Vermeidung haftungsrechtlicher Probleme, der Umsetzung des Einrichtungsleitbilds und -konzepts in die Praxis und eignen sich besonders, diese Anforderung zu erfüllen.

Stellenbeschreibungen ermöglichen den Mitarbeitern einen Überblick über die eigenen Aufgaben und die Aufgaben der anderen Kollegen und geben so Handlungssicherheit. Die in Stellenbeschreibungen beschriebenen Aufgaben sind die Grundlage für Mitarbeiterbeurteilungen und sind im Rahmen der Personalführung ein wichtiges Mittel. Um die Akzeptanz für Stellenbeschreibungen bei den Mitarbeitern zu erhöhen bietet es sich an, die Mitarbeiter an der Erstellung ihrer eigenen Stellenbeschreibung zu beteiligen. Die Stellenbeschreibungen werden mindestens alle zwei Jahre überprüft und bei Bedarf angepasst. Sie sind für alle Bereiche und Ebenen in der Einrichtung notwendig und gleichermaßen verbindlich. Konsequent umgesetzte Stellenbeschreibungen können dazu beitragen, dass Pflegebedürftige eine qualitativ hochwertige Pflege erhalten und die Berufszufriedenheit der Mitarbeiter steigt.

Stellenbeschreibungen dienen als Hilfsmittel bei der quantitativen und qualitativen Ermittlung des Personalbedarfs, sind Informationsgrundlage bei Stellenausschreibungen und -besetzungen für Stellenbewerber und bei der Bewerberauswahl, sind Hilfsmittel bei der Einarbeitung neuer Mitarbeiter und bei der Mitarbeiterführung.

Literatur
Hofstetter, S. (2009). Stellenbeschreibungen für die Personalpraxis. Praxium Verlag, Zürich
Müller, H. (2011). Arbeitsorganisation in der Altenpflege. Schlütersche Verlagsgesellschaft, Hannover

Strafen
Sabine Sappke-Heuser

Strafe ist eine durch das Gesetz angedrohte Rechtsfolge für eine tatbestandsmäßige, rechtswidrige und schuldhafte Handlung. Der Richter legt die Strafe im Einzelfall fest, ist aber an den Strafrahmen, den das Gesetz für jede Straftat verschieden vorgibt, gebunden (z. B. gefährliche Körperverletzung zwischen drei Monaten und fünf Jahren, § 224 StGB):

- Freiheitsstrafen, § 38 StGB (ein Monat bis lebenslang)
- Geldstrafen, §§ 40 ff StGB (fünf bis 360 Tagessätze von 1 bis 5.000 €)
- Vermögensstrafen, § 43 a StGB (vermögensabhängig)
- Fahrverbot, § 44 StGB (ein bis drei Monate)

Strafrecht, Begriff
Als Strafrecht bezeichnet man den Teil der Rechtsordnung, der
- die Voraussetzung der Strafbarkeit sowie
- die einzelnen Merkmale des strafwürdigen Verhaltens festlegt,
- bestimmte Strafen androht und neben sonstigen Rechtsfolgen insbesondere
- Maßregeln der Besserung und Sicherung vorsieht.

Das Strafrecht ist im Wesentlichen
- im Strafgesetzbuch (StGB) und
- in zahlreichen Nebengesetzen
- Betäubungsmittelgesetz,
- Infektionsschutzgesetz, Sprengstoffgesetz,
- Arzneimittelgesetz etc.

festgelegt.

Daneben gehört zum Strafrecht
- das Strafprozessrecht (StPO), in dem der Ablauf des Strafverfahrens geregelt ist und
- das Strafvollstreckungsrecht (das alle Maßnahmen aufführt, die auf die Durchsetzung eines rechtskräftigen Urteils gerichtet sind, §§ 481 ff. StPO).

Straftat
Eine Straftat ist eine
- tatbestandsmäßige,
- rechtswidrige und
- schuldhafte

Handlung, die das Gesetz mit Strafe bedroht. Die Erfüllung des Tatbestandes indiziert zugleich die Rechtswidrigkeit der Tat, denn der Täter handelt wider dem Recht, da seine Handlung den Geboten und Verboten der Rechtsordnung widerspricht. Rechtfertigungsgründe können jedoch die Rechtswidrigkeit der Handlung ausschließen. Das tatbestandsmäßige und rechtswidrige Handeln indiziert außerdem die Schuld des Täters. Schuld im strafrechtlichen Sinne ist die Vorwerfbarkeit des Handelns, es sei denn, der Täter ist schuldunfähig oder es liegen Schuldausschließungsgründe vor.

Tatbestand
Das Strafgesetzbuch besteht aus abstrakten Beschreibungen verbotener Handlungen (sog. Tatbestände bzw. Straftatbestände). Diese Tatbestände enthalten die Merkmale, die eine Handlung strafwürdig machen (Tatbestandsmerkmale). Das Gesetz führt also die abstrakten Merkmale auf, die einer Straftat zugrunde liegen müssen. Eine tatbestandsmäßige Handlung liegt dann vor, wenn die im Strafgesetz festgelegten Merkmale erfüllt sind. Beispiel: Pflegekraft schlägt einen Bewohner. Zu prüfen ist nun, ob dieser Lebenssachverhalt mit den gesetzlichen Merkmalen einer strafrechtlichen Norm übereinstimmt. In diesem Fall wäre eine Körperverletzung nach § 223 StGB in Betracht zu ziehen: »Wer eine andere Person

körperlich misshandelt oder an der Gesundheit beschädigt« wird bestraft. Die Tatbestandvoraussetzungen des § 223 StGB sind erfüllt, da der Bewohner durch das Schlagen körperlich misshandelt wurde.

Die tatbestandsmäßige Handlung kann vorsätzlich oder fahrlässig verwirklicht werden (s. Stichwort)

Rechtswidrigkeit

Rechtswidrig ist jede Handlung, die der Rechtsordnung widerspricht. Hat der Täter Vorschriften des Strafgesetzbuches missachtet, ist dieses tatbestandsmäßige Handeln grundsätzlich rechtswidrig. Die Rechtswidrigkeit entfällt jedoch, wenn zugunsten des Täters Rechtfertigungsgründe eingreifen..

Schuld

Neben der Erfüllung des Tatbestandes und der Rechtswidrigkeit, ist zu prüfen, ob der Täter auch schuldhaft gehandelt hat. Nicht schuldhaft handelt, wer schuldunfähig ist oder wenn Entschuldigungsgründe eingreifen.

Versuchte Straftaten

Der Versuch einer Straftat liegt vor, wenn der Täter nach seiner Vorstellung mit der Verwirklichung eines Straftatbestandes unmittelbar ansetzt, ihn aber noch nicht vollendet hat, § 22 StGB. Von einem unmittelbarem Ansetzen zur Tat kann ausgegangen werden, wenn Handlungen vorgenommen werden, die nach dem Tatplan im ungestörten Fortgang unmittelbar zur Tatbestandserfüllung führen sollen oder die im unmittelbaren räumlichen und zeitlichen Zusammenhang mit ihr stehen (vgl. BGHSt 28, 162, 163). Der Versuch ist also dadurch gekennzeichnet, dass das Rechtsgut nicht verletzt worden ist, der Täter das Rechtsgut aber verletzten wollte. Der Gesetzgeber stellt bei einer versuchten Straftat folglich nicht den tatsächlichen Erfolg unter Strafe, sondern den Willen des Täters, sich über strafrechtliche Verbote oder Gebote hinwegzusetzen.

Wie und wann ein Versuch strafbar ist, ergibt sich aus § 23 StGB. Danach ist der Versuch eines Verbrechens (Mindestfreiheitsstrafe von einem Jahr, § 12 Abs. 1 StGB) stets strafbar, der Versuch eines Vergehens (wird im Mindestmaß mit einer geringeren Freiheitsstrafe oder Geldstrafe geahndet, § 12 Abs. 2 StGB) nur dann, wenn das Gesetz dies ausdrücklich bestimmt (§ 23 Abs. 1 StGB). Das Strafmaß richtet sich nach dem jeweils versuchten Delikt. § 23 Abs. 2 StGB gibt vor, dass der Versuch aber milder bestraft werden kann als die vollendete Tat.

Literatur
Großkopf, V. & Klein, H. (2011). Recht in Medizin und Pflege. Spitta Verlag, Balingen

Stress
Siegfried Charlier

Stress ist heute ein inflationär gebrauchter Begriff geworden, mit dem versucht wird, so viel Unterschiedliches zu erklären, dass er dadurch fast inhaltslos und damit unbrauchbar geworden ist. So gibt es neben Arbeitsstress auch Beziehungsstress und jetzt auch schon Freizeitstress und Internetstress. Der Mediziner Seyle hat ein dreistufiges Stress-Konzept vorgelegt:

1. Alarmstadium: Der Mensch nimmt Stress über seine Sinnesorgane als Reiz wahr. Der Körper reagiert darauf mit der Ausschüttung der sog. Stresshormone (Adrenalin, Noradrenalin etc.), die den Körper in »Hallo-wach-Stellung« bringen sollen, damit er reagieren kann.

2. Abwehr- bzw. Bewältigungsstadium: Durch die Stresshormone ist der Körper gut durchblutet etc. und handlungsfähig. Er kann je nach Gefahr weglaufen, sich wehren, die Arbeit anpacken etc. Die konkreten Schritte zur Bewältigung hängen allerdings von seinem Gefühl ab, ob er sich der Situation gewachsen fühlt und Handlungsmöglichkeiten sieht und zur Verfügung hat. In diesem Falle spricht Seyle von positivem Stress (Eustress). Der Mensch ist »Herr oder Frau der Lage«, er sieht die Aufgabe als Herausforderung. Die Stresshormone werden durch (Muskel) Tätigkeit abgebaut. Danach ist er zwar auch müde, aber erfolgreich müde. Bei negativem Stress (Distress) ist die Situation völlig anders: Körperlich könnte der Mensch zwar handeln und auf die Herausforderung reagieren. Aber er sieht keine Handlungsmöglichkeiten für sich und fühlt sich daher blockiert und handlungsunfähig. Dadurch bleiben die Stresshormone im Körper stecken (Kortisol z. B.) und es tritt das dritte Stadium ein.

3. Erschöpfungsstadium: Der Mensch fühlt sich abgeschlagen, ausgelaugt und ohne Energie. Sein Immunsystem wird geschwächt und in der Folge wird er schneller krank, weil seine Abwehrkräfte nicht mehr ausreichend sind. Stress ist in diesem Sinne keine eigentliche Krankheit, aber Vorbote von Erkrankungen. Die Folge von negativ erlebtem Dauerstress ist dann eben auch das Burnout-Syndrom.

Literatur
Charlier, S. (2001). Grundlagen der Psychologie, Soziologie und Pädagogik für Pflegeberufe. Stuttgart
Lühr, J. (1998). Das Stress-Lexikon. Verlag Hüthig, Heidelberg
Seyle, H. (1971). Stress – Bewältigung und Lebensgewinn. München

Supervision
Siegfried Charlier

Supervision ist eine Beratung der Arbeitstätigkeit des Menschen. In der Arbeit geht es immer um die Schnittstelle der Erwartungen der Organisation, der Kunden, der Kollegen und der des Individuums. Ziel ist die Erhaltung bzw. Wiederherstellung oder Vergrößerung der Handlungsfähigkeit.

Während Selbstreflexion, die von allen Menschen, die mit Menschen arbeiten gefordert werden muss (s. Ich, starkes), als Reflexion 1. Grades bezeichnet wird, handelt es sich bei der Supervision um eine Reflexion 2. Grades. In der Verlangsamung der Tätigkeit versucht ein (meist) externer Berater die Selbstreflektion der Supervisanden zu begleiten und zu unterstützen.

Die externe Rolle des Beraters ist hilfreich, weil sie einmal die Neutralität in den emotionalen Verstrickungen der Mitarbeitergruppen garantiert. Zum anderen wird damit der normalen Betriebsblindheit begegnet.

Supervison arbeitet lösungsorientiert und setzt an den Ressourcen der Ratsuchenden an. So entspricht Supervision der »Begleiter-Haltung« und versucht die Selbsthilfekräfte des Beratungs-Systems zu stärken.

Settings von Supervision
1. Fall-Supervision. Schwierige Fälle sind immer Fälle schwieriger Interaktion und Kommunikation. Da Pflege immer Beziehungspflege ist, kann es schnell zu unbewussten Übertragungen kommen: Ein Bewohner/Patient erinnert uns an frühere Bekannte, z. B. Vater oder Mutter, Geschwister etc. Es kommt dann bei negativer Übertragung zu Handlungsblockaden. Durch den Supervisor, aber auch durch Beiträge der Gruppe, wird zusammen mit dem Falleinbringer nach Handlungsalternativen gesucht.

Die Mediziner nennen ihre Fallarbeit Balintarbeit nach dem ungarischen Mediziner und Psychoanalytiker Michael Balint. Balint wies seine Kollegen darauf hin, dass sie selbst im Umgang mit ihren Patienten die wirkmächtigste »Droge« seien.

2. Einzel-Supervision. Dies ist eine Zweier-Beratungssituation von Ratsuchendem und Berater. In dieser geschützten, vertrauensvollen Atmosphäre ist der Übergang zu therapeutischen Fragestellungen am ehesten möglich, wenn der Supervisor über entsprechendes Fachwissen/Ausbildung verfügt. Dann können alle, auch intimen, Fragen der Arbeitsfähigkeit bzw. ihrer Blockade, wie z. B. Angst bearbeitet werden. Coaching ist ein anderes Wort für Einzel-Supervision

3. Gruppen-Supervision. Wenn alle Gruppenmitglieder die gleiche Art der Tätigkeit verrichten, z. B. Pflege, kann in der Gruppe nach gemeinsamen Erfahrungen, Lösungsansätzen etc. für immer wieder auftretende, strukturelle Schwierigkeiten gesucht werden. Der Supervisor moderiert dann das Gespräch, kann aber auch eigene Anmerkungen und Lösungsideen einbringen. Ein spezielle Form ist die Team-Supervision. Im Unterschied zur Gruppen-Supervision haben nicht nur alle die gleiche Arbeit, sondern sie müssen auch noch zusammen arbeiten. Dann kommen die gruppendynamischen Schwierigkeiten dazu: oft wird mehr über einander geredet als mit einander. In der Teamentwicklung geht es dann um geeignete Instrumente der Zusammenarbeit, z. B. Stärkung der Feedback-Kultur

4. Organisations-Beratung. Wenn die Subsysteme einer Organisation nicht gut zusammen arbeiten, z. B. Küche gegen Pflege, kann hier Beratung und Verbesserung der Kommunikationswege angesagt sein.

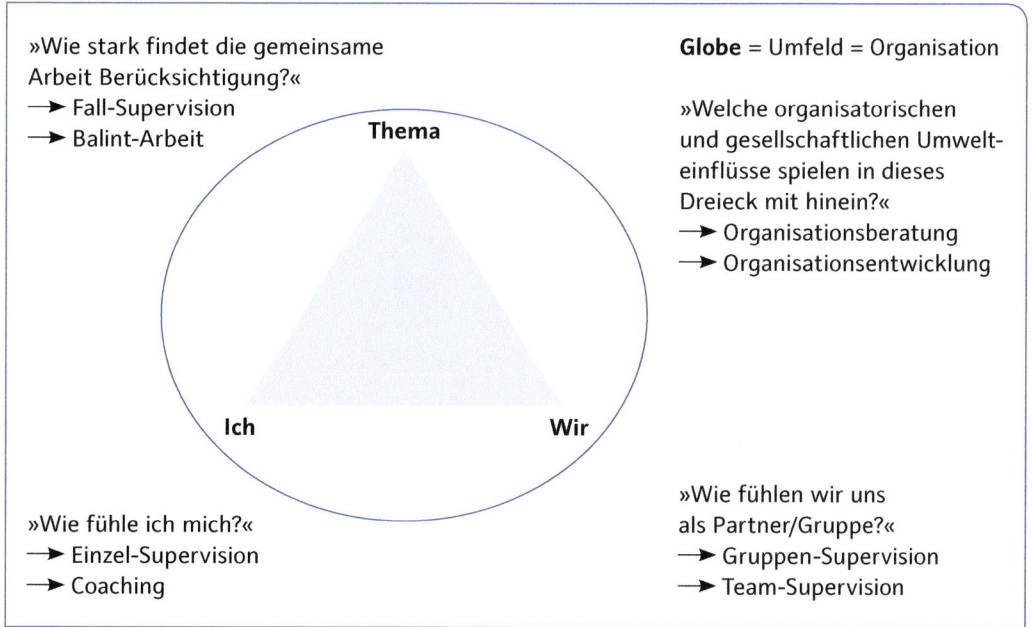

Abb. 56: Formen der Supervision am Modell der Themen-zentrierten Interaktion (Charlier 2001).

5. Organisations-Entwicklung. … meint die notwendige Neuaufstellung einer Organisation angesichts veränderter Umwelten. Hier stößt Supervision aber in komplexen, großen Organisationen auch an ihre Grenzen, weil dazu nicht nur betriebswirtschaftliches Wissen etc. sondern ganze Beratergruppen nötig sind.

Die Einbeziehung von Organisation in Supervision ist dringend nötig, weil Organisationen bzw. deren Führung dafür zuständig sind, die Rahmenbedingungen für erfolgreiches Arbeiten zu sichern. Tun sie das nicht, kann die Arbeit an der Basis gar nicht zufriedenstellend gelingen. In den Feldern der sozialen Arbeit, wozu auch die Pflege gehört, wird dann das Nicht-Gelingen der Arbeit oft an den Unzulänglichkeiten von Kollegen festgemacht. Werden diese ausgetauscht, stellt sich ziemlich schnell heraus, dass es am System, der Organisation lag und nicht an individuellen Fehlern. »Der Fisch stinkt vom Kopf her« ist dazu ein geflügeltes Wort. Allerdings sind gerade die Organisationen sehr beratungsresistent.

Literatur
Balint, M. & Hügel, K. (2010). Der Arzt, sein Patient und die Krankheit. Verlag Klett-Cotta, Stuttgart
Buchinger, K. (1998). Supervision in Organisationen. Den Wandel begleiten. Carl Auer Verlag, Heidelberg
Buer, F. (1999). Lehrbuch der Supervision. Votum Verlag, Münster
Charlier, S. (2001). Grundlagen der Psychologie, Soziologie und Pädagogik für Pflegeberufe. Stuttgart
Schreyögg, A. (2004). Supervision. Ein integratives Modell. Lehrbuch zu Theorie & Praxis. VS Verlag für Sozialwissenschaften, Wiesbaden
Seyle, H. (1991). Stress beherrscht unser Leben. Heyne Verlag, München

T

Team und Teamentwicklung
Siegfried Charlier

In der Pflegelandschaft wird oft sehr vorschnell von Teams gesprochen, wenn eigentlich Gruppen gemeint sind. Denn der Begriff »Team« ist positiv besetzt, weil oft Team und »intim«, im Sinne von »vertraulich«, verwechselt werden.

Um von einem Team zu sprechen, müssen folgende Kriterien erfüllt sein:
1. Unterschiedliche Fachrichtungen müssen zusammenarbeiten, um das gemeinsame Ziel zu erreichen
2. Gleichberechtigte Zusammenarbeit: Kollegialität und gegenseitige Unterstützung sind Kennzeichen der Bewältigung der Arbeit

Teams können gerade wegen ihrer unterschiedlichen Zusammensetzung sehr befruchtend und anregend wirken. Die optimale Zusammensetzung von Teams würde folgende Gesichtspunkte berücksichtigen:
- unterschiedliche berufliche Schwerpunkte (breite Fachlichkeit)
- unterschiedliche Geschlechter (Ergänzung und korrekte Arbeitsatmosphäre)
- unterschiedliche Altersgruppen (breites Erfahrungsspektrum)
- unterschiedliche Kulturen (Vielfalt)

In den therapeutischen Teams der Pflege sind diese Bedingungen am ehesten gegeben. So müssen z. B. in der Psychiatrie Ärzte, Psychologen, Pflegekräfte, Ergotherapeuten, Sozialarbeiter und weitere Berufsgruppen zusammen arbeiten. In den Pflegeteams der Alten- und Krankenpflege haben wir es meist mit homogenen Gruppen von Pflegemitarbeitern zu tun. Hier wird der stimmige Teamgedanke aus der arbeitsteiligen Schichtarbeit der »Rund-um-die-Uhr-Versorgung« abgeleitet.

Für die erfolgreiche Arbeit am und mit Bewohnern und Patienten ist die gute Informationsübergabe, der Austausch von Beobachtungen des Alltagsverhaltens und die gemeinsame Pflegeplanung der eigenen Maßnahmen erforderlich. Die gute Arbeit ist dann auch nicht Resultat von einzelnen Mitarbeitern, sondern Gesamtresultat der Arbeit aller Beteiligten. Im Team erfüllt jedes Mitglied seinen spezifischen Beitrag zum Gelingen des Ganzen. Das Team muss Konkurrenz und das Arbeiten gegen einander begrenzen.

Teamentwicklung ist Führungsaufgabe, d. h. die Führungskraft muss sich entscheiden in welcher Form, mit welchem Führungsstil sie die zu erledigende Arbeit organisieren will. Teamarbeit und »autoritärer Führungsstil« (s. Autorität) schließen sich aus. Teamarbeit und »demokratischer Führungsstil« ergänzen sich. Entscheidet sich die Führungskraft für die Entwicklung der Teamarbeit, ist sie verantwortlich für die erforderlichen organisatorischen Rahmenbedingungen wie Stellenbeschreibung, aber auch die nötige Informationsübergabe in Teambesprechungen, Schichtübergaben, Dokumentation etc.

Die Führungskraft muss Gespräche moderieren, dafür Sorge tragen, dass alle eingeladen und beteiligt werden, um die gemeinsam zu erledigende Arbeit zu bewältigen. Ein Instrument der Teamentwicklung kann gerade bei neu zusammengesetzten Teams oder nach organisatorischen Veränderungen (s. Change Management) Team-Supervision sein. In der Team-Supervision kann ein kollegiales miteinander umgehen, eine Feedback-Kultur und auch Konfliktfähigkeit geübt und begleitet werden.

Literatur
Barde, B. & Mattke, D. (1993). Therapeutische Teams. Verlag Vandenhoek & Ruprecht, Göttingen
Masemann, S. & Messer, B. (2010). 100 Tipps für Ihr Pflegeteam. Brigitte Kunz Verlag, Hannover
Scala, K. &Grossmann, R. (2002). Supervision in Organisationen. Veränderungen bewältigen – Qualität sichern – Entwicklung fördern. Juventa Verlag, Weinheim
Thomas, K. W. (2001). Team-Time. Das Motivationskonzept der Zukunft. Ariston Verlag, München
Will, F. (2002). Was bremst mein Team? 20 Situationen und ihre Lösungen. Beltz Verlag, Weinheim

Teilzeit- und Befristungsgesetz

Sabine Sappke-Heuser

Das Gesetz über Teilzeitarbeit und befristete Arbeitsverträge (Teilzeit- und Befristungsgesetz – TzBfG), vom 21.12.2000 (BGBl. I S. 1966), zuletzt geändert durch Gesetz zur Verbesserung der Beschäftigungschancen älterer Menschen, vom 19.04.2007 (BGBl. I S. 538) regelt die Rechte der in Teilzeit beschäftigten Arbeitnehmer sowie die rechtlichen Voraussetzungen einer Befristung von Arbeitsverhältnissen.

Teilzeitbeschäftigt ist ein Arbeitnehmer, dessen regelmäßige Wochenarbeitszeit kürzer ist als die eines vergleichbaren vollzeitbeschäftigten ANs, § 2 Abs. 1 S. 1 TzBfG. Befristet beschäftigt ist ein Arbeitnehmer mit einem auf bestimmte Zeit geschlossenen Arbeitsvertrag, § 3 Abs. 1 S. 1 TzBfG.

§ 4 TzBfG normiert das Verbot der Diskriminierung. Danach darf ein teilzeitbeschäftigter Arbeitnehmer nicht schlechter behandelt werden als ein vergleichbarer vollzeitbeschäftigter Arbeitnehmer, es sei denn, dass sachliche Gründe eine unterschiedliche Behandlung rechtfertigen. Von zunehmender praktischer Bedeutung ist der Anspruch des teilzeitbeschäftigten Arbeitnehmers auf Verringerung seiner Arbeitszeit, § 8 TzBfG (nach sechs Monaten Betriebszugehörigkeit).

Der Arbeitgeber muss den Wunsch des teilzeitbeschäftigten Arbeitnehmers nach einer Verlängerung seiner vertraglich vereinbarten Arbeitszeit, bei der Besetzung eines entsprechenden freien Arbeitsplatzes bei gleicher Eignung bevorzugt berücksichtigen, es sei denn, dass betriebliche Gründe oder Arbeitszeitwünsche anderer teilzeitbeschäftigter Arbeitnehmer entgegenstehen. Zudem hat der Arbeitnehmer Vorrang vor externen Bewerbern bei gleicher Eignung, § 9 TzBfG.

Die Kündigung eines Arbeitsverhältnisses wegen der Weigerung eines Arbeitnehmers, von einem Vollzeit- in ein Teilzeitarbeitsverhältnis oder umgekehrt zu wechseln, ist unwirksam. Das Recht zur Kündigung des Arbeitsverhältnisses aus anderen Gründen bleibt unberührt, § 11 TzBfG.

Bei befristeten Arbeitsverträgen (§§ 14 ff. TzBfG) unterscheidet man die sachgrundlose Befristung (Zeitbefristung) und die Sachgrundbefristung. Klassische Sachgründe sind die vorübergehende Vertretung wegen Mutterschutz, Elternzeit, Krankheit, betrieblichen Bedarf oder projektbezogener Arbeit.

Die kalendermäßige Befristung eines Arbeitsvertrages ohne Vorliegen eines sachlichen Grundes ist bis zu zwei Jahren zulässig (bei Neugründung eines Unternehmens bis zu vier Jahren). Bis zu zwei Jahren ist auch die höchstens dreimalige Verlängerung eines kalendermäßig befristeten Arbeitsvertrages zulässig, § 14 Abs. 2 TzBfG.

Literatur
Bundesministerium für Arbeit und Soziales (2012). Übersicht über das Arbeitsrecht 2012/2013. Bw Verlag, Filderstadt

Testament und Testamentformen
Sabine Sappke-Heuser

Das Testament ist eine einseitig getroffene letztwillige Verfügung, in der der oder die Erben bestimmt werden. Abweichend von der gesetzlichen Erbfolge bestimmt der Errichtende (Erblasser), wer (oder wer nicht) nach seinem Tod Eigentümer seines Vermögens werden soll. Ein Testament kann eigenhändig oder notariell errichtet werden (= sog. ordentliche Testamente). Ist die Errichtung eines ordentlichen Testaments nicht möglich, kommen die außerordentlichen Testamente in Betracht (§§ 2064 ff. BGB).

Testamentformen, außerordentliche
Außerordentliche Testamente können nur errichtet werden, wenn der Erblasser nicht mehr in der Lage ist ein eigenhändiges oder notarielles Testament aufzusetzen. Außerordentliche Testamente sind das Bürgermeistertestament (§ 2249 BGB, Dreizeugentestament (§ 2250 BGB), Seetestament (§ 2251 BGB) und Konsulartestament (§§ 10, 18 ff. KonsG).

Testamentformen, ordentliche
Das ordentliche Testament kann in der Form des eigenhändigen oder öffentlichen Testaments errichtet werden.

Eigenhändiges Testament
Beim eigenhändige Testament muss der Erblasser zwingend ein vollständig eigenhändig geschriebenes (Text und Unterschrift per Hand!), lesbares und unterschriebenes Schriftstück aufsetzen (§ 2247 BGB).

Die Unterschrift sollte Vor- und Familiennamen enthalten, damit kein Zweifel an der Person des Erblassers aufkommt. Ort und Datum sind ebenfalls anzugeben, um feststellen zu können, ob der Erblasser zum Zeitpunkt der Erstellung testierfähig war und ob das vorliegende Testament das letzte und aktuellste – und damit gültige – Testament ist. Änderungen oder Ergänzungen müssen stets – unter Berücksichtigung der Formvorschriften – handgeschrieben und unterschrieben sein. Ein eigenhändiges Testament kann zu Hause aufbewahrt oder beim Amtsgericht (Hinterlegungsstelle) des Wohnortes hinterlegt werden (Vorteil der Hinterlegung: Das Testament wird auf jeden Fall berücksichtigt, da das Amtsgericht das Standesamt des Geburtsortes des Erblassers über die Hinterlegung benachrichtigt, dieses wiederum informiert im Sterbefall die Hinterlegungsstelle, die das Testament dann an das Nachlassgericht weiterleitet).

Ein eigenhändiges Testament kann jederzeit widerrufen werden, indem es vernichtet (dann gilt wieder die gesetzliche Erbfolge) und/oder ein neues Testament errichtet wird (mit Datum, damit festgestellt werden kann, welches das aktuellste Testament ist). Ein hinterlegtes Testament wird unwirksam, wenn der Erblasser es sich von der Hinterlegungsstelle aushändigen lässt.

Öffentliches (notarielles) Testament
Ein öffentliches Testament wird zur Niederschrift eines Notars errichtet, indem der Erblasser dem Notar durch mündliche Erklärung oder durch Übergabe einer Schrift (offen oder verschlossen) mitteilt, dass die abgegebene Erklärung seinen letzten Willen enthält, § 2231 Nr. 1 und 2 BGB.

Über diese Erklärung fertigt der Notar eine Niederschrift an, die nach der Verlesung vom Erblasser und Notar unterschrieben werden. Dieses notarielle Testament muss dann bei dem Amtsgericht, das für den Sitz des Notars zuständig ist, hinterlegt werden. Ein notarielles Testament kann widerrufen werden, indem es aus der amtlichen Verwahrung genommen oder indem ein neues eigenhändiges oder notarielles Testament errichtet wird.

Gemeinschaftliches Testament
Grundsätzlich kann ein Testament nur durch den Erblasser selbst errichtet werden. Ausnahmsweise können Ehegatten und Lebenspartner einer gleichgeschlechtlichen Lebenspartnerschaft ein gemeinschaftliches eigenhändiges oder notarielles Testament errichten, §§ 2265 ff. BGB, § 10 Abs. 4 LPartG (nicht jedoch Verlobte oder diejenigen, die in nichtehelicher Lebensgemeinschaft leben).

Dieses gemeinschaftliche Testament besteht aus den zwei Verfügungen der Erklärenden über ihr Vermögen im Todesfall, also zwei Testamenten. Beim gemeinschaftlichen eigenhändigen Testament genügt es, wenn ein Ehegatte (Lebenspartner) das Testament eigenhändig schreibt und beide unterschreiben.

Das gemeinschaftliche Testament wird nur unwirksam durch
- die Auflösung der Ehe oder Partnerschaft, §§ 2268, 2077 BGB, § 10 LPartG
- die Rücknahme aus der amtlichen Verwahrung, §§ 2272, 2256 BGB
- durch eine gemeinsame Erklärung

Ein einseitiger Widerruf ist nur durch Erklärung vor einem Notar möglich, §§ 2271 Abs. 1, 2296 Abs. 2 BGB.

Nach dem Tod eines Partners kann der Überlebende nicht mehr widerrufen. Er hat dann jedoch die Möglichkeit, die Erbschaft auszuschlagen (s.d. er nicht Erbe des Verstorbenen wird). Anschließend kann er frei über sein Vermögen verfügen, § 2271 Abs. 2 BGB.

Berliner Testament
Eine besondere Form des gemeinschaftlichen Testaments ist das sog. Berliner Testament, § 2269 Abs. 1 BGB. Haben sich die Ehegatten gegenseitig als Erben eingesetzt und verfügt, dass beim Tode des Überlebenden der Nachlass an die gemeinsamen Kinder (oder einen Dritten) fallen soll, so kann der Überlebende seine Verfügung nach dem Tode des Erstverstorbenen nicht mehr widerrufen, § 2271 Abs.2 BGB. Der Überlebende kann jedoch seine Verfügung aufheben, wenn er das ihm zugewendete ausschlägt, § 2271 Abs. 2 S. 2 BGB. Vorteil des gemeinschaftlichen Berliner Testaments ist, dass die Einheit des Vermögens auch nach dem Tod des einen Partners erhalten bleibt. Zugleich sichert es den überlebenden Partner finanziell ab, da die testamentarisch eingesetzten Erben bis zum Tod des Überlebenden keine Zugriffsmöglichkeiten haben.

Testierfähigkeit
Sabine Sappke-Heuser

Als Testierfähigkeit wird die Fähigkeit bezeichnet, ein Testament zu errichten.

Testierfähig sind alle Menschen
- ab dem 18. Lebensjahr, die
  - eine Verfügung von Todes wegen errichten, abändern oder aufheben können und
  - im Vollbesitz ihrer geistigen Fähigkeiten sind, d.h. übersehen können, welche Auswirkung eine Verfügung hat (§ 2247 BGB)

Als **Testierunfähige** sind ausgeschlossen:
- Kinder unter 16 Jahren (§ 2229 Abs. 1 BGB)
- geistig Gestörte, Geistesschwache, Bewusstseinsgestörte (§ 2229 Abs. 4 BGB)

Beschränkt testierfähig sind
- Kinder ab dem 16. Lebensjahr (§ 2229 Abs. 1 BGB)
- stumme Personen, Taubstumme, Lesensunkundige (§ 2233 Abs. 2 BGB)

Beschränkt testierfähige Personen dürfen nur ein notarielles Testament errichten, (§ 2233 BGB)

Schreibunkundige oder schreibunfähige Stumme könne die Erklärung, dass die übergebende Schrift den letzten Willen enthalte, formfrei (auch durch Gebärdensprache mittels Gebärdensprachdolmetscher) abgeben.

Ob eine Testierunfähigkeit vorlag, muss vom Nachlassgericht bei Erteilung des Erbscheins von Amts wegen geprüft werden (§§ 12 FGG, 2353, 2358 BGB), wenn konkrete Zweifel an der Testierfähigkeit bestehen.

Themenzentrierte Interaktion (TZI)
Siegfried Charlier

Mit der Themenzentrierten Interaktion hat die Deutsch-Amerikanerin Ruth Cohn ein Gleichgewichtsmodell entwickelt, das die Pole Arbeit, Individuum, Gruppe und Umwelt zusammen führt.

Das Menschenbild der TZI beinhaltet zwei zentrale Setzungen:
1. Der Mensch ist frei und abhängig zugleich, weil er Teil eines größeren Ganzen ist
2. Ehrfurcht gebührt allem Lebendigen und seinem Wachstum, weil alles Leben sich entwickeln will. Alle Lebewesen haben das gleiche Recht zu leben

Das Thema, die Arbeit
Die Arbeit ist die gemeinsame Überschrift, unter der sich die einzelnen Mitarbeiter und die Kollegen in der arbeitsteilig organisierten betrieblichen Wirklichkeit zusammen finden. Die Arbeit ist der kleinste gemeinsame Nenner. Wenn alle Mitarbeiter, jeder für sich, die Arbeit als eigenes Anliegen sehen und auf die Gruppe der Kollegen bezogen realisieren, dass die Arbeit nur gemeinsam bewältigt werden kann, liegt ein optimales Arbeitsverhältnis vor.

Das Ich, das Individuum
Das Ich ist nach Cohn »frei und abhängig zugleich«. Das Ich hat die Wahlfreiheit eine Arbeit zu suchen, um damit die eigenen Bedürfnisse zu befriedigen. Die Abhängigkeit meint zum einen die Begrenzung durch die arbeitsteilige Organisation der Arbeit, sodass heute niemand mehr autark im Sinne von Unabhängigkeit ist. Zum anderen sind wir von anderen Menschen abhängig, weil wir alle das Bedürfnis nach Anerkennung haben. Anerkennung suchen und finden wir allerdings nur in den Augen des Mitmenschen.

Das Wir, die Gruppe oder das Team
Das Wir ist für Cohn die Addition der einzelnen Gruppenmitglieder. Das Wir ist eine »Gestalt«, ein Ganzes. Die Gruppe ist klüger als der einzelne, weil sie anregt und ausgleicht. Die Gruppe ist der Ort des Ausgleichs von Konkurrenz und Kooperation. Sie ist der Ort des sozialen Lernens (s. Gruppe). Nach Cohn ist die Gruppe umso stärker, je mehr der einzelne sich einbringt.

Der Globe, die gesellschaftliche Umwelt
Die Arbeit findet nicht im luftleeren Raum statt. Arbeit ist kein Selbstzweck, sie muss letztendlich gesellschaftsdienlich, zum

Nutzen der Gesellschaft, sein. Die Umwelt gliedert sich nach Cohn in die nähere Umwelt der Organisation, z. B. stationäre Pflege oder ambulante Pflege, die gesellschaftlichen Rahmenbedingungen, z. B. Pflegeversicherung als Teil des Sozialsystem der Bundesrepublik. Umwelt weitet sich bis zum Kosmos aus: der innere, »rote Faden« liegt in der Metapher »wir sind alle Teil eines großen Ganzen«.

TZI als Gleichgewichtsmodell bedeutet, dass alle vier Aspekte Arbeit, Ich, Wir und Umwelt gleich wichtig sind. Es muss ein Kompromiss gefunden werden, der verhindert, dass einer der vier Aspekte die anderen dominiert. Die Arbeit darf nicht einseitig dominieren, indem sie ohne Rücksicht auf die Mitarbeiter und deren Belastungsgrenzen durchgesetzt wird; die einzelnen Mitarbeiter dürfen die Arbeit und den Dienstplan nicht als Freizeitplan missverstehen und nur ihr egoistisches Eigeninteresse im Blick haben, weil sie sonst asozial, auf Kosten der Kollegen handeln; das kollegiale Interesse am gut miteinander auskommen muss auch aufgabenbezogen auf die zu erledigende Arbeit sein. Es darf kein Gruppendruck der Anpassung erzeugt werden; die Arbeit darf nicht das Ganze, die Umwelt und das Klima zerstören, weil wir sonst den »Ast absägen, auf dem wir sitzen«.

Für den einzelnen Mitarbeiter und für die Gruppe, das Team, liegt im TZI-Modell der Vorteil, dass über das Einbringen der individuellen und Gruppeninteressen in die Diskussion der Gestaltung der Arbeit ein Gestaltungs- ein Verhandlungsspielraum möglich wird. Diesen Spielraum gilt es im eigenen wie im Gesamtinteresse zu nutzen, indem über Verhandlung ein Interessenausgleich gesucht und gefunden wird: Wir alle brauchen Arbeit, um unsere Existenz zu sichern, aber nicht jede Arbeit ist sinnvoll.

Arbeit muss immer am Sinn für den Menschen ausgerichtet sein. Und zwar nicht am individuell egoistischen Menschen, sondern tendenziell an allen Menschen. Hier wird das Menschenbild der TZI nochmals deutlich. Ein ähnliches Modell hat Büssing mit seinem OTI-Modell vorgelegt. Hier wird auch über die Tätigkeit (T) ein Ausgleich zwischen den Interessen der Organisation (O) und denen des Individuums (I) gesucht.

Bei den Hilfsregeln der TZI, die Ruth Cohn aufgestellt hat und zwar als »Hilfs- und nicht als Maßregeln«, sind zwei besonders bedeutsam:

1. Jeder ist für sich selbst verantwortlich (Selbstverantwortung). Das bedeutet, dass es zum Erwachsen sein dazu gehört zu sagen, wer man ist und was man will. Das muss jeder für sich lernen und darf es nicht an andere delegieren
2. Störungen haben Vorrang. Das bedeutet, dass jeder verantwortlich ist, seine Störung anzumelden und auf Klärung zu bestehen, weil sonst die Konzentration unmöglich ist. Die meisten Störungen entstehen auf der Beziehungsebene (s. Kommunikation). Über Störungen hinweg gehen ist für erfolgreiche Zusammenarbeit kontraproduktiv. Im Konsens-Management wird versucht über Verhandlung Störungen auszugleichen.

Literatur

Büssing, A. (1992). Organisationstruktur, Tätigkeit und Individuum. Untersuchungen am Beispiel der Pflegetätigkeit. Verlag Hans Huber, Bern
Cohn, R. & Farau, A. (2008). Gelebte Geschichte der Psychotherapie. Zwei Perspektiven. Verlag Klett-Cotta, Stuttgart
Charlier, S. (Hrsg.) (2007). Soziale Gerontologie. Thieme Verlag, Stuttgart

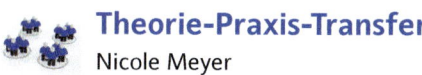

Theorie-Praxis-Transfer
Nicole Meyer

Totale Institution
Siegfried Charlier

Für ein gut funktionierendes Management einer Einrichtung ist es notwendig, permanent einen Theorie-Praxis-Transfer zu vollziehen. Für den Pflegemanager als Primärtherapeut hat sich die Aufgabe der Übersetzung der Theorie in die Praxis für das Pflegepersonal als eine herausfordernde Aufgabe im Arbeitsalltag herauskristallisiert. Im Theorie-Praxis-Transfer spielt die Unterscheidung zwischen Erklären und Verstanden-werden bezogen auf Pflegeeinhalte und organisatorische Ebenen eine entscheidende Rolle.

Mithilfe des Theorie-Praxis-Transfers entwickelt sich Professionalisierung in der Pflege und eine zunehmende Pflegefachlichkeit im Arbeitsalltag. Ein Beispiel hierfür sind die Implementierung der Expertenstandards. Erfolgt eine Übersetzung der Theorie in die Praxis nicht, so besteht die Gefahr, dass auf unterschiedlichen Handlungsebenen mit abweichenden Zielen und unterschiedlichen Intentionen agiert wird. Führung der Einrichtung und ausführendes Pflegepersonal werden dann aneinander vorbeireden.

Die Überführung von theoretischem Grundlagewissen in die Pflegepraxis fordert von allen Beteiligten ein Verlassen bestehender Denkstrukturen und eingeübter Arbeitsroutinen, um eine Veränderung, Entwicklung und Innovation herbeizuführen. Ein gelungener Theorie-Praxis-Transfer erzeugt Handlungskompetenz auf allen Ebenen der Einrichtung und fördert die Qualität der Einrichtung.

Literatur
Kerres, A. & Seeberger, B. & (2001). Lehrbuch Pflegemanagement II. Springer Verlag, Berlin

Der Psychiater E. Goffmann prägte in seiner Untersuchung von psychiatrischen Langzeit Unterbringungseinrichtungen den Begriff der »totalen Institution«. Gemeint ist total hier im Sinne einer totalitären, allumfassenden Kontrolle. Weil auch stationäre Einrichtungen der Altenpflege gefährdet sind, sich in eine totale Institution zu verwandeln, sollen hier die Merkmale vorgestellt werden, um dann Maßnahmen zur Vermeidung einer solchen möglichen Entwicklung zu überlegen.

Merkmale einer totalen Institution

- **Rollenverunsicherung:** Wer im Alter sein zu Hause verliert und sich nicht mehr selbst versorgen kann, hat bereits einen massiven Identitätsverlust erlitten. Er hat sein Ansehen und seine Selbstständigkeit verloren, weil seine Fähigkeiten zur selbstständigen Lebensführung rapide abgenommen haben. Er ist in seiner Identität und Rolle notwendigerweise verunsichert. In der Zuspitzung erleben viele alte Menschen, dass sie, weil sie nicht mehr gebraucht werden, »zum alten Eisen weggeworfen« werden. Ihr Selbstbewusstsein ist angekratzt und in der Folge können sie sich oft auch nicht mehr ausreichend zur Wehr setzen
- **Aufhebung der Trennung von Wohnen und Arbeiten:** Wer seine Wohnung verliert und in ein Heim einziehen muss, verliert in dieser »eingeschränkten Lebensform« die Möglichkeit des Rückzugs in eine private, geschützte Intimzone. Im Heim ist alles öffentlich, weil auch das angemietete Zimmer jederzeit von fremden Personen der Pflege betreten werden kann

- **Reglementierung der Tagesstruktur:** Während jeder zu Hause alles so gestalten kann, wie es seinen Bedürfnissen entspricht, muss er sich bei Einzug in ein Heim an die Heimregeln und die vorgegebene Tagesstruktur anpassen
- **Vielzahl der Regeln führt zur ständigen Regelverletzung:** Weil im Heim alles ganz anders ist als zu Hause, fällt es schwer, sich an alle neuen Vorschriften bzw. Erwartungen zu halten. Ständig ist man in Gefahr Dinge zu übersehen bzw. zu vergessen, die von einem aber erwartet werden. In Folge der eigenen Abhängigkeit von Hilfe besteht die Gefahr, dass die nötige Hilfe an Bedingungen des Wohlverhaltens geknüpft wird. Man bekommt bestimmte Dinge nur, wenn man »pflegeleicht« ist. Wer eigensinnig auf bestimmten Dingen besteht, gerät in Gefahr. das Etikett »verwirrt« verpasst zu bekommen. In der Folge wird man dann zunehmend entmündigt
- **Große soziale Distanz zwischen Pflege und Pflegebedürftigen:** Die Abhängigkeitssituation kann schnell zu einem Verhältnis von Macht und Ohnmacht werden. Wer nichts oder wenig selber kann, ist auf Hilfe angewiesen. Er erlebt sich als ohnmächtig, weil er um Hilfe bitten, vielleicht sogar »betteln« muss. Die Angehörigen der Pflege erleben sich im Beziehungsverhältnis immer als handlungsmächtig und »stark«. Egal, wie stressig die Arbeit auch manchmal ist, nach der Arbeit können sie nach Hause gehen, ihre Freizeit selbstständig gestalten und entspannen. Die Pflegebedürftigen müssen in der belastenden Situation der Abhängigkeit verharren, sie können nicht flüchten.

Prophylaxe

Wie müsste die »Prophylaxe« aus Pflegesicht aussehen, um die oben beschriebene Entwicklungsmöglichkeit zur »totalen Institution« zu vermeiden?

- **Biografiearbeit:** Die Voraussetzung für individuelle Pflege. Erst wenn Sie den Menschen in seinem individuellen gewordenen Sein kennen, können Sie ihm individuell, d. h. in seiner Eigenart und Unterschiedlichkeit begegnen. Durch den Respekt vor der Lebensleistung des jetzt hilfebedürftigen alten Menschen können Sie Unsicherheit auffangen und Angst mindern. Dazu gehören auch die respektvolle Anrede mit dem Nachnamen und evtl. auch die Erwähnung der Berufsidentität. Durch die »aktivierende Pflege« können Sie die noch vorhandenen Fähigkeiten und Ressourcen mit einbeziehen. Wenn der alte Mensch teilweise noch mithelfen kann, erlebt er sich nicht als totalen Versager. Durch das Mithelfen wird er anerkannter Teil der Pflegebeziehung;
- **Schutz der Intimsphäre:** Wenn Sie Grundpflege anbieten, verletzten Sie notwendigerweise die Intimsphäre des Menschen, weil Sie ihn entblößen und berühren müssen. Trotzdem ist hier einiges an Rücksichtnahme möglich, um den Pflegebedürftigen nicht unnötig zu beschämen: Nicht schon beim Anklopfen im Zimmer stehen, sondern die Aufforderung (Ja, Herein etc.) abwarten; das »Du« der Anrede nur benutzen, wenn es Ihnen angeboten wird; im Mehrbettzimmer einen Raumteiler als Sichtschutz in der Grundpflege verwenden; Frauen nicht selbstverständlich von Männern pflegen lassen; Schamgefühle zulassen und thematisieren statt sich über sie einfach hinwegzusetzen;

- **Auflockerung der Tagesstruktur:** Frühstücksbuffets statt fester Essenszeiten tragen viel dazu bei, sich eher wie in einem »Hotel« als in einer »Kaserne« zu fühlen; Verhandeln über die Organisation von Bedürfnissen der Bewohner, z.B. Duschen oder Baden, erhält die Selbstständigkeit Das muss nicht nach einem festen Wochenplan immer gleich organisiert werden. In der Bezugspflege ist es viel leichter möglich sich auf den individuellen Bewohner einzustellen und mit ihm zu Kompromissen zu kommen
- **Hilfestellung und Begleitung in der Pflege:** Da der hilfebedürftige Bewohner erst Ihren Arbeitsplatz in der Pflege sichert, ist Pflege keine Gewährung von Gunst, für die Sie Dankbarkeit erwarten, sondern eine bezahlte Dienstleistung. Demzufolge sollten Sie auch ein Service-Bewusstsein entwickeln, dass Sie zu Erleichterung einer schwierigen Situation eingesetzt und bezahlt werden. Keinesfalls dürfen Sie Ihre Vorstellungen von »richtiger« Pflege gegen den Willen des Bewohners durchsetzen. Das wäre Gewalt und Bestrafung;
- **Pflege ist Beziehungspflege:** In der Pflege begegnen Sie Menschen, denen Sie partnerschaftlich begegnen sollten, d.h. Sie nehmen sie ernst und verhandeln mit ihnen über das jeweils Gewünschte und Mögliche. Dabei dürfen Sie sich durchaus auch wichtig nehmen, d.h. Sie müssen nicht alles tun, was gefordert wird. Sie haben auch das Recht, Nein zu sagen und über das Verhältnis von Geben (Hilfe anbieten) und Nehmen (Beteiligung einfordern) zu verhandeln. Durch Verhandeln entsteht Beziehung, entsteht ein »wir«, ein Einbeziehen des alten Menschen.

Gesetzliche Regelungen

Über diese individuellen Schutzmöglichkeiten des Personals hinaus gibt es noch gesetzliche Regelungen, die verhindern sollen, dass die Unterbringung in einer stationären Pflegeeinrichtung zu entwürdigender Behandlung alter, abhängiger Menschen führt:

1. Der Heimvertrag, der Pflichten und Rechte der Bewohner regelt
2. Der Heimbeirat, um Mitbestimmungsmöglichkeiten über die Ausgestaltung der Regeln des Zusammenlebens, der Freizeitangebote etc. zu ermöglichen
3. Die Heimaufsicht, die im Auftrag der Gesellschaft die Menschenwürde und die Pflegequalität im Augen haben und prüfen soll

Literatur

Goffmann, E. & Lindquist, T. (1973). Asyle. Über die soziale Situation psychiatrischer Patienten und anderer Insassen. Suhrkamp Verlag, Frankfurt/Main

Treiber, H. (1973). Wie man Soldaten macht. Sozialisation in »kasernierter Vergesellschaftung«. Bertelsmann Universitätsverlag, Düsseldorf

Transaktionsanalyse
Siegfried Charlier

Transaktion ist ein anderes Wort für Interaktion und beschreibt nach Eric Berne eine bestimmte Art von Kommunikation. In der Analyse geht es Berne vor allem darum, auf welcher Ebene, gleichberechtigt, partnerschaftlich oder hierarchisch, von »oben nach unten«, Kommunikation stattfindet. Als ehemaliger Psychoanalytiker unterscheidet er zwischen Eltern-Ich (dem Über-Ich bei Freud), in dem unsere gelernten Muster abgespeichert sind, dem Erwachsenen-Ich (dem Ich bei Freud), in dem vor allem das abstrakte Denken zu Hause ist und dem

Kindheits-Ich (dem ES bei Freud), wo wir hauptsächlich gefühlsgesteuert handeln.

Das Eltern- und Kindheits-Ich differenziert Berne noch weiter.

Tabelle 23: Transaktionsanalyse (Kählin & Müri, 1999).

Eltern-Ich	
• Kritisches Eltern-Ich (KEL) (Normen, Werte, Vorurteile) • Wertet negativ ab • Denkt in Schwarz-Weiß-Kategorien • Verallgemeinert • Kritisiert • Weist zurecht • Schulmeistert • Stellt eindringliche Fragen • moralisiert	• Helfendes Eltern-Ich (HEL) (Geduld, Hilfe, Verständnis) • Hört zu • Hat Verständnis • Hat Geduld • Wertet auf • Hilft • Tröstet • Beruhigt • ermutigt

Erwachsenen-Ich (ER)
• Objektiv, wertfrei, vernünftig • Sammelt und gibt Informationen • Hört zu, beobachtet • Stellt sachliche Fragen • Sammelt Fakten • Konzentriert sich auf das, was tatsächlich ist • Formuliert wertfrei • Schätzt Wahrscheinlichkeiten ein • Überlegt, wägt ab, denkt in Alternativen • Überprüft eigene Nomen und Gefühle • Differenziert, trifft Entscheidungen • Versucht Probleme konstruktiv zu lösen

Kindheits-Ich	
• Natürliches Kindheits-Ich (NK) • Spontan und impulsiv • Direkt • Sucht Abwechslung und Spaß • Egozentrisch • Manipuliert • Rebelliert • Aggressiv • Authentisch • Intuitiv • Schlau, listig • Kreativ • Lässt sich etwas einfallen	• Angepasstes Kindheits-Ich (AK) • Hilflos • Tut sich Leid • Wartet, bis es von allein besser wird • Orientiert sich anhand von Normen • Gibt nach • Lächelt unterwürfig oder unsicher • Verzichtet • Traut sich nicht • Hat Angst • Sucht Anleitung

Für den Führungsalltag kann die Transaktionsanalyse wie folgt bedeutsam sein: Angepasstes Kindheits-Ich und kritisches Eltern-Ich passen genauso zusammen wie natürliches Kindheits-Ich und helfendes Erwachsenen-Ich. Wenn ich gegenüber meinen Mitarbeitern als kritischer, autoritärer Chef auftrete, darf ich mich nicht wundern, wenn die Mitarbeiter wie brave, angepasste, gehorsame Kinder reagieren. Und umgekehrt: Wenn ich als alles verstehender, helfender Chef auftrete, darf ich mich auch nicht wundern, wenn die Mitarbeiter sich wie spontane, impulsive Kinder verhalten, die sich alles Mögliche einfallen lassen, um mich vor ihren Karren zu spannen. Will ich als Führungskraft selbstständige mitdenkende Mitarbeiter, muss ich ihnen auf der Ebene des Erwachsenen-Ich begegnen. Ich muss sie partnerschaftlich führen, aber auch fordern.

Literatur
Berne, E. & Wagmuth, W. (2002). Spiele der Erwachsenen. Psychologie der menschlichen Beziehungen. Rowohlt Verlag, Reinbek bei Hamburg
Kälin, K., Müri, P. & Bernhard, H. (2005). Sich und andere führen. Ott Verlag, Thun

U

Umwelt
Siegfried Charlier

Der Mensch lebt nicht im luftleeren, sondern im sozialen Raum seiner gesellschaftlichen Umwelt. Neben der genetischen Anlage wird der Mensch eben auch von seiner gesellschaftlichen Umwelt beeinflusst und geprägt. Im Ergebnis des Zusammenspiels von Anlage und Umwelt bildet sich unser spezifischer Sozialcharakter, geprägt durch die jeweiligen Lebens- und Arbeitsbedingungen der unterschiedlichen gesellschaftlichen Formationen, in denen wir aufgewachsen sind. Wir sind als soziale Wesen auf Gesellschaft angewiesen. In diesem Sinne ist unsere existenzielle Entscheidungsfreiheit immer durch die Abhängigkeit von unserer Umwelt eingeschränkt (s. Mensch).

Umwelt muss in diesem Kontext doppelt definiert werden: ökologisch und sozial. Das griechische Wort »oikos« beschrieb den gesamten Haushalt der Natur. Ökologie bedeutet demzufolge, dass der Mensch von seiner ökologischen Umwelt im Sinne von Luft zum Atmen, Wasser zum Trinken und Erde als Basis unserer Ernährung abhängig ist. Neudeutsch sprechen wir vom »Netzwerk« der Natur. Da der Mensch Teil des Netzwerkes der Natur ist, ist er von ihr abhängig. Wenn der Mensch nach dem Hinauswurf aus der paradiesischen Einheit und des Einklangs mit der Natur sich »die Erde untertan« zu machen versucht, zerstören wir mit diesem rücksichtslosen, ausbeuterischen Verhalten unsere eigenen Lebensgrundlagen. Mehr noch: wir zerstören mit unserem kurzsichtigen, egoistischen Verhalten die Zukunftsmöglichkeiten der nachfolgenden Generationen unserer Kinder und Enkel. Wir müssen lernen »nachhaltig« zu wirtschaften und schonen mit den verbliebenen Ressourcen umgehen, damit wir nicht auf Kosten der zukünftigen Generationen leben. Wenn wir Umweltgüter verbrauchen, was wir zum Lebenserhalt tatsächlich tun müssen, müssen wir als Ausgleich neues Wachstum ermöglichen und initiieren.

Soziale Umwelt meint im engeren Sinn die gesellschaftliche Umwelt. Auch von dieser ist der einzelne Mensch existenziell abhängig. Zum einen sucht er als soziales Wesen Anerkennung in den Augen des Mitmenschen. Wir müssen kooperieren und zusammenarbeiten, um uns nicht im einseitigen Konkurrenzkampf auszulöschen. Zum anderen sind wir wegen der Arbeitsteilung auf Gesellschaft angewiesen. Kein Mensch kann heute autark bzw. autonom ganz allein für sich leben und alle Güter des täglichen Gebrauchs selbst herstellen. In den modernen Zeiten der Globalisierung ist die Arbeitsteilung sogar weltweit fortgeschritten und ausgebildet.

Die gesellschaftliche Umwelt, bei Ruth Cohn der »Globe« bildet den Rahmen unserer Tätigkeit und Arbeit in Organisationen. Als Teil des TZI-Gleichgewichts muss diese gesellschaftliche Umgebung aber eben auch »gerecht« sein, d.h. die nötige Arbeit und ihre gesellschaftlichen Rahmenbedingungen, um unser Leben zu gestalten, darf nicht auf Kosten der anderen Aspekte des Gleichgewichtsmodell gehen.

Arbeit ist kein Selbstzweck. Sie muss nach Glasl an der »Brüderlichkeit«, an der Mitmenschlichkeit orientiert sein, d.h. sie darf nicht auf maximaler Ausbeutung anderer Menschen bzw. der ökologischen Ressourcen beruhen.

Systemtheoretisch wird heute davon ausgegangen, dass sich Organisationen in Interaktion mit ihrer relevanten Umwelt selbst organisieren. Angesichts veränderter Umwelt müssen sich auch Organisationen anpassen, wenn sie mittel- und langfristig Bestand haben wollen. Aufgabe von Führungskräften ist neben dem Alltagsgeschäft vor allem der Blick auf die Zukunftsfähigkeit der von ihnen geführten Organisationen. Kein Mensch kann allein die Welt verändern bzw. retten. Das einzige, was wir ändern können, ist unser Verhalten, und das ist schon schwer genug. Systemtheoretisch gesprochen gibt diese Bescheidenheit aber eine neue Hoffnung. Wenn ich mein Verhalten ändere, wird sich das »Spiel« insgesamt ändern, weil mein Umfeld auf mein verändertes Verhalten reagieren muss und wird.

Die Verantwortung jedes Menschen liegt zum einen auf der Ebene des eigenen Konsum- und Verbraucherverhaltens, denn jede Ware und jede Dienstleistung, die ich kaufe, ist für den Anbieter ein Auftrag zur Nachbestellung. In diesem Sinne haben wir Verbraucher eine nicht zu unterschätzende »Macht«, d. h. wir können und müssen mit bewusstem Kaufen Einfluss auf eine menschenwürdige Zukunft nehmen. Daher dürfen wir nicht nur »billig« einkaufen, sondern müssen auch auf die Arbeitsbedingungen bei der Herstellung (z. B. Kinderarbeit in der Dritten Welt) und der Verteilung der Waren (z. B. Niedriglöhne der Discounter) achten.

Wir haben aber auch die Verantwortung für menschenwürdige Arbeitsbedingungen in unseren eigenen Arbeitsfeldern, also in der Pflege. Neben dem Erhalt der Menschenwürde der Pflegebedürftigen, müssen wir auch an unsere eigene Menschenwürde denken. Hier gilt es nach langen Jahren der Durchsetzung der Wirtschaftlichkeit der Pflege wieder auf die Arbeitsbedingungen des Pflegepersonals zu schauen.

Heute werden mit immer weniger Personal immer mehr Qualitätsanforderungen bewältigt. Mittlerweile haben wir nicht nur den Pflegenotstand, d. h. zu wenig qualifiziertes und ausgebildetes Personal, sondern auch völlig überlastetes Personal, das durch Überstunden und Arbeitsdruck dem Burnout entgegen wankt.

Die grundlegende Abhängigkeitssituation in der Pflege ermöglicht es leider viel zu oft, dass das überforderte Pflegepersonal seinen Frust an die hilflosen, abhängigen alten Menschen weitergibt. Schlechte Pflege ist dann die Folge.

Literatur
Glasl, F. (2011). Konfliktmanagement. Ein Handbuch für Führungskräfte, Beraterinnen und Berater. Verlag freies Geistesleben, Stuttgart
Luhmann, N. (1987). Soziale Systeme. Suhrkamp Verlag, Frankfurt
Strohm, H. (1985). Politische Ökologie. Rowohlt Verlag, Reinbek bei Hamburg

Unterlassungsdelikte, Garantenpflicht
Sabine Sappke-Heuser

Ein strafbares Handeln kann nicht nur in einem Tun, sondern auch in einem Unterlassen bestehen. Ein sog. Unterlassungsdelikt ist gegeben, wenn das Unterlassen einer rechtlich gebotenen Handlung mit Strafe bedroht ist, § 13 StGB. Das Gesetz unterscheidet zwischen sog. echten und unechten Unterlassungsdelikten. Bei echten Unterlassungsdelikten ist das Unterlassen selbst ausdrücklich im Gesetz für jeden unter Strafe gestellt:
- § 323 c StGB: Unterlassene Hilfeleistung
- § 138 StGB: Nichtanzeige geplanter Straftaten

- § 123 StGB: Hausfriedensbruch (Täter verlässt die Räume trotz Aufforderung nicht)

Bei den unechten Unterlassungsdelikten wird die tatbestandsmäßige Handlung (die regelmäßig in einem Tun besteht, z. B. Tötung, Körperverletzung) dadurch verwirklicht, dass der Täter es unterlässt, einen Schaden zu verhindern, obwohl er rechtlich für das Nichteintreten einzustehen hat, § 13 Abs. 1 StGB. Die Pflicht den Schaden abzuwenden – sog. Garantenpflicht – kann sich ergeben aus:

- Personensorge: Eltern für ihre Kinder, Mutter für ihr nichteheliches Kind
- Enge persönliche Verbundenheit: Ehegatten, Lebensabschnittspartner, nahe Angehörige
- Besondere Amtsstellung: Polizei, Feuerwehr
- Vertragliche Schutzpflicht: Arzt für Patient, Pflegekraft für Bewohner/Patient
- Gefahrengemeinschaft: Tauchergruppe, Forschungsexpeditionen, Bergsteiger
- Verkehrssicherungspflicht: Haus-/Grundstückseigentümer, Kfz-Halter, Hundehalter
- Pflicht zur Beaufsichtigung Dritter: über einen Gefangenen, psychisch Kranken
- Ingerenz: pflichtwidriges gefährdendes Vorverhalten

So macht sich z. B. eine Pflegekraft wegen Körperverletzung durch Unterlassen nach §§ 223, 13 StGB strafbar, wenn sich bei einem Bewohner ein Durchliegegeschwür bildet, weil sie keine Dekubitusprophylaxe durchführt hat. Durch ihren Arbeitsvertrag ist sie verpflichtet, die notwendigen Maßnahmen vorzunehmen, um einen Schaden vom Bewohner abzuwenden (Garantenpflicht aus Arbeitsvertrag, s. OLG Karlsruhe, Beschluss vom 06.09.2004, AZ.: 1 Ss 84/04).

Literatur
Creifeld, C. & Weber. K. (2011). Rechtswörterbuch. Beck Juristischer Verlag, München
Großkopf, V. & Klein, H. (2011). Recht in Medizin und Pflege. Spitta Verlag, Balingen

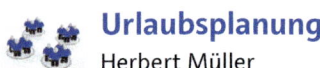

Urlaubsplanung
Herbert Müller

Jeder Arbeitnehmer hat Anspruch auf Urlaub. Es ist wichtig, dass die Urlaubsplanung nach einheitlichen Grundsätzen erfolgt und die Zuständigkeiten klar sind, um unnötigen Ärger und Missstimmungen im Mitarbeiterteam zu vermeiden.

Rechtliche Rahmenbedingungen
Im Bundesurlaubsgesetz (BUrlG) wird ein bezahlter Mindesturlaubsanspruch von 24 Werktagen pro Jahr festgelegt. Tarif- und Einzelarbeitsverträge sehen in der Regel günstigere Regelungen vor, die dann entsprechend anzuwenden sind.

Häufig kommt es bei der Urlaubsplanung und -gewährung zu Problemen, insbesondere Resturlaube haben oft gravierende Folgen. Deshalb wird empfohlen, im Rahmen der Urlaubsplanung den Gesamturlaub der Mitarbeiter zu verplanen. Bei späteren Änderungswünschen kann der Urlaubsplan ggf. geändert werden, falls es die betrieblichen Belange zulassen. So kann das Problem der gehäuften Resturlaubsansprüche am Jahresende vermieden werden. Ideal wäre es, die Urlaubstage so gleichmäßig auf das ganze Jahr zu verteilen, das an jedem Tag die gleiche Anzahl Mitarbeiter Urlaub hat.

Auch die Bewertung und Berücksichtigung des Urlaubs im Dienstplan führt häufig zu Schwierigkeiten. Wie ist beispielsweise ein Urlaubstag einer teilzeitbeschäftigten Mitarbeiterin mit unterschiedlich langen Schichtzeiten zu bewerten? Eine weitgehend gerechte und praktikable Lösung wäre, den Urlaubsanspruch von Tagen in Stunden umzurechnen. Ist die Mitarbeiterin nun mit drei Stunden im Dienstplan eingeplant, benötigt sie auch drei Urlaubsstunden, um von der Arbeit für diesen konkreten Arbeitstag freigestellt zu werden. Ist sie hingegen an dem Tag, an dem sie Urlaub haben möchte, mit sieben Stunden eingeplant, wird ihr Urlaubskonto entsprechend mit sieben Stunden belastet. Selbstverständlich hebt diese Form nicht den Grundsatz auf, dass Urlaub tageweise zu gewähren ist.

Die Tarifverträge sehen nach Altersstufen gestaffelte Urlaubsansprüche vor. Grundsätzlich geht z. B. der TVöD von einer 5-Tage-Woche aus (bei vollbeschäftigten Mitarbeitern). Auf dieser Basis sind auch die Urlaubsansprüche festgelegt. Arbeiten Mitarbeiter durchschnittlich mehr als 5-Tage pro Woche (z. B. 5,5-Tage-Woche oder 6-Tage-Woche) erhöht sich der Urlaubsanspruch. Arbeiten Mitarbeiter regelmäßig weniger als 5 Tage in der Woche, z. B. der Mitarbeiter arbeitet 7 Tage und hat dann immer eine Woche frei (Beurteilungszeitraum sind 2 Wochen = durchschnittlich 3,5 Tage pro Woche), reduziert sich der Urlaubsanspruch entsprechend.

Die folgende Berechnungsformel dient zur Ermittlung der konkreten Urlaubsansprüche:

Anzahl der tatsächlichen, regelmäßigen Wochenarbeitstage minus 5, mal 52, mal Urlaubsanspruch im Rahmen der 5-Tage-Woche der entsprechenden Altersstufe (26/29 oder 30 Tage), geteilt durch 260. Dem Ergebnis muss der Urlaubsanspruch entsprechend der Altersstufe im Rahmen der 5-Tage-Woche hinzugezählt werden.

Berechnungsbeispiel 1

Mitarbeiterin, 30 Jahre alt, durchschnittlich 5,5 Arbeitstage pro Woche

Formel:
5,5 − 5 = 0,5 x 52 = 26 x 29 =
754 : 260 = 2,9.
2,9 + 29 = 31,9 = 32 Urlaubstage

Hinweis: 0,5 und mehr wird auf 1 Tage aufgerundet, 0,4 und weniger wird abgerundet!

Berechnungsbeispiel 2

Mitarbeiterin, 40 Jahre alt, durchschnittlich 3,5 Arbeitstage pro Woche

Formel:
3,5 − 5 = −1,5 x 52 = −78 x 30 =
−2340 : 260 = −9
−9 + 30 = 21 Urlaubstage

Hinweis: negative Zahlenwerte beachten!

Den so ermittelten Urlaubsansprüchen sind ggf. noch weitere Ansprüche (Nachtstundenzusatzurlaub, Zusatzurlaub für Schwerbehinderte usw.) hinzuzurechnen.

Literatur
Müller, H. (2011). Arbeitsorganisation in der Altenpflege. Schlütersche Verlagsgesellschaft

V

 Verführung, Grammatik der
Siegfried Charlier

Im alten Modell des Vorgesetzten fällt eine deutliche Diskrepanz zwischen Selbstbild und Vorurteil gegenüber den Mitarbeitern auf: Während Chefs glauben, dass sie 100 % ihrer Leistungsmöglichkeiten für die Organisation einsetzen und demzufolge keine weitere Motivation benötigen, unterstellen sie ihren Mitarbeitern, dass sie zu wenig Leistung bringen und daher zusätzlich motiviert werden müssen (s. Motivation). Sie nehmen eine Misstrauens-Grundhaltung ein.

Vorgesetzte greifen in ihren Motivationsstrategien gerne zur sog. »Grammatik der Verführung« (Sprenger) mit den fünf »B's«: Belohnen, Belobigung, Bestechen, Bedrohen und Bestrafen. Sprenger fasst sie in drei Hauptstrategien zusammen:

1. Strategie Zwang (Bedrohen und Bestrafen): Vor dem Hintergrund eines mechanistischen Menschenbildes wird hier versucht, an den Stellschrauben der Angst zu drehen; indem der Druck erhöht wird, hofft man auf eine Leistungssteigerung. In der Wirkung kann dies aber auch eine andere Folge haben: Aus Furcht vor Strafe versuchen die Mitarbeiter zu flüchten. Entwedern in die Sicherheit des minimierten »Dienstes nach Vorschrift« oder in Fehlzeiten und Krankheiten. Eine weitere Schwierigkeit dieser Strategie liegt darin, dass sie nur funktionieren kann, wenn die Arbeitsleistung der Mitarbeiter individuell zuzuordnen und zu messen ist. Hier kommt auch der »autoritären Führungsstil« an seine Grenze

2. Strategie Ködern (Belohnen und Bestrafen): Vor dem Hintergrund der Verhaltensforschung und des Lernens durch »Erfolg/Misserfolg« werden die klassischen Erziehungsinstrumente von »Lob und Tadel« eingesetzt. In der Hoffnung, dass Lob und Anreiz- Systeme wegen der positiven Aspekte besser funktionieren als Strafe. Durch die Strategie des Köderns wird die vorhandene Asymmetrie von oben (Eltern, Chef) nach unten (Kinder, Mitarbeiter) weiter stabilisiert. Eine Eigenmotivation und Selbstverantwortung der Mitarbeiter wird so nicht gefördert. Die Strategie wird sogar kontraproduktiv, wenn die individuelle Arbeitsleistung der Mitarbeiter gar nicht quantifizierbar ist. Pflege z. B. wird nicht dadurch besser, wenn sie verlängert oder verkürzt wird

3. Strategie Verführung (Bestechen, Belohnen und Belobigung): Hier wird moralischer Druck ausgeübt. Gefordert wird eine bedingungslose Identifikation mit der Organisation und dem Chef. Wer diese Hingabe verweigert, gilt als Verräter und wird entsprechend behandelt und ausgegrenzt.

Für die Arbeit in der Pflege erweist sich die Grammatik der Verführung als ineffektiv und geradezu kontraproduktiv: Erstens ist die zu leistende Arbeit nur im Schichtdienst zu leisten und somit nicht individuell zuzuordnen. Zweitens ist Pflege immer Beziehungsarbeit und fordert den selbstbewussten Einsatz der Pflegekraft, um in Verhandlung mit Bewohner und Patienten einen individuell und situationsangemessenen Vertrag der Begleitung zu schließen.

Durch die Grammatik der Verführung erzwingt man jedoch Anpassung/Gehorsam und verhindert die für die Arbeit in der

Pflege nötige Selbstständigkeit in Denken und Handeln. Dass die Instrumente von Belohnen und Bedrohen immer noch eingesetzt werden, zeigt, dass viele Pflegemitarbeiter immer noch darauf ansprechen, es also an der geforderten Eigenständigkeit und Mündigkeit mangelt.

Literatur
Sprenger, R. (2010). Mythos Motivation. Wege aus einer Sackgasse. Campus Verlag, Frankfurt/Main

Vergütungsvereinbarung der ambulanten Pflegeleistungen, Grundsätze (§ 89 SGB XI)
Herbert Müller

(3) Die Vergütungen können, je nach Art und Umfang der Pflegeleistung, nach dem dafür erforderlichen Zeitaufwand oder unabhängig vom Zeitaufwand nach dem Leistungsinhalt des jeweiligen Pflegeeinsatzes, nach Komplexleistungen oder in Ausnahmefällen auch nach Einzelleistungen bemessen werden; sonstige Leistungen wie hauswirtschaftliche Versorgung, Behördengänge oder Fahrtkosten können auch mit Pauschalen vergütet werden. Die Vergütungen haben zu berücksichtigen, dass Leistungen von mehreren Pflegebedürftigen gemeinsam abgerufen werden können. Die sich daraus ergebenden Zeit- und Kostenersparnisse kommen den Pflegebedürftigen zugute. Darüber hinaus sind auch Vergütungen für Betreuungsleistungen nach § 36 Abs. 1 zu vereinbaren.

Die Vergütung der ambulanten Pflegeleistungen und der hauswirtschaftlichen Versorgung wird für alle Pflegebedürftigen nach einheitlichen Grundsätzen vereinbart und muss leistungsgerecht sein. Die Vergütung muss es einem Pflegedienst bei wirtschaftlicher Betriebsführung ermöglichen, seinen Versorgungsauftrag zu erfüllen.

Mehrere Pflegebedürftige können Pflege- und Betreuungsleistungen gemeinsam als Sachleistung in Anspruch nehmen (poolen). Das ist eine interessante und kostengünstige Alternative für ambulant betreute Wohngemeinschaften oder in der ambulanten Betreuung von Menschen mit Demenz. Versicherte schließen mit den Leistungserbringern nach § 120 SGB XI gemeinsame Pflegeverträge ab.

Vergütungszuschläge für Pflegebedürftige mit erheblichem allgemeinen Betreuungsbedarf (§ 87b SGB XI)
Herbert Müller

Im Rahmen der stationären Demenzversorgung können Bewohner zusätzliche Betreuungsleistungen durch Betreuungsassistenten beantragen und erhalten. Zurzeit kann die Pflegeeinrichtung je 25 Demenzerkrankte einen Betreuungsassistenten (Vollzeit) abrechnen, den die Pflegekassen über den vereinbarten Pflegesatz hinaus finanzieren. Dass bedeutet: Für die Bewohner erhöht sich der Pflegesatz dadurch nicht! Die Einrichtungen müssen mit den Betreuungsassistenten ein zusätzliches, ausschließlich für die an Demenz erkrankten Bewohner geschaffenes Angebot organisieren.

Verhalten
Siegfried Charlier

Menschliches Verhalten ist Resultat des Zusammenspiels von genetischer Anlage und Beeinflussung durch die soziale Umwelt. Die Verhaltensforschung wird in Amerika mit der Lerntheorie gleichgesetzt, während in Deutschland eher Konrad Lorenz und seine Tierbeobachtungen und -vergleiche gemeint sind.

Wenn Verhalten angelernt ist, ist es auch veränderbar: entweder extrinsisch, außengeleitet, motiviert durch Beeinflussung mit »Zuckerbrot und Peitsche«, oder intrinsisch, innen geleitet, durch Einsicht und den Willen zur Veränderung. Hilfreich für Verhaltensänderung sind natürlich positive Erfahrungen im Sinne des »Lernens durch Erfolg«. Wir lernen aber auch durch negative Konsequenzen. Die nachhaltigste Verhaltensänderung beruht auf Einsicht.

Da Verhalten veränderbar ist, darf ich Verhalten auch kritisieren. Kritik üben, wenn es nötig ist, gehört zur Führungsrolle dazu. Während der klassisch autoritäre Vorgesetzte Eigenschaften kritisiert und damit verletzend »unter die Gürtellinie« zielt, beschränkt sich der partnerschaftliche Führungsstil auf sachliche Verhaltenskritik. Durch sog. »konstruktive Kritik«, also die positive Formulierung des gewünschten Verhaltens, lasse ich dem Mitarbeiter allerdings die Verantwortung, ob er sein Verhalten ändern will. So nehme ich den Mitarbeiter ernst und behandle ihn wie einen Erwachsenen, der für sein Verhalten eben auch Verantwortung übernehmen muss.

Literatur
Eibl-Eibesfeldt, I. (1997). Die Biologie des menschlichen Verhaltens. Grundriß der Humanethologie. Piper Verlag, München
Luhmann, N. (1987). Soziale Systeme. Grundriß einer allgemeinen Theorie. Suhrkamp Verlag, Frankfurt/Main
Niermeyer, R. & Seyffert, M. (2009). Motivation. Einfach! Praktisch! Haufe Lexware, Freiburg
Ogger, G. (2003). Die Ego-Arbeitgeber. Bertelsmann Verlag, München

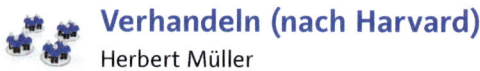

Verhandeln (nach Harvard)
Herbert Müller

Die meisten Menschen beherrschen die Kunst des Verhandelns, z. B. bei Pflegesatzverhandlungen, nur ungenügend. Sie schlagen entweder den dominanten oder den unterwürfigen Weg ein. Während die einen eine Verhandlung als Kampf ansehen, den sie unbedingt gewinnen wollen, sind andere so nachgiebig, dass sie um des Friedens willen jeden noch so faulen Kompromiss eingehen. In beiden Fällen gibt es keine Gewinner. Wer sich von Drohungen und unsauberen Psychotricks unter Druck setzen lässt, fühlt sich in extremen Fällen gedemütigt und sinnt womöglich auf Rache. Kluge, effiziente und gütliche Einigungen kommen auf beide Arten mit Sicherheit nicht zustande.

Eine dritte Möglichkeit stellt das Harvard-Konzept dar. Es ist die Methode des sachbezogenen Verhandelns: Härte in der Sache wird mit Sanftheit gegenüber dem Partner mit dem Ziel vereinigt, Win-Win-Situationen zu schaffen.

Das **Harvard-Konzept** beruht im Wesentlichen auf **vier elementaren Prinzipien**:
1. **Prinzip I:** Sachbezogen diskutieren: Die beteiligten Menschen und das Problem werden getrennt voneinander betrachtet. In Verhandlungen soll man sich nicht auf sein Gegenüber einschießen, sondern sich auf das Ziel konzentrieren.
2. **Prinzip II:** Interessen abwägen: Die Parteien konzentrieren sich auf die je individuellen, aber auch die gemeinsamen Interessen, statt sich in ihren Positionen einzugraben. Dem Verhandlungspartner werden gezielt »Warum«-Fragen gestellt. Indem man Verständnis für seine Bedürfnisse zeigt, erleichtert man es ihm, von seiner sturen Einstellung abzuweichen.

3. **Prinzip III:** Optionen suchen: Die Verhandelnden entwickeln Optionen, d. h. Lösungsmöglichkeiten, die im Idealfall beiden Seiten den größtmöglichen Nutzen bringen. In der Regel finden kreative Köpfe, die sich nicht auf die einzig denkbare Lösung fixieren, verschiedene Optionen. Dabei ist es oft hilfreich, wenn man den zu verteilenden »Kuchen« erweitert (z. B. Vereinbarung für 2 Jahre mit einem entsprechenden Zuschlag).
4. **Prinzip IV:** Beweise erbringen: Verhandlungsergebnisse werden unter Einbezug von objektiven Kriterien erzielt. Damit wächst die Chance, tragfähige und überzeugende Lösungen zu finden. Reine Willensentscheide hingegen, bei denen sich der Stärkere durchsetzt, stehen auf wackligen Füßen.

Abgesehen von diesen Grundprinzipien legt das Harvard-Konzept besonderen Wert auf die Qualität des Zuhörens. Wer beim Verhandeln Erfolg haben will, muss aufmerksam zuhören und die richtigen Fragen stellen. Ein gutes, entspanntes Verhandlungsklima, in dem sich alle Beteiligten ernst genommen fühlen, hat ebenso große Bedeutung wie die sorgfältige Vorbereitung der Argumente. Sprachliche Türöffner können Bewegung in eine verfahrene Situation bringen. Wer konziliant gegenüber dem Menschen auftritt, aber gleichwohl hart in der Sache bleibt, hat bessere Chancen, mit dem anderen eine Lösung zu finden.

Zunächst ist dies leichter gesagt als getan. Menschen sind oft aufgebracht und wütend, wenn sie in eine Verhandlungssituation geraten. Wer es aber trotzdem schafft, erst einmal tief durchzuatmen und den größten Zorn verrauchen zu lassen, fährt besser.

Das Besondere am Harvard-Konzept liegt darin, dass es den Kompromiss als herkömmliches Verhandlungsziel überwindet und Win-Win-Lösungen sucht, die unterschiedliche individuelle Bedürfnisse aller Beteiligten im Idealfall optimal befriedigen. Sachbezogenes Verhandeln ist eine praxisorientierte Strategie, die sich für nahezu alle Zwecke eignet. Seine elementaren Prinzipien sind klar und einleuchtend und lassen sich schnell erlernen.

Literatur
Fisher, R. et al. (2009). Das Harvard-Konzept: Der Klassiker der Verhandlungstechnik. Campus Verlag, Frankfurt/Main

Verrichtungsgehilfe
Sabine Sappke-Heuser

Verrichtungsgehilfe ist, wer vom Geschäftsherrn in dessen Interesse zu einer Tätigkeit/Verrichtung bestellt worden und von den Weisungen des Geschäftsherrn abhängig ist. Die Haftung des Geschäftsherrn für seinen Verrichtungsgehilfen ist in § 831 BGB geregelt. § 831 Abs. 1 S. 1 BGB ist eine eigenständige Anspruchsgrundlage, aus der der Geschäftsherr dem Dritten auf Schadensersatz für vermutetes eigenes Verschulden haftet (anders beim Erfüllungsgehilfen = Haftung für fremdes Verschulden).

Voraussetzungen:
- Geschäftsherr ist, wer die Tätigkeit des Handelnden jederzeit beschränken, entziehen oder konkretisieren kann
- Verrichtungsgehilfe ist, wer mit Wissen und Wollen des Geschäftsherrn in dessen Interesse tätig wird und von dessen Weisungen abhängig ist

Unerlaubte Handlung des Verrichtungsgehilfen
- tatbestandsmäßig und rechtswidrig, Verschulden nicht erforderlich
- in Ausführung der Verrichtung
- nicht nur bei Gelegenheit

Verschulden des Geschäftsherrn
- Verschulden wird vermutet
- Exkulpation möglich, § 831 Abs. 1 S. 2 BGB
- Widerlegung der Verschuldensvermutung
- Widerlegung der Kausalitätsvermutung
- Rechtsfolge
- Schadensersatz, §§ 249 ff. BGB,
- evtl. muss ein Mitverschulden berücksichtigt werden, § 254 BGB.

Vor der schädigenden Handlung muss kein Schuldverhältnis (z. B.: Vertrag) zwischen Geschäftsherrn und geschädigtem Dritten bestehen. Der Verrichtungsgehilfe muss dagegen in den Betrieb des Geschäftsherrn eingegliedert und dem Geschäftsherrn gegenüber weisungsgebunden sein. Der Schutzbereich der Norm erstreckt sich auf alle unerlaubten Handlungen nach §§ 823 ff. BGB, die in Ausführung der Tätigkeit begangen wurden. Nicht erfasst werden unerlaubte Handlungen, die bei Gelegenheit der Tätigkeit verursacht wurden (Klempner entwendet während der Arbeit im Haus des Kunden einen Ring).

Zwar wird zugunsten des Geschädigten eine Verschuldensvermutung zu Lasten des Geschäftsherrn angenommen, dieser hat aber die Möglichkeit der sog. Exculpation, § 831 Abs. 1 S. 2 BGB. D. h. der Geschäftsherr kann seine Haftung abwenden, indem er gem. § 831 Abs. 1 S. 2 BGB nachweist, dass
- er den Verrichtungsgehilfen sorgfältig ausgesucht hat
- ausreichende Kontroll- und Überwachungsmechanismen vorliegen, BGH NJW 1978, 1683
- er bei der Beschaffung von Vorrichtungen oder Gerätschaften sowie der Leitung der Verrichtung die erforderliche Sorgfalt angewendet hat
- der Schaden auch bei Anwendung der erforderlichen Sorgfalt eingetreten wäre

Literatur
BGH NJW 1978,1683 – Nachweis der Reinheit des benutzten Desinfektionsmittels
Schneider, E. (2007). Pflege und Betreuung bei psychischen Alterserkrankungen. Facultas Verlag, Wien

Verschulden
Sabine Sappke-Heuser

Verschulden im bürgerlichen Haftungsrecht im Sinne von »Vertreten müssen« ist die subjektive Vorwerfbarkeit eines Erfolgs, sodass die Folgen dem Handelnden rechtlich zugerechnet werden (§ 276 BGB) und er ersatzpflichtig wird. Die Verschuldensformen gem. § 276 Abs. 1 S. 1 BGB sind Vorsatz und Fahrlässigkeit.

Vorsatz ist das Wissen und Wollen der Tatbestandsverwirklichung bei Begehung der Tat. Fahrlässig handelt, wer die im Verkehr erforderliche Sorgfalt außer Acht lässt, § 276 Abs. 2 BGB. Wer diese Sorgfaltspflicht nicht beachtet, haftet für den daraus entstehenden Schaden.

Haftung für eigenes Verschulden
Grundsätzlich haftet jeder zunächst einmal für eigenes Verschulden (vorsätzliches oder fahrlässiges Verhalten), jedoch gibt es auch Ersatzpflichten ohne Verschulden und für fremdes Verschulden.

Haftung ohne Verschulden

Der Haftung ohne Verschulden (sog. echte Gefährdungshaftung) liegt der Gedanke zugrunde, dass von der Sache oder dem Betrieb eine Gefahr ausgeht und ein Verschulden oft nicht oder nur sehr schwer nachweisbar ist. Dieser Umstand darf dem Geschädigten nicht zur Last gelegt werden, s. d. grundsätzlich der Halter oder Betreiber haftet (z B.: Haftung des Kfz-Halters gem. § 7 StVG – der Geschädigte muss nur beweisen, dass er beim Betrieb des Kraftfahrzeugs des Schädigers verletzt wurde, nicht dessen eventuelles Verschulden). Ebenso bedarf es auch keines Verschuldens bei Schäden, die sich etwa beim Betrieb von Bahnen (Schienen- oder Schwebebahn § 1 HaftPflG) oder im Bereich der Produkthaftung infolge von Produktfehlern (§ 1 ProdHG) ereignen.

Haftung für fremdes Verschulden

Für Ausnahmefälle hat der Gesetzgeber auch eine Haftung für fremdes Verschulden festgelegt. Gem. § 278 S. 1 BGB hat der Schuldner ein Verschulden seines gesetzlichen Vertreters oder seines Erfüllungsgehilfen in gleichem Umfang zu vertreten, wie eigenes Verschulden. Der Geschäftsherr haftet für den vom Verrichtungsgehilfen verursachten Schäden nach § 831 Abs. 1 BGB, beschränkt die Haftung aber auf die Fälle, in denen der Geschäftsherr nicht belegen kann, dass er den Gehilfen sorgfältig ausgewählt und beaufsichtigt hat (s. Stichwort – Verrichtungsgehilfe). Anders als bei der Haftung für den Erfüllungsgehilfen hat der Geschäftsherr nach § 831 Abs. 1 S. 2 BGB die Möglichkeit der Exculpation.

Die gleiche Systematik liegt der Haftung des Aussichtpflichtigen gem. § 832 BGB zugrunde: Die Aufsichtspflichtigen (Eltern, Kindergärtner, Babysitter) haften für die Folgen von Schäden, die Kinder verursachen, wenn sie nicht nachweisen können, dass sie ihrer Aufsicht in ausreichendem Maße nachgekommen sind, § 832 Abs. 1 Satz 2 BGB. Der Satz »Eltern haften für ihre Kinder« ist also in dieser verkürzten Form falsch: richtig ist, dass Eltern nur dann haften, wenn ihre Kinder einen Schaden anrichteten, der bei gehöriger Aufsicht unterblieben wäre.

Literatur
Schneider, E. (2007). Pflege und Betreuung bei psychischen Alterserkrankungen. Facultas Verlag, Wien

Versorgungsvertrag (§ 72 SGB XI)
Herbert Müller

Die Pflegekassen dürfen ambulante und stationäre Pflege nur durch Pflegeeinrichtungen gewähren, mit denen ein Versorgungsvertrag besteht (zugelassene Pflegeeinrichtungen). In dem Versorgungsvertrag sind Art, Inhalt und Umfang der allgemeinen Pflegeleistungen festzulegen (§ 84 Abs. 4), die von der Pflegeeinrichtung während der Dauer des Vertrages für die Versicherten zu erbringen sind (Versorgungsauftrag).

Mit Abschluss des Versorgungsvertrages wird die Pflegeeinrichtung für die Dauer des Vertrages zur pflegerischen Versorgung der Versicherten zugelassen. Die zugelassene Pflegeeinrichtung ist im Rahmen ihres Versorgungsauftrages zur pflegerischen Versorgung der Versicherten verpflichtet; dazu gehört bei ambulanten Diensten auch die Durchführung von Pflegeeinsätzen nach § 37 Abs. 3 auf Anforderung des Pflegebedürftigen. Die Pflegekassen sind verpflichtet, die Leistungen der Pflegeeinrichtung zu vergüten.

Der Versorgungsvertrag (§ 72 Abs. 3) verpflichtet die Pflegeeinrichtungen eine ortsübliche Vergütung an ihre Beschäftigten zu zahlen. Damit soll Lohndumping in der Pflege verhindert werden. Ortsüblich ist die Vergütung, die in Pflegeeinrichtungen vor Ort üblicherweise gezahlt wird. Unter Ort ist regelmäßig die Stadt oder der Landkreis zu verstehen. Die Träger der Pflegeeinrichtungen müssen nachweisen, dass sie die ortsübliche Vergütung an ihre Beschäftigten zahlen.

Damit ist der Versorgungsvertrag für die Einrichtungen existenziell wichtig, denn ohne diesen Vertrag würden ihre Klienten keinen Zuschuss zu den Pflegekosten von der Pflegekasse erhalten.

Einrichtungen, die einen Versorgungsvertrag haben, sich aber durch Leistungsdefizite und Qualitätsmängel im Rahmen der Leistungserbringung als schlechte Vertragspartner erweisen, riskieren die Kündigung des Versorgungsvertrages durch die Pflegekassen.

Vertragsfreiheit
Sabine Sappke-Heuser

Die Vertragsfreiheit ist verfassungsrechtlich gewährleistet durch Art. 1 und 2 Abs. 1 GG, da es zur Würde und zum Selbstbestimmungsrecht eines jeden Menschen gehört, durch Verträge sein Leben zu gestalten. Sie unterteilt sich in die Abschluss-, Form- und Inhaltsfreiheit.

Abschlussfreiheit
Unter Abschlussfreiheit versteht man im Arbeitsrecht die Freiheit des Arbeitnehmer und Arbeitgeber zu entscheiden, ob sie ein Arbeitsverhältnis eingehen oder nicht. Für alle Deutschen ist die Abschlussfreiheit als Grundrecht garantiert, Art. 12 GG.

Die Abschlussfreiheit der Arbeitgeber ist im Arbeitsrecht eingeschränkt durch **Abschlussgebote**:
- Schwerbehinderte:
  - In Betrieben mit mehr als 20 Arbeitsplätzen, sind wenigstens fünf Prozent dieser Arbeitsplätze mit Schwerbehinderten zu besetzen. Stellt der Betriebsinhaber keinen Schwerbehinderten ein, muss er eine sog. Ausgleichsabgabe zahlen. Gem. § 77 Absatz 2 SGB IX werden zwischen 105 und 260 Euro pro Monat fällig, abhängig davon wie weit die Pflichtquote erfüllt wird.
  - Die Pflicht zur Beschäftigung Behinderter bedeutet aber nicht, dass ein Anspruch auf Einstellung für den Behinderten besteht.
- Diskriminierung nach dem Geschlecht, § 611 a BGB, EG-Richtlinie 76/207:
  - Der Arbeitgeber kann die Einstellung wegen des Geschlechts nur dann ablehnen, »wenn das Geschlecht unverzichtbare Voraussetzung für die Tätigkeit ist« (z. B. weiblich oder männlich zu besetzende Schauspielerrolle, Modelle, Mannequin).
- Verbot der Diskriminierung von EU-Angehörigen, EWG Verordnung Nr.: 1612/68, 408/71:
  - Staatsangehörige der EU-Staaten dürfen bei der Begründung von Arbeitsverhältnissen gegenüber deutschen Arbeitnehmer nicht benachteiligt werden (gilt mit wenigen Ausnahmen auch für den Öffentlichen Dienst).
- Mitbestimmung des Betriebsrates

Auf Seiten des Arbeitgeber ist die Abschlussfreiheit mittelbar durch Regelungen des BetrVG (§§ 99 ff.) eingeschränkt, da der

Betriebsrat die Einstellung von Arbeitnehmer unter bestimmten Voraussetzungen verhindern kann, § 99 Abs. 2 BetrVG.

Abschlussverbote
Umgekehrt zu den Abschlussgeboten gibt es Abschlussverbote:
- Personen mit schweren oder einschlägigen Vorstrafen dürfen keine Jugendlichen oder Auszubildenden beschäftigen, ausbilden oder beaufsichtigen (§ 25 Jugendarbeitschutzgesetz, § 29 Berufsbildungsgesetz).

Formfreiheit
Der Abschluss von Arbeitsverträgen ist grundsätzlich formfrei, d.h. sie können rechtsgültig mündlich abgeschlossen werden. Seit Inkrafttreten des Nachweisgesetzes vom 20.7.1995 (BGBl. I 946) hat der Arbeitnehmer binnen eines Monats nach dem Beginn des Arbeitsverhältnisses einen Anspruch auf schriftliche Dokumentation der für ihn geltenden wesentlichen Arbeitsbedingungen.

Eingeschränkt ist die Formfreiheit für
- Ausbildungsverträge, §§ 3, 4 Berufsbildungsgesetz
- Befristete Verträge, § 14 Abs. 4 Teilzeit- und Befristungsgesetz.
- tarifgebundene Arbeitsverträge
- Beendigung des Arbeitsverhältnisses durch Kündigung, § 623 BGB
- Auflösungsverträge, § 623 BGB

Diese Verträge/Erklärungen bedürfen immer der Schriftform.
Die meisten Tarifverträge schreiben die Schriftform für tarifgebundene Arbeitsverträge vor.

Inhaltsfreiheit
Grundsätzlich sind die Vertragsparteien zwar frei in der inhaltlichen Ausgestaltung des Vertrages, aber Gesetze, Tarifverträge, Betriebsvereinbarungen schränken diese Freiheit vor allem zum Schutz der Arbeitnehmer ein.

Literatur
Bundesministerium für Arbeit und Soziales (2012). Übersicht über das Arbeitsrecht 2012/2013. Bw Verlag, Filderstadt
Schliemann, H. (Hrsg) (2002).. Das Arbeitsrecht im BGB, Kommentar. Verlag Walter de Gruyter, Berlin, New York

Vorsatz
Sabine Sappke-Heuser

Vorsätzlich handelt, wer mit Wissen und Wollen einen Tatbestand erfüllt. Strafbar ist folglich der Wille (nicht das tatsächliche Gelingen) zur Verwirklichung eines Straftatbestandes in Kenntnis aller seiner objektiven Tatumstände. (OLG Karlsruhe, Beschluss vom 06.09.2004, AZ.: 1 Ss 84/04 – Durch das Nichtlagern des Bewohners hat die Pflegekraft bewusst das Risiko eines Druckgeschwürs in Kauf genommen, s.d. in diesem Fall eine vorsätzliche Handlung (durch Unterlassen) anzunehmen war.)

Maßgeblicher Zeitpunkt für das Vorliegen des Vorsatzes ist die Begehung der Tat. Nachträglich erlangtes Wissen schadet dem im Augenblick der Tathandlung unwissenden bzw. gutgläubigen Täter nicht.

Literatur
Großkopf, V. & Klein, H. (2011). Recht in Medizin und Pflege. Spitta Verlag, Balingen

Vorsorgemöglichkeiten
Sabine Sappke-Heuser

Vorsorgen – damit Lebensstil, Wünsche, Glaube und Vorstellungen auch dann gesichert und respektiert werden, wenn man selbst nicht mehr entscheiden kann – wird in unserer heutigen Gesellschaft immer wichtiger. Für den Fall, dass eine Person ihre Angelegenheiten ganz oder teilweise nicht mehr besorgen kann oder für den Fall des Todes bieten sich zahlreiche Vorsorgemöglichkeiten:

- Bestattungsverfügung
- Betreuungsverfügung
- Organspendeausweis
- Patientenverfügung
- Testament
- Vorsorgevollmacht
- Anatomische Sektion

Vorsorgevollmacht
Sabine Sappke-Heuser

Mit einer Vorsorgevollmacht ermächtigt eine Person eine andere, alle oder bestimmte Aufgaben im Namen und mit Wirkung für den Vollmachtgeber zu erledigen, falls er wegen Krankheit oder schwerer Pflegebedürftigkeit dazu nicht mehr in der Lage ist. Die Vorsorgevollmacht kann sich dabei auf verschiedene Bereiche beziehen, wie z. B. Verträge, Bankangelegenheiten oder den Einzug in ein Pflegeheim, aber auch auf ganz individuelle, persönliche Angelegenheiten. Der Bevollmächtigte wird in diesen Bereichen zum Vertreter im Willen, d. h. er bestimmt an Stelle des nicht mehr entscheidungsfähigen Vollmachtgebers. Anders als in der Patientenverfügung wird nicht der eigene Wille zum Ausdruck gebracht, sondern ein Dritter ermächtigt, an Stelle des unfähigen Betroffenen zu entscheiden. Patientenverfügung und Vorsorgevollmacht sollten sinnvoller Weise gemeinsam erstellt werden, da sie sich ergänzen, z. B. für Fälle, die in der Patientenverfügung nicht geregelt sind, da diese nur Behandlungswünsche enthält.

Zu beachten ist, dass im gesundheitlichen und höchstpersönlichen Bereich einige Vorschriften des Betreuungsrechts auch für den Vorsorgebevollmächtigten gelten. So muss er sich z. B. eine freiheitsentziehende Unterbringung und weitere freiheitsentziehende Maßnahmen (auch stark beruhigende Medikamente gehören hierzu, § 1906 Abs. 1 bis 4 BGB)) vom Gericht genehmigen lassen, § 1906 Abs. 5 BGB. Gleiches gilt für gefährliche ärztliche Behandlungen, § 1904 Abs. 5 BGB.

In finanziellen Angelegenheiten wird der Bevollmächtigte (anders als der Betreuer) nicht durch das Betreuungsgerecht kontrolliert. Es empfiehlt sich daher, selbst Kontrollmechanismen in die Vorsorgevollmacht aufzunehmen, z. B. die Erteilung der Vollmacht in der Weise, dass für gewisse Bereiche oder Geschäfte (oder ab einem bestimmten Betrag) immer zwei Bevollmächtigte gemeinsamen handeln müssen (»Vier-Augen-Prinzip«). Bei der Bevollmächtigung einer Person, Bankgeschäfte zu erledigen, ist es ratsam, mit der Bank abzuklären, ob die Vollmachtvordrucke ausreichen. Einige Banken verlangen entweder zusätzlich das Ausfüllen eigener Bankvollmachten oder die notarielle Beglaubigung der Vorsorgevollmacht.

Die Vorsorgevollmacht ist formlos gültig, d. h. das Ausfüllen und Unterschreiben (mit Datum) eines Vordruckes reicht aus. Diese Vordrucke liegen u. a. bei Ärzten, Betreuungsbehörden, Krankenhäuser, Ärztekammern, Kirchen aus oder sind über das Internet erhältlich. Es empfiehlt sich (kein Muss!), die Verfügungen alle ein bis zwei Jahre durch eine weitere Unterschrift zu bestätigen, um kundzutun, dass die Vorstellungen sich nicht geändert haben. Sinnvoll ist es zudem, mehrere Exemplare zu erstellen, die dem Hausarzt und der bevollmächtigten Person ausgehändigt werden sollten. Viele Vordrucke sehen die Unterschrift von Zeugen, dem Bevollmächtigten oder dem behandelnden Arzt vor. Dies ist aus juristischer Sicht nicht notwendig, könnte aber in Streitfällen die Akzeptanz erhöhen.

Literatur
Broschüre des Bundesjustizministeriums der Justiz, »Betreuungsrecht«; www.bmj.bund.de/publikationen
Weitere Informationen zum Zentralen Vorsorgeregister insbesondere zur Registrierung unter: www.vorsorgeregister.de oder bei der Bundesnotarkammer – Zentrales Vorsorgeregister

VuG-Prinzip
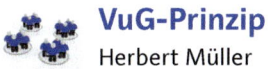
Herbert Müller

Es hat sich bewährt, mit den Ärzten zu vereinbaren, dass die ärztlichen Anordnungen schriftlich erfolgen, um für die Mitarbeiter und alle Beteiligten Rechtssicherheit zu erreichen. Für den Arzt besteht die Möglichkeit, ärztliche Anordnungen schriftlich in der bewohnerbezogenen Pflegedokumentation zu dokumentieren und abzuzeichnen oder Verordnungen/Anweisungen schriftlich per Fax mitzuteilen. Ist ihm dies (ausnahmsweise) nicht möglich, sollten die Pflegefachpersonen bei telefonischen Anordnungen nach dem VuG-Prinzip verfahren: Hier wird die Anordnung des Arztes von der Pflegefachperson dokumentiert, anschließend dem Arzt noch einmal vorgelesen und von diesem mündlich bestätigt wird. Die Pflegefachperson unterzeichnet den entsprechenden Vordruck mit Datum, Uhrzeit und Unterschrift.

Vordruck zur Ärztlichen Anordnung (VuG-Prinzip) aus der Praxis einer stationären Einrichtung:

Ärztliche Anordnung
Wer ordnet an? _____
Für wen wird angeordnet? _____
Was wird angeordnet? _____
Medikament/pflegerische Anordnung: _____
Uhrzeit/Durchführung/Verabreichung: _____
Darreichungsform: _____
Dosierung: _____
Sonstiges: _____
Die Anordnung erfolgt fernmündlich/mündlich (nicht Zutreffendes streichen).
Datum/Uhrzeit der Anordnung: _____
Wer hat die Anordnung entgegen genommen (Name)? _____
Die Anordnung wurde von mir dem Arzt vollständig vorgelesen und anschließend von ihm ausdrücklich genehmigt.
Unterschrift:

Weisungs-/Direktionsrecht

Sabine Sappke-Heuser

Das Weisungsrecht (oder auch Direktionsrecht) des Arbeitgebers gehört zum wesentlichen Inhalt des Arbeitsverhältnisses. Die gesetzliche Basis ist § 106 Gewerbeordnung. Danach hat der Arbeitgeber das Recht, dem Arbeitnehmer Weisungen zu erteilen und ihn entsprechend den wechselnden betrieblichen Erfordernissen einzusetzen. Das Weisungsrecht ist eingeschränkt durch Gesetze, Tarifverträge, Bestimmungen des Einzelarbeitsvertrags, den Gleichbehandlungsgrundsatz oder durch in der Betriebsvereinbarung festgelegte und konkretisierte Leistungspflichten. Zudem darf der Arbeitgeber sein Recht nur nach billigem, d.h. für angebracht erklärtem ermessen nach § 315 BGB ausüben.

Die Arbeitsgerichte haben den Arbeitgeber in zahlreichen Urteilen zusätzliche Schranken aufgelegt. So sind z. B.

- Weisungen hinsichtlich des Freizeitverhaltens i. d. R. unwirksam (z. B. an einem bestimmten Ort zu wohnen, seine ganze Arbeitskraft dem Unternehmen zur Verfügung zu stellen, eine bestimmte Sportart nicht zu betreiben)
- Weisungen bzgl. des außerdienstlichen Verhalten sind unzulässig (Ausnahme sog. Tendenzbetriebe)
- sittenwidrige und gesetzeswidrige Weisungen (z. B. §§ 22 ff. Jugendarbeitsschutz-, § 4 Mutterschutzgesetz)
- unzumutbare Weisungen

nicht zu befolgen, (z. B. Zuweisung einer anderen als im Arbeitsvertrag vereinbarten Tätigkeit oder eines Arbeitsplatzes mit einer niedrigeren Tarifgruppe auf Dauer).

Unzulässige Weisungen müssen nicht befolgt werden. Die Weigerung eine solche Weisung zu befolgen, begründet keine Kündigung, s. d. die Kündigung unwirksam wäre.

Hält der Arbeitgeber sich an die Schranken des Weisungsrechts darf er einseitig Vorgaben machen, ohne dass das Einverständnis des Arbeitnehmers notwendig ist. Nur in Ausnahmefällen hat der Arbeitgeber die Möglichkeit, Weisungen zu erteilen, die über diese Schranken hinausgehen, insbesondere bei betrieblichen Notwendigkeiten (z. B. Umsetzung eines Arbeitnehmer, wenn Spannungen innerhalb des Teams nur so überwunden werden können) und die Zumutbarkeitsgrenze für den Arbeitnehmer nicht überschritten wird.

In folgenden Bereichen sind Weisungen erlaubt und üblich:

- Art der zu erbringenden Arbeit
- Art und Weise der Arbeitserledigung
- Arbeitszeit, Verteilung der Arbeitszeit, Überstunden, Pausen, Urlaub
- Änderung der Arbeitsabläufe
- Bestimmung neuer Arbeitsziele
- Übertragung von Arbeit im Krankheitsfall von Kollegen
- Ordnung im Betrieb (z. B. Rauch- und Alkoholverbot, Tragen von Schutzkleidung)
- Nicht erlaubt sind:
- Versetzung des ANs auf Arbeitsplatz mit geringerer Entlohnung
- Übertragung geringwertiger Arbeit, auch bei gleicher Bezahlung
- Kürzung oder Erweiterung der Arbeitsstunden
- Lohnminderung bei nicht ordnungsgemäßer Arbeitsleistung

In diesen Fällen bedarf es einer Änderungskündigung, einer Versetzung oder einer Kündigung.

Literatur
Bundesministerium für Arbeit und Soziales (2012). Übersicht über das Arbeitsrecht 2012/2013. Bw Verlag, Filderstadt
ver.di b+b – Service – Praxistipps – Archiv, »Weisungsrecht des Arbeitgebers«

Werte
Siegfried Charlier

Ohne Werte und Norm-Orientierung hat keine Gemeinschaft und Gesellschaft Bestand. Sie sind notwendig, um das soziale Miteinander zu regeln. Werte und Normen sind Teil der primären Sozialisation, sprich Erziehung. In der Familie werden die grundlegenden Normen und Werte vermittelt, ohne die Gesellschaft nicht existieren kann.

Unterschieden wird zwischen Moral, also der Unterscheidung von »richtig und falsch«, die eher subjektiv ist, und Ethik, dem gesellschaftlichen Diskurs über »richtig und falsch«. Ethik kann entweder über Religion und ihre Gebote begründet werden oder durch die Kraft der Vernunft nach dem Motto »Was du nicht willst, das dir man tu, das füg auch keinem andern zu«. Während die Gebote als Verbot und Verzicht formuliert sind und seit vielen 100 Jahren eine positive Wirkung vermissen lassen, hängt die Hoffnung an einer positiven Ethik, dass wir alle Teil eines größeren Ganzen sind und daher die Notwendigkeit von Grenzen und rücksichtsvollem Verhalten einsehen.

Heute wird von einer »Werte-Krise« der Gesellschaft gesprochen, weil es keine allgemein verbindlichen Werte mehr gibt, die den Zusammenhalt von Gesellschaft absichern. Hier versagt in erster Linie die Familie. In zweiter Linie ist es ein Versagen der öffentlichen Erziehung in Kindergarten und Schule. Nach Zahlen aus dem Umfeld der »PISA-Studien« sind in Deutschland aktuell 20 % der Kinder und Jugendlichen verhaltensauffällig im Sinne asozialen, nicht gesellschaftstauglichen Verhaltens.

Werte sind auch Bestandteil der beruflichen Sozialisation. In der Pflegelandschaft der Bundesrepublik Deutschland findet man heute den gleichen Widerspruch von qualitativer Pflegetheorie (Menschenwürde, Selbstständigkeit etc.) und Pflegepraxis, die sich nach quantitativen Pflegebudgets und Minutenkontingenten ausrichtet. Wir brauchen unbedingt wieder eine Zusammenführung von Verantwortungsethik (Theorie) und Handlungsethik (Praxis).

In Konflikten geht es neben unterschiedlichen und widersprüchlichen Bedürfnissen und Interessen vor allem auch um Werte. Ein Wert muss aus sich selbst heraus einen Sinn ergeben. Kulturkritiker der westlich-kapitalistischen Wirtschaftswelt sprechen davon, dass wir heute eine Wertekrise haben. Das Wachstum, auf dem unsere ganze Wirtschaftsideologie aufbaut, ist eben kein Wert an sich.

Mahatma Gandhi hat in seiner hinduistisch, aber auch christlich beeinflussten Ethik die Probleme unserer Zeit so beschrieben: »Es gibt nichts Schlimmeres als 1. Politik ohne Prinzipien, 2. Geschäft ohne Moral, 3. Reichtum ohne Arbeit, 4. Erziehung ohne Charakter, 5. Wissenschaft ohne Menschlichkeit, 6. Genuss ohne Gewissen, 7. Religion ohne Opfer«.

Werte werden in der Sozialisation, in Familie und öffentlichen Einrichtungen der Erziehung wie Kindergarten und Schule, anerzogen. Ohne Werte und daraus abgeleiteten Normen, hat keine Gesellschaft Bestand. Auch Führung braucht Werte, will sie gelingen. Wenn Führung glaubwürdig sein will braucht es eine klare Werte-Hierarchie, die für alle verbindlich, nach innen wie nach außen sein muss.

Der Benediktinerpater Anselm Grün hält seit vielen Jahren Vorträge zum Thema »Führen mit Werten«. Für ihn ist auch die »Liebe ein Führungsinstrument«. Er meint damit allerdings nicht die erotische Liebe des Begehrens, sondern eher die »Philia«, die Freundesliebe, und »Agape«, die göttliche Liebe, die den Freund und Mitmenschen um seiner selbst willen liebt und nicht mit Besitzansprüchen und Kontrollwünsche vermischt ist.

Es ist die voraussetzungslose Liebe des Annehmens, nach der wir uns alle sehnen. In der christlichen Tradition kennen wir alle die Caritas, die Nächstenliebe. Voraussetzung dazu ist, dass wir uns selbst annehmen und lieben, damit wir auch den Nächsten annehmen und lieben können. Dann wird Liebe zu einem Bumerang: Je mehr wir verschenken, umso mehr bekommen wir zurück. Anselm Grün: »Lieben ist in der deutschen Sprache vor allem ein gutes Umgehen mit dem, was ich als gut erkannt habe, von dem ich glaube, dass es gut ist. Lieben und glauben und loben haben die gleiche Wurzel. Um einen anderen lieben zu können, muss ich erst einmal an das Gute in ihm glauben.«

Für Führung allgemein und Führungskräfte konkret ist also das positive Menschenbild und die daraus resultierende Wertschätzung (s. Gesprächsführung) grundlegend wichtig. Wir müssen den Menschen vertrauen, würde Sprenger sagen, an das Gute in ihnen glauben. Auch wenn wir uns manchmal über Menschen ärgern, vielleicht sogar über ihr Verhalten wütend sind, so verhalten sie sich nicht so, um uns zu ärgern. Sie verhalten sich so, weil sie in der Situation für sich keine anderen Verhaltensmöglichkeiten sehen oder kennen. Wenn wir davon ausgehen, dass alle Menschen lernen und wachsen wollen, wird es immer noch Schwierigkeiten in der Bewältigung der Realität und des Alltags geben. Es wird aber auch immer die Möglichkeit der Verhaltensänderung, der Entwicklung, des dazu Lernens geben. Dieses Lernen muss allerdings gezielt angegangen werden. Am besten lernen wir mit und von anderen. Das soziale Lernen und die Feedback-Kultur sind hilfreiche Instrumente dieses für jeden von uns nötigen Lernprozesses.

Literatur
Grün, A. (2009). Führen mit Werten. Coaching Kompakt Kurs. Olzog Verlag, München
Habermas, J. (2009). Diskursethik, Bd.3 der Studienausgabe. Suhrkamp Verlag, Frankfurt/Main
Sprenger, R. (2002). Vertrauen führt. Worauf es in Unternehmen wirklich ankommt. Campus Verlag, Frankfurt/Main
Jäger, W. (2008). Suche nach dem Sinn des Lebens. Bewusstseinswandel durch den Weg nach innen. Via nova
Weber, M. (2010). Die protestantische Ethik und der Geist des Kapitalismus. Verlag Beck, München

Wille, freier
Sabine Sappke-Heuser

§ 1896 Abs. 1 a BGB: »Gegen den freien Willen des Volljährigen darf ein Betreuer nicht bestellt werden«.

Art. 2 Abs. 1 GG garantiert das Recht, sein Leben nach eigenen Vorstellungen zu gestalten, soweit nicht die Rechte Dritter verletzt werden oder andere mit Verfassungsrang ausgestattete Rechtsgüter betroffen sind. Ist Letzteres nicht der Fall, hat der Staat nicht das Recht, den zur freien Willensbestimmung fähigen Betroffenen zu erziehen, zu bessern oder zu hindern, sich selbst zu schädigen (so: BayObLG FamRZ 2006, 289). Die Bestellung eines Betreuers gegen den freien Willen des Betroffenen stellt einen Eingriff in die Würde des Betroffenen dar, der zu unterlassen oder zu beseitigen ist. Auch der an einer Krankheit oder Behinderung im Sinne des § 1896 Abs. 1 BGB leidende Betroffene kann in der Lage sein, einen freien Willen zu bilden und ihn zu äußern. Dabei dürfen keine überspannten Anforderungen an die Auffassungsgabe des Betroffenen gestellt werden, sondern es ist jeweils auf das Krankheitsbild des Betroffenen abzustellen. So vermag ein an einer Psychose erkrankter Betroffener das Wesen und die Bedeutung einer Betreuung im Detail eher zu begreifen als der an einer Demenz leidende Betroffene. Im Grundsatz setzt der freie Wille des Betroffenen die Fähigkeit voraus, die für und wider einer Betreuerbestellung sprechenden Gesichtspunkte zu erkennen und gegeneinander abzuwägen (BT-Drucksache 15/2494, S.28).

Diese selbstständige Abwägung des Betroffenen setzt jedoch voraus, dass der Betroffene spätestens im Rahmen des Schlussgespräches durch den Richter über Sinn und Zweck der Betreuung aufgeklärt worden ist. In dem Gespräch muss der Richter die Erkrankung und die intellektuellen Fähigkeiten des Betroffenen berücksichtigen und eine entsprechend angepasste adäquate Aufklärung vornehmen.

Ist der Betroffene einsichtsfähig, kann er also einen »Freien Willen« bilden, muss seine ablehnende Entscheidung respektiert und es darf kein rechtlicher Betreuer bestellt werden. Ist der Wille durch Krankheits- oder Behinderungseinflüsse nur vorübergehend beeinträchtigt, ist die Betreuerbestellung (s. Betreuung) nur für den Zeitraum zulässig, in dem der Betroffene über keinen freien Willen verfügt.

Literatur
BT-Drucksache 15/2494, S.28
BGH Beschluss vom 09.02.2011, AZ.: XII ZB 526/10

Wirtschaftskreislauf
Bernhard Rappenhöner

Der Wirtschaftskreislauf (s. Abb. 57) ist ein geordnetes System gegebener unterscheidbarer Pole (wie Staat, Banken, Haushalte und Unternehmen), zwischen denen Ströme derart fließen, dass von jedem Pol mindestens ein Strom wegfließt und zu jedem Pol mindestens ein Strom hinfließt. Die Kreislaufidee liefert eine Ordnungsvorstellung. Diese Ordnungsvorstellung ermöglicht, die als relevant erachteten Vorgänge der Realität in einen überschaubaren widerspruchsfreien Zusammenhang zu bringen. Dabei muss aber nicht auf die Abbildung der oft komplexen wechselseitigen Verflechtungen verzichtet werden. Diese Vereinfachung des komplexen Wirtschaftsgeschehens aus zunächst ungeordneten und verwirrenden Einzelvorgängen in ein quantifizierbares und handhabbares System, erlaubt Einblicke in die strukturellen Details. Somit ist das Instrument des Wirtschaftskreislaufs zu einem unverzichtbaren Bestandteil der modernen Wirtschaftstheorie geworden.

Wohn- und Betreuungsvertragsgesetz (WBVG)
Herbert Müller

Das WBVG gilt nicht nur für klassische Heimverträge, sondern ist für nahezu alle Verträge maßgeblich, in denen die Überlassung von Wohnraum damit verbunden ist, Pflege- und/oder Betreuungsleistungen bei Bedarf von bestimmten Dienstleistern abzurufen. Werte wie Selbstständigkeit und Selbstverantwortung, Alltagsnormalität und Wahlfreiheit werden im WBVG berücksichtigt und prägen ein neues Qualitätsverständnis. Das gilt für die Bewohnerinnen und

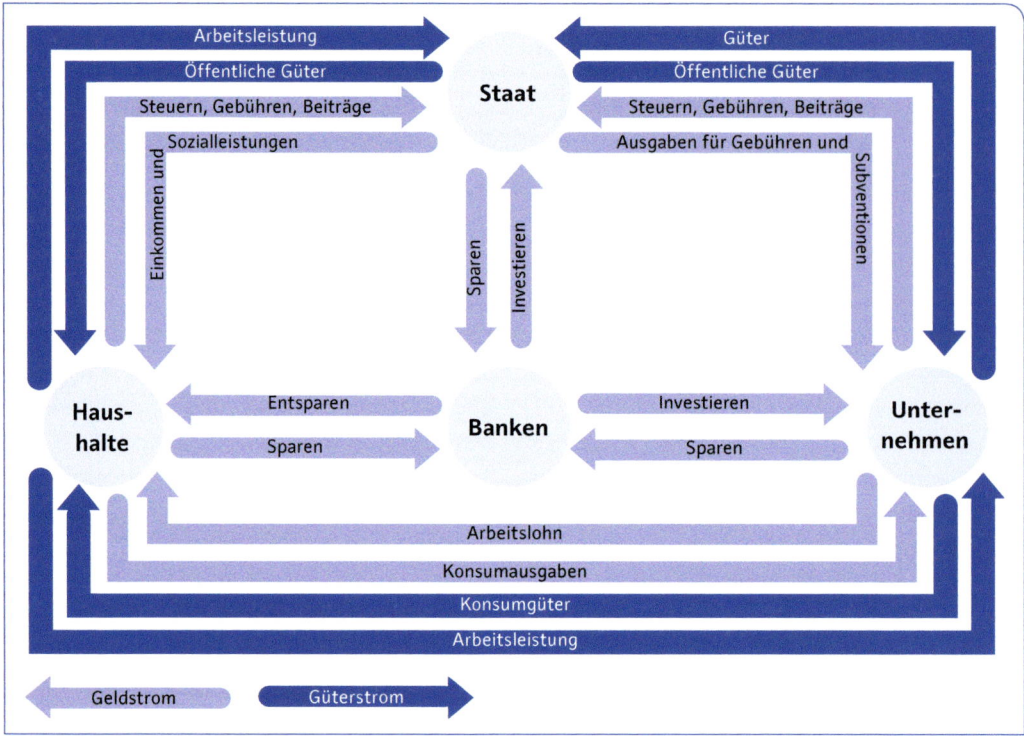

Abb. 57: Wirtschaftskreislauf.

Bewohner von Heimen oder sonstigen stationären Pflegeeinrichtungen ebenso, wie für die zunehmende Zahl an hilfe- und pflegebedürftigen Menschen und Menschen mit Behinderungen, die ambulant in betreuten Wohnformen betreut werden.

Das WBVG schützt alle Bewohner, die einen Vertrag mit einer Einrichtung abschließen und will eine Übervorteilung ausschließen. So enthält das Gesetz zahlreiche Informationspflichten gegenüber dem Verbraucher. Außerdem ist geregelt, dass abweichende Regelungen zu Lasten des Verbrauchers unwirksam sind. Daneben umfasst das Gesetz Vorschriften über Vertragsinhalt, Vertragsanpassung, Entgelterhöhung, Gewährleistung und Kündigung. Zusätzlich sind Regelungen zur Berücksichtigung ersparter Aufwendungen für Zeiten der Abwesenheit der Verbraucher und zur Fortgeltung des Vertrags bei Beendigung des Vertragsverhältnisses oder bei Tod vorgesehen.

Der Anwendungsbereich des Gesetzes ist nicht auf die bisherigen Heimverträge beschränkt, sondern erfasst insbesondere auch die typischen Formen des Betreuten Wohnens. Es genügt, wenn sich ein Unternehmer zum Vorhalten von Pflege- oder Betreuungsleistungen verpflichtet. Nicht erfasst wird das reine Service-Wohnen, wenn neben der Überlassung von Wohnraum ausschließlich allgemeine Unterstützungsleistungen wie die Vermittlung von Pflegeleistungen bzw. Notruf- oder hauswirtschaftliche Versorgungsdienste vereinbart sind. Maßgeblich dafür, wann eine Einrichtung unter den Anwendungsbereich des Gesetzes fällt, ist der Grad der Abhängigkeit, in die sich Bewohner begeben. Abhängig im Sinne des Gesetzes und damit schutzbedürftig sind Menschen immer dann, wenn ihnen aus einer Hand verpflichtend Wohnraum und umfassende Betreuung angeboten wird. Bauliche Strukturen sind nicht entscheidend. Bei Änderung des Pflege- oder Betreuungsbedarfs haben die Verbraucher Anspruch auf eine entsprechende Anpassung des Vertrages. In besonderen Fällen können die Vertragsparteien vereinbaren, dass das Unternehmen von der Anpassungspflicht befreit ist.

Die Verbraucher haben auch einen Anspruch auf schriftliche Informationen über Leistungen, Entgelte und das Ergebnis von Qualitätsprüfungen vor dem Vertragsabschluss. Werden die Aufklärungspflichten (§ 3 Abs. 4 WBVG) verletzt, hat der Verbraucher auch später noch das Recht zur fristlosen Kündigung. Der Heimvertrag muss außerdem von vorneherein schriftlich abgeschlossen (§ 6 WBVG) und nicht mehr nur schriftlich bestätigt werden (§ 5 Abs. 1 HeimG). Verträge werden grundsätzlich auf unbestimmte Zeit abgeschlossen. Eine Befristung ist nur zulässig, wenn sie den Interessen des Verbrauchers nicht widerspricht. Für die Kurzzeitpflege kann eine Befristung von max. 3 Monaten vereinbart werden.

Die Gewährleistungsvorschriften (§ 10 WBVG) entsprechen den Vorschriften des Mietrechts, z. B. Anzeigepflicht des Verbrauchers bei Mängeln am Wohnraum und Kürzungsrecht (»Mietminderung«). Für Verbraucher gelten besondere Kündigungsmöglichkeiten. Der Verbrauchers kann den Vertrag in den ersten 2 Wochen nach Vertragsbeginn ohne Begründung und ohne Einhaltung einer Frist kündigen (§ 11 Abs. 2 WBVG). Eine Kündigung des Vertrages ist für den Unternehmer aber nur aus wichtigem Grund möglich.

Die vorvertraglichen Informationen (§ 3 WBVG) dienen der Information der zukünftigen Heimbewohner vor Vertragsabschluss und können im Falle eines Vertragsabschlusses auch Grundlage des Vertrages werden. Werben Sie im Rahmen der vorvertraglichen Informationen mit besonderen Leistungen und Qualitätsmerkmalen ihrer Pflegeeinrichtung (z. B. hauseigene Küche oder besonderen Freizeitangeboten), müssen Sie auch tatsächlich die entsprechenden Leistungen erbringen. Abweichungen von den vorvertraglichen Informationen müssen im Wohn- und Betreuungsvertrag hervorgehoben werden. Zu den vorvertraglichen Informationen gehören Informationen u. a. über das allgemeine Leistungsangebot der Pflegeeinrichtung, das Ergebnis Ihrer letzten Qualitätsprüfung und Informationen, über die für den zukünftigen Bewohner in Betracht kommenden Leistungen.

Auch der zukünftige Bewohner hat Pflichten. Er ist z. B. verpflichtet, vor oder unverzüglich nach dem Einzug in die Pflegeeinrichtung, gemäß § 34 Abs. 4 S.1 Infektionsschutzgesetz, ein ärztliches Zeugnis darüber vorzulegen, dass bei ihm keine Anhaltspunkte für das Vorliegen einer ansteckungsfähigen Lungentuberkulose vorhanden sind. Ein entsprechendes ärztliches Zeugnis soll spätestens bei der Unterzeichnung des Heimvertrages vorliegen. Weitere Pflichten sind, das Entgelt entsprechend der maßgeblichen Pflegestufe und der Pflegesatzvereinbarung zu zahlen, die Hausordnung zu befolgen, der Pflegeeinrichtung Mängel am Wohnraum anzuzeigen (Anzeigepflicht) und die zur ordnungsgemäßen Leistungserbringung erforderlichen Anträge zu stellen. Beabsichtigt der Bewohner eine ununterbrochene Abwesenheit von länger als einem Tag, ist die Pflegeeinrichtung darüber zu informieren. Der Heimbewohner ist nicht berechtigt, ohne vorherige schriftliche Zustimmung der Einrichtungsleitung, Veränderungen in den gemieteten Räumen baulicher oder technischer Art durchzuführen bzw. zu veranlassen. Darüber hinaus darf er mitgebrachte elektrische Geräte nur betreiben, wenn sie eine entsprechende CE-Kennzeichnung haben und betriebssicher sind.

Entgeltkürzungen durch den Bewohner sind möglich bei vorübergehender Abwesenheit des Bewohners oder bei etwaiger Nicht- oder Schlechtleistung durch die Einrichtung. Werden die vereinbarten Leistungen durch die Pflegeeinrichtung ganz oder teilweise nicht erbracht oder weisen die Leistungen erhebliche Mängel auf, kann der Bewohner, unbeschadet weitergehender zivilrechtlicher Ansprüche, eine angemessene Kürzung des Entgelts bis zu sechs Monaten rückwirkend verlangen.

Literatur
Böhme, H. Rechtshandbuch für Pflegeeinrichtungen von A – Z, Verlag WEKA MEDIA, Kissing.
Müller, H. Wohn- und Betreuungsvertrag für stationäre Pflegeeinrichtungen, Kapitel 3/7.3 in: Qualitätsmanagement in der Altenpflege erfolgreich umsetzen, WEKA MEDIA Verlag, Kissing

Z

Zeit
Siegfried Charlier

Nach Ansicht von Kulturkritikern begann die Neuzeit nicht mit der Erfindung der Dampfmaschine, sondern mit der Erfindung der Uhr. Die ersten Uhren befanden sich im Dorfmittelpunkt am Kirchturm – für alle sichtbar. Seit man Zeit messen kann, ist sie kostbar. Seit Zeit kostbar ist, versucht der Mensch, Zeit zu nutzen und mindestens zwei Dinge gleichzeitig zu tun. Dieses moderne Verständnis der Zeit wird lineare Zeit genannt.

Bis ins Mittelalter gab es ein anderes Verständnis der Zeit: die sog. rhythmische Zeit. In der landwirtschaftlich dominierten Welt bestimmten die Jahreszeiten den Arbeitsrhythmus der Menschen. Manchmal muss schnell gearbeitet werden, z. B. um das trockene Heu vor dem Unwetter in die Scheune zu retten. Dafür gibt es aber auch als Ausgleich Zeiten der Muße und der Beschaulichkeit. Die »finsteren« Seiten des Mittelalters mit Leibeigenschaft, Frondiensten etc. wurden ausgeglichen und wohl auch ausgehalten durch unzählige kirchliche Feiertage, an denen die Arbeit komplett ruhte und eben gefeiert wurde. »Gut Ding will Weile haben« war das Motto der rhythmischen Zeit, die durch viel längere Arbeitstage als heute, aber auch durch viel mehr Abwechslung gekennzeichnet war.

Unsere moderne Welt steht unter dem Zeitdiktat. Das hält der Mensch nur begrenzt aus, weil er nicht wie ein Roboter rund um die Uhr arbeiten kann. Wenn früher das Motto hieß »Arbeit ist das halbe Leben«, dann muss dies heute als Erinnerung genutzt werden, dass wir als Ausgleich zur anstrengenden Arbeit unbedingt Zeiten der Entspannung brauchen. Für viele Menschen ist allerdings heute auch die Freizeit ein Stressfaktor (s. Stress) geworden, weil sie sich auch in dieser Zeit fremdbestimmt für die Arbeit regenerieren, auskurieren oder fortbilden müssen.

Zeit-Management
Siegfried Charlier

Zeit-Management ist für Führungskräfte ein geflügeltes Wort geworden. Dabei geht es letztlich um die Frage der Prioritäten. Oberste Priorität in der Beschäftigung einer Führungskraft müssen die Aufgaben haben, von denen mittel- und langfristig die Weiterführung der Organisation abhängen. An letzter Stelle der Prioritätenliste stehen die tagesaktuellen Baustellen, die am besten delegiert werden, weil sie einerseits viel Zeit fressen und andererseits schon morgen wieder auf der Tagesordnung stehen.

Meist wird Zeit-Management eingesetzt, um die vorhandene Zeit zu optimieren. Da der Mensch aber keine Maschine ist, besteht die Gefahr, sich selbst bzw. die Mitarbeiter ins Burnout-Syndrom zu katapultieren.

Sinnvolles Zeit-Management fängt mit einer Tätigkeitsanalyse an. Sie können dies mit dem Hilfsmittel eines Zeit- und Energiekuchens tun: Teilen Sie Ihren Arbeitstag in Tätigkeitsbereiche ein, z. B. Gespräche mit Mitarbeitern, Gespräche in Gremien, Dienstplan, Telefonieren etc., und weisen Sie jedem Bereich den Zeitanteil zu, der erforderlich ist. Sie können auch noch Ihre Aufmerksamkeit darauf verwenden, welche Tätigkeiten Ihnen Zeit und Energie rauben und welche Tätigkeiten, weil sie sinnvoll sind, auch Energie liefern.

Falls Sie Tätigkeiten des Alltagsgeschäfts delegieren können, tun sie es, um den Kopf wieder frei zu bekommen für die eigentlichen Führungsaufgaben.

Ein praktischer Delegations-Check-up sieht wie folgt aus:
- Was soll getan werden? (Inhalt)
- Wer soll es tun? (Person)
- Warum soll er es tun? (Motivation, Ziel)
- Wie soll er es tun (Umfang, Details)
- Wann soll es erledigt sein? (Termine und Kontrolle).

Eine allgemeine Richtschnur im Zeit-Management entwickelt sich entlang der Fragestellung »Was ist wichtig für die Zukunft der Organisation?« Die Berechtigung dieser Frage ergibt sich aus dem Kern Ihrer Führungsaufgabe: Sie müssen durch Ihre Arbeit als PDL die Organisation zukunftsfähig erhalten bzw. machen. Fragen, die für das mittel- und langfristige »Überleben« wichtig sind, gehören an die erste Stelle; Fragen des operativen Tagesgeschäfts gehören nach hinten, können delegiert werden. Die »Defizite/Löcher« des Alltags werden jeden Tag neu entstehen. Sie müssen natürlich geflickt werden. Darin dürfen Sie sich aber nicht verlieren, sonst kommen Sie nicht zu Ihren eigentlichen Aufgaben. Für ein erfolgreiches Stress-Management empfiehlt sich ein Verhältnis von 60% Ihrer Arbeitszeit, die geplant und verplant ist und 40%, in der Sie flexibel auf aktuelle Forderungen reagieren können.

Für die praktische Seite der Umsetzung ihres Zeitmanagements gibt es die bewährten Tages- Wochen- und Jahresplaner.

Literatur
Allen, D. & Reuter, H. (2007). Wie ich die Dinge geregelt kriege. Selbstmanagement für den Alltag. Piper Verlag, München
Covey, S., Roethe, A. & Proß-Gill, I. (2005). 7 Wege zur Effektivität. Prinzipien für beruflichen und persönlichen Erfolg. Gabal Verlag, Offenbach
Geißler, K. (2008). Zeit – verweile doch. Lebensformen gegen die Hast. Verlag Herder, Freiburg
Hawking, S. (2001). Eine kurze Geschichte der Zeit. Dtv, München
Hodgkinson, T. (2007). Anleitung zum Müßiggang. Heyne Verlag, München
Klein, S. (2011). Zeit. Der Stoff aus dem das Leben ist. Eine Gebrauchsanleitung. Fischer Taschenbuch Verlag, Frankfurt/Main
Scott, M., Rock, S. & Röhrich, S. (2001). Zeitgewinn durch Selbstmanagement. So kriegen Sie Ihre neuen Aufgaben in den Griff. Campus Verlag, Frankfurt/Main
Seiwert, L. (2005). Wenn Du es eilig hast, gehe langsam. Das neue Zeitmanagement in einer beschleunigten Welt. Campus Verlag, Frankfurt/Main

Zentralverwaltungswirtschaft (Planwirtschaft)
Bernhard Rappenhöner

Die Zentralverwaltungswirtschaft ist ein Idealtyp der Wirtschaftsordnung (siehe auch), in der die innerhalb einer Gesellschaft ablaufenden Wirtschaftsprozesse von einer staatlichen Zentralinstanz geplant und koordiniert werden. Im Idealfall ist nur ein Planträger als zentrale Planbehörde vorhanden. Diese zentrale Planbehörde legt in Jahresplänen, die in mehrjährige Perspektivpläne eingebettet sind, die Produktionsziele, den Einsatz der zumeist verstaatlichten Produktionsmittel und die Verteilung der Produktionsergebnisse fest. Der oft synonym gebrauchte Begriff der Planwirtschaft ist insofern irreführend, da er unterstellt, das in der Marktwirtschaft keine Pläne erstellt werden. Dies ist jedoch nicht der Fall, da in der Marktwirtschaft individuelle Pläne erstellt werden.

Zeugnis
Sabine Sappke-Heuser

Das Arbeitszeugnis ist die schriftliche Bescheinigung des Arbeitgebers über die Dauer des Arbeitsverhältnisses und über die ausgeübte(n) Tätigkeit(en) des Arbeitnehmers. Es kann auf Leistung und Verhalten des Arbeitnehmers ausgeweitet werden und dient dem Arbeitnehmer als Nachweis seiner Tätigkeit bei Bewerbungen.

Mit der Beendigung eines Arbeitsverhältnisses hat jeder Arbeitnehmer gem. § 109 GewO, § 630 BGB, § 73 HGB das Recht, vom Arbeitgeber ein Arbeitszeugnis zu verlangen (nicht bei sehr kurzen Arbeitsverhältnissen). Nur auf ein ausdrückliches Verlangen des Arbeitnehmers ist der Arbeitgeber verpflichtet, ein Zeugnis zu erstellen (Ausnahme im Ausbildungsverhältnis, § 16 Abs. 1 BBiG). Anspruch auf ein Zeugnis haben auch Teilzeitkräfte, Praktikanten, Aushilfen, befristet Beschäftigte und leitende Angestellte nach § 5 Abs. 3 BetrVG.

Das Zeugnis ist immer schriftlich auszustellen und zu unterschreiben. Es muss nicht vom Arbeitgeber persönlich unterzeichnet werden, die Unterschrift eines Vertreters, der dem Unternehmen angehört, reicht aus (BAG, Urteil vom 26.06.2001, AZ.: 9 AZR 392/00). Das Zeugnis muss seiner äußeren Form nach »gehörig sein«, d. h. in formeller Hinsicht die im Geschäftsleben üblichen Mindestanforderungen erfüllen (BAG, Urteil vom 03.03.1993, AZ.: 5 AZR 182/92, DB 1993, S. 1624), da das Zeugnis dem beruflichen Fortkommen des ANs dienen soll (z. B. Qualität des Papiers, sauber, gedruckt, nicht per Hand geschrieben, keine handschriftlichen Korrekturen, regelmäßig im Format DIN A 4). Dem Arbeitgeber steht frei, welche Formulierungen er im Einzelnen verwendet und welches Beurteilungsverfahren er heranzieht. Er muss sich aber auf jeden Fall klar und verständlich äußern, s. d. der Zeugnisleser nicht im Unklaren gelassen wird, wie der Arbeitgeber die Leistung einschätzt. (BAG, Urteil vom 14.10.2003, AZ.: 9 AZR 12/03).

Nach § 195 BGB beträgt die Verjährungsfrist für Arbeitszeugnisse drei Jahre. Ausnahmen bilden tariflichvertragliche Ausschlussfristen, im Öffentlichen Dienst z. B. sechs Monate, im Baugewerbe oft nur zwei Monate.

Einfaches Zeugnis

Das einfache Zeugnis enthält keine Angaben über Führung und Leistung, Entlassungsgründe oder Unterbrechungen wegen Krankheit oder Streiks, sondern informiert lediglich über die Person des Arbeitnehmers, die Art und Dauer der Beschäftigung. Die Art der Beschäftigung muss vollständig und exakt aufgegliedert werden. Zu beachten ist, dass die Angaben wertfrei sein müssen. Ein zukünftiger Arbeitgeber muss sich lediglich ein klares Bild über die bisherige Beschäftigung und die Eignung für die neue Stelle machen können, BAG, Urteil vom 12.08.1976, AZ.: 3 AZR 720/75, DB 1976, 2211.

Qualifiziertes Zeugnis

Nur auf Verlangen des Arbeitnehmers muss der Arbeitgeber ein qualifiziertes Zeugnis ausstellen. Neben den Personalien und der Dauer der Beschäftigung muss das qualifizierte Zeugnis eine Beurteilung der Führung und Leistung enthalten. Selbst wenn der Arbeitnehmer zunächst ein einfaches Zeugnis wünscht, kann er seinen Anspruch auf ein qualifiziertes Zeugnis später geltend machen.

Welchen Inhalt des qualifiziert Arbeitszeugnis haben muss, hat das Bundesarbeitsgericht in einem Grundsatzurteil (BAG,

Urteil vom 23.06.1960, AZ.: 5 AZR 560/58, DB 1960, S. 1042) entschieden. Demnach muss ein Arbeitszeugnis wahr sein und alle wesentlichen Tatsachen enthalten, die für eine Gesamtbeurteilung von Bedeutung sind und an denen ein künftiger Arbeitgeber ein »berechtigtes, billigenswertes und schutzwürdiges Interesse« haben könnte. Dabei ist der Arbeitgeber nicht zur schonungslosen Offenbarung aller ungünstigen Vorkommnisse verpflichtet. Negative Beurteilungen sind nur dann zulässig, wenn sie für die gesamte Dauer der Beschäftigung charakteristisch waren. Aus der Fürsorgepflicht des Arbeitgebers gegenüber dem Arbeitnehmer ergibt sich, dass das Zeugnis von verständigem Wohlwollen des Arbeitgebers getragen sein soll und das weitere Fortkommen des Arbeitnehmers nicht erschweren darf.

Zudem muss das Zeugnis alle wesentlichen Tatsachen und Bewertungen enthalten, d.h. das Zeugnis darf keine Lücken enthalten und muss vollständig sein. Der Aussteller darf nichts auslassen, was der Zeugnisleser üblicherweise erwartet und woran er ein berechtigtes und verständiges Interesse hat.

Zwischenzeugnis

Vor Beendigung des Arbeitsverhältnisses kann der Arbeitnehmer ein sog. Zwischenzeugnis verlangen, wenn ein triftiger Grund vorliegt. Dieser Anspruch kann beispielsweise bestehen, wenn der Arbeitgeber dem Arbeitnehmer demnächst kündigen will oder auch der Arbeitnehmer selbst an einer Kündigung interessiert ist, bei Versetzung, Wechsel des Vorgesetzten, Fortbildung, Beförderung, Freistellung als Betriebsrat, Erziehungsurlaub, Betriebsübergang nach § 613 a BGB oder Höhergruppierung, Vorlage bei Behörden und Gerichten, Stellung eines Kreditantrages, bevorstehende persönliche Veränderungen des Arbeitnehmers, geplante längere Arbeitsunterbrechungen ab etwa einem Jahr (BAG, Urteil vom 21.01 1993, AZ.: 6 AZR 171/92)

Der Arbeitnehmer kann seinen Anspruch auf Berichtigung gerichtlich durchsetzen, wenn das Arbeitszeugnis nicht den üblichen Anforderungen gerecht wird und Versuche einer gütlichen Einigung mit dem Arbeitgeber scheitern. Bei einem unterdurchschnittlichen Arbeitszeugnis muss grundsätzlich der Arbeitgeber beweisen, dass die Beurteilung zutreffend ist. Verlangt der Arbeitnehmer hingegen eine überdurchschnittliche Beurteilung (gut oder sehr gut), dann muss er darlegen und beweisen, dass die tatsächlichen Leistungen diese Beurteilung rechtfertigen.

Literatur
Bundesministerium für Arbeit und Soziales (2012). Übersicht über das Arbeitsrecht 2012/2013. Bw Verlag, Filderstadt

Zusatzleistungen (§ 88 SGB XI)
Herbert Müller

Auszug aus dem Gesetzestext:
(1) Neben den mit den Kostenträgern vereinbarten Pflegesätzen darf das Pflegeheim den Pflegebedürftigen, über die im Versorgungsvertrag vereinbarten notwendigen Leistungen hinaus, gesondert ausgewiesene Zuschläge für besondere Komfortleistungen bei Unterkunft und Verpflegung sowie zusätzlich pflegerisch-betreuende Leistungen vereinbaren (Zusatzleistungen). Die Basis für den Inhalt und die Abgrenzung zwischen notwendigen Leistungen und den Zusatzleistungen sind in den Rahmenverträgen nach § 75 festgelegt.

(2) Die Gewährung und Berechnung von Zusatzleistungen ist nur zulässig, wenn dadurch die notwendigen stationären oder teilstationären Leistungen des Pflegeheimes nicht beeinträchtigt, die angebotenen Zusatzleistungen nach Art, Umfang, Dauer und Zeitabfolge, sowie die Höhe der Zuschläge vorher schriftlich zwischen dem Pflegeheim und dem Pflegebedürftigen vereinbart werden. Das Leistungsangebot und die Leistungsbedingungen der Zusatzleistungen müssen vor Leistungsbeginn den Landesverbänden der Pflegekassen und den überörtlichen Trägern der Sozialhilfe schriftlich mitgeteilt werden.

Neben den beschriebenen Leistungen, die im Bedarfsfall von der Einrichtung zu erbringen sind, können auch Zusatzleistungen in der Pflege und bei Unterkunft und Verpflegung erbracht werden, die vom Pflegebedürftigen individuell gewählt werden und über das Maß des Notwendigen hinausgehen (vgl. § 88 SGB XI). Diese Leistungen sind zwischen dem Pflegebedürftigen und der Pflegeeinrichtung schriftlich zu vereinbaren.

Zusatzleistungen und die Entgelte für diese Leistungen werden nicht mit den Kostenträgern verhandelt und müssen auch nicht genehmigt werden, sondern die Pflegeeinrichtungen kalkulieren die Preise selbst. Erlöse aus Zusatzleistungen können die Ertragskraft und Umsätze der Pflegeeinrichtung steigern und ggf. die Wirtschaftlichkeit erhöhen. Wichtig ist zu beachten, dass die Zusatzleistungen den Bewohnern direkt in Rechnung gestellt werden müssen. Die öffentlichen Kostenträger übernehmen die Kosten für Zusatzleistungen nicht!

Beispiele für Zusatzleistungen
- Sonderkost/Gourmetkost – über ein angemessenes Speisen- und Getränkeangebot (Tee, Kaffee, Mineralwasser, Saft) hinausgehende Kost,
- Nutzung von Telefon, Fax, PC, Internet usw.,
- Fahr- und Begleitdienste – individuelle Begleitung zu Besuchen von Freunden und Verwandten,
- Ändern von Kleidungsstücken,
- »Mahlzeitenservice« – soweit keine pflegerische oder krankheitsbedingte Notwendigkeit besteht und der Bewohner eine Wahlmöglichkeit hat,
- Reparatur an persönlichen Einrichtungsgegenständen.

Zweckaufwand
Bernhard Rappenhöner

Zweckaufwand ist betriebsbedingter Güter- und Dienstleistungsverzehr, dem Aufwand in gleicher Höhe gegenübersteht. (s. Kosten)

STICHWORTVERZEICHNIS

7-Schalen-Modell 239
8-Stunden-Tag 33
10-Stunden-Arbeitstag 35

Abhängigkeit 8
Abhängigkeitsstrukturen 8
Ablauforganisation 27
Abmahnung 9, 245
Absatz 10
Absatzwege 10
Abschreibung 11
Abwehrmechanismen 12
Activity Based Costing 299
ADAM-Prinzip 232
AEDL 303
AIDA-Formel 18
Aktiva 326
Aktiv-Passiv-Mehrung 326
Aktiv-Passiv-Minderung 327
Aktivtausch 327
AKV 43
Alltagskompetenz
– eingeschränkte 250
Anderskosten 11
Änderungskündigung 18
Angelegenheiten 19
Angestellte 26
Angst 19
Anhörung 73
Antreiber 22
Appell-Ebene 186
Arbeiter 26
Arbeitgeber 24
– Fürsorgepflicht 148
– Pflichten 25
– Verbände 25
Arbeitnehmer 25
– Pflichten 26
Arbeitnehmerähnliche Personen 26
Arbeitnehmerentsendegesetz 26

Arbeitsbereitschaft 24
Arbeitschutzrecht 30
Arbeitsgericht 26
Arbeitsorganisation 27
Arbeitsrecht 30
– Kollektives 30
Arbeitsschutz 30
Arbeitsunfall 30
Arbeitsvertrag 31
– Formfreiheit 377
– Mindestinhalt 32
– Zustandekommen 32
Arbeitsverträge 334
Arbeitszeit 32, 33
– Abweichungen 33
Arbeitszeitgesetz 33
Arbeitszeitmodelle 35
Arbiter 195
Arzneimittel
– Lagerung und Stellen 36
– Verabreichen 38
– Verfallsdaten und Haltbarkeit 39
Arzneimittelmanagement 36
Arztvorbehalt 39
Assessmentinstrumente 39
Associated Nurse 29
Atemtechniken 346
Aufbauorganisation 40
Aufgabe, Kompetenz, Verantwortung 43
Aufhebungsvertrag 44
Aufsichtspflicht 44
– Umfang 45
– vertragliche 45
Aufwand 11, 327
Aufwendungen 198
Ausbildender
– Pflichten 48
Ausbildung
– Dauer 47
– Urlaubsanspruch 47

- Vergütung 47
Ausbildungsvertrag 47
- Inhalte 47
Ausführungskompetenz 43
Ausgabe 327
Ausscheiden können 16
Auszahlung 327
Auszubildender
- Pflichten 48
Autoritäre Aggressivität 49
Autoritärer Charakter 48
Autorität 48

Balanced Score Card 51
Balintarbeit 353
Bedürfnisse 54
Befragungen 55
Begutachtung 56
- Demenzkranke 57
Belegungs- und Ertragsplanung 92
Benchmarking 58
Berater 60
Bereichspflege 28
Bereitschaftsdienst 24, 341
Berufsbetreuer 71
Berufskrankheit 31
Beschwerdemanagement 61
Besserung und Sicherung
- Maßregeln 215
Bestandskonten 328
Bestattungsverfügung 63
Betreuer 19, 44
- Aufgaben 63
- Bestellung 67
- Bestellung bei Krankheit oder Behinderung 68
- Bestellungsbeschluss 73
- Entlassung 70
- Kontrolle 71
- Kosten 71
- Tod 73
Betreuerbestellung 117
Betreuereignung 71

Betreuung 63
- Auswirkung 68
- Beendigung 69
Betreuung, rechtliche 19
Betreuungsgericht 71
Betreuungspflicht 45
Betreuungsrecht 70
Betreuungsverfahren 73
Betreuungsverfügung 75
Betriebskalkulation 76
Betriebsrat 81
Betriebsübergang 81
Betriebsvereinbarung 334
Betriebsverfassungsgesetz 82
Beurteilungsgespräche 220
Bewohnerbefragungen 55
Bewusstheitsrad 82
Beziehungs-Ebene 186
Beziehungspflege 28, 363
Beziehungszahlen 183
Bezugspflege 83
Bilanz 327
Bildungsurlaub 85
Biografie 85
Biografiearbeit 362
Blickkontakt 86
Blindengeld 137
Blinder Fleck 87
Blueprinting 88
Bonus-System 88
Bossing 222
Break-even-Point 89
Budgetierung 91
- interne 91
Bundeselterngeldgesetz 118
Bundesurlaubsgesetz 93
Bürgermeistertestament 357
Burnout-Syndrom 93

Case Management 95
Change Management 96
Coaching 97
Controlling 98

- Bausteine 99
- operatives 99
- strategisches 99

Dauer-Typ 21
Deckungsbeitragsrechnung 100
Delegation 101, 144
- Blutentnahmen 102
- Führungsinstrument 102
- Infusionen 102
- Transfusionen 102
Deliktsfähig
- beschränkt 103
Deliktsfähigkeit 103
Deliktsunfähig 103
Didaktik 125
Dienstbesprechung 109
Dienstplan 104
Dienstplanänderungen 105
Dienstplan-Formular 105
Dienstplangestaltung 104
Dienstplanung 107
Dienstübergabe 109
Direkte Pflege 15
Direktionsrecht 380
Distanz-Typ 21
Distributionspolitik 110
Doppelte Buchführung 329
Dreizeugentestament 357

Ehrenamtliche Unterstützung 111
Einliniensystem 41
Einnahme 329
Einnahmen und Erlöse
- in stationären Pflegeeinrichtungen 111
Einsatzplan 107
Einstellungsgespräch 112
Einstufungsmanagement 114
Einwilligung 116
- Aufklärung 116
- Erklärender 116
- Form 116
- mutmaßliche 117

- Sittenwidrigkeit 116
- Zeitpunkt 117
- Zulässigkeit 117
Einwilligungsfähigkeit 69, 116
Einwilligungsvorbehalt 117
Einzahlung 329
Einzelkosten 115
Elterngeld 118
Elternzeit 118
Entlastungsbeweis 46
Entschuldigungsgründe 119
Entwicklungansatz 120
Erbfolge 122
Erbrecht 123
Erbschein 123
Erbvertrag 123
Erfolg 329
Erfüllungsgehilfe 124
Ergebnisqualität 314
Erlauber 23
Ertrag 329
Erwachsenenbildung 125
Essen und Trinken können 16
Europarecht 332
Evaluation 271
Exculpation 374
Expertenansatz 128
Expertenstandards 129

Fähigkeiten 336
Fahrlässigkeit 131
Fahrtkosten 131
Fallbesprechung 131
Feedback-Kultur 132
Feedback-Regeln 133
Fehler
- systematische 134
- zufällige 134
Fehlerkultur 135
Fehlermanagement 134
Finanzierung
- Pflegeeinrichtungen 136
First in-first out-Prinzip 37

Fixierung 66
Fixkostendegression 139
Flex-Arbeitszeit-Modell 140
Formen der Hilfeleistung 257
Fragen
– Einstellungsgespräch 112
Fragerecht 112
Führen 140
– dialogisches 145
– situatives 145
Führung
– Instrumente 143
Führungskräfte 147
Führungsstil
– autoritärer 49
Funktionspflege 27
Für eine sichere und fördernde Umgebung sorgen können 17

Garantenpflicht 367
Geheimnis 343
Gemeinkosten 149
Gemeinkostenplanung 150
Generalmanagement 178
Gesamtrechtsnachfolge 151
Geschäftsfähigkeit 69, 151
Geschäftsvorfälle 330
Gesellschaft 151
Gesprächsführung 153
Gestik 291
Gewalt 155
Gewinn
– kalkulatorischer 277
Gewinnschwelle 156
Gewinn und Verlust 89
Gewinn- und Verlustrechnung 330
Gliederungszahlen 183
Grundgesetz 333
Grundkosten 156
Grundsicherung 137
Gruppe 126
Gruppenarbeit 156
Gruppenkonflikte 160

Gruppenleitung 126
Gruppenpflege 28
Gruppenphasen 163
Günstigkeitsprinzip 332

Haftung
– deliktische 165
– vertragliche 165
– zivilrechtliche 165
Handlungsfähigkeit des Menschen 142
Heilbehandlung 64
Heimgesetz 167
Helfer-Syndrom 9, 94, 168
Hierarchie 169
Hilfe 170
Höchstpersönliche Rechte 69

Ich
– starkes 171
Ich-Identität 172
Ich-Schwäche 48
Individualarbeitsrecht 30
Individual-Psychologie 174
Information 144
Informationskompetenz 43
Informationsrede 334
Informationssammlung 268
Instandhaltungs- und Investitionsplanung 92
Institution
– totale 361
Interessenpartner 204
Inter-Rollenkonflikt 338
Intimsphäre 362
Intra-Rollenkonflikt 340
Inventar 330
Inventur 330

Jahresarbeitszeitkonten 176
Johari-Fenster 87
Jugendarbeitsschutz 177
Jugendarbeitsschutzgesetz 34

Kapazitätsermittlung 76
Karriere-Anker 178
Kassenbuch 181
Kassenführung 180
Kennzahlen
– stationäre 182
Kennzahlensystem 183
Kommunikation 144, 185
Kommunikationspolitik 187
Kompetenz
– technisch-funktionale 178
Kompetenzen
– in der Pflege 187
Konflikt 189
Konfliktbehandlung 193
Konflikt-Diagnose 190
Konflikteskalation 190
Konfliktfähigkeit 189
Konfliktmanagement 191
Konfliktpotenzial 195
Konfliktstrategien 195
Kongruenz- Prinzip 43
Konsulartestament 357
Kontrollkompetenz 43
Konversion 12
Konzept 42
Konzeptgeleitete Arbeit 42
Kosten
– fixe 80, 198
– sprungfixe 199
– stationärer Pflegeeinrichtungen 201
– variable 79, 199
Kostenartenrechnung 200
Kostenfunktion
– lineare 200
Kostenträger 200
Kostentreiber 301
Kosten- und Leistungsrechnung 197
Krankenversicherung 345
Kriegsopferfürsorge 139
Kritikgespräche 220
Kunde 203
Kunden-Lieferanten-Verhältnis 205

Kündigung 205
– außerordentliche 206
– ordentliche 206
Kündigungsschutz 207

Lean Management 209
Leistungs- und Personalplanung 93
Leitbild 14, 210
Lernziele 126
Lohnkosten 78

Macht 212
Makrovisite 282
Management 14
Marketing 212
Marketing-Mix 213
Marktforschung 213
Marktwirtschaft 214
Maßstäbe und Grundsätze zur Sicherung und Weiterentwicklung der Pflegequalität 320
MDK-Qualitätsprüfung 216
Mediation 217
Medien 126
Medikationsblatt 38
Mehrliniensystem 41
Meinungsrede 335
Mensch 217
Menschenbild 218
Methoden 126
Mikrovisite 282
Mimik 293
Mindestlohn 219
MISLA-Modell 335
Mitarbeiterbefragungen 56
Mitarbeitergespräche 220
Mit existenziellen Erfahrungen des Lebens umgehen 17
Mitsprachekompetenz 43
Mobbing 222
Moderation 224
Motipulation 232
Motivation 230

Mutterschutzgesetz 34

Nachrangprinzip 139
Nähe-Typ 21
Nebentätigkeit 234
Nettoarbeitszeit 77
Notstand
– entschuldigender 119
– rechtfertigender 234
– übergesetzlicher entschuldigender 120
Notwehr 235
Notwehrüberschreitung 120
Nutz- und Leerkosten 236

Offenbaren 344
Öffnungsklausel 31
Organigramm 237
Organisation 238
Organspendeausweis 242

Partizipation 144
Passiva 330
Passivkonten 330
Passivtausch 330
Patientenverfügung 243
Pausen 243
PDCA-Zyklus 95, 244
Personalakte 245
– Einsicht 245
– Inhalt 246
Personalbedarfsermittlung ambulant 248
Personalbedarfsermittlung stationär 246
Personaleinsatzplanung 107
Personen
– juristische 249
– mit eingeschränkter Alltagskompetenz 250
– natürliche 250
Persönlichkeit 255
PESR-Format 270
Pflege
– Durchführung 271
Pflegebedarf 281

Pflegebedürftigkeit 255
Pflegedienstleitung 259
Pflegedokumentation 262
Pflegefachkraft
– verantwortliche 260
Pflegekonzept 14
Pflegekundenkalkulation ambulant 262
Pflegeleistungen 324
Pflegemaßnahmen 271
Pflege-Neuausrichtungsgesetz 265
Pflegeorganisation 14, 266
Pflegeprozess 15, 268
Pflegequalität 13
Pflegeregelkreislauf 268
Pflegesatz
– Einnahmen 111
– leistungsgerechter 273
Pflegesatzverfahren 274
Pflegesatzverhandlungen stationär 274
Pflegestufencontrolling 277
Pflege-Transparenzkriterien ambulant 279
Pflege-Transparenzkriterien stationär 279
Pflege- und Fahrtzeiten
– Ermittlung 263
Pflegeversicherung 136, 279, 345
Pflegevertrag ambulant 280
Pflegevisite 281
Pflegewohngeld 137
Pflegezeitgesetz 282
Pflegeziele 270
Pflichtteil 283
Practical Nurse 29
Präsentation 284
Praxisanleitung 14
Preismanagement 294
Preispolitik ambulant 294
Primary Nursing 28
Probleme und Ressourcen 270
Projektion 12
Projektmanagement 296
Prozesskostenanalyse 304
Prozesskostenanalyse stationär 298
Prozessqualität 314

Psychohygiene 312
Psychosomatik 312

Qualität 314
Qualitätsdokumentation 315
Qualitätsentwicklung 14
Qualitätsmanagement 316
– Struktur 317
Qualitätsmanagement-Handbuch 315
Qualitätsprüfungen 320
Qualitätsprüfungs-Richtlinie 318
Qualitätssicherung 319
Qualitätsverantwortung 319
Qualitätszirkel 321

Rahmenbedingungen 15
Rahmenvertrag nach § 75 SGB XI 324
Rechnungswesen 325
Rechtfertigungsgründe 331
Rechtsfähigkeit 331
Rechtsquellen 332
Rechtsverordnungen 333
Rechtswidrigkeit 351
Reden 334
Regression 12
Ressourcen 336
Rhetorik 334
Risikomanagement 336
Rolle 337
Rückkehrgespräche 220
Rufbereitschaft 24, 341
Ruhen, schlafen und sich entspannen
 können 16
Ruhepausen 33
Ruhezeit 34
Ruhezeiten 340

Sach-Ebene 186
Schadensumfang 166
Schmerzensgeld 342
Schuld 351
Schuldformen 342
Schuldunfähigkeit 342

Schutzgesetz 166
Schweigepflicht 343
Seetestament 357
Selbstoffenbarungs-Ebene 186
Selbstständigkeit 178
Sexualität 49
Sich als Mann und Frau fühlen und
 verhalten können 17
Sich beschäftigen, lernen und sich entwi-
 ckeln können 17
Sich bewegen können 15
Sich kleiden können 16
Sich pflegen können 16
SMART 222
Soll-Ist Vergleich 99
Soziale Beziehungen und Bereiche sichern
 und gestalten können 17
Sozialhilfe 138
Spezialitätsgrundsatz 332
Sprache 345
Stab-Linien-System 41
Stakeholder 51
Standardleistungen 324
Stand-by-Dienst 348
Stellenbeschreibungen 349
Sterilisation 64
Stichtagsinventur 331
Stimme 345
Strafen 350
Strafrecht 350
Straftat 350
Straftaten
– versuchte 351
Strategiekarte 52
Stress 351
Strukturqualität 314
Stufenmodell 13
– Verhandlungen 276
Stundensatz 80
Sublimierung 12
Supervision 352

Tagesstruktur 363

Tarifverträge 333
Tatbestand 350
Team 355
Teamentwicklung 355
Teilzeit- und Befristungsgesetz 356
Testament 357
Testamentformen 357
Testierfähigkeit 358
Themenzentrierte Interaktion 8, 359
Theorie-Praxis-Transfer 361
Totale Institution 361
Transaktionsanalyse 363

Umwelt 366
Unterbringung 64
Unterbringungsähnliche Maßnahmen 65
Unterlassungsdelikte 367
Urlaubsplanung 368

Veränderungszahlen 183
Verbrechen 351
Verdrängung 12
Verführung 370
Vergehen 351
Vergessen 12
Vergütungsvereinbarung der ambulanten Pflegeleistungen 371
Vergütungszuschläge für Pflegebedürftige mit erheblichem allgemeinen Betreuungsbedarf 371
Verhalten 371
Verhandeln 372
Verleugnung 12
Vermögenssorge 66
Verrichtungsgehilfe 373

Verschulden 374
Versorgungsauftrag 324
Versorgungsvertrag 375
Verteilzeiten 78
Vertragsfreiheit 376
Vitale Funktionen aufrechterhalten können 16
Vorsatz 377
Vorsorgemöglichkeiten 378
Vorsorgevollmacht 378
Vorurteile 49
VuG-Prinzip 379

Wahrnehmung 82
Wechsel-Typ 21
Wegeunfall 31
Weisungskompetenz 43
Weisungsrecht 380
Werte 381
Wille
– freier 382
Wirtschaftskreislauf 383
Wohngeldanspruch 137
Wohn- und Betreuungsvertragsgesetz 383
Wohnungsaufgabe 67

Zeit 387
Zeit-Management 387
Zeugnis 389
Zielvereinbarungsgespräche 221
Zusatzleistungen 390
– Einnahmen 111
Zweckaufwand 391
Zwischenzeugnis 390

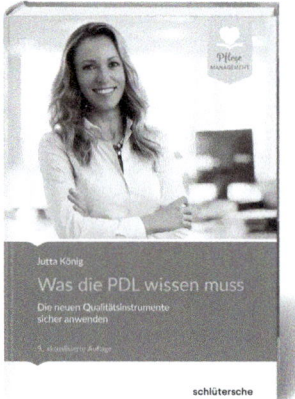

Jutta König

Was die PDL wissen muss

Die neuen Qualitätsinstrumente sicher anwenden

9., aktualisierte Auflage

472 Seiten, Hardcover
ISBN 978-3-8426-0855-9
€ 44,95 [D] · € 46,30 [A]

- Der Bestseller in der 9., aktualisierten Auflage
- Hilft bei der Selbstevaluation, Unterstützung bei der praktischen Umsetzung
- Das unverzichtbare Nachschlagewerk für Einsteiger und erfahrene Praktiker

»Das ist es in der Tat: Das etwas andere Qualitätshandbuch in der Altenpflege. Denn es enthält nicht nur alles Wesentliche, was man über die komplexen Strukturen und Anforderungen im Rahmen der Qualitätssicherung wissen muss, sondern man mag es sogar lesen! [...] König macht sich gleich ans Kommentieren, Auslegen, Prüfen auf Alltagstauglichkeit. Ob Pflegedokumentation, Dienstplan, Pflegekonzept oder Zeugnis: Die Autorin beweist mit ihren Beschreibungen, wie damit in der Praxis umgegangen wird und wie damit umgegangen werden sollte – ohne dass daraus gleich eine Wissenschaft gemacht werden muss.«

Altenpflege

www.buecher.schluetersche.de
Änderungen vorbehalten.

— schlütersche —